リハビリテーション 医学・医療用語集

第8版

日本リハビリテーション医学会 編

文光堂

リハビリテーション医学・医療用語集（第8版，2019年度版）

評価・用語委員会委員長
髙倉朋和

委員
青野宏治	池永康規	沢田光思郎	田澤昌之
髙橋真紀	松瀬博夫	室谷嘉一	

特別用語委員
伊澤奈々	伊藤英明	井口はるひ	越智光宏
加藤徳明	金森裕一	久賀えみか	篠田裕介
白石純一郎	杉本香苗	立盛貴美子	田沼　明
寺門厚彦	徳永美月	中原康雄	二宮正樹
野々垣学	蜂須賀明子	補永　薫	本田祐士
藤原清香	松嶋康之	森山利幸	山上大亮

担当理事
佐伯　覚	中村　健

担当事務局幹事
緒方直史

監修協力
安保雅博	才藤栄一	佐浦隆一	田島文博
芳賀信彦	角田　亘		

監修指導
久保俊一

公益社団法人　日本リハビリテーション医学会

理事長

久保　俊一　京都府立医科大学・特任教授

副理事長

安保　雅博　東京慈恵会医科大学・教授　　　　才藤　栄一　藤田医科大学・学長

佐浦　隆一　大阪医科大学・教授　　　　　　田島　文博　和歌山県立医科大学・教授

芳賀　信彦　東京大学大学院・教授

理事

浅見　豊子　佐賀大学・教授　　　　　　　　上月　正博　東北大学・教授

近藤　和泉　国立長寿医療研究センター・特命副院長

近藤　國嗣　東京湾岸リハビリテーション病院・院長

佐伯　覚　　産業医科大学・教授　　　　　　島田　洋一　秋田大学・教授

下堂薗　恵　鹿児島大学・教授　　　　　　　千田　益生　岡山大学・教授

辻　哲也　　慶應義塾大学・准教授　　　　　津田　英一　弘前大学・教授

道免　和久　兵庫医科大学・教授　　　　　　中村　健　　横浜市立大学・教授

花山　耕三　川崎医科大学・教授　　　　　　正門　由久　東海大学・教授

監事

菅本　一臣　大阪大学・教授　　　　　　　　水間　正澄　昭和大学・名誉教授

和田　郁雄　愛知淑徳大学・教授

事務局幹事

緒方　直史　帝京大学・教授　　　　　　　　角田　亘　　国際医療福祉大学・教授

特任理事

生駒　一憲　北海道大学・教授　　　　　　　海老原　覚　東邦大学・教授

影近　謙治　富山県リハビリテーション病院・院長

加藤　真介　徳島大学・教授　　　　　　　　川手　信行　昭和大学・教授

三上　靖夫　京都府立医科大学・教授

[はじめに]

　わが国におけるリハビリテーション医学・医療の原点は20世紀前半の急性灰白髄炎（脊髄性小児麻痺：ポリオ），骨・関節結核，脳性麻痺などの肢体不自由児に対する療育にあるとされている．1940年代の世界大戦では戦傷により，大戦後には労働災害や交通事故により対象となる患者が増加した．その際には四肢の切断・骨折，脊髄損傷のリハビリテーション医学・医療が大きな課題となった．そして，超高齢社会となった現在，リハビリテーション医学・医療の対象として，小児疾患や切断・骨折・脊髄損傷に加え，中枢神経・運動器（脊椎・脊髄を含む）・循環器・呼吸器・腎臓・内分泌代謝・神経筋疾患，リウマチ性疾患，摂食嚥下障害，がん，スポーツ外傷・障害などの疾患や障害が積み重なった．さらに，周術期の身体機能障害の予防・回復，フレイル，サルコペニア，ロコモティブシンドロームなどの病態も加わり，ほぼ全診療科に関係する疾患，障害，病態を扱う領域になっている．しかも，疾患，障害，病態は重複的複合的に絡み合い，その発症や増悪に加齢が関与している場合も少なくない．

　このような背景の下，日本リハビリテーション医学会では2017年に，リハビリテーション医学について新しい定義づけを行った．すなわち，疾病・外傷で低下した身体・精神機能を回復させ，障害を克服するという従来の解釈のうえに立って，ヒトの営みの基本である「活動」に着目し，その賦活化を図る過程がリハビリテーション医学であるとしている．日常での「活動」としてあげられる，起き上がる，座る，立つ，歩く，手を使う，見る，聞く，話す，考える，衣服を着る，食事をする，排泄する，寝る，などが組み合わさって有機的に行われることにより，家庭での「活動」，学校・職場・スポーツなどにおける社会での「活動」につながっていく．

　リハビリテーション医学・医療を専門とするのはリハビリテーション科医である．そして，理学療法士，作業療法士，言語聴覚士，義肢装具士，歯科医，看護師，薬剤師，管理栄養士，公認心理師／臨床心理士，社会福祉士／医療ソーシャルワーカー，介護支援専門員／ケアマネジャー，介護福祉士などの専門職とともにリハビリテーション医療チームを形作っている．また，近年，急性期，回復期，生活期においてそれぞれのphase に合ったリハビリテーション医学・医療の充実が求められている．さらに，国の施策として構築が急がれている地域包括ケアシステムでも重要な役割が期待されているのもリハビリテーション医学・医療である．

　全国の大学・医科大学の医学部のなかで，リハビリテーション医学の講座があるのは半数に満たない状況であり，医学生のうちの半数以上はリハビリテーション医学の基本的な教育を受けないまま卒業する．卒後臨床研修においても，リハビリテーション科は必修ではない．急性期，回復期，生活期のリハビリテーション医療施設はそれぞれ独立していることが多く，一貫した教育体制が取りにくくなっている．リハビリテーション医学に基づく質の担保されたリハビリテーション医療を行っていくためには，リハビリ

テーション医学の教育体制整備が喫緊の課題になっており，日本リハビリテーション医学会の役割は従来にも増して大きくなっている．この状況において日本リハビリテーション医学会監修のもと2018年4月に『リハビリテーション医学・医療コアテキスト』（医学書院）が，2019年1月に『リハビリテーション医学・医療Q&A』（医学書院）が発刊されている．

これらのテキストの基本となる用語に関してはweb上で改訂されてきているものの，書籍としては2007年以来手付かずであった．用語は学問における専門領域の共通言語であり，国際的に情報発信する場合においても極めて重要である．また用語全体を俯瞰することも必要である．そこで今回は内容を改めて吟味し，新たに用語集を発刊することとした．『リハビリテーション医学・医療コアテキスト』で新たに使用された用語も採用されている．さらに日本語と英語の両者が見やすいように紙面が工夫されている．

第7版から2,929語増え，日本語：8,358語，英語：8,275語，略語：280の計：16,913語が収載されており，日本リハビリテーション医学会の会員のみならずリハビリテーション医療や介護におけるリハビリテーションマネジメントに関わるすべての方々に利用していただきたい用語集である．

膨大な数の用語を短期間で整理していただいた担当の先生方とお世話になった文光堂の関係者に心から感謝を申し上げる．

2019年6月

公益社団法人 日本リハビリテーション医学会
理事長　久保　俊一

［第8版 序］

　今回の用語集刊行は，2007年の第7版刊行後12年ぶりとなる．

　2010年には，第7版を基にWeb版リハビリテーション医学用語辞典（以下Web版）の運用が開始され，学会ホームページ内の会員向けコンテンツとして皆様にご活用いただいた．この間，新しい疾患概念の登場，診断・治療の進歩，新たな法制整備などによって新用語が多数登場しています．また，国内外における病名改変（置き換え）の動きなどもあり，評価・用語委員会では，日本医学会や関連学会における動向を踏まえつつ，定期的にWeb版への用語追加や修正を行ってきた．さらに，2018年には学会公式テキストブックとして「リハビリテーション医学・医療コアテキスト（以下コアテキスト）」が刊行された．

　今回，第8版の用語集改訂にあたっては，リハビリテーション医学会理事会及び特別用語委員会で用語を拾いあげ評価・用語委員会でDelphi法に基づく用語の取捨選択を行いました．用語の選定や表記は，日本医学会医学用語辞典WEB版や関連学会の用語集との対比を行い，検索エンジンや学術誌における用語使用動向も参考にしながら，最終的に和語8,358語，欧語8,275語を収載いたしました．改訂作業においては，お忙しい中ご協力をいただきました特別委員を含む委員の皆様に，この場を借りて深謝申し上げる．

　第8版では，欧和，和欧の対応を重視するとともに，多くの方々に用語に親しんでいただけるように，ひらがな表記（読みがな）を加えました．

　本用語集が日本リハビリテーション医学会会員だけではなく，広くリハビリテーション医学・医療に関連した方々に臨床・研究・教育の場で活用していただけることを願っている．

　　2019年6月

　　　　　　　　　　　　　　　　　評価・用語委員会　委員長　　髙倉　朋和
　　　　　　　　　　　　　　　　　　　担当理事　佐伯　覚，中村　健
　　　　　　　　　　　　　　　　　　　担当事務局幹事　緒方　直史

［用語集改訂の主な経過と担当者］

1972年（昭和47年）　リハビリテーション医学用語集（案）

　　　　　　　　　　（リハビリテーション医学第9巻1号）

　　　学術用語委員会　　　委員長：土屋弘吉

　　　　　　　　　　委員：石田肇，上田敏，小野啓郎，芳賀敏彦，原武郎，横山巌

1974年（昭和49年）　リハビリテーション医学用語集

　　　　　　　　　　（リハビリテーション医学第11巻1号）

　　　学術用語委員会　　　委員長：横山巌

　　　　　　　　　　委員：上田敏，大井淑雄，大川嗣雄，小野啓郎

1987年（昭和62年）　リハビリテーション医学用語集（補遺・その1）

　　　　　　　　　　（リハビリテーション医学第24巻4号）

1992年（平成4年）　リハビリテーション医学用語集（平成4年度版）

　　　学術用語委員会　　　委員長：大橋正洋

　　　　　　　　　　委員：伊勢眞樹，江藤文夫，才藤栄一，齋藤宏，徳弘昭博，古市照人，

　　　　　　　　　　　　　吉村理

　　　　　　　　　担当理事：緒方甫，土肥信之

1997年（平成9年）　リハビリテーション医学用語集（1997年度版）

　　　学術用語委員会　　　委員長：大橋正洋，前委員長：江藤文夫

　　　　　　　　　　委員：伊勢眞樹，大川弥生，近藤和泉，千田富義，徳弘昭博，

　　　　　　　　　　　　　古市照人

　　　　　　　　　担当理事：安藤德彦，近藤徹

2002年（平成14年）　リハビリテーション医学用語集（2002年度版）

　　　評価・用語委員会　　　委員長：大橋正洋

　　　　　　　　　　委員：小竹伴照，小林一成，近藤和泉，園田茂，高橋秀寿，千田富義，

　　　　　　　　　　　　　塚本芳久，豊倉穣，森本茂

　　　　　　　　　担当理事：峰須賀研二，田中信行，眞野行生

2007年（平成19年）　リハビリテーション医学用語集（第7版，2007年度版）

　　　評価・用語委員会　　　委員長：朝貝芳美

　　　　　　　　　　委員：浅見豊子，小竹伴照，高橋秀寿，根本明宜，正門由久，

　　　　　　　　　　　　　美津島隆，森田定雄

　　　　　　　　用語小委員会：安保雅博，生駒一憲，鴨下博，古市照人

用語特別委員：赤居正美，石神重信，大橋正洋，中村隆一，平澤泰介
担当理事：住田幹男，才藤栄一

2010年（平成22年）　Web版リハビリテーション医学用語事典
評価・用語委員会　　委員長：根本明宜
委員：石合純夫，泉從道，殷祥洙，大沢愛子，太田喜久夫，水尻強志，
目谷浩通
担当理事：才藤栄一，佐浦隆一

2014年（平成26年）　Web版リハビリテーション医学用語事典第8版
評価・用語委員会　　委員長：太田喜久夫
委員：殷祥洙，小山祐司，沢田光思郎，関聰介，髙倉朋和，髙橋真紀，
松瀬博夫，水尻強志
担当理事：志波直人

2017年（平成29年）　Web版リハビリテーション医学用語事典改訂第8版
評価・用語委員会　　委員長：髙倉朋和，前委員長：水尻強志
委員：小山祐司，沢田光思郎，関聰介，髙橋真紀，田澤昌之，名護健
担当理事：佐伯覚，帖佐悦男

［凡例］

1．採用した用語

1) Web版リハビリテーション用語辞典第8版に収載されている用語和語・欧語を増強した．
2) 解剖学用語はリハビリテーション医学に関連があるものを採用した．
3) 複合語については基本語の組み合わせによるものは省略し，必要と思われる用語を採用した．
4) 薬品・薬剤名(一般名称)は，リハビリテーション医学に関連があるものを採用した．
5) 機器等の特定の会社の商品名(登録商標)は対象外とした．

2．和語の記載方法

1) 和語は，可能な限り漢字表記を優先した．一方，総画数の多い漢字で，かなを使うことが慣習になっている用語は，かなを採用した．
2) ひらがな表記を基本とし，外来語はカタカナ表記としたが，欧語(英語)表記が一般的に用いられている用語については欧語表記のままとした．
3) 人名を冠した用語は，原則として原語(欧語)をそのまま記載した．
   例：Alzheimer 病，Parkinson 病，Still 病．ただし，パーキンソニズムのように人名由来の外来語についてはカタカナ表記とした．
4) 漢字は原則として日本医学会医学用語辞典 WEB 版の凡例に準拠した．
   (例)彎→弯，頸→頚，間歇→間欠，痙攣
5) （　）中の文字は互換語(読み替え)を示し，入れ替えても良いものを示した．
6) 〔　〕中の文字は，省略可能語を示した．
7) ［　］内は補足的事項として，考案者等を記載した．
8) 検査法，検査機器，検査結果に関する用語は，区別して表記した．例)筋電検査(法) electromyography，筋電計 electromyograph，筋電図 electromyogram(EMG)
9) 読みについて
   日本医学会医学用語辞典 WEB 版の凡例に準拠し，以下のような方針とした．
   片 ─ 「かた」，「へん」と読むが，「かた」を優先した．(例)片麻痺 ─ 「かたまひ」
   頭 ─ 原則として「とう」と読むが，頭痛「ずつう」，経頭蓋「けいずがい」などは慣例に従い「ず」とよむものとした
   出生 ─ 「しゅっせい」
   重複 ─ 「じゅうふく」
   楔 ─ 「けつ」

なお，解剖学用語等の読みに関しては，標準的な読みの他にも使用頻度が高い読みがある場合は併記した．例)膝関節 → しつ(ひざ)かんせつ．

3．欧語(対応語)，略語の記載法
   1) 和語に対応する欧語(対応語)を記載した．
   2) 複数の対応語がある場合は読点(,)，略語については括弧( )を用いて併記した．
   3) 英語を見出し語としたが，ラテン語，ドイツ語，フランス語などに由来し，英語として慣用されているものも，見出し語として採用したものもある．
   4) 人名の後のアポストロフィーS('s)は省略した．
   5) 略語(abbreviation)および頭字語(acronym)については，原則として見出し語としない方針としたが，とくに重要と思われるものは採用した．
   6) 見出し語の頭文字および頭文字以外は原則として小文字(small letter)を用いたが，固有名詞は大文字(capital letter)とした．

4．和語の配列方法
   1) 和語は五十音順に配列した．拗音，促音は固有音として，音引きは前後の母音とみなして配列した．
   2) 人名などで欧文が入っている場合や，欧文略語が慣用化している場合は欧文で表記し，その読み方に従って五十音順とした．
   3) 複合語を見出し語とする場合には同一のものを集め，それ以下を五十音順とした．

5．欧語の配列方法
   1) 欧語はアルファベット順に配列した．
   2) ウムラウトやアクサンなどは無視して配列した．
   3) ギリシャ文字は英語のスペリングに直して配列した．ギリシャ文字は英語の後に( )に入れて示した．
       例)   alpha(α)，beta(β)，gamma(γ)

欧和編

A

A fiber	A 線維	えーせんい
abdominal bandage (belt)	腹帯	ふくたい
abdominal muscle	腹筋	ふっきん
abdominal muscle pressure	腹圧	ふくあつ
abdominal reflex	腹壁反射	ふくへきはんしゃ
abdominal respiration	腹式呼吸	ふくしきこきゅう
abdominal skin reflex	腹皮反射	ふくひはんしゃ
abducens paralysis	外転神経麻痺	がいてんしんけいまひ
abduction	外転	がいてん
abduction brace	外転装具	がいてんそうぐ
abduction gait	外転歩行	がいてんほこう
abduction in flexion (Spre-izung)	開排	かいはい
abduction pillow	外転枕	がいてんまくら
abduction shoulder joint	外転肩継手	がいてんかたつぎて
abduction splint	外転副子	がいてんふくし
abduction support (block) (lateral upper leg support)	外転防止サポート（ブロック）	がいてんぼうしさぽーと（ぶろっく）
abductor	外転筋	がいてんきん
abductor digiti minimi〔muscle〕	小指外転筋	しょうしがいてんきん
ability (capability, capacity)	能力	のうりょく
ability to work (work capacity)	作業能〔力〕	さぎょうのう〔りょく〕
ablation	完全切除	かんぜんせつじょ
ablation (avulsion)	剥離	はくり
abnormal calcification	異常石灰化	いじょうせっかいか
abnormal gait	異常歩行	いじょうほこう
abnormal posture	異常姿勢	いじょうしせい
abrasion (excoriation)	擦〔過〕傷	さっ〔か〕しょう
abscess	膿瘍	のうよう
absence seizure	欠神発作	けっしんほっさ
absolute contraindication	絶対的禁忌	ぜったいてききんき
absolute muscle strength	絶対筋力	ぜったいきんりょく
absolute refractory period	絶対不応期	ぜったいふおうき
abstinence symptom	禁断症状	きんだんしょうじょう
abuse	乱用	らんよう
acalculia (dyscalculia)	失〔計〕算〔症〕	しつ〔けい〕さん〔しょう〕
acceleration	加速度	かそくど
accelerometer	加速度計	かそくどけい
acceptance	受容	じゅよう
acceptance of disability	障害受容	しょうがいじゅよう
accessibility	アクセシビリティ	あくせしびりてい
accessory navicular bone	外脛骨	がいけいこつ

acce		acti
accessory nerve	副神経	ふくしんけい
accessory pathway	副伝導路	ふくでんどうろ
accessory respiratory muscle	呼吸補助筋	こきゅうほじょきん
accommodation	調節	ちょうせつ
accoucheur's hand	産科医の手	さんかいのて
acetabular arthroplasty (acetabuloplasty)	寛骨臼形成〔術〕(臼蓋形成〔術〕)	かんこつきゅうけいせい〔じゅつ〕(きゅうがいけいせい〔じゅつ〕)
acetabular cup	寛骨臼カップ	かんこつきゅうかっぷ
acetabular dysplasia	臼蓋形成不全〔症〕(寛骨臼形成不全)	きゅうがいけいせいふぜん〔しょう〕(かんこつきゅうけいせいふぜん)
acetabular socket	寛骨臼ソケット	かんこつきゅうそけっと
acetabuloplasty (acetabular arthroplasty)	臼蓋形成〔術〕(寛骨臼形成〔術〕)	きゅうがいけいせい〔じゅつ〕(かんこつきゅうけいせい〔じゅつ〕)
acetabulum	寛骨臼(股臼)	かんこつきゅう(こきゅう)
acetylcholine receptor (AChR, AchR)	アセチルコリン受容体	あせちるこりんじゅようたい
acetylcholine vesicle	アセチルコリン小胞	あせちるこりんしょうほう
Achilles tendon (calcaneus tendon)	アキレス腱	あきれすけん
Achilles tendon lengthening	アキレス腱延長術	あきれすけんえんちょうじゅつ
Achilles tendon reflex (ATR)	アキレス腱反射	あきれすけんはんしゃ
Achilles tendon rupture	アキレス腱断裂	あきれすけんだんれつ
achillobursitis	アキレス腱滑液包炎	あきれすけんかつえきほうえん
achillotenotomy	アキレス腱切り術	あきれすけんきりじゅつ
aching pain	うずく痛み	うずくいたみ
achondrodysplasia	軟骨無形成〔症〕	なんこつむけいせい〔しょう〕
acoustic nerve tumor	聴神経腫瘍	ちょうしんけいしゅよう
acoustic radiation	聴放線	ちょうほうせん
acquired immunodeficiency syndrome (AIDS)	後天性免疫不全症候群	こうてんせいめんえきふぜんしょうこうぐん(えいず)
acroanesthesia	肢(先)端感覚消失	し(せん)たんかんかくしょうしつ
acrocyanosis	肢(先)端チアノーゼ	し(せん)たんちあのーぜ
acrodysesthesia (paresthesia)	肢(先)端異常感覚	し(せん)たんいじょうかんかく
acroesthesia	肢(先)端感覚過敏	し(せん)たんかんかくかびん
acromiohumeral interval (AHI)	肩峰上腕骨頭距離	けんぽうじょうわんこっとうきょり
acromion	肩峰	けんぽう
act	行為	こうい
act on buildings accessible and usable for the elderly and physically disabled	ハートビル法	はーとびるほう
act on support for persons with developmental disabilities	発達障害者支援法	はったつしょうがいしゃしえんほう
actin	アクチン	あくちん
actin filament	アクチン細線維	あくちんさいせんい
actinotherapy	光線療法	こうせんりょうほう
action disorder of heart	心機能障害	しんきのうしょうがい
action myoclonus	動作時ミオクローヌス	どうさじみおくろーぬす
action potential	活動電位	かつどうでんい

acti		acut

action research arm test (ARAT)	アクションリサーチアームテスト	あくしょんりさーちあーむてすと
action tremor	動作時振戦	どうさじしんせん
activated sleep	賦活性睡眠	ふかつせいすいみん
activation	活性化（賦活）	かっせいか（ふかつ）
active assistive movement	自動介助運動	じどうかいじょうんどう
active electrode	活性電極	かっせいでんきょく
active exercise	自動運動（訓練）	じどううんどう（くんれん）
active movement	自（能）動運動	じ（のう）どううんどう
active single-axis elbow block joint	能動単軸肘ブロック継手	のうどうたんじくひじぶろっくつぎて
active single-axis elbow hinge joint	能動単軸肘ヒンジ継手	のうどうたんじくひじひんじつぎて
activities limitation	活動制限	かつどうせいげん
activities of daily living (ADL)	日常生活動作、日常生活活動	にちじょうせいかつどうさ、にちじょうせいかつかつどう
activities of daily living that he/she actually does	している ADL	しているえーでぃーえる
activity	活動〔性〕	かつどう〔せい〕
activity analysis	活動分析	かつどうぶんせき
activity by changing body position or transferring bed and transfer activities	起居動作	ききょどうさ
acupuncture〔treatment〕	鍼〔治療〕	はり〔ちりょう〕
acute abdomen	急性腹症	きゅうせいふくしょう
acute alcoholism	急性アルコール〔中毒〕症	きゅうせいあるこーる〔ちゅうどく〕しょう
acute anterior poliomyelitis (polio)	急性脊髄前角炎（ポリオ）	きゅうせいせきずいぜんかくえん（ぽりお）
acute arterial occlusive disease	急性動脈閉塞症	きゅうせいどうみゃくへいそくしょう
acute ascending spinal paralysis	急性上行性脊髄麻痺	きゅうせいじょうこうせいせきずいまひ
acute brain infarction	急性脳梗塞	きゅうせいのうこうそく
acute care hospital	急性期病院	きゅうせいきびょういん
acute cerebellar ataxia	急性小脳性運動失調症	きゅうせいしょうのうせいうんどうしっちょうしょう
acute confusional state	急性錯乱状態	きゅうせいさくらんじょうたい
acute disseminated encephalomyelitis	急性散在性脳脊髄炎	きゅうせいさんざいせいのうせきずいまくえん
acute epidemic leukoencephalitis	急性流行性白質脳炎	きゅうせいりゅうこうせいはくしつのうえん
acute epidural hematoma	急性硬膜外血腫	きゅうせいこうまくがいけっしゅ
acute exacerbation	急性増悪	きゅうせいぞうあく
acute hemorrhagic encephalitis	急性出血性脳炎	きゅうせいしゅっけつせいのうえん
acute hemorrhagic leukoencephalitis	急性出血性白質脳炎	きゅうせいしゅっけつせいはくしつのうえん
acute hydrocephalus	急性水頭症	きゅうせいすいとうしょう

acut		adhe
acute idiopathic pandysautonomia	急性特発性汎自律神経異常症	きゅうせいとくはつせいはんじりつしんけいいじょうしょう
acute inflammatory demyelinating polyradiculoneuropathy	急性炎症性脱髄性多発根ニューロパチー	きゅうせいえんしょうせいだつずいせいたはつこんにゅーろぱちー
acute inflammatory polyradiculoneuropathy	急性炎症性多発神経根ニューロパチー	きゅうせいえんしょうせいたはつしんけいこんにゅーろぱちー
acute intermittent porphyria	急性間欠性ポルフィリン症	きゅうせいかんけつせいぽるふぃりんしょう
acute ischemic cerebrovascular disease	急性虚血性脳血管障害	きゅうせいきょけつせいのうけっかんしょうがい
acute labyrinthitis	急性迷路炎	きゅうせいめいろえん
acute low back pain	急性腰痛症	きゅうせいようつうしょう
acute myocardial infarction	急性心筋梗塞	きゅうせいしんきんこうそく
acute necrotizing encephalitis	急性壊死性脳炎	きゅうせいえしせいのうえん
acute pandysautonomia	急性汎自律神経異常症	きゅうせいはんじりつしんけいいじょうしょう
acute perivascular myelinoclasis	急性血管周囲性髄鞘崩壊	きゅうせいけっかんしゅういせいずいしょうほうかい
acute phase	急性期	きゅうせいき
acute phase response (reaction)	急性期反応	きゅうせいきはんのう
acute recurrent rhabdomyolysis	急性再発性横紋筋融解症	きゅうせいさいはつせいおうもんきんゆうかいしょう
acute renal failure	急性腎不全	きゅうせいじんふぜん
acute subdural hematoma	急性硬膜下血腫	きゅうせいこうまくかけっしゅ
acute transverse myelitis	急性横断性脊髄炎	きゅうせいおうだんせいせきずいえん
Adamkiewicz artery	Adamkiewicz 動脈	あだむきーゔぃっつどうみゃく
Adams arch	Adams 弓（アーチ）	あだむすきゅう（あーち）
Adams-Stokes syndrome	Adams-Stokes 症候群	あだむすすとーくすしょうこうぐん
adaptation	適応（順応）	てきおう（じゅんのう）
adaptation disorder	適応障害	てきおうしょうがい
adaptation for disability	障害適応	しょうがいてきおう
adaptive adjustment	適合調整	てきごうちょうせい
adaptive behavior	適応行動	てきおうこうどう
adduction	内転	ないてん
adductor muscle	内転筋	ないてんきん
adductor tubercle	内転筋結節	ないてんきんけっせつ
adenosine triphosphatase	アデノシン三リン酸分解酵素	あでのしんさんりんさんぶんかいこうそ
adenosine triphosphate (ATP)	アデノシン三リン酸	あでのしんさんりんさん
adequate stimulus	適合刺激	てきごうしげき
ADHD-RS (ADHD-Rating Scale)		
adherence	アドヒアランス	あどひあらんす
adhesion	癒着	ゆちゃく
adhesive capsulitis	癒着性関節包炎	ゆちゃくせいかんせつほうえん

5

adhe		afte
adhesive capsulitis (frozen shoulder)	肩関節周囲炎	かたかんせつしゅういえん
adiadochocinesis (-sia) (dysdiadochokinesis)	反復拮抗運動不能〔症〕	はんぷくきっこううんどうふのう〔しょう〕
adjustable back support	張り調整式シートバックサポート	はりちょうせいしきしーとばっくさぽーと
adjuvant arthritis	アジュバント関節炎	あじゅばんとかんせつえん
adjuvant therapy	補助療法	ほじょりょうほう
ADL for disabled aged person	障害老人日常生活自立度	しょうがいろうじんにちじょうせいかつじりつど
admitting of a child with its mother for training	母子入院（入所）	ぼしにゅういん（にゅうしょ）
adolescence	青年期	せいねんき
adolescent scoliosis	思春期〔脊柱〕側弯〔症〕	ししゅんき〔せきちゅう〕そくわん〔しょう〕
adrenergic agent	アドレナリン作動物質（薬）	あどれなりんさどうぶっしつ（やく）
adrenergic blockade	アドレナリン作動遮断薬	あどれなりんさどうしゃだんやく
adrenergic fiber	アドレナリン作動性線維	あどれなりんさどうせいせんい
adrenergic nerve	アドレナリン作動性神経	あどれなりんさどうせいしんけい
adrenergic neuron	アドレナリン作動性ニューロン	あどれなりんさどうせいにゅーろん
adrenergic receptor	アドレナリン作動性受容体	あどれなりんさどうせいじゅようたい
adrenergic transmission	アドレナリン作動性伝達	あどれねりんさどうせいでんたつ
adrenocortical steroid	副腎皮質ステロイド	ふくじんひしつすてろいど
adrenoleukodystrophy	副腎白質ジストロフィー	ふくじんはくしつじすとろふぃー
adrenomyeloneuropathy	副腎脊髄ニューロパチー	ふくじんせきずいにゅーろぱちー
Adson test	Adson テスト	あどそんてすと
adult cerebral palsy	成人脳性麻痺	せいじんのうせいまひ
adult disease	成人病	せいじんびょう
adult dysphemia	成人吃音者	せいじんきつおんしゃ
adult onset Still disease	成人発症 Still 病	せいじんはっしょうすちるびょう
adult-Still disease	成人 Still 病	せいじんすちるびょう
advancement flap	進展皮弁	しんてんひべん
adverse event	有害事象	ゆうがいじしょう
aerobic exercise	好気的運動	こうきてきうんどう
aerobic metabolism	有酸素代謝	ゆうさんそたいしゃ
aerobics exercise	有酸素性運動	ゆうさんそせいうんどう
affected side	患側	かんそく
affective disorder	情動障害	じょうどうしょうがい
affective (emotional) incontinence	情動失禁	じょうどうしっきん
afferent fiber	求心性線維	きゅうしんせいせんい
afferent nerve	求心性神経	きゅうしんせいしんけい
afferent pathway	求心性経路	きゅうしんせいけいろ
after care	後療法	こうりょうほう
after depolarization	後脱分極	こうだつぶんきょく
after discharge	後発射	こうはっしゃ

after effect	後効果	ごこうか
after potential	後電位	こうでんい
afterload	後負荷	こうふか
age predicted maximal heart rate (maximal age related heart rate)	年齢補正最高心拍数	ねんれいほせいさいこうしんぱくすう
aged person (elderly)	老年者	ろうねんしゃ
aged population	老齢人口	ろうれいじんこう
aggression	攻撃性	こうげきせい
agility	敏捷性	びんしょうせい
agility training	敏捷性訓練	びんしょうせいくんれん
aging (senility)	加齢（老化）	かれい（ろうか）
aging society	高齢社会	こうれいしゃかい
agnosia	失認〔症〕	しつにん〔しょう〕
agonist	〔作〕動筋（作動薬）	〔さ〕どうきん（さどうやく）
agrammatism	失文法	しつぶんぽう
agraphia	失書〔症〕	しっしょ〔しょう〕
aid for applying socks and pantyhose	ストッキングエイド	すとっきんぐえいど
aid for eating and drinking	食事用〔補助〕具	しょくじよう〔ほじょ〕ぐ
aid for head protection	頭部保護具	とうぶほごぐ
aid for height adjustment of furniture	家具高さ調節装置	かぐたかさちょうせつそうち
aid for infrared therapy	赤外線治療器	せきがいせんちりょうき
aid for personal care and protection	パーソナルケア関連用具	ぱーそなるけあかんれんようぐ
aid for personal mobility	移動機器	いどうきき
aid for training in skills	治療訓練用具	ちりょうくんれんようぐ
aid for voice and speech training	音声言語訓練用具	おんせいげんごくんれんようぐ
aids for grasping	把持用具	はじようぐ
air bag prosthesis	エアーバッグ〔訓練用〕義足	えあーばっぐ〔くんれんよう〕ぎそく
air-flow obstruction	気流閉塞	きりゅうへいそく
airplane splint (shoulder abduction orthosis)	肩外転装具	かたがいてんそうぐ
airway obstruction	気道閉塞	きどうへいそく
akinesia	無動〔症〕	むどう〔しょう〕
akinetic (immobility)	無動	むどう
akinetic mutism	無動性無言	むどうせいむごん
alar scapula	翼状肩甲	よくじょうけんこう
alcohol withdrawal seizure	アルコール離脱性痙攣発作	あるこーるりだつせいけいれんほっさ
alcoholic amblyopia	アルコール性弱視	あるこーるせいじゃくし
alcoholic ataxia	アルコール性運動失調〔症〕	あるこーるせいうんどうしっちょう〔しょう〕
alcoholic delirium	アルコール性せん妄	あるこーるせいせんもう
alcoholic encephalopathy	アルコール性脳症	あるこーるせいのうしょう
alcoholic epilepsy	アルコール性てんかん	あるこーるせいてんかん

alcoholic hallucinosis	アルコール性幻覚症	あるこーるせいげんかくしょう
alcoholic intoxication (alcoholism)	アルコール中毒〔症〕	あるこーるちゅうどく〔しょう〕
alcoholic myopathy	アルコール性ミオパチー	あるこーるせいみおぱちー
alcoholic neuritis	アルコール性神経炎	あるこーるせいしんけいえん
alcoholic polyneuropathy	アルコール性多発ニューロパチー	あるこーるせいたはつにゅーろぱちー
alcoholic psychosis	アルコール性精神病	あるこーるせいせいしんびょう
alcoholism	アルコール依存症	あるこーるいぞんしょう
alcoholism (alcoholic intoxication)	アルコール中毒〔症〕	あるこーるちゅうどく〔しょう〕
alerting (arousal) response (reaction)	覚醒応答（反応）	かくせいおうとう（はんのう）
alexia (dyslexia)	失読症	しつどくしょう
alexia with agraphia	失読失書	しつどくしつしょ
algesia (pain sensation (sense))	痛覚	つうかく
algesic (algogenic) substance	発痛物質	はっつうぶっしつ
algodystrophy	有痛性骨萎縮症	ゆうつうせいこついしゅくしょう
algometer	痛覚計	つうかくけい
alien hand sign	他人の手徴候	たにんのてちょうこう
alien hand syndrome	他人の手症候群	たにんのてしょうこうぐん
alignment	アライメント	あらいめんと
alignment component	アライメント調節部品	あらいめんとちょうせいぶひん
alignment coupling	アライメントカップリング	あらいめんとかっぷりんぐ
alkaptonuria	アルカプトン尿症	あるかぷとんにょうしょう
alkaptonuric arthropathy (arthritis)	アルカプトン尿性関節炎（症）	あるかぷとんにょうせいかんせつえん（しょう）
Allen test	Allen テスト	あれんてすと
allergic neuropathy	アレルギー性ニューロパチー	あれるぎーせいにゅーろぱちー
allergic vasculitis	アレルギー性血管炎	あれるぎーせいけっかんえん
Allis sign	Allis 徴候	ありすちょうこう
allodynia	アロディニア（異痛症）	あろでぃにあ（いつうしょう）
allomnesia	記憶変容	きおくへんよう
alopecia	脱毛〔症〕	だつもう〔しょう〕
alpha (α) 1 adrenergic blocking agent	アルファ（α）1 受容体遮断薬	あるふぁわんじゅようたいしゃだんやく
alpha (α) 1 adrenergic receptor agonist	アルファ（α）1 受容体作動薬	あるふぁわんじゅようたいさどうやく
alpha (α) adrenergic receptor	アルファ（α）アドレナリン作動性受容体	あるふぁあどれなりんさどうせいじゅようたい
alpha (α) blocker	アルファ（α）遮断薬	あるふぁしゃだんやく
alpha (α) blocking	アルファ（α）波抑制	あるふぁはよくせい
alpha (α) coma	アルファ（α）昏睡	あるふぁこんすい
alpha (α) motoneuron	アルファ（α）運動ニューロン	あるふぁうんどうにゅーろん
alpha (α) rhythm	アルファ（α）律動	あるふぁりつどう
alpha (α) rigidity	アルファ（α）固縮	あるふぁこしゅく

alph		amyl
alpha (α) wave	アルファ(α)波	あるふぁは
alternate (-ting) hemiplegia	交代性片麻痺	こうたいせいかたまひ
alternate tripod (three point) gait	交互〔式〕三脚(三点)歩行	こうご〔しき〕さんきゃく(さんてん)ほこう
alternative attention	転換性注意	てんかんせいちゅうい
alternative nutrition	代替栄養	だいたいえいよう
alternative swallowing	交互嚥下	こうごえんげ
alveolar gas	肺胞内ガス	はいほうないがす
alveolar hypoventilation	肺胞低換気	はいほうていかんき
alveolar ventilation	肺胞換気	はいほうかんき
alveolar ventilatory insufficiency	肺胞換気不全	はいほうかんきふぜん
alveolar–arterial oxygen difference (A–aDO₂)	肺胞気-動脈血酸素分圧較差	はいほうきどうみゃくけつさんそぶんあつかくさ
alveolus	肺胞	はいほう
Alzheimer disease	Alzheimer 病	あるつはいまーびょう
ambidexterity	両手利き	りょうてきき
ambulation (locomotion)	移動	いどう
ambulation activity	歩行動作	ほこうどうさ
ambulatory care	通所ケア	つうしょけあ
ambulatory exercise	歩行練習	ほこうれんしゅう
ambulatory rehabilitation	外来(通所)リハビリテーション	がいらい(つうしょ)りはびりてーしょん
amebic meningoencephalitis	アメーバ髄膜脳炎	あめーばずいまくのうえん
amelia	欠(無)肢症	けっ(む)ししょう
american spinal injury association impairment scale (ASIA impairment scale)	アメリカ脊髄損傷協会(ASIA)機能障害尺度	あめりかせきずいそんしょうきょうかいきのうしょうがいしゃくど
amnesia	健忘〔症〕	けんぼう〔しょう〕
amnesic aphasia	健忘〔性〕失語	けんぼう〔せい〕しつご
amorphagnosia	形態失認〔症〕	けいたいしつにん〔しょう〕
amplification	増幅	ぞうふく
amplifier	増幅器	ぞうふくき
amplitude	振幅	しんぷく
amputation	切断〔術〕	せつだん〔じゅつ〕
amputation for peripheral vascular disease	血管原性切断	けっかんげんせいせつだん
amputation level	切断高位	せつだんこうい
amputation neuroma	断端神経腫	だんたんしんけいしゅ
amputation stump	切断端	せつだんたん
amputation stump plasty	断端形成〔術〕	だんたんけいせい〔じゅつ〕
amputee	切断〔患〕者	せつだん〔かん〕じゃ
amyelinated 〔nerve〕fiber	無髄〔神経〕線維	むずい〔しんけい〕せんい
amyloid	アミロイド	あみろいど
amyloid angiopathy	アミロイド血管症	あみろいどけっかんしょう
amyloid body	アミロイド小体	あみろいどしょうたい
amyloid degeneration	アミロイド変性	あみろいどへんせい
amyloid deposition	アミロイド沈着	あみろいどちんちゃく

amyl		angi

amyloid neuropathy	アミロイドニューロパチー	あみろいどにゅーろぱちー
amyloidosis	アミロイドーシス	あみろいどーしす
amyoesthesia (-sis)	筋感覚消失	きんかんかくしょうしつ
amyoplasia	筋形成不全	きんけいせいふぜん
amyotonia	筋無緊張〔症〕	きんむきんちょう〔しょう〕
amyotrophic lateral sclerosis	筋萎縮性側索硬化症	きんいしゅくせいそくさくこうか しょう
anabolic period	同化期	どうかき
anabolic steroid	蛋白同化ホルモン	たんぱくどうかほるもん
anabolism	同化〔作用〕	どうか〔さよう〕
anaclitic (dependent) behavior	依存的行動	いぞんてきこうどう
anaerobic exercise	無酸素性運動	むさんそせいうんどう
anaerobic glycolysis	嫌気性解糖	けんきせいかいとう
anaerobic metabolism	嫌気的(性)代謝	けんきてき(せい)たいしゃ
anaerobic threshold (AT)	無酸素〔性作業〕閾値	むさんそ〔せいさぎょう〕いきち
anal reflex	肛門反射	こうもんはんしゃ
anal sphincter	肛門括約筋	こうもんかつやくきん
analgesia	痛覚(脱)消失〔症〕、鎮痛	つうかく(だっ)しょうしつ〔しょ う〕、ちんつう
analgesic effect	鎮痛効果	ちんつうこうか
analgetic action	鎮痛作用	ちんつうさよう
analysis	分析	ぶんせき
analytical psychology	分析心理学	ぶんせきしんりがく
anapnoic	呼吸促進薬	こきゅうそくしんやく
anarthria	構音不能(アナルトリー)	こうおんふのう(あなるとりー)
anastomotic stenosis	吻合部狭窄	ふんごうぶきょうさく
anatomical axis	解剖軸	かいぼうじく
anatomical joint axis	解剖学的関節軸	かいぼうがくてきかんせつじく
anatomical neck	解剖頚	かいぼうけい
anatomical position	解剖学的肢位	かいぼうがくてきしい
anatomical variation	解剖学的変異(破格)	かいぼうがくてきへんい(はかく)
anchor drug	アンカードラッグ	あんかーどらっぐ
Anderson classification	Anderson 分類	あんだーそんぶんるい
anemia	貧血	ひんけつ
anesthesia	触覚消(脱)失	しょっかくしょう(だつ)しつ
aneurysm	動脈瘤	どうみゃくりゅう
angina	狭心症	きょうしんしょう
angiography	血管造(撮)影〔法〕	けっかんぞう(さつ)えい〔ほう〕
angioma	血管腫	けっかんしゅ
angiopathy	血(脈)管障害	けっ(みゃく)かんしょうがい
angioplasty	血管形成術	けっかんけいせいじゅつ
angiospasm (vasospasm)	血管攣縮	けっかんれんしゅく
angiotensin II receptor antagonist (ARB)	アンジオテンシンII受容体 拮抗薬	あんじおてんしんつーじゅようたい きっこうやく
angiotensin converting enzyme (ACE)	アンジオテンシン変換酵素	あんじおてんしんへんかんこうそ
angiotensin converting enzyme (ACE) inhibitor	アンジオテンシン変換酵素 阻害薬(ACE 阻害薬)	あんじおてんしんへんかんこうそ がいやく

10

angl		ante
angle of trunk inclination	体幹傾斜度	たいかんけいしゃど
angular gyrus	角回	かくかい
angular gyrus syndrome	角回症候群	かくかいしょうこうぐん
angular velocity	角速度	かくそくど
anhidrosis	無汗症	むかんしょう
anisocoria	瞳孔不同	どうこうふどう
ankle arthrodesis	足関節固定〔術〕	そく(あし)かんせつこてい〔じゅつ〕
ankle brachial index (ABI)	足関節上腕血圧比	そく(あし)かんせつじょうわんけつあつひ
ankle clonus	足間代	そくかんたい
ankle disarticulation	足関節離断〔術〕	そく(あし)かんせつりだん〔じゅつ〕
ankle foot orthosis (AFO)	短下肢装具	たんかしそうぐ
ankle foot orthosis with plastic shoe insert	プラスチック製靴インサート付き短下肢装具	ぷらすちっくせいくついんさーとつきたんかしそうぐ
ankle 〔joint〕	足関節	そく(あし)かんせつ
ankle joint (unit)	足継手	あしつぎて
ankle ligament injury	足関節靭帯損傷	そく(あし)かんせつじんたいそんしょう
ankle mortise	距腿関節窩	きょたいかんせつか
ankle osteoarthritis	変形性足関節症	へんけいせいそく(あし)かんせつしょう
ankle prosthesis	足関節装具	そく(あし)かんせつそうぐ
ankylosing spinal hyperostosis	強直性脊椎骨増殖(肥厚)症	きょうちょくせいせきついこつぞうしょく(ひこう)しょう
ankylosing spondylitis	強直性脊椎炎	きょうちょくせいせきついえん
ankylosis	〔関節〕強直	〔かんせつ〕きょうちょく
announcement	告知	こくち
anomalous innervation	異常神経支配	いじょうしんけいしはい
anomaly	奇形	きけい
anomia	失名詞〔症〕	しつめいし〔しょう〕
anomic aphasia	失名詞失語	しつめいししつご
anorexia nervosa	神経性食欲不振〔症〕	しんけいせいしょくよくふしん〔しょう〕
anosodiaphoria	疾病(病態)無関心(病識欠如)	しっぺい(びょうたい)むかんしん(びょうしきけつじょ)
anosognosia	病態失認	びょうたいしつにん
anoxic metabolism	無酸素代謝	むさんそたいしゃ
antagonist	拮抗筋	きっこうきん
antagonistic reflex	拮抗筋反射	きっこうきんはんしゃ
antalgic gait	鎮痛〔性〕歩行	ちんつう〔せい〕ほこう
anteflexion	前屈	ぜんくつ
antegrade impulse	順行性インパルス	じゅんこうせいいんぱるす
antepulsion (propulsion)	前方突進〔現象〕	ぜんぽうとっしん〔げんしょう〕
anterior approach	前方アプローチ	ぜんぽうあぷろーち
anterior bowing of lower leg (crus antecurvatum)	下腿前弯〔症〕	かたいぜんわん〔しょう〕
anterior bumper	背屈(前方)バンパー	はいくつ(ぜんぽう)ばんぱー
anterior cerebral artery	前大脳動脈	ぜんだいのうどうみゃく

11

anterior cerebral artery syndrome	前大脳動脈症候群	ぜんだいのうどうみゃくしょうこうぐん
anterior cerebral vein	前大脳静脈	ぜんだいのうじょうみゃく
anterior communicating artery	前交通動脈	ぜんこうつうどうみゃく
anterior cruciate ligament (ACL)	前十字靭帯	ぜんじゅうじじんたい
anterior cruciate ligament injury	膝前十字靭帯損傷	ひざぜんじゅうじじんたいそんしょう
anterior decompression	前方除圧術	ぜんぽうじょあつじゅつ
anterior drawer sign	前方引き出し徴候	ぜんぽうひきだしちょうこう
anterior drawer test	前方引き出しテスト	ぜんぽうひきだしてすと
anterior fusion	前方固定	ぜんぽうこてい
anterior horn	前角	ぜんかく
anterior horn motor neurons	脊髄前角運動ニューロン	せきずいぜんかくうんどうにゅーろん
anterior inferior iliac spine	下前腸骨棘	かぜんちょうこつきょく
anterior interosseous nerve	前骨間神経	ぜんこっかんしんけい
anterior interosseous nerve syndrome	前骨間神経症候群	ぜんこっかんしんけいしょうこうぐん
anterior longitudinal ligament	前縦靱帯	ぜんじゅうじんたい
anterior pelvic inclination	骨盤前傾	こつばんぜんけい
anterior pituitary	下垂体前葉	かすいたいぜんよう
anterior root of spinal nerve	脊髄神経前根	せきずいしんけいぜんこん
anterior scalene〔muscle〕(scalenus anterior)	前斜角筋	ぜんしゃかくきん
anterior spinal artery syndrome	前脊髄動脈症候群	ぜんせきずいどうみゃくしょうこうぐん
anterior spinal fusion	脊椎前方固定〔術〕	せきついぜんぽうこてい〔じゅつ〕
anterior superior iliac spine	上前腸骨棘	じょうぜんちょうこつきょく
anterior tibial compartment syndrome	前脛骨区画症候群	ぜんけいこつくかくしょうこうぐん
anterior upright	前方支柱	ぜんぽうしちゅう
anterograde amnesia	前向性健忘	ぜんこうせいけんぼう
anterograde memory	前向性記憶	ぜんこうせいきおく
anteroposterior dimension	ソケット前後径	そけっとぜんごけい
anteversion (torsion)	前捻	ぜんねん
Anthonsen view	Anthonsen 撮影	あんとんせんさつえい
anti cyclic citrullinated peptide (CCP) antibody	抗 CCP 抗体	こうしーしーぴーこうたい
anti-inflammatory analgesic	消炎鎮痛薬	しょうえんちんつうやく
anti-inflammatory drug	抗炎症薬	こうえんしょうやく
anti-N-methyl-D-aspartate (NMDA) receptor encephalitis	抗 NMDA 受容体脳炎	こうえぬえむでぃーえーじゅうたいのうえん
anti-RANKL antibody	抗 RANKL 抗体	こうらんくるこうたい
antiandrogenic drug	抗男性ホルモン薬	こうだんせいほるもんやく
antianxiety agent	抗不安薬	こうふあんやく
antiarrythymia agent	抗不整脈薬	こうふせいみゃくやく

anti		apho
anticholinergic drug	抗コリン薬	こうこりんやく
anticipatory stage	先行期［摂食嚥下の］	せんこうき
anticoagulant	抗凝固薬	こうぎょうこやく
anticoagulant therapy	抗凝固療法	こうぎょうこりょうほう
anticonvulsant drug	抗痙攣薬	こうけいれんやく
antidepressant	抗うつ薬	こううつやく
antidiuretic hormone (ADH)	抗利尿ホルモン	こうりにょうほるもん
antidopaminergic agent	抗ドパミン薬	こうどぱみんやく
antidromic conduction (retro-grade conduction)	逆向性伝導（逆行性伝導）	ぎゃっこうせいでんどう（ぎゃっこうせいでんどう）
antiepileptic drug	抗てんかん薬	こうてんかんやく
antiestrogen effect	抗エストロゲン作用	こうえすとろげんさよう
antifibrotic drug	抗線維化薬	こうせんいかやく
antigravity muscle	抗重力筋	こうじゅうりょくきん
antigravity position	抗重力位	こうじゅうりょくい
antihypertensive drug	降圧薬	こうあつやく
antimuscarinic action	抗ムスカリン作用	こうむすかりんさよう
antinuclear antibody	抗核抗体	こうかくこうたい
antiparasympathomimetic drug	抗副交感神経作動様薬	こうふくこうかんしんけいさどうようやく
antiparkinsonian drug	抗パーキンソン病薬	こうぱーきんそんびょうやく
antiplatelet drug	抗血小板薬	こうけっしょうばんやく
antipsychotics	抗精神病薬	こうせいしんびょうやく
antirheumatic agent	抗リウマチ薬	こうりうまちやく
antispastic drug	抗痙縮薬	こうけいしゅくやく
Anton syndrome	Anton 症候群	あんとんしょうこうぐん
anuria	無尿	むにょう
anxiety	不安	ふあん
anxiety disorder	不安神経症	ふあんしんけいしょう
anxiety psychosis	不安精神病	ふあんせいしんびょう
aortic dissection	大動脈解離	だいどうみゃくかいり
aortic valve stenosis	大動脈弁狭窄〔症〕	だいどうみゃくべんきょうさく〔しょう〕
aortitis syndrome	大動脈炎症候群	だいどうみゃくえんしょうこうぐん
apallesthesia (pallanesthesia)	振動感覚消失	しんどうかんかくしょうしつ
apallic syndrome	失外套症候群	しつがいとうしょうこうぐん
apathy	アパシー	あぱしー
apathy score	アパシースコア（やる気スコア）	あぱしーすこあ（やるきすこあ）
ape hand	猿手	さるて
aperiodic	非周期〔性〕	ひしゅうき〔せい〕
apertognathia (open bite)	開咬	かいこう
Apgar score	Apgar スコア	あぷがーすこあ
aphasia (dysphasia)	失語〔症〕	しつご〔しょう〕
aphasic agraphia	失語性失書	しつごせいしっしょ
aphasic seizure	失語発作	しつごほっさ
aphemia	語唖性失語	ごあせいしつご
aphonia	失声〔症〕	しっせい〔しょう〕

13

apic		arou
apical vertebra	頂椎	ちょうつい
Apley test	Apley テスト	あぷりーてすと
apnea	無呼吸（呼吸停止）	むこきゅう（こきゅうていし）
aponeurotic reflex	足底腱膜反射	そくていけんまくはんしゃ
apophysis	骨端〔部〕	こったん〔ぶ〕
apoptosis	細胞死（アポトーシス）	さいぼうし（あぽとーしす）
appendicitis	虫垂炎	ちゅうすいえん
applied activities of daily living (AADL)	応用的 ADL	おうようてきえーでぃーえる
apprehension test	アプリヘンションテスト（脱臼不安感テスト）	あぷりへんしょんてすと（だっきゅうふあんかんてすと）
apractognosia	失行失認〔症〕	しっこうしつにん〔しょう〕
apraxia (dyspraxia)	失行〔症〕	しっこう〔しょう〕
apraxia of lid opening	開眼失行	かいがんしっこう
apraxia of speech (verbal apraxia)	発語失行	はつごしっこう
apraxic agraphia	失行性失書	しっこうせいしっしょ
aprosody (-dia)	失韻律	しついんりつ
aptitude evaluation	適性評価	てきせいひょうか
arachnoid	くも膜	くもまく
arachnoid cyst	くも膜嚢胞	くもまくのうほう
arachn〔oid〕itis	くも膜炎	くもまくえん
Aran-Duchenne muscular atrophy	Aran-Duchenne 筋萎縮症	あらんでゅしぇんぬきんいしゅくしょう
arboviral encephalitis	アルボウイルス脳炎	あるぼういるすのうえん
arch of foot	足アーチ	あしあーち
arch support	アーチ（踏まず）支え（アーチサポート）	あーち（ふまず）ささえ（あーちさぽーと）
archicerebellum	古小脳	こしょうのう
archicortex	古皮質	こひしつ
arcuate fasciculus	弓状束	きゅうじょうそく
arcuate fiber	弓状線維	きゅうじょうせんい
area propria	知（感）覚固有域	ち（かん）かくこゆういき
areflexia	反射消失	はんしゃしょうしつ
Argyll Robertson pupil	Argyll Robertson 瞳孔	あーがいるろばーとそんどうこう
arm crank〔ergometer〕	上肢エルゴメータ	じょうしえるごめーた
arm cuff	上腕カフ	じょうわんかふ
arm exercise appliance	上肢訓練器具	じょうしくんれんきぐ
arm rest (arm support)	アームレスト（肘置き、アームサポート）	あーむれすと（ひじおき、あーむさぽーと）
arm sling	腕吊り（アームスリング）	うでつり（あーむすりんぐ）
arm span	指端距離	したんきょり
arm support (arm rest)	アームサポート（肘置き、アームレスト）	あーむさぽーと（ひじおき、あーむれすと）
Arnold-Chiari syndrome (malformation)	Arnold-Chiari 症候群（奇形）	あるのるどきありしょうこうぐん（きけい）
arousal (wakefulness, vigilance)	覚醒状態	かくせいじょうたい

arousal level	覚醒水準	かくせいすいじゅん
arousal (alerting) response (reaction)	覚醒応答（反応）	かくせいおうとう（はんのう）
arrhythmokinesis	リズム運動不能〔症〕	りずむうんどうふのう〔しょう〕
art therapy	芸術療法	げいじゅつりょうほう
arterial blood oxygen saturation (SaO_2)	動脈血酸素飽和度	どうみゃくけつさんそほうわど
arterial blood pressure	動脈圧	どうみゃくあつ
arterial carbon dioxide pressure ($PaCO_2$)	動脈血炭酸ガス分圧	どうみゃくけつたんさんがすぶんあつ
arterial oxygen pressure (PaO_2)	動脈血酸素分圧	どうみゃくけつさんそぶんあつ
arteriogram	動脈造影像	どうみゃくぞうえいぞう
arteriography	動脈造影〔法〕	どうみゃくぞうえい〔ほう〕
arteriosclerosis	動脈硬化	どうみゃくこうか
arteriosclerosis obliterans (ASO)	閉塞性動脈硬化症	へいそくせいどうみゃくこうかしょう
arteriovenous anastomosis	動静脈吻合	どうじょうみゃくふんごう
arteriovenous aneurysm	動静脈瘤	どうじょうみゃくりゅう
arteriovenous fistula	動静脈瘻	どうじょうみゃくろう
arteriovenous malformation	動静脈奇形	どうじょうみゃくきけい
arteriovenous shunt	動静脈シャント（短絡）	どうじょうみゃくしゃんと（たんらく）
arteritis	動脈炎	どうみゃくえん
artery dissection	動脈解離	どうみゃくかいり
artery of angular gyrus	角回動脈	かくかいどうみゃく
arthralgia	関節痛	かんせつつう
arthrectomy	関節切除〔術〕	かんせつせつじょ〔じゅつ〕
arthritis	関節炎	かんせつえん
arthritis mutilans	破壊性関節炎	はかいせいかんせつえん
arthrocentesis	関節穿刺	かんせつせんし
arthrodesis	関節固定〔術〕	かんせつこてい〔じゅつ〕
arthrodial (plane, gliding) joint	滑動（平面）関節	かつどう（へいめん）かんせつ
arthrodysplasia	関節異形成〔症〕	かんせついけいせい〔しょう〕
arthrofibrosis	関節〔線維性〕癒着	かんせつ〔せんいせい〕ゆちゃく
arthrography	関節造影〔法〕	かんせつぞうえい〔ほう〕
arthrogryposis	関節拘縮〔症〕	かんせつこうしゅく〔しょう〕
arthrogryposis multiplex congenita	先天性多発性関節拘縮〔症〕	せんてんせいたはつせいかんせつこうしゅく〔しょう〕
arthrolysis	関節解離〔術〕	かんせつかいり〔じゅつ〕
arthropathia neuropathica	神経障害性関節症	しんけいしょうがいせいかんせつしょう
arthroplasty (joint replacement)	〔人工〕関節置換（形成）〔術〕	〔じんこう〕かんせつちかん（けいせい）〔じゅつ〕
arthrorisis	関節制動〔術〕	かんせつせいどう〔じゅつ〕
arthroscope	関節鏡	かんせつきょう
arthroscopic ankle arthrodesis	鏡視下足関節固定術	きょうしかそく（あし）かんせつこていじゅつ
arthroscopic surgery	関節鏡視下手術	かんせつきょうしかしゅじゅつ

arth		aspi
arthroscopy	関節鏡検査〔法〕	かんせつきょうけんさ〔ほう〕
arthrosis (-pathy)	関節症	かんせつしょう
arthrosynthesis	関節接合術	かんせつせつごうじゅつ
arthrotomy	関節切開〔術〕	かんせつせっかい〔じゅつ〕
arthroxesis	関節面掻爬	かんせつめんそうは
articular cartilage	関節軟骨	かんせつなんこつ
articular cartilage injury	関節軟骨損傷	かんせつなんこつそんしょう
articular cavity (joint cavity)	関節腔	かんせつくう
articular disc	関節円板	かんせつえんばん
articular lip	関節唇	かんせつしん
articular meniscus	関節半月	かんせつはんげつ
articular process	関節突起	かんせつとっき
articular surface	関節面	かんせつめん
articulated plastic ankle foot orthosis	足継手付きプラスチック短下肢装具	あしつぎてつきぷらすちっくたんかしそうぐ
articulating plastic ankle foot orthosis	継手付きプラスチック短下肢装具	つぎてつきぷらすちっくたんかしそうぐ
articulation	構音	こうおん
articulation disorder	構音異常	こうおんいじょう
articulation organ	構音器官	こうおんきかん
articulation (dysarthria) training	構音訓練	こうおんくんれん
artificial bone	人工骨	じんこうこつ
artificial intelligence (AI)	人工知能	じんこうちのう
artificial joint	人工関節	じんこうかんせつ
artificial larynx	人工喉頭	じんこうこうとう
artificial ligament	人工靱帯	じんこうじんたい
artificial respiration	人工呼吸	じんこうこきゅう
artificial respiration management	人工呼吸器管理	じんこうこきゅうきかんり
artificial retina	人工網膜	じんこうもうまく
arts and crafts	手工芸	しゅこうげい
ascending paralysis	上行性麻痺	じょうこうせいまひ
ascending reticular activating system	上行〔性〕網様〔体〕賦活系	じょうこう〔せい〕もうよう〔たい〕ふかつけい
ascending tract	上行路	じょうこうろ
ascites	腹水	ふくすい
aseptic epiphyseal necrosis	無腐性骨端壊死	むふせいこったんえし
aseptic intermittent catheterization	無菌的間欠導尿〔法〕	むきんてきかんけつどうにょう〔ほう〕
Ashworth scale	Ashworth 尺度	あしゅわーすしゃくど
Ashworth scale modified	Ashworth 尺度改訂版	あしゅわーすしゃくどかいていばん
asomatognosia	身体失認	しんたいしつにん
Asperger disorder	Asperger 障害	あすぺるがーしょうがい
Asperger syndrome	Asperger 症候群	あすぺるがーしょうこうぐん
asphyxia (suffocation)	窒息	ちっそく
aspiration	誤嚥	ごえん
aspiration biopsy	吸引生検	きゅういんせいけん

aspi		athe
aspiration pneumonia	誤嚥性肺炎	ごえんせいはいえん
aspirator	吸引器	きゅういんき
assessment (evaluation)	評価	ひょうか
assessment meeting (evaluation conference, evaluation meeting)	評価会議	ひょうかかいぎ
assessment of behavior disorder for childhood	幼児版行動障害調査表	ようじばんこうどうしょうがいちょうさひょう
assimilation of atlas	環椎癒合	かんついゆごう
assistance	介助	かいじょ
assistant	補助者	ほじょしゃ
assistant (service) dog	介助犬	かいじょけん
assistant mover	補助動筋	ほじょどうきん
assistive device (daily living utensil)	日常生活用具	にちじょうせいかつようぐ
assistive exercise	介助運動(訓練)	かいじょうんどう(くんれん)
assistive technology	支援技術	しえんぎじゅつ
assistive technology service	福祉用具サービス	ふくしようぐさーびす
associated movement (synkinesia)	連合運動	れんごううんどう
associated reaction	連合反応	れんごうはんのう
association area	連合野	れんごうや
association cortex	連合皮質	れんごうひしつ
association fiber	連合線維	れんごうせんい
astasia	失立	しつりつ
astasia-abasia	失立失歩	しつりつしっぽ
astatic seizure	失立発作	しつりつほっさ
asthenopia	眼精疲労	がんせいひろう
asymmetric[al]tonic neck reflex (ATNR)	非対称性緊張性頚反射	ひたいしょうせいきんちょうせいけいはんしゃ
asymmetry	非対称	ひたいしょう
atavism	隔世遺伝	かくせいいでん
ataxia	運動失調〔症〕	うんどうしっちょう〔しょう〕
ataxic dysarthria	運動失調性構音障害	うんどうしっちょうせいこうおんしょうがい
ataxic gait	〔運動〕失調性歩行	〔うんどう〕しっちょうせいほこう
ataxic hemiparesis	失調性片麻痺	しっちょうせいかたまひ
ataxic nystagmus	運動失調性眼振	うんどうしっちょうせいがんしん
ataxic type cerebral palsy	失調型脳性麻痺	しっちょうがたのうせいまひ
atelectasis	無気肺	むきはい
atelocollagen	アテロコラーゲン	あてろこらーげん
atherogenic lipoprotein	動脈硬化惹起性リポ蛋白	どうみゃくこうかじゃっきせいりぽたんぱく
atheroma	粉瘤(アテローム)	ふんりゅう(あてろーむ)
atherosclerosis	アテローム性動脈硬化〔症〕	あてろーむせいどうみゃくこうか〔しょう〕
atherothrombosis	アテローム血栓症	あてろーむけっせんしょう

athe		audi
atherothrombotic cerebral infarction	アテローム血栓性脳梗塞	あてろーむけっせんせいのうこうそく
athetoid movement	アテトーゼ様運動	あてとーぜよううんどう
athetosis	アテトーゼ	あてとーぜ
athetosis type cerebral palsy	アテトーゼ型脳性麻痺	あてとーぜがたのうせいまひ
athletic rehabilitation	アスレティックリハビリテーション	あすれてぃっくりはびりてーしょん
atlanto-occipital assimilation (synostosis)	環椎後頭骨癒合	かんついこうとうこつゆごう
atlanto-occipital dislocation	環椎後頭関節脱臼	かんついこうとうかんせつだっきゅう
atlanto-occipital joint	環椎後頭関節	かんついこうとうかんせつ
atlantoaxial dislocation	環軸脱臼	かんじくだっきゅう
atlantoaxial joint	環軸関節	かんじくかんせつ
atlantoaxial subluxation	環軸関節亜脱臼	かんじくかんせつあだっきゅう
atlantodental distance interval (ADI)	環椎歯突起間距離	かんついしとっきかんきょり
atlantodental joint	環椎歯突起関節	かんついしとっきかんせつ
atlas	環椎	かんつい
atlas assimilation	環椎頭蓋癒合〔症〕	かんついとうがいゆごう〔しょう〕
atonic bladder	無緊張性膀胱	むきんちょうせいぼうこう
atonic seizure	脱力発作	だつりょくほっさ
atopognosia (-sis)	部位失認	ぶいしつにん
atrial fibrillation	心房細動	しんぼうさいどう
atrial flutter	心房粗動	しんぼうそどう
atrioventricular block	房室ブロック	ぼうしつぶろっく
atrophic nonunion	萎縮性偽関節	いしゅくせいぎかんせつ
atrophy (-phia) (waisting)	萎縮〔症〕	いしゅく〔しょう〕
atropine test	アトロピン試験	あとろぴんしけん
attack	発作	ほっさ
attention	注意	ちゅうい
attention deficit hyperactivity disorder (ADHD)	注意欠陥多動障害	ちゅういけっかんたどうしょうがい
attention test	注意力検査	ちゅういりょくけんさ
attentional function	注意機能	ちゅういきのう
attitude (posture)	姿勢	しせい
attitudinal reflex	体位反射	たいいはんしゃ
atypical angina	異型狭心症	いけいきょうしんしょう
atypical antipsychotic	非定型抗精神病薬	ひていけいこうせいしんびょうやく
atypical femoral fracture	非定型大腿骨骨折	ひていけいだいたいこつこっせつ
audible threshold	聴覚閾値	ちょうかくいきち
audiometer	聴力計	ちょうりょくけい
audiometry	聴力検査〔法〕	ちょうりょくけんさ〔ほう〕
audition	聴覚	ちょうかく
auditory (hearing) acuity	聴力	ちょうりょく
auditory agnosia	聴覚失認	ちょうかくしつにん
auditory area	聴覚野	ちょうかくや
auditory brainstem response	聴性脳幹反応	ちょうせいのうかんはんのう

18

audi		auto
auditory center	聴覚中枢	ちょうかくちゅうすう
auditory comprehension	聴覚理解	ちょうかくりかい
auditory evoked potential	聴覚誘発電位	ちょうかくゆうはつでんい
auditory hallucination	幻聴	げんちょう
auditory nerve	聴神経	ちょうしんけい
auditory rehabilitation	聴覚リハビリテーション	ちょうかくりはびりてーしょん
auditory sensation area	可聴範囲	かちょうはんい
auditory stimulation	聴覚刺激	ちょうかくしげき
auditory threshold	可聴閾値	かちょういきち
auditory training	聴能訓練	ちょうのうくんれん
Auerbach plexus	Auerbach 神経叢	あうえるばっはしんけいそう
augmentation	補強〔法〕（増強）	ほきょう〔ほう〕（ぞうきょう）
augmentative and alternative communication	拡大代替コミュニケーション	かくだいだいたいこみゅにけーしょん
augmentative communication board	コミュニケーションボード	こみゅにけーしょんぼーど
augmented reality (AR)	拡張現実感	かくちょうげんじつかん
autism	自閉症	じへいしょう
autism spectrum disorder	自閉症スペクトラム障害	じへいしょうすぺくとらむしょうがい
autistic disorder	自閉性障害	じへいせいしょうがい
autoantibody	自己抗体	じここうたい
autogenic training	自律訓練法	じりつくんれんほう
autoimmune disease	自己免疫疾患	じこめんえきしっかん
autologous cultured cartilage	自家培養軟骨	じかばいようなんこつ
autologous epidural blood patch	硬膜外自家血パッチ	こうまくがいじかけつぱっち
autologous myoblast sheet	自家筋芽細胞シート	じかきんがさいぼうしーと
automatic bladder	自動〔性〕膀胱	じどう〔せい〕ぼうこう
automatic seizure	自動運動発作	じどううんどうほっさ
automatic walking	自動歩行	じどうほこう
automatico voluntary dissociation	自動随意運動解離	じどうずいいうんどうかいり
automatism	自動症	じどうしょう
automobile driving	自動車運転	じどうしゃうんてん
automobile for physically disabled persons	身体障害者用自動車	しんたいしょうがいしゃようじどうしゃ
autonomic dysfunction	自律神経機能障害	じりつしんけいきのうしょうがい
autonomic dysreflexia	自律神経反射異常	じりつしんけいはんしゃいじょう
autonomic failure	自律神経不全	じりつしんけいふぜん
autonomic function	自律神経機能	じりつしんけいきのう
autonomic imbalance	自律神経失調〔症〕	じりつしんけいしっちょう〔しょう〕
autonomic nerve	自律神経	じりつしんけい
autonomic nervous system	自律神経系	じりつしんけいけい
autonomic neuropathy	自律神経ニューロパチー	じりつしんけいにゅーろぱちー
autonomic seizure	自律神経発作	じりつしんけいほっさ
autonomous bladder	自律性膀胱	じりつせいぼうこう
autonomous contraction	自律性収縮	じりつせいしゅうしゅく
autonomous (autonomic) hyper-reflexia	自律神経過反射	じりつしんけいかはんしゃ

autophagia	自咬症	じこうしょう
autophagy	オートファジー	おーとふぁじー
autoradiogram	オートラジオグラム	おーとらじおぐらむ
autoregulation	自動調節(自己調節能)	じどうちょうせつ(じこちょうせつのう)
autoregulation of cerebral blood flow	脳循環の自動調節能	のうじゅんかんのじどうちょうせつのう
avascular necrosis	阻血性壊死	そけつせいえし
avascular necrosis of the femoral head	大腿骨頭壊死〔症〕	だいたいこっとうえし〔しょう〕
averaging	加算平均	かさんへいきん
avoiding reaction	回避反応	かいひはんのう
avoiding reflex	回避反射	かいひはんしゃ
avulsion	引き抜き	ひきぬき
avulsion (ablation)	剥離	はくり
avulsion fracture	裂離(剥離)骨折	れつり(はくり)こっせつ
avulsion injury	引き抜き損傷	ひきぬきそんしょう
awareness (consciousness)	意識〔性〕	いしき〔せい〕
axial amnesia	軸性健忘	じくせいけんぼう
axial friction type wrist unit	軸摩擦式手継手	じくまさつしきてつぎて
axial pressure	軸圧	じくあつ
axial view	軸射〔像〕	じくしゃ〔ぞう〕
axilla (axillary cavity)	腋窩(わきのした)	えきか(わきのした)
axillary crutch	松葉杖	まつばづえ
axillary nerve	腋窩神経	えきかしんけい
axillary sling	腋窩吊り	えきかつり
axis	軸椎	じくつい
axolemma	軸索鞘	じくさくしょう
axolysis	軸索融解	じくさくゆうかい
axon	軸索	じくさく
axon neuropathy	軸索ニューロパチー	じくさくにゅーろぱちー
axon potential	軸索電位	じくさくでんい
axon reflex	軸索反射	じくさくはんしゃ
axon terminal	軸索終末	じくさくしゅうまつ
axonal degeneration	軸索変性	じくさくへんせい
axonal transport	軸索〔内〕輸送	じくさく〔ない〕ゆそう
axonopathy	軸索障害	じくさくしょうがい
axonotmesis	軸索断裂	じくさくだんれつ
axoplasmic flow	軸索〔原形質〕流	じくさく〔げんけいしつ〕りゅう
axotomy	軸索切断	じくさくせつだん

B

Babinski reflex	Babinski 反射	ばびんすきーはんしゃ
Babinski sign	Babinski 徴候	ばびんすきーちょうこう
back	背	せ

back		basa
back muscle strength	背筋力	はいきんりょく
back pain	背〔部〕痛	はい〔ぶ〕つう
back rest (support)	背もたれ（バックサポート）	せもたれ（ばっくさぽーと）
back support (rest)	バックサポート（背もたれ）	ばっくさぽーと（せもたれ）
backflow	逆流	ぎゃくりゅう
backrest	バックレスト	ばっくれすと
baclofen	バクロフェン	ばくろふぇん
bacterial meningitis	細菌性髄膜炎	さいきんせいずいまくえん
Baker cyst	Baker 嚢胞（腫）	べーかーのうほう（しゅ）
balance ability	バランス能力	ばらんすのうりょく
balance board	バランスボード	ばらんすぼーど
balance disorder (dysequilibrium)	平衡障害	へいこうしょうがい
balance exercise	バランス訓練	ばらんすくんれん
balanced forearm orthosis (BFO)		
Bálint syndrome	Bálint 症候群	ばりんとしょうこうぐん
ball joint	ボールジョイント	ぼーるじょいんと
ball-and-socket ankle joint	球状足関節	きゅうじょうそく（あし）かんせつ
ball-and-socket joint	球関節	きゅうかんせつ
ballismus	バリズム	ばりずむ
balloon catheter	バルーンカテーテル	ばるーんかてーてる
balloon dilation	バルーン拡張法〔術〕	ばるーんかくちょうほう〔じゅつ〕
ballottement of patella	膝蓋跳動	しつがいちょうどう
balneotherapy	温泉療法	おんせんりょうほう
Baltic myoclonus	バルト海型ミオクローヌス	ばるとかいがたみおくろーぬす
bamboo spine	竹様脊柱	たけようせきちゅう
band (ligament)	靱帯	じんたい
Bankart lesion	Bankart 損傷	ばんかーとそんしょう
banned drug	禁止薬物	きんしやくぶつ
baresthesia	圧〔感〕覚	あつ〔かん〕かく
bariatric surgery		
Barlow test	Barlow テスト	ばーろーてすと
baroreceptor	圧受容器	あつじゅようき
Barré sign	Barré 徴候	ばれーちょうこう
Barré-Liéou syndrome	Barré-Liéou 症候群	ばれーりえうしょうこうぐん
barrier-free	バリアフリー	ばりあふりー
barrier-free model house	バリアフリーモデルハウス	ばりあふりーもでるはうす
barrier-free society	バリアフリー社会	ばりあふりーしゃかい
Barthel index (BI)	Barthel 指数	ばーせるしすう
Barton fracture	Barton 骨折	ばーとんこっせつ
basal energy expenditure (BEE)	基礎エネルギー消費量	きそえねるぎーしょうひりょう
basal ganglia	大脳基底核	だいのうきていかく
basal metabolic rate (BMR)	基礎代謝率（量）	きそたいしゃりつ（りょう）
basal skull fracture	頭蓋底骨折	とうがいていこっせつ
basal vein of Rosenthal	Rosenthal 脳底静脈	ろーぜんたーるのうていじょうみゃく

base		beha
base of support	支持基底面	しじきていめん
baseball elbow	野球肘	やきゅうひじ
baseline	基線	きせん
basement membrane	基底膜	きていまく
basic ADL (BADL)	基本的 ADL	きほんてきえーでぃーえる
basic law for persons with disabilities	障害者基本法	しょうがいしゃきほんほう
basic life support (BLS)	一次救命処置	いちじきゅうめいしょち
basicranial axis	頭蓋底軸	とうがいていじく
basilar angle	基底角	きていかく
basilar impression	頭蓋底陥入〔症〕	とうがいていかんにゅう〔しょう〕
basion	基底点	きていてん
bath shower chair with wheel	シャワー用車いす	しゃわーようくるまいす
bath tub shelf	バスボード	ばすぼーど
bath/shower chair	入浴用いす	にゅうよくよういす
bathing activity	入浴動作	にゅうよくどうさ
bathroom	浴室	よくしつ
bathtub	浴槽	よくそう
bathyanesthesia	深部感覚消失	しんぶかんかくしょうしつ
bathyhyp [o] – esthesia	深部感覚鈍麻	しんぶかんかくどんま
bathyhyperesthesia	深部感覚過敏	しんぶかんかくかびん
bathypnea (deep breathing)	深呼吸	しんこきゅう
battered child syndrome	被虐待児症候群	ひぎゃくたいじしょうこうぐん
bearing surface	荷重面	かじゅうめん
beating urination	叩打排尿	こうだはいにょう
Beck depression inventory (BDI)	Beck 抑うつ指標(質問表)	べっくよくうつしひょう(しつもんひょう)
Becker type progressive muscular dystrophy	Becker 型進行性筋ジストロフィー	べっかーがたしんこうせいきんじすとろふぃー
Becker type tardive muscular dystrophy	Becker 型晩発性筋ジストロフィー	べっかーがたばんぱつせいきんじすとろふぃー
bed and detachable bed board with powered adjustment	電動調節ベッド	でんどうちょうせつべっど
bed for long term care	療養型病床	りょうようがたびょうしょう
bed lift	ベッドリフト	べっどりふと
bed pan	差込み便器	さしこみべんき
bed rest	安静臥床	あんせいがしょう
bedridden	寝たきり状態	ねたきりじょうたい
bedridden patient	寝たきり患者	ねたきりかんじゃ
Beevor sign	Beevor 徴候	びーばぁーちょうこう
behavior	行動	こうどう
behavior disorders (disturbance, disability)	行動障害	こうどうしょうがい
behavior modification	行動変容療法	こうどうへんようりょうほう
behavior science	行動科学	こうどうかがく
behavior therapy	行動療法	こうどうりょうほう
behavioral analysis	行動分析	こうどうぶんせき

beha		bicy
behavioral and psychological symptoms of dementia (BPSD)	認知症精神行動症状	にんちしょうせいしんこうどうしょうじょう
behavioral approach	行動的アプローチ	こうどうてきあぷろーち
behavioral assessment	行動評価〔法〕	こうどうひょうか〔ほう〕
behavioral assessment of the dysexecutive syndrome (BADS)	遂行機能障害症候群の行動評価	すいこうきのうしょうがいしょうこうぐんのこうどうひょうか
behavioral inattention test (BIT)	行動性無視検査	こうどうせいむしけんさ
behavioral observation	行動観察	こうどうかんさつ
Behçet disease	Behçet 病	べーちぇっとびょう
Behçet syndrome	Behçet 症候群	べーちぇっとしょうこうぐん
Bell palsy	Bell 麻痺	べるまひ
Bell phenomenon	Bell 現象	べるげんしょう
Bell spasm	Bell 攣縮	べるれんしゅく
bench alignment	ベンチアライメント	べんちあらいめんと
Bender-Gestalt test	Bender-Gestalt 検査	べんだーげしゅたるとけんさ
bending joint (unit)	たわみ式継手	たわみしきつぎて
Benedikt syndrome	Benedikt 症候群	べねでぃくとしょうこうぐん
benign paroxysmal positional vertigo	良性発作性頭位めまい	りょうせいほっさせいとういめまい
Bennett fracture	Bennett 骨折	べねっとこっせつ
bent knee prosthesis	膝屈曲義足	ひざくっきょくぎそく
Benton visual retention test	Benton 視覚記銘力検査	べんとんしかくきめいりょくけんさ
benzodiazepine drug	ベンゾジアゼピン系薬剤	べんぞじあぜぴんけいやくざい
Berg balance scale (BBS)		
beriberi	脚気	かっけ
beriberi neuropathy	脚気ニューロパチー	かっけにゅーろぱちー
Bernard-Horner syndrome	Bernard-Horner 症候群	べるなーるほるねるしょうこうぐん
beta (β) 2 receptor agonist	ベータ（β）2 受容体作動薬	べーつつーじゅようたいさどうやく
beta (β) adrenergic receptor	ベータ（β）アドレナリン作動性受容体	べーたあどれなりんさどうせいじゅようたい
beta (β) blocker	ベータ（β）遮断薬	べーたしゃだんやく
beta (β) coma	ベータ（β）昏睡	べーたこんすい
beta (β) endorphin	ベータ（β）エンドルフィン	べーたえんどるふぃん
beta (β) receptor	ベータ（β）受容体	べーたじゅようたい
beta (β) stimulant	ベータ（β）刺激薬	べーたしげきやく
Betz cell	Betz 細胞	べっつさいぼう
bi-level positive airway pressure (BiPAP)	二相性陽圧換気	にそうせいようあつかんき
biaxial joint	二軸関節	にじくかんせつ
biceps brachii muscle	上腕二頭筋	じょうわんにとうきん
biceps femoris reflex	大腿二頭筋反射	だいたいにとうきんはんしゃ
biceps muscle of thigh	大腿二頭筋	だいたいにとうきん
biceps reflex	上腕二頭筋反射	じょうわんにとうきんはんしゃ
bicipital groove	結節間溝	けっせつかんこう
bicycle ergometer	自転車エルゴメーター	じてんしゃえるごめーたー

bili		blad
bilirubin encephalopathy	ビリルビン脳症	びりるびんのうしょう
bimanual front wheel driven wheelchair (traveller type wheelchair)	前輪駆動式車いす	ぜんりんくどうしきくるまいす
binasal hemianop〔s〕ia	両鼻側半盲	りょうびそくはんもう
Binswanger disease	Binswanger 病	びんすわんがーびょう
Binswanger encephalopathy	Binswanger 脳症	びんすわんがーのうしょう
Binswanger subcortical leuko-encephalopathy	Binswanger 皮質下白質脳症	びんすわんがーひしつかはくしつのうしょう
bioceramics	バイオセラミックス	ばいおせらみっくす
biochemical marker of bone turnover	骨代謝マーカー	こつたいしゃまーかー
bioelectrical impedance analy-sis (BIA)	生体電気インピーダンス法	せいたいでんきいんぴーだんすほう
bioengineering	生体工学	せいたいこうがく
bioethics	生命倫理〔学〕	せいめいりんり〔がく〕
biofeedback	バイオフィードバック	ばいおふぃーどばっく
biofeedback therapy	バイオフィードバック療法	ばいおふぃーどばっくりょうほう
biological defense mechanisms	生体防御機構	せいたいぼうぎょきこう
biological product	生物学的製剤	せいぶつがくてきせいざい
biological psychosocial model	生物心理社会的モデル	せいぶつしんりしゃかいてきもでる
biomechanical factor	生体力学的要因	せいたいりきがくてきよういん
biomechanics	生体力学(バイオメカニクス)	せいたいりきがく(ばいおめかにくす)
biomedical engineering	生体医工学	せいたいいこうがく
biomedical material	生体医用材料	せいたいいようざいりょう
biomedical model	生物医学モデル	せいぶついがくもでる
biopsy	生検	せいけん
biorhythm	生体リズム	せいたいりずむ
Biot breathing	Biot 呼吸	びおーこきゅう
bipedal walking	二足歩行	にそくほこう
bipolar depth electrode	双極深部電極	そうきょくしんぶでんきょく
bipolar derivation	双極導出	そうきょくどうしゅつ
bipolar disorder	双極性障害	そうきょくせいしょうがい
bipolar endoprosthesis	バイポーラー体内プロステーシス	ばいぽーらーたいないぷろすてーしす
bipolar hip arthroplasty	人工骨頭置換術	じんこうこっとうちかんじゅつ
bipolar induction method	双極誘導法	そうきょくゆうどうほう
bipolar needle electrode	双極針電極	そうきょくはりでんきょく
birth defect (congenital defect (absence))	先天性欠損	せんてんせいけっそん
birth injury	分娩損傷	ぶんべんそんしょう
birth paralysis (palsy) (obstetric paralysis)	分娩麻痺	ぶんべんまひ
bisphosphonate drug	ビスフォスフォネート製剤	びすふぉすふぉねーとせいざい
bitemporal hemianop〔s〕ia	両耳側半盲	りょうじそくはんもう
bizarre repetitive potential	奇異反復電位	きいはんぷくでんい
bladder bowel disturbance	膀胱直腸障害	ぼうこうちょくちょうしょうがい

bladder dysfunction	膀胱機能障害	ぼうこうきのうしょうがい
bladder stone	膀胱結石	ぼうこうけっせき
bladder training	排尿訓練	はいにょうくんれん
bleeders joint	血友病関節	けつゆうびょうかんせつ
bleeding tendency	出血傾向	しゅっけつけいこう
blepharoplegia	眼瞼麻痺	がんけんまひ
blepharospasm	眼瞼攣縮	がんけんれんしゅく
blindness	失明(盲)	しつめい(もう)
blink reflex	瞬目反射	しゅんもくはんしゃ
blink response	瞬目応答	しゅんもくおうとう
block therapy	ブロック療法	ぶろっくりょうほう
blockade	遮断	しゃだん
blood brain barrier	血液脳関門	けつえきのうかんもん
blood gas	血液ガス	けつえきがす
blood gas analysis	血液ガス分析	けつえきがすぶんせき
blood oxygenation level dependent (BOLD) contrast	BOLD 効果	ぼーるどこうか
blood pressure meters	血圧計	けつあつけい
Blount disease	Blount 病	ぶらんとびょう
blowing exercise	ブローイング訓練	ぶろーいんぐくんれん
board certificated physiatrist (board certificated rehabilitation doctor)	リハビリテーション科専門医	りはびりてーしょんかせんもんい
Bobath method	Bobath 法	ぼばーすほう
boccia	ボッチャ	ぼっちゃ
body cast	体幹ギプス	たいかんぎぷす
body composition	体組成	たいそせい
body fat capacity	体脂肪容量	たいしぼうようりょう
body fat percentage	体脂肪率	たいしぼうりつ
body fluid	体液	たいえき
body functions and structure	心身機能・身体構造	しんしんきのうしんたいこうぞう
body image	身体像	しんたいぞう
body image disorder	身体像障害	しんたいぞうしょうがい
body mass index (BMI)	体格指数(体容積(肥満)指数)	たいかくしすう(たいようせき(ひまん)しすう)
body powered prosthesis	体内力源義肢	たいないりきげんぎし
body powered upper limb prosthesis	能動義手	のうどうぎしゅ
body pressure dispersion mattress	体圧分散マットレス	たいあつぶんさんまっとれす
body righting reflex	立直り反射	たちなおりはんしゃ
body schema	身体図式	しんたいずしき
body structure	身体構造	しんたいこうぞう
body surface	体表	たいひょう
body weight supported treadmill training (BWSTT)	免荷式トレッドミル歩行トレーニング	めんかしきとれっどみるほこうとれーにんぐ
body worn hearing aid	箱形補聴器	はこがたほちょうき
bolus	食塊	しょっかい

bolu			botu

bolus formation	食塊形成	しょっかいけいせい
bone	骨	こつ
bone age	骨年齢	こつねんれい
bone anabolic agent	骨形成促進薬	こつけいせいそくしんやく
bone and soft tissue tumor	骨・軟部腫瘍	こつなんぶしゅよう
bone atrophy	骨萎縮	こついしゅく
bone bruise	骨挫傷	こつざしょう
bone cement	骨セメント	こつせめんと
bone cyst	骨嚢腫	こつのうしゅ
bone (skeletal) dysplasia	骨系統疾患	こつけいとうしっかん
bone elongation	骨延長〔術〕	こつえんちょう〔じゅつ〕
bone erosion	骨びらん	こつびらん
bone formation (osteogenesis)	骨形成	こつけいせい
bone formation marker	骨形成マーカー	こつけいせいまーかー
bone fragment	骨片	こっぺん
bone graft	移植骨片	いしょくこっぺん
bone graft	骨移植〔術〕	こついしょく〔じゅつ〕
bone marrow	骨髄	こつずい
bone marrow suppression	骨髄抑制	こつずいよくせい
bone marrow transplantation	骨髄移植	こつずいいしょく
bone metabolism	骨代謝	こつたいしゃ
bone metastasis	骨転移	こつてんい
bone 〔mineral〕density	骨〔塩〕密度	こつ〔えん〕みつど
bone morphogenetic protein	骨形成蛋白〔質〕	こつけいせいたんぱく〔しつ〕
bone pain	骨痛	こつつう
bone regeneration	骨再生	こつさいせい
bone remodeling	骨再構築	こつさいこうちく
bone resorption	骨吸収	こつきゅうしゅう
bone resorption marker	骨吸収マーカー	こつきゅうしゅうまーかー
bone resorption rate	骨吸収速度	こつきゅうしゅうそくど
bone scan〔ning〕	骨スキャン	こつすきゃん
bone scintigraphy	骨シンチグラフィー	こつしんちぐらふぃー
bone trabeculae	骨梁	こつりょう
bone tumor	骨腫瘍	こつしゅよう
bone union	骨癒合	こつゆごう
bony alignment	骨性アライメント	こつせいあらいめんと
bony ankylosis	骨性強直	こつせいきょうちょく
boosting	ブースティング	ぶーすてぃんぐ
boot〔s〕	長靴	ちょうか
borderzone infarction	境界領域梗塞	きょうかいりょういきこうそく
Borg index	Borg 指数	ぼるぐしすう
Bornholm disease (epidemic myalgia)	Bornholm 病（流行性筋肉痛）	ぼるんほるむびょう（りゅうこうせいきんにくつう）
botulinum toxin	ボツリヌス毒素	ぼつりぬすどくそ
botulinum toxin therapy	ボツリヌス療法	ぼつりぬすりょうほう
botulinum toxin type A (BoNT-A)	A 型ボツリヌス毒素	えーがたぼつりぬすどくそ
botulism	ボツリヌス中毒	ぼつりぬすちゅうどく

Bouchard node	Bouchard 結節	ぶしゃーるけっせつ
bouncing	バウンシング	ばうんしんぐ
bowel dysfunction	腸管機能不全	ちょうかんきのうふぜん
bowel management	排便管理	はいべんかんり
bowel training	排便訓練	はいべんくんれん
Bowen disease	Bowen 病	ぼーえんびょう
bowleg	O 脚	おーきゃく
box joint (unit)	箱型継手	はこがたつぎて
Boyd amputation	ボイド切断〔術〕	ぼいどせつだん〔じゅつ〕
brace (orthosis)	装具	そうぐ
brachial muscle	上腕筋	じょうわんきん
brachial plexopathy	腕神経叢障害	わんしんけいそうしょうがい
brachial plexus injury	腕神経叢損傷	わんしんけいそうそんしょう
brachial plexus palsy	腕神経叢麻痺	わんしんけいそうまひ
brachialgia	上肢（腕）痛	じょうし（わん）つう
brachialgia paraesthetica	異常感覚性上腕痛	いじょうかんかくせいじょうわんつう
brachybasia	小刻み歩行	こきざみほこう
bradyarrhythmia	徐脈性不整脈	じょみゃくせいふせいみゃく
bradyesthesia	感覚遅延	かんかくちえん
bradykinesia	運動緩慢	うんどうかんまん
bradylalia	発語緩慢	はつごかんまん
Bragard test	Bragard テスト	ぶらがーどてすと
braille	点字	てんじ
braille writing equipment	点字用具	てんじようぐ
brain abscess	脳膿瘍	のうのうよう
brain atrophy	脳萎縮	のういしゅく
brain attack (cerebral apoplexy, stroke)	脳卒中	のうそっちゅう
brain checkup (brain dock)	脳ドック	のうどっく
brain computer interface (BCI)	ブレインコンピュータインターフェイス	ぶれいんこんぴゅーたいんたーふぇいす
brain concussion	脳振盪	のうしんとう
brain death	脳死	のうし
brain disorder	脳組織障害	のうそしきしょうがい
brain dock (brain checkup)	脳ドック	のうどっく
brain edema	脳浮腫	のうふしゅ
brain injury	脳損傷（脳外傷）	のうそんしょう（のうがいしょう）
brain machine interface (BMI)	ブレインマシーンインターフェイス	ぶれいんましーんいんたーふぇいす
brain natriuretic peptide (BNP)	脳性ナトリウム利尿ペプチド	のうせいなとりうむりにょうぺぷちど
brain stem	脳幹	のうかん
brain swelling	脳腫脹	のうしゅちょう
brain tumor	脳腫瘍	のうしゅよう
brainstem auditory evoked potential	脳幹聴覚誘発電位	のうかんちょうかくゆうはつでんい

brainstem auditory evoked response	脳幹聴覚誘発反応	のうかんちょうかくゆうはつはんのう
brainstem hemorrhage	脳幹出血	のうかんしゅっけつ
braking	制動	せいどう
branch atheromatous disease (BAD)	分枝粥腫病	ぶんしじゅくしゅびょう
branched-chain amino acids (BCAA)	分岐鎖アミノ酸	ぶんきさあみのさん
Braun frame	Braun〔下肢〕架台	ぶらうん〔かし〕かだい
breast (mamma)	乳房	にゅうぼう
breast conserving surgery (breast sparing surgery)	乳房温存術	にゅうぼうおんぞんじゅつ
breath holding spell	泣き入りひきつけ	なきいりひきつけ
breath holding test	息こらえ試験	いきこらえしけん
breathing exercise	呼吸訓練	こきゅうくんれん
breathing tube	蛇管	だかん
brisement force	強力矯正	きょうりょくきょうせい
broad (wide) based gait	開脚歩行	かいきゃくほこう
broad based stance	開脚起立	かいきゃくきりつ
Broca aphasia	Broca 失語〔症〕	ぶろーかしつご〔しょう〕
Broca area	Broca 野	ぶろーかや
Broca center	Broca 中枢	ぶろーかちゅうすう
Brodie abscess	Brodie 膿瘍	ぶろーでぃのうよう
Brodmann areas	Brodmann 野	ぶろーどまんや
Brodmann brain map	Brodmann の脳地図	ぶろーどまんののうちず
bronchial asthma	気管支喘息	きかんしぜんそく
bronchiectasis	気管支拡張症	きかんしかくちょうしょう
brow sagging	眉毛下垂	びもうかすい
Brown-Séquard syndrome	Brown-Séquard 症候群	ぶらうんせかーるしょうこうぐん
bruise	皮下出血	ひかしゅっけつ
Brunnstrom stage	Brunnstrom ステージ	ぶるんすとろーむすてーじ
Brunnstrom technique	Brunnstrom 法	ぶるんすとろーむほう
brushing	ブラッシング	ぶらっしんぐ
Bryant traction	Bryant 牽引	ぶらいあんとけんいん
bubble bath	気泡浴	きほうよく
buccal lingual facial apraxia	口舌顔面失行	こうぜつがんめんしっこう
buccinator muscle	頬筋	きょうきん
buccolingual dyskinesia	口舌ジスキネジア	こうぜつじすきねじあ
bucket handle tear	バケツ柄断裂	ばけつえだんれつ
buckling	ゆがみ	ゆがみ
Buerger disease (thromboangi〔i〕tis obliterans)	Buerger 病（閉塞性血栓〔性〕血管炎）	ばーじゃーびょう（へいそくせいけっせん〔せい〕けっかんえん）
build up	ビルドアップ	びるどあっぷ
bulbar palsy (paralysis)	球麻痺	きゅうまひ
bulbar poliomyelitis	球型ポリオ	きゅうがたぽりお
bulbar retraction	眼球後退	がんきゅうこうたい
bulbocavernous reflex	球海綿体反射	きゅうかいめんたいはんしゃ

bulb		calc

bulbospinal muscular atrophy (Kennedy-Alter-Sung disease)	球脊髄性筋萎縮症(Kennedy-Alter-Sung 病)	きゅうせきずいせいきんいしゅくしょう(けねでぃーあるたーさんくびょう)
bulging disc herniation	膨隆型椎間板ヘルニア	ぼうりゅうがたついかんばんへるにあ
bundle branch block	脚ブロック	きゃくぶろっく
bunion	バニオン	ばにおん
Bunnell suture	Bunnell 縫合	ばねるほうごう
bunny hopping	うさぎ跳び	うさぎとび
buoyancy	浮力	ふりょく
burn	熱傷(火傷)	ねっしょう(かしょう)
burn index	熱傷指数	ねっしょうしすう
burn scar	熱傷瘢痕	ねっしょうはんこん
burn surface area	熱傷面積	ねっしょうめんせき
Burner syndrome	Burner 症候群	ばーなーしょうこうぐん
burning pain	灼熱痛	しゃくねつつう
burning sensation (ardor)	灼熱感	しゃくねつかん
bursa	滑液包	かつえきほう
bursitis	滑液包炎	かつえきほうえん
bursitis calcarea	石灰性(化)滑液包炎	せっかいせい(か)かつえきほうえん
bursocentesis	滑液包穿刺	かつえきほうせんし
bursotomy	滑液包切開〔術〕	かつえきほうせっかい〔じゅつ〕
buttock	殿部	でんぶ
buttonhole deformity	ボタン穴変形	ぼたんあなへんけい
bypass surgery	バイパス術	ばいぱすじゅつ

C

C bar	C バー	しーばー
c-reactive protein (CRP)	C 反応性蛋白	しーはんのうせいたんぱく
cachexia	悪液質	あくえきしつ
cadence (walking rate)	歩調(歩行率)	ほちょう(ほこうりつ)
caisson disease	潜函病(潜水病)	せんかんびょう(せんすいびょう)
calcaneal (heel) gait	踵歩行	かかとほこう
calcaneal gait	踵足歩行	しょうそくほこう
calcaneal paratendinitis	アキレス腱周囲炎	あきれすけんしゅういえん
calcaneus	踵骨	しょうこつ
calcar	距	きょ
calcific tendinitis	石灰性(化)腱炎	せっかいせい(か)けんえん
calcification	石灰化	せっかいか
calcification of ligamentum flavum	黄色靱帯石灰化〔症〕	おうしょくじんたいせっかいか〔しょう〕
calcinosis	石灰沈着症	せっかいちんちゃくしょう
calcitriol	カルシトリオール	かるしとりおーる
calcium channel	カルシウム(Ca)チャネル	かるしうむちゃねる
calcium metabolism	カルシウム(Ca)代謝	かるしうむたいしゃ

calc		caps
calculated forced expiratory volume in 1 second (%FEV1)	対標準1秒量	たいひょうじゅんいちびょうりょう
calf (sura)	腓腹（ふくらはぎ）	ひふく（ふくらはぎ）
calf cramps	腓腹筋痙攣（こむら返り）	ひふくきんけいれん（こむらがえり）
calf muscles	腓腹筋群	ひふくきんぐん
calf raise	カーフレイズ	かーふれいず
calibration	較正	こうせい
caliper	キャリパー	きゃりぱー
caliper brake	キャリパーブレーキ	きゃりぱーぶれーき
calling device	呼び出し装置	よびだしそうち
callosal disconnection	脳梁離断	のうりょうりだん
callosity	胼胝	べんち
callosum	脳梁	のうりょう
callotasis	仮骨延長〔術〕	かこつえんちょう〔じゅつ〕
callus	仮骨	かこつ
callus formation	仮骨形成	かこつけいせい
callus luxurians	過剰仮骨	かじょうかこつ
calorie	カロリー（熱量）	かろりー（ねつりょう）
camptocormia	腰曲がり（腰折れ）	こしまがり（こしおれ）
Canadian (triceps) crutch	カナディアンクラッチ	かなでぃあんくらっち
Canadian-type hip disarticulation prosthesis	カナダ式股義足	かなだしきこぎそく
Canadian-type hip disarticulation socket	カナダ式股ソケット	かなだしきこそけっと
Canadian-type hip joint	カナダ式股継手	かなだしきこつぎて
cancellation test	抹消課題	まっしょうかだい
cancellous bone	海綿骨	かいめんこつ
cancer (malignant tumor)	がん（悪性腫瘍）	がん（あくせいしゅよう）
cancer bearing	担がん	たんがん
cancer pain	がん性疼痛	がんせいとうつう
cancer rehabilitation medicine	がん〔の〕リハビリテーション医療	がん〔の〕りはびりてーしょんいりょう
cancer survivor	がんサバイバー	がんさばいばー
candidiasis	カンジダ症	かんじだしょう
cane (walking stick)	杖	つえ
capability (ability, capacity)	能力	のうりょく
capacity (ability, capability)	能力	のうりょく
capsular arthroplasty	関節包関節形成〔術〕	かんせつほうかんせつけいせい〔じゅつ〕
capsular ligament	関節包靱帯	かんせつほうじんたい
capsulectomy	関節包切除〔術〕	かんせつほうせつじょ〔じゅつ〕
capsulitis	関節包炎	かんせつほうえん
capsulodesis	関節包固定〔術〕	かんせつほうこてい〔じゅつ〕
capsuloplasty	関節包形成〔術〕	かんせつほうけいせい〔じゅつ〕
capsulosynovectomy	関節包滑膜切除〔術〕	かんせつほうかつまくせつじょ〔じゅつ〕
caps〔ul〕otomy	関節包切開〔術〕	かんせつほうせっかい〔じゅつ〕

capu		care

caput	頭	とう
car lift	自動車用車いすリフト	じどうしゃようくるまいすりふと
carbon composite knee ankle foot orthosis	カーボン製長下肢装具	かーぼんせいちょうかしそうぐ
carbon dioxide partial pressure	二酸化炭素分圧	にさんかたんそぶんあつ
carbon dioxide partial pressure (PaCO$_2$)	動脈血二酸化炭素分圧	どうみゃくけつにさんかたんそぶんあつ
carbon monoxide diffusing capacity of lung (DLCO)	肺拡散能	はいかくさんのう
carbon monoxide poisoning	一酸化炭素中毒	いっさんかたんそちゅうどく
carbuncle	カルブンケル（よう、癰）	かるぶんける（よう、よう）
cardiac hypertrophy	心肥大	しんひだい
cardiac massage	心マッサージ	しんまっさーじ
cardiac neurosis	心臓神経症	しんぞうしんけいしょう
cardiac output	心拍出量	しんはくしゅつりょう
cardiac pacemaker	心臓ペースメーカー	しんぞうぺーすめーかー
cardiac rehabilitation	心臓リハビリテーション	しんぞうりはびりてーしょん
cardiac resynchronization therapy	心臓再同期療法	しんぞうさいどうきりょうほう
cardiac syncope	心臓性失神	しんぞうせいしっしん
cardiac troponin	心筋トロポニン	しんきんとろぽにん
cardio-pulmonary disorder	心肺機能障害	しんぱいきのうしょうがい
cardio-pulmonary exercise test (CPX)	心肺運動負荷試験	しんぱいうんどうふかしけん
cardio-pulmonary function	心肺機能	しんぱいきのう
cardio-pulmonary function test	心肺機能検査	しんぱいきのうけんさ
cardiogenic cerebral embolism	心原性脳塞栓症	しんげんせいのうそくせんしょう
cardiogenic shock	心原性ショック	しんげんせいしょっく
cardiomelic (Holt-Oram) syndrome	心臓上肢(Holt-Oram)症候群	しんぞうじょうし（ほるとおーらむ）しょうこうぐん
cardiomyopathy	心筋症	しんきんしょう
cardiotonic agent	強心薬	きょうしんやく
cardiovascular event	心血管イベント	しんけっかんいべんと
care	介護	かいご
care facility	介護施設	かいごしせつ
care giver	介護者	かいごしゃ
care house	ケアハウス	けあはうす
care management	ケアマネージメント	けあまねーじめんと
care manager	ケアマネージャー（介護支援専門員）	けあまねーじゃー（かいごしえんせんもんいん）
care need	要介護	ようかいご
care need certification	要介護認定	ようかいごにんてい
care need level	要介護度	ようかいごど
care plan	ケアプラン	けあぷらん
care prevention	介護予防	かいごよぼう
care robot	介護ロボット	かいごろぼっと
care service business provider	介護サービス事業所	かいごさーびすじぎょうしょ
care support plan	介護支援計画	かいごしえんけいかく

care			cent

care support service	介護支援サービス	かいごしえんさーびす
caries	カリエス	かりえす
carotid echo	頚動脈エコー	けいどうみゃくえこー
carpal arch	手根弓	しゅこんきゅう
carpal bone	手根骨	しゅこんこつ
carpal joint (intercarpal joint)	手根間関節	しゅこんかんかんせつ
carpal tunnel	手根管	しゅこんかん
carpal tunnel syndrome	手根管症候群	しゅこんかんしょうこうぐん
carpometacarpal amputation	手根中手切断	しゅこんちゅうしゅせつだん
carpometacarpal (CM) joint	手根中手関節	しゅこんちゅうしゅかんせつ
carrier	保因者	ほいんしゃ
cartilage destruction	軟骨破壊	なんこつはかい
cartilage regeneration	軟骨再生	なんこつさいせい
carver	カービングマシン	かーびんぐましん
carving	カービング	かーびんぐ
case conference	ケースカンファレンス	けーすかんふぁれんす
case management	ケースマネージメント	けーすまねーじめんと
case study	症例研究	しょうれいけんきゅう
case work	ケースワーク	けーすわーく
case (social) worker	ケース(ソーシャル)ワーカー	けーす(そーしゃる)わーかー
cast	ギプス包帯	ぎぷすほうたい
caster aseembly	キャスタ	きゃすた
casting (model〔l〕ing)	採型	さいけい
casting technique	採型手技	さいけいしゅぎ
catabolic state	異化期	いかき
catabolism (dissimilation)	異化〔作用〕	いか〔さよう〕
catalepsy	カタレプシー(強硬症)	かたれぷしー(きょうこうしょう)
catheter ablation	カテーテルアブレーション	かてーてるあぶれーしょん
cauda equina	馬尾	ばび
cauda equina contusion	馬尾挫傷	ばびざしょう
cauda equina disability	馬尾障害	ばびしょうがい
cauda equina injury	馬尾損傷	ばびそんしょう
cauda equina intermittent claudication	馬尾性間欠跛行	ばびせいかんけつはこう
cauda equina syndrome	馬尾症候群	ばびしょうこうぐん
caudal block	仙骨〔硬膜外〕ブロック	せんこつ〔こうまくがい〕ぶろっく
causalgia	カウザルギー(灼熱痛)	かうざるぎー(しゃくねつつう)
cauterization	灸	きゅう
cavern	洞	どう
cavernous angioma	海綿状血管腫	かいめんじょうけっかんしゅ
cavernous carotid aneurysm	海綿静脈部頚動脈瘤	かいめんじょうみゃくどうぶけいどうみゃくりゅう
cavernous sinus syndrome	海綿静脈洞症候群	かいめんじょうみゃくどうしょうこうぐん
cellulitis (phlegmon)	蜂窩織炎	ほうかしきえん
center for epidemiologic studies depression scale (CES-D)	うつ病(抑うつ状態)自己評価尺度	うつびょう(よくうつじょうたい)じこひょうかしゃくど

cent		
center of foot pressure	足圧中心〔点〕	そくあつちゅうしん〔てん〕
center of gravity	重心	じゅうしん
center of pressure (COP)	床反力作用点	ゆかはんりょくさようてん
central analgesic action (effect)	中枢性鎮痛作用	ちゅうすうせいちんつうさよう
central cord syndrome	中心性頚髄損傷	ちゅうしんせいけいずいそんしょう
central deafness	中枢性難聴	ちゅうすうせいなんちょう
central dogma	セントラルドグマ	せんとらるどぐま
central nerve	中枢神経	ちゅうすうしんけい
central nervous system	中枢神経系	ちゅうすうしんけいけい
central nervous system abnormality	中枢神経異常	ちゅうすうしんけいいじょう
central nervous system stimulant	中枢神経刺激薬	ちゅうすうしんけいしげきやく
central neural pathway	中枢伝達路	ちゅうすうでんたつろ
central nuclei	中心核	ちゅうしんかく
central pain	中枢性疼痛	ちゅうすうせいとうつう
central pattern generator (CPG)	中枢パターン発生器	ちゅうすうぱたーんはっせいき
central spinal cord syndrome	脊髄中心症候群	せきずいちゅうしんしょうこうぐん
central sulcus	中心溝	ちゅうしんこう
central vein	中心静脈	ちゅうしんじょうみゃく
central vertigo	中枢性めまい	ちゅうすうせいめまい
cerebellar ataxia	小脳性運動失調〔症〕	しょうのうせいうんどうしっちょう〔しょう〕
cerebellar atrophy	小脳萎縮〔症〕	しょうのういしゅく〔しょう〕
cerebellar cortex	小脳皮質	しょうのうひしつ
cerebellar degeneration	小脳変性〔症〕	しょうのうへんせい〔しょう〕
cerebellar dysarthria	小脳性構音障害	しょうのうせいこうおんしょうがい
cerebellar dysmetria	小脳性測定障害	しょうのうせいそくていしょうがい
cerebellar hemisphere	小脳半球	しょうのうはんきゅう
cerebellar nuclei	小脳核	しょうのうかく
cerebellar tremor	小脳性振戦	しょうのうせいしんせん
cerebellar vermis	小脳虫部	しょうのうちゅうぶ
cerebellopontine angle	小脳橋角部	しょうのうきょうかくぶ
cerebellopontine angle syndrome	小脳橋角症候群	しょうのうきょうかくしょうこうぐん
cerebellopontine angle tumor	小脳橋角部腫瘍	しょうのうきょうかくぶしゅよう
cerebellum	小脳	しょうのう
cerebral amyloid angiopathy	脳アミロイド血管症	のうあみろいどけっかんしょう
cerebral aneurysm	脳動脈瘤	のうどうみゃくりゅう
cerebral anoxia	脳無酸素〔症〕	のうむさんそ〔しょう〕
cerebral apoplexy (brain attack, stroke)	脳卒中	のうそっちゅう
cerebral arteriography	脳動脈造影〔法〕	のうどうみゃくぞうえい〔ほう〕
cerebral arteriosclerosis	脳動脈硬化〔症〕	のうどうみゃくこうか〔しょう〕
cerebral arteriovenous malformation	脳動静脈奇形	のうどうじょうみゃくきけい
cerebral atrophy	大脳萎縮	だいのういしゅく

cere		cerv
cerebral base	脳底部	のうていぶ
cerebral circulation	脳循環	のうじゅんかん
cerebral contusion	脳挫傷	のうざしょう
cerebral cortex	大脳皮質	だいのうひしつ
cerebral diplegia	脳性両麻痺	のうせいりょうまひ
cerebral embolism	脳塞栓	のうそくせん
cerebral evoked potential	大脳誘発電位	だいのうゆうはつでんい
cerebral hemiplegia	脳性片麻痺	のうせいかたまひ
cerebral hemisphere	大脳半球	だいのうはんきゅう
cerebral hemorrhage	脳出血	のうしゅっけつ
cerebral hernia	脳ヘルニア	のうへるにあ
cerebral hypoxia	脳低酸素〔症〕	のうていさんそ〔しょう〕
cerebral infarction	脳梗塞	のうこうそく
cerebral ischemia	脳虚血	のうきょけつ
cerebral leptomeningitis	脳軟膜炎	のうなんまくえん
cerebral metabolic rate of oxygen	脳酸素消費量	のうさんそしょうひりょう
cerebral palsy (CP)	脳性麻痺	のうせいまひ
cerebral peduncle	大脳脚	だいのうきゃく
cerebral perfusion pressure	脳灌流圧	のうかんりゅうあつ
cerebral perfusion reserve	脳循環予備能	のうじゅんかんよびのう
cerebral plasticity	脳の可塑性	のうのかそせい
cerebral thrombosis	脳血栓〔症〕	のうけっせん〔しょう〕
cerebral vascular spasm	脳血管攣縮	のうけっかんれんしゅく
cerebrospinal fluid (CSF)	〔脳脊〕髄液	〔のうせき〕ずいえき
cerebrospinal fluid analysis	髄液検査	ずいえきけんさ
cerebrospinal fluid drainage	髄液ドレナージ	ずいえきどれなーじ
cerebrospinal fluid fistula	髄液瘻	ずいえきろう
cerebrospinal fluid hypovolemia	低髄圧症候群	ていずいあつしょうこうぐん
cerebrospinal fluid leakage (liquorrhea)	髄液漏	ずいえきろう
cerebrospinal fluid pressure	髄液圧	ずいえきあつ
cerebrospinal meningitis	脳脊髄膜炎	のうせきずいまくえん
cerebrospinal pressure	脳脊髄〔液〕圧	のうせきずい〔えき〕あつ
cerebrovascular dementia	脳血管性認知症	のうけっかんせいにんちしょう
cerebrovascular disorder	脳血管障害	のうけっかんしょうがい
cerebrum	大脳	だいのう
certificate of driving history	運転経歴証明書	うんてんけいれきしょうめいしょ
certified care worker	介護福祉士	かいごふくしし
certified expert nurse	認定看護師	にんていかんごし
cervical anterior fusion	頚椎前方固定〔術〕	けいついぜんぽうこてい〔じゅつ〕
cervical collar	頚椎カラー	けいついからー
cervical cord injury	頚髄損傷	けいずいそんしょう
cervical dissection	頚部郭清術	けいぶかくせいじゅつ
cervical dystonia	頚部ジストニア	けいぶじすとにあ
cervical laminoplasty	頚部脊柱管拡大術	けいぶせきちゅうかんかくだいじゅつ
cervical myelopathy	頚髄症	けいずいしょう

34

cerv		ches
cervical orthosis	頚椎装具	けいついそうぐ
cervical posterior fusion	頚椎後方固定術	けいついこうほうこていじゅつ
cervical rib	頚肋	けいろく
cervical〔spinal〕cord	頚髄	けいずい
cervical spondylosis	頚椎症	けいついしょう
cervical spondylosis (cervical spondylosis deformans)	変形性頚椎症	へんけいせいけいついしょう
cervical spondylosis deformans (cervical spondylosis)	変形性頚椎症	へんけいせいけいついしょう
cervical spondylotic amyotrophy	頚椎症性筋萎縮〔症〕	けいついしょうせいきんいしゅく〔しょう〕
cervical spondylotic myelopathy	頚椎症性脊髄症	けいついしょうせいせきずいしょう
cervical spondylotic radiculopathy	頚椎症性神経根症	けいついしょうせいしんけいこんしょう
cervical sprain (strain)	頚椎捻挫	けいついねんざ
cervical traction	頚椎牽引	けいついけんいん
cervical vertebra	頚椎	けいつい
cervico shoulder brachial syndrome	頚肩腕症候群	けいけいわんしょうこうぐん
cervico thoracic orthosis	頚胸椎装具	けいきょうついそうぐ
cervicobrachial syndrome	頚腕症候群	けいわんしょうこうぐん
Chaddock reflex	Chaddock 反射	ちゃどっくはんしゃ
Chaddock sign	Chaddock 徴候	ちゃどっくちょうこう
chair and seat with a special mechanism to assist standing up or sitting down	起立着座補助機構付き座及びいす	きりつちゃくざほじょきこうつきざおよびいす
chair back type lumbosacral orthosis	チェアバック型腰仙椎装具	ちぇあばっくがたようせんついそうぐ
chair sitting	椅子座位	いすざい
chair test	チェアーテスト	ちぇあーてすと
change of position	寝返り動作	ねがえりどうさ
character	性格	せいかく
Charcot disease	Charcot 病	しゃるこーびょう
Charcot gait	Charcot 歩行	しゃるこーほこう
Charcot joint	Charcot 関節	しゃるこーかんせつ
Charcot syndrome	Charcot 症候群	しゃるこーしょうこうぐん
Charcot triad	Charcot の三徴	しゃるこーのさんちょう
Charcot-Marie-Tooth disease	Charcot-Marie-Tooth 病	しゃるこーまりーとぅーすびょう
check out (fitting evaluation)	適合判定	てきごうはんてい
Chedoke-McMaster stroke impairment assessment (CMSA)		
ch〔e〕ilectomy	関節縁(唇)切除〔術〕	かんせつえん(しん)せつじょ〔じゅつ〕
chemical transmitter (mediator)	化学伝達物質	かがくでんたつぶっしつ
chemoreceptor	化学受容器	かがくじゅようき
chemotherapy	化学療法	かがくりょうほう
chest	胸〔部〕	きょう〔ぶ〕

35

ches		chor

chest (thorax)	胸郭	きょうかく
chest strap	胸郭バンド	きょうかくばんど
chewing (mastication)	咀嚼	そしゃく
Cheyne–Stokes respiration	Cheyne-Stokes 呼吸	ちぇーんすとーくすこきゅう
Chiari malformation	Chiari 奇形	きありきけい
Chiari pelvic osteotomy	Chiari 骨盤骨切り術	きありこつばんこつきりじゅつ
chilblain	凍瘡	とうそう
child abuse	小児虐待	しょうにぎゃくたい
child advocacy	児童の権利擁護	じどうのけんりようご
child guidance center	児童相談所	じどうそうだんじょ
child neglect	小児放置	しょうにほうち
child welfare	児童福祉	じどうふくし
child welfare law	児童福祉法	じどうふくしほう
childhood autism rating scale (CARS)		
children charter	児童憲章	じどうけんしょう
children with cerebral motor disorders	脳性運動障害児	のうせいうんどうしょうがいじ
children with disabilities (handicapped (disabled) children)	障害児	しょうがいじ
children with physical disabilities (handicapped children, disabled children)	肢体不自由児	したいふじゆうじ
children with severe motor and intellectual disabilities	重症心身障害児	じゅうしょうしんしんしょうがいじ
chin cap	オトガイ帽	おとがいぼう
chin control power wheelchair	顎コントロール式電動車いす	がくこんとろーるしきでんどうくるまいす
chin (jaw) reflex	下顎反射	かがくはんしゃ
choke	むせ	むせ
cholinergic agent	コリン作動薬	こりんさどうやく
cholinergic blockade	コリン作動遮断〔薬〕	こりんさどうしゃだん〔やく〕
cholinergic fiber	コリン作動性線維	こりんさどうせいせんい
cholinergic nerve	コリン作動性神経	こりんさどうせいしんけい
cholinergic receptor	コリン作動性受容体	こりんさどうせいじゅようたい
cholinesterase inhibitor	コリンエステラーゼ阻害薬	こりんえすてらーぜそがいやく
chondrodysplasia	軟骨形成不全〔症〕	なんこつけいせいふぜん〔しょう〕
chondrosarcoma	軟骨肉腫	なんこつにくしゅ
chondrosternoplasty	胸肋軟骨形成〔術〕	きょうろくなんこつけいせい〔じゅつ〕
Chopart disarticulation	Chopart 離断	しょぱーるりだん
Chopart joint	Chopart 関節	しょぱーるかんせつ
Chopart prosthesis	Chopart 義足(足根義足)	しょぱーるぎそく(そっこんぎそく)
chordotomy	脊髄〔索神経路〕切断〔術〕	せきずい〔さくしんけいろ〕せつだん〔じゅつ〕
chorea	舞踏病(運動)	ぶとうびょう(うんどう)
choreoathetosis	舞踏アテトーゼ〔運動〕	ぶとうあてとーぜ(うんどう)

36

chor		clas
choreoid movement	舞踏様運動	ぶとうよううんどう
chromosomal aberration	染色体異常	せんしょくたいいじょう
chronaxie	クロナキシー（時値）	くろなきしー（じち）
chronaximeter	クロナキシメータ（時値計）	くろなきしめーた（じちけい）
chronic	慢性	まんせい
chronic cluster headache	慢性群発頭痛	まんせいぐんぱつずつう
chronic disease related malnu-trition	慢性疾患関連低栄養	まんせいしっかんかんれんていえいよう
chronic fatigue syndrome	慢性疲労症候群	まんせいひろうしょうこうぐん
chronic heart failure	慢性心不全	まんせいしんふぜん
chronic idiopathic relapsing polyneuropathy	慢性特発性再発性多発ニューロパチー	まんせいとくはつせいさいはつせいたはつにゅーろぱちー
chronic inflammatory demy-elinating polyradiculoneu-ropathy	慢性炎症性脱髄性多発根ニューロパチー	まんせいえんしょうせいだつずいせいたはつこんにゅーろぱちー
chronic kidney disease (CKD)	慢性腎臓病	まんせいじんぞうびょう
chronic low back pain	慢性腰痛	まんせいようつう
chronic obstructive pulmonary disease (COPD)	慢性閉塞性肺疾患	まんせいへいそくせいはいしっかん
chronic post herpetic neuralgia	ヘルペス後慢性神経痛	へるぺすごまんせいしんけいつう
chronic posttraumatic headache	外傷後慢性頭痛	がいしょうごまんせいずつう
chronic relapsing inflammatory polyradiculoneuropathy	慢性再発性炎症性多発根ニューロパチー	まんせいさいはつせいえんしょうせいたはつこんにゅーろぱちー
chronic renal failure	慢性腎不全	まんせいじんふぜん
chronic respiratory insuffi-ciency	慢性呼吸不全	まんせいこきゅうふぜん
chronic 〔sharp〕pain	慢性疼痛	まんせいとうつう
chronic subdural hematoma	慢性硬膜下血腫	まんせいこうまくかけっしゅ
chukka	チャッカ靴	ちゃっかぐつ
Chvostek sign (facialis phe-nomenon)	Chvostek 徴候（顔面神経現象）	くゔぉすてっくちょうこう（がんめんしんけいげんしょう）
ciliary sign	睫毛徴候	まつげちょうこう
circadian rhythm sleep disor-der	日周期リズム睡眠障害	にっしゅうきりずむすいみんしょうがい
circle of Willis	Willis〔動脈〕輪	うぃりす〔どうみゃく〕りん
circulating blood volume	循環血液量	じゅんかんけつえきりょう
circulation regulation system	循環調節システム	じゅんかんちょうせつしすてむ
circulatory disease	循環器疾患	じゅんかんきしっかん
circulatory disturbance (circu-latory failure)	循環障害（循環不全）	じゅんかんしょうがい（じゅんかんふぜん）
circulatory function	循環機能	じゅんかんきのう
circumduction gait	分回し歩行	ぶんまわしほこう
circumference of head	頭囲	とうい
cisterna interpeduncularis	脚間槽	きゃくかんそう
cisterna pontis	橋槽	きょうそう
cisternography	脳槽造影〔法〕	のうそうぞうえい〔ほう〕
clasp knife phenomenon	折りたたみナイフ現象	おりたたみないふげんしょう
clasp knife rigidity	折りたたみナイフ様硬直	おりたたみないふようこうちょく

clas		coac
clasp knife spasticity	折りたたみナイフ様痙縮	おりたたみないふようけいしゅく
clasped thumb (thumb in palm)	握り母指〔症〕	にぎりぼし〔しょう〕
classification of physically disabled persons' certificate	身体障害者手帳等級	しんたいしょうがいしゃてちょうとうきゅう
claudication	跛行	はこう
claw deformity	鉤爪変形	かぎつめへんけい
clawhand	鷲手	わして
clean intermittent catheterization	清潔間欠導尿法	せいけつかんけつどうにょうほう
clean intermittent self-catheterization (CIC)	清潔間欠自己導尿	せいけつかんけつじこどうにょう
cleft lip (hare lip)	唇裂	しんれつ
cleft palate	口蓋裂	こうがいれつ
click sign	クリック徴候	くりっくちょうこう
climbing up own trunk (climb own body) (Gowers sign)	登攀性起立(Gowers 徴候)	とうはんせいきりつ(がわーずちょうこう)
clinic	診療所	しんりょうじょ
clinical assessment	臨床評価	りんしょうひょうか
clinical assessment for attention (CAT)	標準注意検査法	ひょうじゅんちゅういけんさほう
clinical assessment for attention and spontaneity (CATS)	標準注意検査法・標準意欲評価法	ひょうじゅんちゅういけんさほうひょうじゅんいよくひょうかほう
clinical assessment for spontaneity (CAS)	標準意欲評価法	ひょうじゅんいよくひょうかほう
clinical conference	症例検討会	しょうれいけんとうかい
clinical diagnosis	臨床〔的〕診断	りんしょう〔てき〕しんだん
clinical findings	臨床所見	りんしょうしょけん
clinical neurophysiology	臨床神経生理学	りんしょうしんけいせいりがく
clinical pathway	クリニカルパス	くりにかるぱす
clinical practice guideline	診療ガイドライン	しんりょうがいどらいん
clinical practice guideline for the management of low back pain	腰痛診療ガイドライン	ようつうしんりょうがいどらいん
clonic convulsion	間代〔性〕痙攣	かんたい〔せい〕けいれん
clonic spasm	間代性攣縮	かんたいせいれんしゅく
clonus	クロ〔ー〕ヌス(間代)	くろ〔ー〕ぬす(かんたい)
closed decubitus ulcer	閉鎖性褥瘡	へいさせいじょくそう
closed kinetic chain (CKC)	閉鎖的(性)運動連鎖	へいさてき(せい)うんどうれんさ
closed reduction	徒手整復〔術〕	としゅせいふく〔じゅつ〕
closing wedge technique	closing wedge 法	くろーじんぐうぇっじほう
clothing guard	サイドガード	さいどがーど
clouding of consciousness	意識混濁	いしきこんだく
clubbed finger	ばち指	ばちゆび
clubfoot	内反足	ないはんそく
cluster headache	群発頭痛	ぐんぱつずつう
CO_2 narcosis	CO_2 ナルコーシス	しーおーつーなるこーしす
coaching	コーチング	こーちんぐ

coarse tremor	粗大振戦	そだいしんせん
Cobb angle	Cobb 角	こぶかく
cochlear implant	人工内耳	じんこうないじ
cochlear joint	螺旋関節	らせんかんせつ
cock-up splint	手関節背屈副子	て(しゅ)かんせつはいくつふくし
cock-up wrist hand orthosis	手関節背屈保持装具	て(しゅ)かんせつはいくつほじそうぐ
cocontraction	同時収縮	どうじしゅうしゅく
coding	符号化	ふごうか
Codman exercise	Codman 体操	こっどまんたいそう
Codman triangle	Codman 三角	こっどまんさんかく
cognition	認知	にんち
cognitive behavior therapy	認知行動療法	にんちこうどうりょうほう
cognitive decline	認知機能低下	にんちきのうていか
cognitive development therapy	認知発達治療プログラム	にんちはったつちりょうぷろぐらむ
cognitive function	認知機能	にんちきのう
cognitive impairment (dysfunction)	認知障害	にんちしょうがい
cognitive rehabilitation	認知リハビリテーション	にんちりはびりてーしょん
cognitive remediation	認知療法(訓練)	にんちりょうほう(くんれん)
cognitive stage	認知期	にんちき
cogwheel phenomenon	歯車現象	はぐるまげんしょう
cogwheel rigidity	歯車様強剛(固縮)	はぐるまようきょうごう(こしゅく)
coherence	干渉性	かんしょうせい
cohort study	コホート研究	こほーとけんきゅう
cold hypersensitivity	寒冷過敏症	かんれいかびんしょう
cold paresis	寒冷麻痺	かんれいまひ
cold pressor test	寒冷昇圧試験	かんれいしょうあつしけん
cold therapy	寒冷療法	かんれいりょうほう
colic	仙(疝)痛	せん(せん)つう
collagen disease	膠原病	こうげんびょう
collagenic fiber	膠原線維	こうげんせんい
collapse	圧潰、虚脱	あっかい、きょだつ
collateral circulation	側副血行(循環)	そくふくけっこう(じゅんかん)
collateral ligament	側副靱帯	そくふくじんたい
Colles fracture	Colles 骨折	これすこっせつ
Collet-Sicard syndrome	Collet-Sicard 症候群	これしかーるしょうこうぐん
collodiaphyseal angle	頚体角	けいたいかく
color agnosia	色彩失認	しきさいしつにん
color Doppler echocardiography	カラードップラー心エコー法	からーどっぷらーしんえこーほう
color sensation	色覚	しきかく
coma	昏睡	こんすい
combined physical decongestive therapy	複合的理学療法	ふくごうてきりがくりょうほう
combined sensation	複合感覚	ふくごうかんかく
command swallow	命令嚥下	めいれいえんげ

comm		comp
commitment of mentally ill	精神障害者強制入院	せいしんしょうがいしゃきょうせいにゅういん
commode chair	コモードチェア[排泄用いす]	こもーどちぇあー
common carotid artery	総頚動脈	そうけいどうみゃく
common peroneal nerve	総腓骨神経	そうひこつしんけい
common reference electrode	共通基準電極	きょうつうきじゅんでんきょく
common reference montage	共通基準モンタージュ	きょうつうきじゅんもんたーじゅ
commotio	振盪〔症〕	しんとう〔しょう〕
communication	意思疎通	いしそつう
communication aid	コミュニケーションエイド	こみゅにけーしょんえいど
communication board	文字盤	もじばん
communicative ability	コミュニケーション能力	こみゅにけーしょんのうりょく
communicative disorder	コミュニケーション障害	こみゅにけーしょんしょうがい
community	地域社会	ちいきしゃかい
community general support center	地域包括支援センター	ちいきほうかつしえんせんたー
community house	共同住居	きょうどうじゅうきょ
community integration questionnaire (CIQ)		
community involvement	地域活動	ちいきかつどう
community medicine	地域医療	ちいきいりょう
community organization	コミュニティーオーガニゼーション	こみゅにてぃーおーがにぜーしょん
community rehabilitation	地域リハビリテーション	ちいきりはびりてーしょん
community (social) resource	社会資源	しゃかいしげん
community-based integrated care system	地域包括ケアシステム	ちいきほうかつけあしすてむ
community-based phase	生活期	せいかつき
community-based rehabilitation medicine	生活期リハビリテーション医学	せいかつきりはびりてーしょんいがく
comorbidity	併存症(疾患)	へいぞんしょう(しっかん)
compartment syndrome	コンパートメント(区画)症候群	こんぱーとめんと(くかく)しょうこうぐん
compass test	二点識別テスト	にてんしきべつてすと
compatibility	適合〔性〕	てきごう〔せい〕
compensation	代償	だいしょう
compensation action	補償行動	ほしょうこうどう
compensation means	代償手段	だいしょうしゅだん
compensatory approach	代償的アプローチ	だいしょうてきあぷろーち
compensatory movement	代償運動	だいしょううんどう
compensatory scoliosis	代償性〔脊柱〕側弯〔症〕	だいしょうせい〔せきちゅう〕そくわん〔しょう〕
competitive inhibition	競合阻害	きょうごうそがい
complete cure	完全治癒	かんぜんちゆ
complete dislocation	完全脱臼	かんぜんだっきゅう
complete remission	完全寛解	かんぜんかんかい

complete thigh amputation (hip disarticulation)	股関節離断〔術〕	こかんせつりだん〔じゅつ〕
complex regional pain syndrome (CRPS)	複合性局所疼痛症候群	ふくごうせいきょくしょとうつうしょうこうぐん
complex regional pain syndrome (CRPS) type 1	複合性局所疼痛症候群タイプ1	ふくごうせいきょくしょとうつうしょうこうぐんたいぷいち
complex regional pain syndrome (CRPS) type 2	複合性局所疼痛症候群タイプ2	ふくごうせいきょくしょとうつうしょうこうぐんたいぷに
compliance	コンプライアンス〔伸展性〕	こんぷらいあんす
complication	合併症	がっぺいしょう
compound fracture	複雑骨折	ふくざつこっせつ
compound ligament injury	複合靱帯損傷	ふくごうじんたいそんしょう
compound muscle action potential (CMAP)	複合筋活動電位	ふくごうきんかつどうでんい
comprehensive approach	包括的アプローチ	ほうかつてきあぷろーち
comprehensive geriatric assessment	高齢者総合的機能評価	こうれいしゃそうごうてききのうひょうか
comprehensive help	包括的援助	ほうかつてきえんじょ
comprehensive inpatient rehabilitation (rehabilitation medicine in convalescent phase)	回復期リハビリテーション医学	かいふくきりはびりてーしょんいがく
comprehensive medical care	包括医療	ほうかついりょう
comprehensive QOL evaluation	包括的QOL評価	ほうかつてききゅーおーえるひょうか
comprehensive rehabilitative intervention	包括的リハビリテーション	ほうかつてきりはびりてーしょん
comprehensive rehabilitative intervention approach	包括的リハビリテーションアプローチ	ほうかつてきりはびりてーしょんあぷろーち
comprehensive respiratory rehabilitation	包括的呼吸リハビリテーション	ほうかつてきこきゅうりはびりてーしょん
comprehensive service	包括的サービス	ほうかつてきさーびす
comprehensive team approach	包括的チームアプローチ	ほうかつてきちーむあぷろーち
compression dressing	圧迫被覆(包帯)	あっぱくひふく(ほうたい)
compression fracture	圧迫骨折	あっぱくこっせつ
compression fracture of spine	脊椎圧迫骨折	せきついあっぱくこっせつ
compression hip screw (CHS)	コンプレッションヒップスクリュー	こんぷれっしょんひっぷすくりゅー
compression myelopathy	圧迫〔性〕脊髄症	あっぱく〔せい〕せきずいしょう
compression neuropathy	圧迫〔性〕神経障害	あっぱく〔せい〕しんけいしょうがい
compression therapy	圧迫療法	あっぱくりょうほう
compressive trabeculae	圧迫骨梁	あっぱくこつりょう
compromised host	易感染性宿主	いかんせんせいしゅくしゅ
compulsion	強迫衝動	きょうはくしょうどう
compulsive act	強迫行為	きょうはくこうい
compulsive behavior	強迫行動	きょうはくこうどう
compulsive idea	強迫観念	きょうはくかんねん
compulsive laughter	強迫笑い	きょうはくわらい

comp		cong
compulsive neurosis	強迫神経症	きょうはくしんけいしょう
computer based communication system	意思伝達装置	いしでんたつそうち
computer controlled knee	コンピュータ制御膝	こんぴゅーたせいぎょひざ
computer controlled knee joint	コンピュータ制御膝継手	こんぴゅーたせいぎょひざつぎて
computer simulation	コンピュータシュミレーション	こんぴゅーたしゅみれーしょん
comput〔eriz〕ed tomography (CT)	コンピュータ断層撮影	こんぴゅーただんそうさつえい
concentration power	集中力	しゅうちゅうりょく
concentric contraction	求心性収縮	きゅうしんせいしゅうしゅく
concept formation	概念形成	がいねんけいせい
concomitant strabismus	共動性斜視	きょうどうせいしゃし
concussion of spinal cord (spinal〔cord〕concussion)	脊髄振盪〔症〕	せきずいしんとう〔しょう〕
conditioned reflex	条件反射	じょうけんはんしゃ
conditioned stimulus	条件刺激	じょうけんしげき
conduct disorder	行為障害	こういしょうがい
conduction aphasia	伝導〔性〕失語	でんどう〔せい〕しつご
conduction block	伝導ブロック	でんどうぶろっく
conduction study	伝導検査	でんどうけんさ
conduction time	伝導時間	でんどうじかん
conduction velocity	伝導速度	でんどうそくど
conductive deafness	伝音性難聴	でんおんせいなんちょう
conductive hearing loss	伝音性聴力低下	でんおんせいちょうりょくていか
condylar joint	顆状(楕円)関節	かじょう(だえん)かんせつ
condylectomy	関節顆切除(切離)〔術〕	かんせつかせつじょ(かいり)〔じゅつ〕
confabulation	作話〔症〕	さくわ〔しょう〕
confinement	拘束	こうそく
confusion	錯乱	さくらん
congenital anomaly	先天異常	せんてんいじょう
congenital defect (birth defect, congenital absence)	先天性欠損	せんてんせいけっそん
congenital dislocation	先天〔性〕脱臼	せんてん〔せい〕だっきゅう
congenital dislocation of the hip (luxatio coxae congenita)	先天性股関節脱臼	せんてんせいこかんせつだっきゅう
congenital hypotonia	先天性筋緊張低下	せんてんせいきんきんちょうていか
congenital malformation (developmental anomaly)	先天奇形	せんてんきけい
congenital muscular dystrophy	先天性筋ジストロフィー	せんてんせいきんじすとろふぃー
congenital myopathy	先天性ミオパチー	せんてんせいみおぱちー
congenital rubella syndrome	先天性風疹症候群	せんてんせいふうしんしょうこうぐん
congenital scoliosis	先天性〔脊柱〕側弯〔症〕	せんてんせい〔せきちゅう〕そくわん〔しょう〕
congenital tibial aplasia	先天性脛骨欠損症	せんてんせいけいこつけっそんしょう

42

cong		cont
congenital torticollis	先天性斜頚	せんてんせいしゃけい
congestion	うっ血	うっけつ
congestive heart failure	うっ血性心不全	うっけつせいしんふぜん
conjugate deviation	共同偏視	きょうどうへんし
conjugate deviation of eyes 〔and head〕	眼球〔頭部〕共同偏倚	がんきゅう〔とうぶ〕きょうどうへんい
conjugate eye movement	共同性眼球運動	きょうどうせいがんきゅううんどう
conjugate gaze	共同〔性〕注視	きょうどう〔せい〕ちゅうし
conjugate movement of eyes	眼球共同運動	がんきゅうきょうどううんどう
conjugate nystagmus	共同性眼振	きょうどうせいがんしん
conjugate paralysis	眼球共同運動麻痺	がんきゅうきょうどううんどうまひ
conjunctival reflex	結膜反射	けつまくはんしゃ
connective tissue	結合〔組〕織	けつごう〔そ〕しき
connective tissue diseases	結合組織病	けつごうそしきびょう
Conners' adult ADHD rating scale (CAARS)	Conners 成人期 ADHD 評価尺度	こなーずせいじんきえーでぃーえいちでぃーひょうかしゃくど
Conners3	Conners3	こなーずすりー
consciousness (awareness)	意識〔性〕	いしき〔せい〕
consensual light reflex	共感性対光反射	きょうかんせいたいこうはんしゃ
consensual pupillary reaction	共感性瞳孔反応	きょうかんせいどうこうはんのう
consent form	同意書	どういしょ
conservative therapy	保存療法	ほぞんりょうほう
constant friction joint (unit)	定摩擦継手	ていまさつつぎて
constant friction knee joint	定摩擦膝継手	ていまさつひざつぎて
constipation	便秘	べんぴ
constitutive ability	構成能力	こうせいのうりょく
constraint induced movement therapy	CI 療法	しーあいりょうほう
constriction of visual field	視野狭窄	しやきょうさく
constriction ring	絞扼輪	こうやくりん
constructable orthosis	組立式装具	くみたてしきそうぐ
constructional agraphia	構成失書〔症〕	こうせいしっしょ〔しょう〕
constructional apraxia	構成失行	こうせいしっこう
constructive disability	構成障害	こうせいしょうがい
contextual factors	背景因子	はいけいいんし
continuity of patient care	患者介護継続	かんじゃかいごけいぞく
continuous muscle fiber activity syndrome	筋線維持続性活動症候群	きんせんいじぞくせいかつどうしょうこうぐん
continuous passive motion (CPM)	持続他動運動	じぞくたどううんどう
continuous passive movement	連続的他動運動	れんぞくてきたどううんどう
continuous peritoneal dialysis	持続的携帯型腹膜透析	じぞくてきけいたいがたふくまくとうせき
continuous positive airway pressure (CPAP)	持続的気道陽圧法	じぞくてききどうようあつほう
continuous theta burst stimulation (cTBS)	持続的シータバースト刺激	じぞくてきしーたばーすとしげき
continuous traction	持続牽引	じぞくけんいん

C

contraction	収縮	しゅうしゅく
contracture	拘縮	こうしゅく
contrast bath (heat and cold therapy)	交代浴	こうたいよく
contrecoup	反衝損傷	はんしょうそんしょう
contrecoup injury	対側衝撃損傷	たいそくしょうげきそんしょう
control adaptation and control system for car	自動車運転〔用〕補助装置	じどうしゃうんてん〔よう〕ほじょそうち
control cable	コントロールケーブル	こんとろーるけーぶる
control cable system	コントロールケーブルシステム	こんとろーるけーぶるしすてむ
controlling nutrition status (CONUT)	CONUT スコア	こにゅーとすこあ
contused (crushed) wound	挫滅創	ざめつそう
contusion	挫傷	ざしょう
conus affection	円錐疾患	えんすいしっかん
conus medullaris syndrome	円錐部損傷	えんすいぶそんしょう
conus syndrome	脊髄円錐症候群	せきずいえんすいしょうこうぐん
convalescent cardiac rehabilitation	回復期心臓リハビリテーション	かいふくきしんぞうりはびりてーしょん
convalescent phase	回復期	かいふくき
convalescent rehabilitation ward	回復期リハビリテーション病棟	かいふくきりはびりてーしょんびょうとう
conventional	在来型	ざいらいがた
conventional knee disarticulation socket	在来式膝離断用ソケット	ざいらいしきひざりだんようそけっと
convergence	収束	しゅうそく
convergence reflex	輻湊反射	ふくそうはんしゃ
conversion hysteria	転換ヒステリー	てんかんひすてりー
convulsion	痙攣	けいれん
convulsive seizure	痙攣発作	けいれんほっさ
cooling down	クーリングダウン(整理運動)	くーりんぐだうん(せいりうんどう)
coordination	協調〔運動〕	きょうちょう〔うんどう〕
coordination disorder	協調(働)運動障害	きょうちょう(どう)うんどうしょうがい
coordination training	協調性訓練	きょうちょうせいくんれん
coping behavior	対処(コーピング)	たいしょ(こーぴんぐ)
coprolalia	汚言	おげん
copying task	模写課題	もしゃかだい
cord bladder	脊髄膀胱	せきずいぼうこう
cord symptom	脊髄症状	せきずいしょうじょう
core body temperature (CBT)	深部体温	しんぶたいおん
corn	うおのめ(鶏眼)	うおのめ(けいがん)
corneal reflex	角膜反射	かくまくはんしゃ
Cornell medical index	コーネル健康調査指数	こーねるけんこうちょうさしすう
corneo mandibular reflex	角膜下顎反射	かくまくかがくはんしゃ
coronal plane	前額面	ぜんがくめん

coronary angiography	冠動脈血管造影	かんどうみゃくけっかんぞうえい
coronary angioplasty	冠動脈形成術	かんどうみゃくけいせいじゅつ
coronary arteriosclerosis	冠動脈硬化〔症〕	かんどうみゃくこうか〔しょう〕
coronary artery bypass graft-ing	冠動脈バイパス術	かんどうみゃくばいぱすじゅつ
coronary artery disease	冠動脈疾患	かんどうみゃくしっかん
corpus callosum injury	脳梁損傷	のうりょうそんしょう
correction	矯正〔術〕	きょうせい〔じゅつ〕
corrective orthosis	矯正用装具	きょうせいようそうぐ
corrective osteotomy	矯正骨切り術	きょうせいほねきりじゅつ
corrective shoe〔s〕	矯正靴	きょうせいぐつ
corset	コルセット	こるせっと
cortex scar tissues	皮質瘢痕組織	ひしつはんこんそしき
cortical area	皮質野	ひしつや
cortical blindness	皮質盲	ひしつもう
cortical deafness	皮質聾	ひしつろう
cortical myoclonus	皮質性ミオクローヌス	ひしつせいみおくろーぬす
cortical somatotopic representa-tion	皮質身体部位対応	ひしつしんたいぶいたいおう
corticobasal degeneration	大脳皮質基底核変性症	だいのうひしつきていかくへんせいしょう
corticobulbar tract	皮質延髄路	ひしつえんずいろ
corticospinal tract	皮質脊髄路	ひしつせきずいろ
cosmetic (nonfunctional) upper limb prosthesis	装飾用義手	そうしょくようぎしゅ
cosmetic glove	装飾手袋	そうしょくてぶくろ
cosmetic prosthesis	装飾用義肢	そうしょくようぎし
cost effectiveness	費用対効果	ひようたいこうか
Cotton fracture	Cotton 骨折	こっとんこっせつ
cough headache	咳嗽性頭痛	がいそうせいずつう
cough reflex	咳〔嗽〕反射	がい〔そう〕はんしゃ
cough syncope	咳〔嗽性〕失神	がい〔そうせい〕しっしん
counseling	カウンセリング	かうんせりんぐ
countenance	顔貌	がんぼう
counter	月形しん	つきがたしん
counterclockwise rotation	反時計方向回転	はんとけいほうこうかいてん
counting fingers	指数弁	しすうべん
coup injury	衝撃側損傷	しょうげきそくそんしょう
coupling motion	カップリングモーション	かっぷりんぐもーしょん
coxa valga	外反股	がいはんこ
coxal bone (innominate bone, hip bone)	寛骨	かんこつ
coxalgia	股関節痛	こかんせつつう
coxarthrosis	股関節症	こかんせつしょう
coxitis	股関節炎	こかんせつえん
Craig handicap assessment and reporting technique (CHART)		

cram		crus
cramp	有痛性〔筋〕攣縮	ゆうつうせい〔きん〕れんしゅく
cranial puncture	頭蓋穿刺	とうがいせんし
craniopathy	頭蓋疾患	とうがいしっかん
craniopharyngioma	頭蓋咽頭腫	ずがいいんとうしゅ
cranioplasty	頭蓋形成術	とうがいけいせいじゅつ
craniotomy	開頭〔術〕	かいとう〔じゅつ〕
cranium	頭蓋	とうがい
crawling	四つ這い	よつばい
creatinine kinase	クレアチンキナーゼ	くれあちんきなーぜ
creeping	ずり(肘)這い	ずり(ひじ)ばい
cremasteric reflex	挙睾筋反射	きょこうきんはんしゃ
crepitation	捻髪音(コツコツ音)	ねんぱつおん(こつこつおん)
Creutzfeldt-Jakob disease	Creutzfeldt-Jakob 病	くろいつふぇるとやこぶびょう
cricopharyngeal muscle dysfunction	輪状咽頭筋機能不全	りんじょういんとうきんきのうふぜん
cricopharyngeal myotomy	輪状咽頭筋切除術	りんじょういんとうきんせつじょじゅつ
critical illness myopathy (CIM)	重症疾患ミオパチー	じゅうしょうしっかんみおぱちー
critical illness polyneuropathy (CIP)	重症疾患多発ニューロパチー	じゅうしょうしっかんたはつにゅーろぱちー
critical pathway	クリティカルパス	くりてぃかるぱす
crocodile tears syndrome	ワニの涙症候群	わにのなみだしょうこうぐん
cross face nerve graft	顔面神経交差移植術	がんめんしんけいこうさいしょくじゅつ
cross leg flap	下腿交差皮弁	かたいこうさひべん
cross leg pedicle graft	下腿交差有茎植皮	かたいこうさゆうけいしょくひ
cross sectional area of muscle	筋断面積	きんだんめんせき
crossed aphasia	交差(叉)性失語	こうさ(さ)せいしつご
crossed cerebellar diaschisis	交差(叉)性遠隔性小脳機能障害	こうさ(さ)せいえんかくせいしょうのうきのうしょうがい
crossed extension (extensor) reflex	交差(叉)〔性〕伸展反射	こうさ(さ)〔せい〕しんてんはんしゃ
crossed hemiplegia	交差(叉)性片麻痺	こうさ(さ)せいかたまひ
crossed leg sitting	あぐら座位	あぐらざい
crossover method	交差法	こうさほう
crouching (squatting)	蹲踞	そんきょ
crouch〔ing〕posture	屈曲姿勢	くっきょくしせい
crouching posture	かがみ肢位	かがみしい
crude drug (galenical preparation)	生薬	しょうやく
crural fascia	下腿筋膜	かたいきんまく
crus antecurvatum (anterior bowing of lower leg)	下腿前弯〔症〕	かたいぜんわん〔しょう〕
crus curvatum	下腿弯曲〔症〕	かたいわんきょく〔しょう〕
crus valgum	下腿外反〔症〕	かたいがいはん〔しょう〕
crus varum	下腿内反〔症〕	かたいないはん〔しょう〕
crush fracture	圧壊骨折	あっかいこっせつ
crush syndrome	圧挫(挫滅)症候群	あつざ(ざめつ)しょうこうぐん

crus		day

crushed (contused) wound	挫滅創	ざめつそう
crutch	クラッチ	くらっち
crutch gait	クラッチ(松葉杖)歩行	くらっち(まつばづえ)ほこう
crutch palsy	松葉杖麻痺	まつばづえまひ
Crutchfield traction	Crutchfield牽引	くらっちふぃーるどけんいん
cryoglobulinemia	クリオグロブリン血症	くりおぐろぶりんけっしょう
cryotherapy	凍結(低温)療法	とうけつ(ていおん)りょうほう
crystal arthropathy	結晶〔誘発〕性関節炎	けっしょう〔ゆうはつ〕せいかんせつえん
cubital tunnel syndrome	肘部管症候群	ちゅうぶかんしょうこうぐん
cubitus valgus	外反肘	がいはんちゅう
cubitus varus (varus elbow)	内反肘	ないはんちゅう
cueing	キューイング	きゅーいんぐ
cuff	カフ(半月)	かふ(はんげつ)
cuff contraction force	腱板収縮力	けんばんしゅうしゅくりょく
curtain sign	カーテン徴候	かーてんちょうこう
cushion	クッション	くっしょん
cushion for pressure sore prevention	褥瘡防止クッション	じょくそうぼうしくっしょん
custodial care	療護	りょうご
cut off heel	くりぬきかかと	くりぬきかかと
cyanosis	チアノーゼ	ちあのーぜ
cycle ergometer	エルゴメーター	えるごめーたー
cyclic〔al〕vomiting	周期性嘔吐〔症〕	しゅうきせいおうと〔しょう〕
cylindrical grip	筒状握り	つつじょうにぎり
cyst	嚢胞	のうほう
cystography	膀胱造影法	ぼうこうぞうえいほう
cystometrography	膀胱内圧測定〔法〕	ぼうこうないあつそくてい〔ほう〕
cystometry	膀胱計検査〔法〕	ぼうこうけいけんさ〔ほう〕
cytokine	サイトカイン	さいとかいん

D

dactylitis	指(趾)炎	し(し)えん
daily life process	生活過程	せいかつかてい
daily life support facility	生活支援センター	せいかつしえんせんたー
dark adaptation	暗順応	あんじゅんのう
Darrach procedure	Darrach法	だらっくほう
dart motion	ダーツモーション	だーつもーしょん
Das-Naglieri cognitive assessment system (DN-CAS)	DN-CAS認知評価システム	でぃーえぬかすにんちひょうかしすてむ
dashboard injury	ダッシュボード損傷	だっしゅぼーどそんしょう
day care	デイケア(通所介護)	でいけあ(つうしょかいご)
day care center	デイケアセンター	でいけあせんたー
day care center for children with physical disabilities	肢体不自由児通園施設	したいふじゆうじつうえんしせつ

47

day		dege

day home	デイサービスセンター	でいさーびすせんたー
day service	デイサービス	でいさーびす
de Quervain disease	de Quervain 病	どうけるぶぁんびょう
de-rolling	脱転	だってん
dead space	死腔	しくう
deaf mutism	聾唖(ろうあ)	ろうあ(ろうあ)
deafness	聾(ろう)	ろう(ろう)
débridement	デブリドマン	でぶりどまん
deceleration	減速動作	げんそくどうさ
decerebrate posture	除脳姿勢	じょのうしせい
decerebrate rigidity	除脳硬直	じょのうこうちょく
decision making	意思決定	いしけってい
declarative memory	陳述記憶	ちんじゅつきおく
decomposition of movement	運動分解	うんどうぶんかい
decompression	減圧〔術〕	げんあつ〔じゅつ〕
decompression	除圧	じょあつ
deconditioning	デコンディショニング	でこんでぃしょにんぐ
decorticate posture	除皮質姿勢	じょひしつしせい
decorticate rigidity	除皮質硬直	じょひしつこうちょく
decortication	除皮質	じょひしつ
decreased initiative	発動性障害	はつどうせいしょうがい
decrementing response	漸減応答	ぜんげんおうとう
decubitus (pressure sore)	褥瘡	じょくそう
deep brain stimulation (DBS)	〔脳〕深部刺激療法	〔のう〕しんぶしげきりょうほう
deep breathing (bathypnea)	深呼吸	しんこきゅう
deep coma	深昏睡	しんこんすい
deep dyslexia	深層性失読	しんそうせいしつどく
deep pain	深部痛	しんぶつう
deep peroneal nerve	深腓骨神経	しんひこつしんけい
deep seated pain	深在痛	しんざいつう
deep sensation	深部感覚	しんぶかんかく
deep sensational impairment	深部感覚障害	しんぶかんかくしょうがい
deep tendon reflex	深部腱反射	しんぶけんはんしゃ
deep tissue injury (DTI)		
deep vein occlusion	深部静脈閉塞	しんぶじょうみゃくへいそく
deep vein thrombosis (DVT)	深部静脈血栓〔症〕	しんぶじょうみゃくけっせん〔しょう〕
default mode network	デフォルトモードネットワーク	でふぉるともーどねっとわーく
defecation	排便	はいべん
defecation disorder	排便障害	はいべんしょうがい
defect	欠陥	けっかん
defective granulation	不良肉芽	ふりょうにくげ
deficiency (deficit)	欠損〔症〕	けっそん〔しょう〕
deficiency and excess	虚実	きょじつ
deficit (deficiency)	欠損〔症〕	けっそん〔しょう〕
deformity	変形	へんけい
degeneration	〔退行〕変性	〔たいこう〕へんせい

48

dege		dent

degenerative	変性の	へんせいの
degenerative intervertebral disc	椎間板変性〔症〕	ついかんばんへんせい〔しょう〕
degenerative spine disease	脊椎変性疾患	せきついへんせいしっかん
degenerative spondylolisthesis	変性脊椎すべり〔症〕	へんせいせきついすべり〔しょう〕
degloving injury	手袋状剥皮損傷(デグロービング損傷)	てぶくろじょうはくひそんしょう (でぐろーびんぐそんしょう)
deglutition (swallowing)	嚥下	えんげ
deglutition (swallowing) disorder (dysphagia)	嚥下障害	えんげしょうがい
degree of curvature	弯曲度	わんきょくど
degree of freedom [of motion]	自由度[運動の]	じゆうど
degree of invalidity	障害等級	しょうがいとうきゅう
dehydration	脱水〔症〕	だっすい〔しょう〕
déjà vu	既視感	きしかん
déjà vu phenomenon	既視現象	きしげんしょう
dekyphotic corrective fusion	後弯矯正固定術	こうわんきょうせいこていじゅつ
delayed	遅延	ちえん
delayed growth	発育(成長)遅延	はついく(せいちょう)ちえん
delayed language	言語発達遅滞	げんごはったつちたい
delayed motor development	運動発達遅滞	うんどうはったつちたい
delayed posttraumatic apoplexy	外傷後遅発性脳卒中	がいしょうごちはつせいのうそっちゅう
delayed union	遷延癒合	せんえんゆごう
delirium	せん妄	せんもう
delta (δ) wave	デルタ(δ)波	でるたは
deltoid muscle	三角筋	さんかくきん
deltoid reflex	三角筋反射	さんかくきんはんしゃ
delusion	妄想	もうそう
delusion of grandeur (megalo- mania)	誇大妄想	こだいもうそう
delusion of jealousy	嫉妬妄想	しっともうそう
delusion of persecution	被害妄想	ひがいもうそう
delusion of reference	関係妄想	かんけいもうそう
dementia	認知症	にんちしょう
dementia of Alzheimer type	Alzheimer 型認知症	あるつはいまーがたにんちしょう
dementia with Lewy bodies	Lewy 小体型認知症	れヴぃしょうたいがたにんちしょう
demyelinating disease	脱髄〔性〕疾患	だつずい〔せい〕しっかん
demyelination	脱髄	だつずい
denervation	脱(除)神経	だつ(じょ)しんけい
denervation potential	脱神経電位	だつしんけいでんい
denervation supersensitivity	脱神経性過敏	だつしんけいせいかびん
denial of illness	疾病否認	しっぺいひにん
Denis-Browne splint	Denis-Browne 型装具(副子)	でにすぶらうんがたそうぐ(ふくし)
dental hygienist	歯科衛生士	しかえいせいし
dentatum	歯状核	しじょうかく
dentist	歯科医	しかい

dentoliva (olivary nucleus)	オリーブ核	おりーぶかく
denture	義歯	ぎし
Denver developmental screening test second edition (Denver Ⅱ)	Denver Ⅱデンバー発達判定法	でんばーつーでんばーはったつはんていほう
deoxyhemoglobin	デオキシヘモグロビン	でおきしへもぐろびん
dependence	依存〔症〕	いぞん〔しょう〕
dependent (anaclitic) behavior	依存的行動	いぞんてきこうどう
dependent elderly	要介護老人	ようかいごろうじん
dependent lung disease	下側(荷重側)肺障害	かそく(かじゅうそく)はいしょうがい
depolarization	脱分極	だつぶんきょく
depressed fracture	陥没骨折	かんぼつこっせつ
depressed skull fracture	頭蓋陥没骨折	とうがいかんぼつこっせつ
depression	うつ病	うつびょう
depressive mood	抑うつ気分	よくうつきぶん
depressive state	抑うつ状態	よくうつじょうたい
dermatogenic contracture	皮膚性拘縮	ひふせいこうしゅく
dermatome	皮膚分節(デルマトーム)	ひふぶんせつ(でるまとーむ)
dermatomyositis	皮膚筋炎	ひふきんえん
dermatosclerosis (systemic scleroderma, systemic sclerosis)	全身性強皮症	ぜんしんせいきょうひしょう
derotation	減捻	げんねん
derotation osteotomy	減捻骨切り術	げんねんこつきりじゅつ
Desault bandage	Desault 包帯固定	でぞーほうたいこてい
descending	下行性	かこうせい
descending ocular myopathy	下行性眼筋ミオパチー	かこうせいがんきんみおぱちー
descending pain inhibitory system	下行性疼痛抑制系	かこうせいとうつうよくせいけい
descending reticular activating system	下行性網様賦活系	かこうせいもうようふかつけい
descending tract	下行路	かこうろ
designated physician by article 15 of physically disabled welfare act	身体障害者福祉法第15条指定医師	しんたいしょうがいしゃふくしほうだいじゅうごじょうしていいし
destructive spondyloarthropathy	破壊性脊椎症	はかいせいせきついしょう
detention surgery	係留解除術	けいりゅうかいじょじゅつ
determined by the NGSP (National glycohemoglobin standardization program)	NGSP 値	えぬじーえすぴーち
detrusor	排尿筋	はいにょうきん
detrusor hyperreflexia	排尿筋過反射(排尿筋反射亢進)	はいにょうきんかはんしゃ(はいにょうきんはんしゃこうしん)
detrusor sphincter dyssynergia	排尿筋括約筋協調不全	はいにょうきんかつやくきんきょうちょうふぜん
development	発達	はったつ

deve		diap
development disorder (disability)	発達異常	はったついじょう
development test	発達検査	はったつけんさ
developmental anomaly (congenital malformation)	先天奇形	せんてんきけい
developmental approach	発達的アプローチ	はったつてきあぷろーち
developmental coordination disorder	発達性協調運動障害	はったつせいきょうちょううんどうしょうがい
developmental disability	発達障害	はったつしょうがい
developmental dysplasia of the hip	発育性股関節形成不全	はついくせいこかんせつけいせいふぜん
developmental evaluation	発達評価法	はったつひょうかほう
developmental quotient	発達指数	はったつしすう
developmental retardation	発達遅滞	はったつちたい
deviation	偏位（移）	へんい（い）
Devic disease (neuromyelitis optica)	Devic病（視神経脊髄炎）	でびっくびょう（ししんけいせきずいえん）
device for synthetic speech	音声合成装置	おんせいごうせいそうち
devil level	義肢用水準器	ぎしようすいじゅんき
dexterity (precision)	巧緻性	こうちせい
diabetes mellitus	糖尿病	とうにょうびょう
diabetic autonomic neuropathy	糖尿病自律神経障害	とうにょうびょうじりつしんけいしょうがい
diabetic cataract	糖尿病性白内障	とうにょうびょうせいはくないしょう
diabetic coma	糖尿病性昏睡	とうにょうびょうせいこんすい
diabetic gangrene	糖尿病性壊疽	とうにょうびょうせいえそ
diabetic neurogenic bladder	糖尿病性神経因性膀胱	とうにょうびょうせいしんけいいんせいぼうこう
diabetic neuropathy	糖尿病性ニューロパチー	とうにょうびょうせいにゅーろぱちー
diabetic retinopathy	糖尿病性網膜症	とうにょうびょうせいもうまくしょう
diabetic ulcer	糖尿病性潰瘍	とうにょうびょうせいかいよう
diadochokinesis (-sia)	反復拮抗運動	はんぷくきっこううんどう
diagnosis procedure combination (DPC)	〔急性期入院医療に係る〕診断群分類	〔きゅうせいきにゅういんいりょうにかかる〕しんだんぐんぶんるい
diagnostic and statistical manual of mental disorders (DSM)	精神疾患の診断と統計の手引き	せいしんしっかんのしんだんととうけいのてびき
diagnostic socket	チェックソケット	ちぇっくそけっと
diagonal socket	ダイアゴナルソケット	だいあごなるそけっと
dial lock joint (unit)	ダイヤルロック付き継手	だいやるろっくつきつぎて
dialing engaged ring tone indicator	呼出音表示装置	よびだしおんひょうじそうち
dialysis	透析〔療法〕	とうせき〔りょうほう〕
diaper	おむつ	おむつ
diaphragmatic respiration	横隔膜呼吸	おうかくまくこきゅう

diap		dire
diaphysis	骨幹	こっかん
diaplasis (reduction)	整復術	せいふくじゅつ
diarrhea	下痢	げり
diaschisis	機能解離	きのうかいり
diastolic blood pressure	拡張期血圧	かくちょうきけつあつ
diathermy	ジアテルミー	じあてるみー
diathesis (predisposition, predisposing factor)	素因	そいん
diencephalic amnesia	間脳性健忘	かんのうせいけんぼう
diencephalic epilepsy	間脳性てんかん	かんのうせいてんかん
diencephalic syndrome	間脳症候群	かんのうしょうこうぐん
diencephalic wasting	間脳性るいそう	かんのうせいるいそう
dietetic treatment	食事療法	しょくじりょうほう
different electrode	関電極	かんでんきょく
differential diagnosis	鑑別診断	かんべつしんだん
differentiation	分化	ぶんか
difficulty in falling asleep	入眠障害	にゅうみんしょうがい
difficulty in swallowing	嚥下困難	えんげこんなん
diffuse axonal injury (DAI)	びまん性軸索損傷(障害)	びまんせいじくさくそんしょう(しょうがい)
diffuse brain injury	びまん性脳損傷	びまんせいのうそんしょう
diffuse bronchiolitis	びまん性汎細気管支炎	びまんせいはんさいきかんしえん
diffuse reticulated shadow	びまん性網状影	びまんせいもうじょうえい
diffusion impairment	拡散障害	かくさんしょうがい
diffusion weighted image (DWI)	拡散強調画像	かくさんきょうちょうがぞう
digital (finger)	指	ゆび
digital dysfunction	指〔の〕機能障害	ゆび〔の〕きのうしょうがい
digital grip	指つまみ	ゆびつまみ
digital subtraction angiography (DSA)	デジタル減算血管造影〔法〕	でじたるげんさんけっかんぞうえい〔ほう〕
dimelia	重複肢〔症〕	ちょうふくし〔しょう〕
diminished emotional expression (flat affect)	情動の平板化	じょうどうのへいばんか
dinner fork deformity	フォーク状(様)変形	ふぉーくじょう(よう)へんけい
diphther〔it〕ic neuritis	ジフテリア性神経炎	じふてりあせいしんけいえん
diphther〔it〕ic neuropathy	ジフテリア性ニューロパチー	じふてりあせいにゅーろぱちー
diplegia	両麻痺	りょうまひ
diplopia	複視	ふくし
dipsomania	渇酒症(癖)	かっしゅしょう(へき)
direct current potential	直流電位	ちょくりゅうでんい
direct fracture	直達骨折	ちょくたつこっせつ
direct oral anticoagulant (DOAC)	直接作用型経口抗凝固薬	ちょくせつさようがたけいこうこうぎょうこやく
direct swallowing training	直接訓練[摂食嚥下の]	ちょくせつくんれん
directional disorientation	方向見当識障害	ほうこうけんとうしきしょうがい

52

dire		diso
directional preponderance of nystagmus	眼振方向優位性	がんしんほうこうゆういせい
disability	〔能力〕障害(低下)	〔のうりょく〕しょうがい(ていか)
disability of the arm, shoulder and hand (DASH)	日本語版上肢障害評価表	にほんごばんじょうししょうがいひょうかひょう
disability pension	障害年金	しょうがいねんきん
disability rating scale (DRS)		
disabled children (children with physical disabilities, handicapped children)	肢体不自由児	したいふじゆうじ
disabled occupation center	障害者職業センター	しょうがいしゃしょくぎょうセンター
disarticulation	〔関節〕離断〔術〕	〔かんせつ〕りだん〔じゅつ〕
disaster acute rehabilitation team (DART)		
disaster medical assistance team (DMAT)	災害派遣医療チーム	さいがいはけんいりょうちーむ
disaster medicine	災害医療	さいがいいりょう
disaster rehabilitation	災害リハビリテーション	さいがいりはびりてーしょん
disaster rehabilitation assistance	大規模災害リハビリテーション支援	だいきぼさいがいりはびりてーしょんしえん
disaster rehabilitation assistance coordinator	災害リハビリテーション支援コーディネーター	さいがいりはびりてーしょんしえんこーでぃねーたー
disc	円板	えんばん
disc electrode	円板電極	えんばんでんきょく
disc herniation	椎間板ヘルニア	ついかんばんへるにあ
disc prolapse	椎間板脱出	ついかんばんだっしゅつ
discectomy	椎間板切除〔術〕	ついかんばんせつじょ〔じゅつ〕
discharge planning	退院計画	たいいんけいかく
discharge support	退院援助	たいいんえんじょ
discitis	椎間板炎	ついかんばんえん
discogenic low back pain	椎間板由来腰痛	ついかんばんゆらいようつう
discography	椎間板造影〔法〕	ついかんばんぞうえい〔ほう〕
disconnection syndrome	離断症候群	りだんしょうこうぐん
discopathy	椎間板症	ついかんばんしょう
disease	疾患	しっかん
disease (illness, sickness)	疾病	しっぺい
disease severity	重症度	じゅうしょうど
disinhibition	脱抑制	だつよくせい
dislocation	脱臼	だっきゅう
dislocation fracture	脱臼骨折	だっきゅうこっせつ
disorder	不調	ふちょう
disorder of higher brain function (higher brain dysfunction)	高次脳機能障害	こうじのうきのうしょうがい
disorder of written expression	書字表出障害	しょじひょうしゅつしょうがい
disorders of mastication (masticatory disturbance)	咀嚼障害	そしゃくしょうがい

53

diso		doll
disorientation	〔失〕見当識〔障害〕	〔しつ〕けんとうしき〔しょうがい〕
dispatch management system	派遣マネジメント	はけんまねじめんと
dispersion	注意散漫	ちゅういさんまん
dispersion analysis	分散分析	ぶんさんぶんせき
displacement	転位	てんい
displacement	変(偏)位	へん(へん)い
disquiet	不穏	ふおん
dissecting aortic aneurysm	解離性大動脈瘤	かいりせいだいどうみゃくりゅう
dissecting cerebral aneurysm	解離性脳動脈瘤	かいりせいのうどうみゃくりゅう
dissimilation (catabolism)	異化〔作用〕	いか〔さよう〕
dissociated nystagmus	解離性眼振	かいりせいがんしん
dissociated sensory loss	解離性感覚障害	かいりせいかんかくしょうがい
dissociation (release)	解離〔術〕	かいり〔じゅつ〕
dissociative disorder	解離性障害	かいりせいしょうがい
distal	遠位	えんい
distal finger crease	遠位指皮線	えんいしひせん
distal form	遠位型	えんいがた
distal interphalangeal (DIP) joint	遠位指(趾)節間関節	えんいし(し)せつかんかんせつ
distal latency	遠位潜時	えんいせんじ
distal muscle	遠位筋	えんいきん
distal muscular dystrophy	遠位型筋ジストロフィー	えんいがたきんじすとろふぃー
distal myopathy	遠位型ミオパチー	えんいがたみおぱちー
distal palmar crease	遠位手掌皮線	えんいしゅしょうひせん
distal phalanx	末節骨	まっせつこつ
distal radioulnar joint	遠位(下)橈尺関節	えんい(か)とうしゃくかんせつ
distal support	断端支持	だんたんしじ
disturbance of consciousness	意識障害	いしきしょうがい
disturbance of ocular motility (ocular motility disorder)	眼球運動障害	がんきゅううんどうしょうがい
disturbances of thermoregulation	体温調節障害	たいおんちょうせつしょうがい
disuse syndrome	不動による合併症	ふどうによるがっぺいしょう
diuretic drug	利尿薬	りにょうやく
diurnal variation	日内変動	にちないへんどう
dive bomber sound	急降下爆撃音	きゅうこうかばくげきおん
diver's paralysis	潜水麻痺	せんすいまひ
divergence paralysis	開散麻痺	かいさんまひ
diversional occupational therapy	気晴し的作業療法	きばらしてきさぎょうりょうほう
diversity	多様性	たようせい
diversity management	ダイバーシティマネージメント	だいばーしてぃまねーじめんと
divided attention	配分性注意	はいぶんせいちゅうい
dizziness	浮動性めまい	ふどうせいめまい
doll's eye phenomenon	人形の目現象	にんぎょうのめげんしょう
doll's eye sign	人形の目徴候	にんぎょうのめちょうこう
doll's eye test	人形の目試験	にんぎょうのめしけん

domi		draw
dominant hemisphere	優位半球	ゆういはんきゅう
dominant inheritance	優性遺伝	ゆうせいいでん
door stopper	ドアストッパー	どあすとっぱー
dopamine	ドパミン	どぱみん
dopamine agonist	ドパミン作動薬	どぱみんさどうやく
dopamine dysregulation syndrome	ドパミン調節異常症候群	どぱみんちょうせついじょうしょうこうぐん
dopamine neuron	ドパミンニューロン	どぱみんにゅーろん
dopamine transporter	ドパミントランスポーター	どぱみんとらんすぽーたー
dopamine transporter imaging (DAT imaging)	DAT イメージング	だっといめーじんぐ
doping	ドーピング	どーぴんぐ
Doppler ultrasonography	超音波ドップラー法	ちょうおんぱどっぷらーほう
dorsal column	後索	こうさく
dorsal flexion	背屈	はいくつ
dorsal root ganglion	後根神経節	こうこんしんけいせつ
dorsal root of spinal nerve	脊髄神経後根	せきずいしんけいこうこん
dorsal spine (vertebral (spinal) column)	脊柱	せきちゅう
dorsal spinocerebellar tract	後脊髄小脳路	こうせきずいしょうのうろ
dorsal tabes (tabes dorsalis)	脊髄癆	せきずいろう
dorsalis pedis artery	足背動脈	そくはいどうみゃく
double flexible rod ankle foot orthosis	両側ばね支柱付き短下肢装具	りょうそくばねしちゅうつきたんかしそうぐ
double hemiplegia	両側片麻痺	りょうそくかたまひ
double hip spica	両股ギプス	りょうこぎぷす
double innervation	二重神経支配	にじゅうしんけいしはい
double knee action	ダブルニーアクション	だぶるにーあくしょん
double point threshold	二点識別閾値	にてんしきべついきち
double product (pressure rate product)	二重積	にじゅうせき
double stance phase	両脚支持期	りょうきゃくしじき
double support	両脚支持	りょうきゃくしじ
double upright ankle foot orthosis	両側支柱付き短下肢装具	りょうそくしちゅうつきたんかしそうぐ
double upright knee ankle foot orthosis	両側支柱付き長下肢装具	りょうそくしちゅうつきちょうかしそうぐ
double wall socket	二重ソケット	にじゅうそけっと
douche and air dryer for attachment to a toilet	温水洗浄便座	おんすいせんじょうべんざ
down regulation	ダウンレギュレーション〔受容体減少作用〕	だうんれぎゅれーしょん
Down syndrome	Down 症候群	だうんしょうこうぐん
down〔-〕beat nystagmus	下眼瞼向き眼振	かがんけんむきがんしん
downward gaze palsy	下方注視麻痺	かほうちゅうしまひ
drain	ドレーン	どれーん
drainage catheters	導尿用カテーテル	どうにょうようかてーてる
drawer sign	引き出し徴候	ひきだしちょうこう

Drehmann sign	Drehmann 徴候	どれーまんちょうこう
dressing	更衣	こうい
dressing	包帯	ほうたい
dressing (dressing activity)	着衣動作	ちゃくいどうさ
dressing apraxia	着衣失行	ちゃくいしっこう
drill	ドリル	どりる
drill press	ボール盤	ぼーるばん
driving assistant device	運転補助装置	うんてんほじょそうち
dromedary gait	らくだ歩行	らくだほこう
drooling (sialorrhea)	流涎	りゅうぜん
drop arm test	腕落下テスト	うでらっかてすと
drop foot	下垂足	かすいそく
drop hand	下垂手	かすいしゅ
drowsiness (somnolence (-cy))	傾眠	けいみん
drug holiday	休薬日	きゅうやくび
drug induced pneumonitis	薬剤性肺炎	やくざいせいはいえん
drug therapy	薬物療法	やくぶつりょうほう
drunken gait	酩酊歩行	めいていほこう
dry cough	乾性咳嗽	かんせいがいそう
dry heat	乾性温熱	かんせいおんねつ
dry mouth	口腔乾燥	こうくうかんそう
dual energy X-ray absorptiom-etry (D〔E〕XA)	二重エネルギー X 線吸収測定法	にじゅうえねるぎーえっくすせんきゅうしゅうそくていほう
Dubowitz neurological assess-ment	Dubowitz の神経学的評価法	でゅぼういっつのしんけいがくてきひょうかほう
Duchenne muscular dystrophy	偽〔性〕肥大性筋ジストロフィー（Duchenne〔型〕筋ジストロフィー）	ぎ〔せい〕ひだいせいきんじすとろふぃー（でゅしェんぬ〔がた〕きんじすとろふぃー）
dull pain	鈍痛	どんつう
dumbbell	亜鈴	あれい
Dupuytren contracture	Dupuytren 拘縮	でゅぴゅいとらんこうしゅく
Dupuytren fracture	Dupuytren 骨折	でゅぴゅいとらんこっせつ
dura 〔mater〕	硬膜	こうまく
duration	持続時間	じぞくじかん
Duverney fracture	Duverney 骨折	でゅぶェるねこっせつ
dwarfism	小人症（低身長症）	しょうじんしょう（ていしんちょうしょう）
dyingback phenomenon	溯行現象	そこうげんしょう
dynamic alignment	動的アライメント	どうてきあらいめんと
dynamic exercise	動的運動（訓練）	どうてきうんどう（くんれん）
dynamic factor	動的因子	どうてきいんし
dynamic reconstruction	動的再建術	どうてきさいけんじゅつ
dynamic splint	動的副子（ダイナミックスプリント）	どうてきふくし（だいなみっくすぷりんと）
dynamic stability	動的安定性	どうてきあんていせい
dynamics	動力学	どうりきがく
dynamometer	筋力計	きんりょくけい
dynapenia	ダイナペニア	だいなぺにあ

dysa		dyss
dysarthria	構音障害	こうおんしょうがい
dysarthria (motor speech disorder)	運動性言語障害	うんどうせいげんごしょうがい
dysarthria clumsy hand syndrome	構音障害手不器用症候群	こうおんしょうがいてぶきようしょうこうぐん
dysarthria (articulation) training	構音訓練	こうおんくんれん
dysautonomia	自律神経異常症(障害)	じりつしんけいいじょうしょう(しょうがい)
dysbasia	歩行不全	ほこうふぜん
dysbulia	意志障害	いししょうがい
dyscalculia (acalculia)	失〔計〕算〔症〕	しつ〔けい〕さん〔しょう〕
dyschezia	排便困難	はいべんこんなん
dyschondrosteosis	異軟骨骨症	いなんこつこつしょう
dyschronometria	時間測定異常	じかんそくていいじょう
dysdiadochokinesis (adiadochocinesis (-sia))	反復拮抗運動不能〔症〕	はんぷくきっこううんどうふのう〔しょう〕
dysequilibrium (balance disorder)	平衡障害	へいこうしょうがい
dysfunction	機能異常	きのういじょう
dysfunction (insufficiency)	機能不全	きのうふぜん
dysfunction of nasopharyngeal closure (velopharyngeal incompetence)	鼻咽腔閉鎖〔機能〕不全	びいんくうへいさ〔きのう〕ふぜん
dysgenesis	発生異常	はっせいいじょう
dysgeusia	味覚異常	みかくいじょう
dysgraphia	書字障害	しょじしょうがい
dyskinesia	ジスキネジア	じすきねじあ
dyslalia	発音障害	はつおんしょうがい
dyslipidemia	脂質異常〔症〕	ししついじょう〔しょう〕
dysmelia	異肢症	いししょう
dysmetria	測定異常(障害)	そくていいじょう(しょうがい)
dysnomia	呼名障害	こめいしょうがい
dysosmia	嗅覚異常(障害)	きゅうかくいじょう(しょうがい)
dysostosis	異骨症	いこつしょう
dysphagia	摂食嚥下障害	せっしょくえんげしょうがい
dysphagia diet classification	嚥下調整食分類	えんげちょうせいしょくぶんるい
dysphasia (aphasia)	失語〔症〕	しつご〔しょう〕
dysphemia	吃音〔症〕	きつおん〔しょう〕
dysphonia	発声障害	はっせいしょうがい
dysplasia	異形成〔症〕、形成不全〔症〕	いけいせい〔しょう〕、けいせいふぜん〔しょう〕
dyspnea	呼吸困難	こきゅうこんなん
dyspnea on exertion (exertional dyspnea)	労作時呼吸困難	ろうさじこきゅうこんなん
dyspraxia (apraxia)	失行〔症〕	しっこう〔しょう〕
dysprosody	韻律障害	いんりつしょうがい
dysstasia	起立障害	きりつしょうがい

dyss		edem
dyssynergia	協働収縮異常〔症〕	きょうどうしゅうしゅくいじょう〔しょう〕
dystonia	ジストニア（ジストニー）	じすとにあ（じすとにー）
dystrophin	ジストロフィン	じすとろふぃん
dystrophin-associated protein	ジストロフィン関連蛋白	じすとろふぃんかんれんたんぱく
dystrophy	ジストロフィー	じすとろふぃー
dysuria	排尿痛	はいにょうつう
dysuria (urinary disorder, urinary disturbance, urination disorder)	排尿障害	はいにょうしょうがい
dysuria (voiding difficulty)	排尿困難	はいにょうこんなん

E

ear prosthesis	義耳	ぎじ
ear trumpet	伝声管	でんせいかん
early ambulation (early mobilization)	早期離床	そうきりしょう
early diagnosis	早期診断	そうきしんだん
early epileptic seizure	早期発作［症候性てんかんの］	そうきほっさ
early intervention	早期療育	そうきりょういく
early mobilization (early ambulation)	早期離床	そうきりしょう
early rehabilitation	早期リハビリテーション	そうきりはびりてーしょん
easy fatigability	易疲労性	いひろうせい
eating and swallowing	摂食嚥下	せっしょくえんげ
eating and swallowing training	摂食嚥下訓練	せっしょくえんげくんれん
eating assessment tool 10 (EAT-10)	EAT-10	いーとてん
eating behavior	食行動	しょくこうどう
eating disorder	摂食障害	せっしょくしょうがい
eating position	摂食姿勢	せっしょくしせい
eating training	摂食訓練	せっしょくくんれん
eccentric contraction	伸張（遠心）性収縮	しんちょう（えんしん）せいしゅうしゅく
echolalia	反響言語	はんきょうげんご
echopraxia	反響動作	はんきょうどうさ
ectopic bone formation	異所〔性〕骨形成	いしょ［せい］こつけいせい
ectopic calcification	異所〔性〕石灰化	いしょ［せい］せっかいか
ectrodactylia (-ly)	欠指〔症〕	けっし［しょう］
ectrodactyly	指（趾）欠損〔症〕	ゆび（し）けっそん［しょう］
ectromely	欠肢〔症〕	けっし［しょう］
ectropody	足欠損〔症〕	あしけっそん［しょう］
edema	浮腫（水腫）	ふしゅ（すいしゅ）

educ			elec
education in rehabilitation medicine	リハビリテーション医学教育	りはびりてーしょんいがくきょういく	
educational rehabilitation	教育的リハビリテーション	きょういくてきりはびりてーしょん	
EEG topography	二次元脳電図	にじげんのうでんず	
effector	効果器	こうかき	
efferent fiber	遠心性線維	えんしんせいせんい	
efferent nerve	遠心性神経	えんしんせいしんけい	
efferent neuron	遠心性ニューロン	えんしんせいにゅーろん	
efficacy	効能	こうのう	
efficiency	効率	こうりつ	
effusion	浸(滲)出液	しん(しん)しゅつえき	
Egyptian foot	エジプト型足	えじぷとがたあし	
Ehlers-Danlos syndrome	Ehlers-Danlos症候群	えーらーすだんろすしょうこうぐん	
ejection	拍出	はくしゅつ	
ejection fraction	駆出率	くしゅつりつ	
elaborate movement	巧緻運動	こうちうんどう	
elastic bandage	弾力(性)包帯(ストッキング)	だんりょく(せい)ほうたい(すとっきんぐ)	
elastic cartilage	弾性軟骨	だんせいなんこつ	
elastic fixation	ばね様(弾性)固定	ばねよう(だんせい)こてい	
elastic knee orthosis	軟性膝装具	なんせいひざそうぐ	
elastic plaster bandage	弾性ギプス包帯	だんせいぎぷすほうたい	
elastic stocking	弾性ストッキング	だんせいすとっきんぐ	
elasticity	弾力〔性〕	だんりょく〔せい〕	
elbow crutch (Lofstrand crutch)	肘杖(Lofstrand杖)	ひじつえ(ろふすとらんどつえ)	
elbow disarticulation	肘離断	ひじりだん	
elbow disarticulation prosthesis	肘義手	ひじぎしゅ	
elbow disarticulation socket	肘関節離断用ソケット	ひじかんせつりだんようそけっと	
elbow extension assist orthosis	肘伸展補助装具	ひじしんてんほじょそうぐ	
elbow flexion assist orthosis	肘屈曲補助装具	ひじくっきょくほじょそうぐ	
elbow〔joint〕	肘〔関節〕	ひじ〔かんせつ〕	
elbow joint	肘継手	ひじつぎて	
elbow lock	肘ロック	ひじろっく	
elbow orthosis	肘装具	ひじそうぐ	
elderly	高齢	こうれい	
elderly (aged person)	老年者	ろうねんしゃ	
elderly welfare service	高齢者福祉事業	こうれいしゃふくしじぎょう	
electric braille writer	電動点字タイプライター	でんどうてんじたいぷらいたー	
electric diathermy	電気的ジアテルミー	でんきてきじあてるみー	
electric hook	電動フック	でんどうふっく	
electric toothbrush	電動歯ブラシ	でんどうはぶらし	
electric upper limb prosthesis	電動義手	でんどうぎしゅ	
electric wheelchair	電動車いす	でんどうくるまいす	
electric wheelchair [simple type]	電動車いす[簡易型]	でんどうくるまいす[かんいがた]	
electric wheelchair with a powered reclining backrest	リクライニング式電動車いす	りくらいにんぐしきでんどうくるまいす	

elec		ence
electric wheelchair with driving handle (mobility scooter)	ハンドル型電動車いす	はんどるがたでんどうくるまいす
electrical assisted ergometer	電動アシスト付きエルゴメーター	でんどうあしすとつきえるごめーたー
electrical stimulation	電気刺激	でんきしげき
electrocardiogram	心電図	しんでんず
electrode	電極	でんきょく
electroencephalogram (EEG)	脳波検査	のうはけんさ
electroencephalography	脳波	のうは
electrogoniometer	電気関節角度計	でんきかんせつかくどけい
electrolarynx	電気式人工喉頭	でんきしきじんこうこうとう
electromyelogram (electrospinogram)	脊髄電図（脊髄波）	せきずいでんず（せきずいは）
electromyogram (EMG)	筋電図	きんでんず
electromyograph	筋電計	きんでんけい
electromyographic (EMG) biofeedback	筋電バイオフィードバック	きんでんばいおふぃーどばっく
electromyography	筋電検査法	きんでんけんさほう
electrooculography	眼電図検査〔法〕	がんでんずけんさ〔ほう〕
electrophysiological study	電気生理学的検査	でんきせいりがくてきけんさ
electrophysiology	電気生理学	でんきせいりがく
electrospinogram (electromyelogram)	脊髄波（脊髄電図）	せきずいは（せきずいでんず）
electrotherapy	電気治療	でんきちりょう
elevated scapula	肩甲骨高位〔症〕	けんこうこつこうい〔しょう〕
elevation	挙上	きょじょう
elimination disorder	排泄障害	はいせつしょうがい
elongation (lengthening)	伸長、延長〔術〕	しんちょう、えんちょう〔じゅつ〕
emaciation (wasting)	るいそう	るいそう
embolic infarction	塞栓性梗塞	そくせんせいこうそく
embolism	塞栓〔症〕	そくせん〔しょう〕
embolus	塞栓子	そくせんし
emotion	情動（情緒）	じょうどう（じょうちょ）
emotional behavior	情動行動	じょうどうこうどう
emotional disturbance	情緒障害	じょうちょしょうがい
emotional (affective) incontinence	情動失禁	じょうどうしっきん
emotional incontinence	感情失禁	かんじょうしっきん
emotional stupor	情動性昏迷	じょうどうせいこんめい
employment assistance	就労支援	しゅうろうしえん
employment injury insurance	業務災害保険制度	ぎょうむさいがいほけんせいど
employment support center for persons with disabilities	障害者雇用支援センター	しょうがいしゃこようしえんせんたー
empowerment	エンパワメント	えんぱわめんと
encephalitis	脳炎	のうえん
encephalomeningitis	脳髄膜炎	のうずいまくえん
encephalomyelitis	脳脊髄炎	のうせきずいえん

ence		envi
encephalopathy	脳症	のうしょう
enchondromatosis (Ollier disease)	内軟骨腫症(Ollier 病)	ないなんこつしゅしょう(おりえーるびょう)
encoding disturbance	記銘〔力〕障害	きめい〔りょく〕しょうがい
end artery	終動脈	しゅうどうみゃく
end bearing socket	断(末)端負荷ソケット	だん(まっ)たんふかそけっと
end of life care	エンドオブライフケア	えんどおぶらいふけあ
end plate	終板	しゅうばん
end plate activity	終板活動	しゅうばんかつどう
end plate noise	終板雑音	しゅうばんざつおん
end plate potential	終板電位	しゅうばんでんい
end plate zone	終板帯	しゅうばんたい
end tidal	終末呼気	しゅうまつこき
end-to-end suture	端々縫合	たんたんほうごう
endocrine dysfunction	内分泌異常	ないぶんぴいじょう
endogenous energy	内因性エネルギー	ないいんせいえねるぎー
endogenous opioid	内因性オピオイド	ないいんせいおぴおいど
endomysium	筋内膜	きんないまく
endoneurium	神経内膜	しんけいないまく
endoscopic disc hysterectomy	内視鏡下椎間板摘出術	ないしきょうかついかんばんてきしゅつじゅつ
endoscopic operation (surgery)	内視鏡下手術	ないしきょうかしゅじゅつ
endoscopic surgery	鏡視下手術	きょうしかしゅじゅつ
endoskeletal lower limb prosthesis	骨格構造義足	こっかくこうぞうぎそく
endoskeletal prosthesis	骨格構造義肢	こっかくこうぞうぎし
endosteum	骨内膜	こつないまく
endovascular treatment	脳血管内治療	のうけっかんないちりょう
endpoint	エンドポイント	えんどぽいんと
endurance	持久性	じきゅうせい
endurance training	持久性訓練	じきゅうせいくんれん
enema	浣腸	かんちょう
energy consumption	エネルギー消費量	えねるぎーしょうひりょう
energy expenditure	エネルギー消費	えねるぎーしょうひ
energy intake	エネルギー摂取量	えねるぎーせっしゅりょう
energy metabolism	エネルギー代謝	えねるぎーたいしゃ
energy requirement	エネルギー必要量	えねるぎーひつようりょう
energy storage	エネルギー蓄積量	えねるぎーちくせきりょう
energy storing prosthetic foot	エネルギー蓄積足部	えねるぎーちくせきそくぶ
engram	記憶痕跡	きおくこんせき
enhancement	増強効果[造影剤による]	ぞうきょうこうか
Enjoji scale of infant analytical development (ESID)	遠城寺式乳幼児分析的発達検査	えんじょうじしきにゅうようじぶんせきてきはったつけんさ
enophthalmos	眼球陥凹	がんきゅうかんおう
entrapment	絞扼	こうやく
entrapment neuropathy	絞扼性ニューロパチー	こうやくせいにゅーろぱちー
enuresis	遺尿症	いにょうしょう
environmental control system	環境制御システム	かんきょうせいぎょしすてむ

envi		epis
environmental factors	環境因子	かんきょういんし
environmental improvement	環境調整	かんきょうちょうせい
eosinophilic granulomatosis with polyangiitis (EGPA) (Churg Strauss syndrome)	好酸球性多発血管炎性肉芽腫症（アレルギー性肉芽腫性血管炎、Churg Strauss 症候群）	こうさんきゅうせいたはつけっかんえんせいにくげしゅしょう（あれるぎーせいにくげしゅせいけっかんえん、ちゃーぐすとらうすしょうこうぐん）
ependymoma	上衣腫	じょういしゅ
epi (apo-) physitis	骨端症	こったんしょう
epicarditis	心外膜炎	しんがいまくえん
epidemic myalgia (Bornholm disease)	流行性筋肉痛（Bornholm 病）	りゅうこうせいきんにくつう（ぼるんほるむびょう）
epidemic parotitis	流行性耳下腺炎	りゅうこうせいじかせんえん
epidemiologic research	疫学調査	えきがくちょうさ
epidemiology	疫学	えきがく
epidural anesthesia	硬膜外麻酔〔法〕	こうまくがいますい〔ほう〕
epidural block	硬膜外ブロック	こうまくがいぶろっく
epidural electrode	硬膜外電極	こうまくがいでんきょく
epidural hematoma	硬膜外血腫	こうまくがいけっしゅ
epidural hemorrhage	硬膜外出血	こうまくがいしゅっけつ
epidural space	硬膜外腔	こうまくがいくう
epilepsy	てんかん	てんかん
epileptic aura	てんかん前兆	てんかんぜんちょう
epileptic character	てんかん性格	てんかんせいかく
epileptic coma	てんかん性昏睡	てんかんせいこんすい
epileptic cry	てんかん性叫声	てんかんせいきょうせい
epileptic delirium	てんかん性せん妄	てんかんせいせんもう
epileptic discharge	てんかん性放電	てんかんせいほうでん
epileptic drop attack	てんかん性転倒発作	てんかんせいてんとうほっさ
epileptic focus	てんかん焦点	てんかんしょうてん
epileptic lapse	てんかん性失神	てんかんせいしっしん
epileptic nystagmus	てんかん性眼振	てんかんせいがんしん
epileptic psychosis	てんかん性精神病	てんかんせいせいしんびょう
epileptic seizure	てんかん発作	てんかんほっさ
epileptic stupor	てんかん性昏迷	てんかんせいこんめい
epileptiform pattern	てんかん型波形	てんかんがたはけい
epileptogenic focus	てんかん原性焦点	てんかんげんせいしょうてん
epileptoid	てんかん病質	てんかんびょうしつ
epimysium	外筋周膜	がいきんしゅうまく
epineurium	神経上膜	しんけいじょうまく
epipharyngeal nerve	上咽頭神経	じょういんとうしんけい
epiphora	流涙	りゅうるい
epiphyse (-i-) olysis	骨端〔線〕離開	こったん〔せん〕りかい
epiphyseal fracture	骨端骨折	こったんこっせつ
epiphyseal line	骨端線	こったんせん
epiphyseal necrosis	骨端〔部〕壊死	こったん〔ぶ〕えし
episode (episodic) memory	エピソード（出来事）記憶、生活記憶	えぴそーど（できごと）きおく、せいかつきおく

epit		ever
epitheli〔ali〕zation	上皮化	じょうひか
eponychia	近位爪郭炎	きんいそうかくえん
eponychium	近位爪郭	きんいそうかく
Epstein classification	Epstein 分類	えぷすたいんぶんるい
equilibratory sense (static sense)	平衡〔感〕覚	へいこう〔かん〕かく
equilibrium	平衡機能	へいこうきのう
equilibrium test	平衡〔機能〕検査	へいこう〔きのう〕けんさ
equinovarus deformity	内反尖足変形	ないはんせんそくへんけい
equinovarus foot	内反尖足	ないはんせんそく
equinus foot	尖足	せんそく
equinus gait	尖足歩行	せんそくほこう
Erb paralysis (palsy)	Erb 麻痺	えるぶまひ
Erb-Duchenne paralysis	Erb-Duchenne 麻痺	えるぶでゅしぇんぬまひ
Erb-Westphal sign	Erb-Westphal 徴候	えるぶうぇすとふぁるちょうこう
erectile dysfunction (ED)	勃起障害	ぼっきしょうがい
erection	勃起	ぼっき
erector spinae muscle	脊柱起立筋	せきちゅうきりつきん
ergonomics	人間工学	にんげんこうがく
erosion	びらん(侵蝕(食))	びらん(しんしょく(しょく))
errorless learning		
erythrocyte sedimentation rate (ESR)	赤血球沈降速度	せっけっきゅうちんこうそくど
escape phenomenon	逃避現象	とうひげんしょう
esophageal junction	食道入口部	しょくどうにゅうこうぶ
esophageal speech	食道発声	しょくどうはっせい
esophageal stage (phase)	食道期(相)	しょくどうき(そう)
esophagus	食道	しょくどう
essential amino acids	必須アミノ酸	ひっすあみのさん
essential tremor	本態性振戦	ほんたいせいしんせん
esthesia (sensation)	感覚	かんかく
esthesiometer	感覚計	かんかくけい
esthesiometry	感覚測定〔法〕	かんかくそくてい〔ほう〕
estimated maximum heart rate	予測最大心拍数	よそくさいだいしんぱくすう
estimating a treatment effect	治療効果判定	ちりょうこうかはんてい
ethics committee	倫理委員会	りんりいいんかい
eupraxia	正常行為	せいじょうこうい
Euro-QOL		
euthanasia	安楽死	あんらくし
evacuation (excretion)	排泄	はいせつ
evaluation (assessment)	評価	ひょうか
evaluation conference (evaluation meeting, assessment meeting)	評価会議	ひょうかかいぎ
Evans〔fracture〕classification	Evans 分類	えゔぁんすぶんるい
event related potential (ERP)	事象関連電位	じしょうかんれんでんい
eversion	外がえし	そとがえし

63

evid		expi
evidence-based medicine (EBM)	根拠に基づく医療（エビデンス医療）	こんきょにもとづくいりょう（えびでんすいりょう）
evoked electromyogram	誘発筋電図	ゆうはつきんでんず
evoked potential	誘発電位	ゆうはつでんい
evoked potential test	誘発電位検査	ゆうはつでんいけんさ
excessively large fetus	巨大児	きょだいじ
excitability	興奮性	こうふんせい
excitation-contraction coupling	興奮収縮連関	こうふんしゅうしゅくれんかん
excitatory junction potential	興奮性接合部電位	こうふんせいせつごうぶでんい
excitatory postsynaptic potential	興奮性シナプス後電位	こうふんせいしなぷすこうでんい
excitement stage	興奮期	こうふんき
excoriation (abrasion)	擦〔過〕傷	さっ〔か〕しょう
excretion (evacuation)	排泄	はいせつ
excretory management	排泄管理	はいせつかんり
excretory urography	静脈性尿路造影法	じょうみゃくせいにょうろぞうえいほう
excursion	可動域	かどういき
execution	遂行	すいこう
executive function	遂行（実行）機能	すいこう（じっこう）きのう
executive function disorder	遂行機能障害	すいこうきのうしょうがい
exercise (gymnastics)	体操	たいそう
exercise (training)	訓練（運動）	くんれん（うんどう）
exercise angina	労作性狭心症	ろうさせいきょうしんしょう
exercise capacity	運動耐容能	うんどうたいようのう
exercise for back pain	腰痛体操	ようつうたいそう
exercise in water (underwater exercise)	水中運動	すいちゅううんどう
exercise induced arrhythmia	運動誘発性不整脈	うんどうゆうはつせいふせいみゃく
exercise instruction	運動指導	うんどうしどう
exercise load	運動負荷	うんどうふか
exercise physiology	運動生理	うんどうせいり
exercise prescription	運動処方	うんどうしょほう
exercise strength	運動強度	うんどうきょうど
exercise test〔ing〕	運動負荷試験	うんどうふかしけん
exertional dyspnea (dyspnea on exertion)	労作時呼吸困難	ろうさじこきゅうこんなん
exhalation	呼気	こき
exophthalmic ophthalmoplegia	眼球突出性眼筋麻痺	がんきゅうとっしゅつせいがんきんまひ
exophthalmos (-mus)	眼球突出	がんきゅうとっしゅつ
exoskeletal prosthesis	殻構造義肢	かくこうぞうぎし
expanded disability status scale (EDSS) 〔of Kurtzke〕	Kurtzke 総合障害度スケール	かーっくそうごうしょうがいどすけーる
expectancy wave	期待波	きたいは
expectoration	喀痰排泄（去痰）	かくたんはいせつ（きょたん）
expectoration training	排痰訓練	はいたんくんれん
expiratory center	呼息中枢	こそくちゅうすう

expi		exte
expiratory muscle	呼息筋	こそくきん
expiratory reserve volume （ERV）	呼気予備量（予備呼気量）	こきよびりょう（よびこきりょう）
expired gas analysis	呼気ガス分析	こきがすぶんせき
explosive speech	爆発性発語	ばくはつせいはつご
exposure	被曝	ひばく
expression language	表出言語	ひょうしゅつげんご
expressive aphasia	表出性失語	ひょうしゅつせいしつご
extended activities of daily living (EADL)	拡大 ADL	かくだいえーでぃーえる
extended position	伸展位	しんてんい
extender without gripping function	リーチャー	りーちゃー
extension	伸展	しんてん
extension contracture	伸展拘縮	しんてんこうしゅく
extension injury	伸展損傷	しんてんそんしょう
extension lag	エクステンションラグ	えくすてんしょんらぐ
extension reflex	伸展反射	しんてんはんしゃ
extension shoe	補高靴	ほこうぐつ
extensor	伸筋	しんきん
extensor apparatus (extensor mechanism)	伸展機構	しんてんきこう
extensor carpi ulnaris muscle	尺側手根伸筋	しゃくそくしゅこんしんきん
extensor digiti minimi 〔muscle〕	小指伸筋	しょうししんきん
extensor digitorum muscle	指伸筋	ししんきん
extensor plantar response	伸展性足底反応	しんてんせいそくていはんのう
extensor reflex	伸筋反射	しんきんはんしゃ
extensor retinaculum	伸筋支帯	しんきんしたい
extensor tendon realignment	指伸筋腱アライメント再建	ゆびしんきんけんあらいめんとさいけん
exteriorization of pouch	開窓	かいそう
external (skeletal) fixation	創外固定〔法〕	そうがいこてい〔ほう〕
external cardiac work	外仕事量	がいしごとりょう
external carotid artery	外頚動脈	がいけいどうみゃく
external fixation	外固定〔法〕	がいこてい〔ほう〕
external fixator	創外固定器	そうがいこていき
external hydrocephalus	外水頭症	がいすいとうしょう
external jugular vein	外頚静脈	がいけいじょうみゃく
external oblique reflex	外腹斜筋反射	がいふくしゃきんはんしゃ
external ocular movement	眼球運動	がんきゅううんどう
external ophthalmoplegia	外眼筋麻痺	がいがんきんまひ
external respiration	外呼吸	がいこきゅう
external rotation	外旋	がいせん
external sensation	外因感覚	がいいんかんかく
external sphincter electromyogram	外尿道括約筋筋電図	がいにょうどうかつやくきんきんでんず
external strabismus	外斜視	がいしゃし

exte		faci
external urinary sphincter	外尿道括約筋	がいにょうどうかつやくきん
externally powered orthosis	動力装具	どうりょくそうぐ
externally powered upper extremity prosthesis	体外力源義手	たいがいりきげんぎしゅ
externally powered upper limb prosthesis	動力義手	どうりょくぎしゅ
exteroception	外受容	がいじゅよう
exteroceptive reflex	外受容反射	がいじゅようはんしゃ
exteroceptive sensation	外受容感覚	がいじゅようかんかく
extinction 〔phenomenon〕	消去現象	しょうきょげんしょう
extra-articular arthrodesis	関節外〔関節〕固定〔術〕	かんせつがい〔かんせつ〕こてい〔じゅつ〕
extra-articular fracture	関節外骨折	かんせつがいこっせつ
extracampine vision	視野外幻視	しやがいげんし
extradural tumor	硬膜外腫瘍	こうまくがいしゅよう
extramammary Paget disease	乳房外 Paget 病	にゅうぼうがいぱじぇっとびょう
extraocular muscles	外眼筋	がいがんきん
extrapyramidal disease	錐体外路系疾患	すいたいがいろけいしっかん
extrapyramidal dysarthria	錐体外路性構音障害	すいたいがいろせいこうおんしょうがい
extrapyramidal〔motor〕system	錐体外路運動系	すいたいがいろうんどうけい
extrapyramidal sign	錐体外路徴候	すいたいがいろちょうこう
extrapyramidal system	錐体外路系	すいたいがいろけい
extrapyramidal tract	錐体外路	すいたいがいろ
extreme spindles	極度紡錘波	きょくどぼうすいは
extremely low birth weight infant	超低出生体重児	ちょうていしゅっせいたいじゅうじ
extremity (limb)	肢	し
extrinsic	外因性	がいいんせい
extrinsic muscle	外在筋	がいざいきん
eye fixation	眼球固定	がんきゅうこてい
eye tracking test	指標追跡検査	しひょうついせきけんさ
eyedness	利き目	ききめ
eyelet	はとめ	はとめ

F

40 points grading system	40 点法[柳原法]	よんじゅってんほう
F wave	F 波	えふは
F wave conduction velocity	F 波伝導速度	えふはでんどうそくど
Fabry disease	Fabry 病	ふぁぶりーびょう
facet block	椎間関節ブロック	ついかんかんせつぶろっく
facial apraxia	顔面失行	がんめんしっこう
facial asymmetry	顔面非対称	がんめんひたいしょう
facial cleft	顔面裂	がんめんれつ
facial diplegia	顔面両麻痺	がんめんりょうまひ

faci		Fanc
facial expression	表情	ひょうじょう
facial hemiatrophy	顔面片側萎縮〔症〕	がんめんへんそくいしゅく〔しょう〕
facial hemiplegia	顔面片麻痺	がんめんへんまひ
facial hemispasm	顔面片側攣縮	がんめんへんそくれんしゅく
facial nerve block	顔面神経ブロック	がんめんしんけいぶろっく
facial neuralgia	顔面部神経痛	がんめんぶしんけいつう
facial paralysis	顔面〔神経〕麻痺	がんめん〔しんけい〕まひ
facial reflex	顔面筋反射	がんめんきんはんしゃ
facial spasm	顔面攣縮	がんめんれんしゅく
facial tic	顔面チック	がんめんちっく
facialis phenomenon (Chvostek sign)	顔面神経現象（Chvostek 徴候）	がんめんしんけいげんしょう（くゔぉすてっくちょうこう）
facilitation	促通	そくつう
facilitation technique	促通手技	そくつうしゅぎ
facility for children with disabilities	障害児施設	しょうがいじしせつ
facility for the physically handicapped	身体障害者療護施設	しんたいしょうがいしゃりょうごしせつ
facility of health care services for the elderly (health services facility for aged)	老人保健施設	ろうじんほけんしせつ
facio pharyngo glosso masticatory diplegia	顔面口部両麻痺	がんめんこうぶりょうまひ
faciocephalalgia	顔面頭部痛	がんめんとうぶつう
facioscapulohumeral muscular dystrophy	顔面肩甲上腕型筋ジストロフィー	がんめんけんこうじょうわんがたきんじすとろふぃー
fact memory	事象記憶	じしょうきおく
fair lead control cable system	複式コントロールケーブルシステム	ふくしきこんとろーるけーぶるしすてむ
fall〔down〕	転倒	てんとう
false aneurysm	偽〔性〕動脈瘤	ぎ〔せい〕どうみゃくりゅう
familial amyloid polyneuropathy	家族性アミロイドポリニューロパチー	かぞくせいあみろいどぽりにゅーろぱちー
familial amyloidosis	家族性アミロイド症	かぞくせいあみろいどしょう
familial dysautonomia	家族性自律神経異常症	かぞくせいじりつしんけいいじょうしょう
familial hypercholesterolemia	家族性高コレステロール血症	かぞくせいこうこれすてろーるけっしょう
familial periodic paralysis	家族性周期性四肢麻痺	かぞくせいしゅうきせいししまひ
familial spastic paraplegia (spainal paralysis)	家族性痙性対（脊髄）麻痺	かぞくせいけいせいつい（せきずい）まひ
familial spinal muscular atrophy	家族性脊髄性筋萎縮症	かぞくせいせきずいせいきんいしゅくしょう
familial tremor	家族性振戦	かぞくせいしんせん
family education	家族指導	かぞくしどう
family physician	かかりつけ医	かかりつけい
fan〔ning〕sign	開扇徴候	かいせんちょうこう
Fanconi syndrome	Fanconi 症候群	ふぁんこーにしょうこうぐん

fango therapy	鉱泥療法	こうでいりょうほう
far field potential	遠隔〔電場〕電位	えんかく〔でんば〕でんい
fascia	筋膜	きんまく
fascicular nerve suture	神経線維束縫合	しんけいせんいそくほうごう
fasciculation	線維束性攣縮	せんいそくせいれんしゅく
fasciculation potential	線維束攣縮電位	せんいそくれんしゅくでんい
fasciculi transversi	横束	おうそく
fasci〔i〕tis	筋膜炎	きんまくえん
fasciotomy	筋膜切開(切離)〔術〕	きんまくせっかい(せつり)〔じゅつ〕
fast muscle	速筋	そっきん
fast muscle (twitch) fiber	速筋線維	そっきんせんい
fast wave	速波	そくは
fast wave sleep	速波睡眠	そくはすいみん
fast-twitch glycolytic (FG) type		
fast-twitch oxidative glycolytic (FOG) type		
fastening device for urine collector	蓄尿袋固定具	ちくにょうぶくろこていぐ
fasting plasma (blood) glucose (level)	空腹時血糖値	くうふくじけっとうち
fat embolism	脂肪塞栓	しぼうそくせん
fat-free mass index (FFMI)	除脂肪量指数	じょしぼうりょうしすう
fatigability	疲労性	ひろうせい
fatigue	疲労	ひろう
faucial reflex	口峡反射	こうきょうはんしゃ
fear avoidance model		
fecal incontinence	便失禁	べんしっきん
fee for health services care	診療報酬	しんりょうほうしゅう
feedback control	フィードバック制御	ふぃーどばっくせいぎょ
feedback function	フィードバック機能	ふぃーどばっくきのう
feedback inhibition	フィードバック抑制	ふぃーどばっくよくせい
feedforward	フィードフォワード	ふぃーどふぉわーど
feedforward control	フィードフォワード制御	ふぃーどふぉわーどせいぎょ
feeding activity	食事動作	しょくじどうさ
feeding artery	栄養動脈	えいようどうみゃく
feeding 〔assistance〕	食事介助	しょくじかいじょ
feeding function	摂食機能	せっしょくきのう
feeding probe	ほ食用器具	ほしょくようきぐ
feeding reflex	哺乳反射	ほにゅうはんしゃ
felon	ひょう疽	ひょうそ
Felty syndrome	Felty 症候群	ふぇるていしょうこうぐん
femoral artery	大腿動脈	だいたいどうみゃく
femoral head prosthesis	人工大腿骨頭	じんこうだいたいこっとう
femoral head prosthetic replacement	〔人工〕大腿骨頭置換〔術〕	〔じんこう〕だいたいこっとうちかん〔じゅつ〕
femoral neck	大腿骨頚部	だいたいこつけいぶ
femoral neck fracture	大腿骨頚部骨折	だいたいこつけいぶこっせつ
femoral nerve	大腿神経	だいたいしんけい

femo		fing

femoral nerve palsy	大腿神経麻痺	だいたいしんけいまひ
femoral nerve stretch test (FNST)	大腿神経伸展テスト	だいたいしんけいしんてんてすと
femoral osteotomy	大腿骨骨切り術	だいたいこつこつきりじゅつ
femoral rotational osteotomy	大腿骨頭回転骨切り術	だいたいこっとうかいてんこつきりじゅつ
femoral vein	大腿静脈	だいたいじょうみゃく
femorotibial angle (FTA)	大腿脛骨角	だいたいけいこつかく
femur	大腿（大腿骨）	だいたい（だいたいこつ）
femur valgum	外反大腿	がいはんだいたい
festinating gait	加速歩行	かそくほこう
fetal asphyxia	新生児仮死	しんせいじかし
fetal asphyxia (distress)	胎児仮死	たいじかし
fetal death (mortality) rate	胎児死亡率	たいじしぼうりつ
fever	発熱	はつねつ
fiber type grouping	筋線維型群集	きんせんいがたぐんしゅう
fiber type predominancy	筋線維型優位	きんせんいがたゆうい
fibrillation	細動（線維自発収縮、線維攣縮）	さいどう（せんいじはつしゅうしゅく、せんいれんしゅく）
fibrillation potential	細動電位（線維自発電位）	さいどうでんい（せんいじはつでんい）
fibrinoid degeneration	フィブリン様変性	ふぃぶりんようへんせい
fibrinolytic activity	線維素溶解活性	せんしそようかいかっせい
fibrocartilage	線維軟骨	せんいなんこつ
fibromyalgia	線維筋痛症	せんいきんつうしょう
fibrosis	線維化	せんいか
fibrous ankylosis	線維性強直	せんいせいきょうちょく
Fick laws of diffusion	Fick の式	ふぃっくのしき
field of vision	視野	しや
figure eight harness	8 字ハーネス	はちじはーねす
figure nine harness	前腕 9 字ハーネス	ぜんわんきゅうじはーねす
figure of eight bandage	8 字〔包〕帯	はちじ〔ほう〕たい
finger (digital)	指	ゆび
finger agnosia	手指失認	しゅししつにん
finger amputation	手指切断	しゅしせつだん
finger driven prehension orthosis	指駆動式把持装具	ゆびくどうしきはじそうぐ
finger driven prehension orthosis with flexion or extension assist	指駆動補助式把持装具	ゆびくどうほじょしきはじそうぐ
finger escape sign (FES)	指離れ徴候	ゆびはなれちょうこう
finger finger test	指指試験	ゆびゆびしけん
finger floor distance	指床間距離	ししょうかんきょり
finger immobilization orthosis	指固定装具	しこていそうぐ
finger orthosis	指装具	しそうぐ
finger pointing	指差し	ゆびさし
finger prosthesis	手指義手	しゅしぎしゅ
finger pulp	指腹	しふく

69

finger tapping test	指叩き試験	ゆびたたきしけん
finger to ear test	指耳試験	ゆびみみしけん
finger [to] nose test	指鼻試験	ゆびはなしけん
fingertip	指尖	しせん
fingertip amputation	指尖切断〔術〕	しせんせつだん〔じゅつ〕
Finkelstein test	Finkelstein テスト	ふぃんけるしゅたいんてすと
firing rate (firing frequency)	発射頻度	はっしゃひんど
first desire to void	初発尿意	しょはつにょうい
first-degree burn	Ⅰ度熱傷	いちどねっしょう
first-second intermetatarsal angle (M1M2 angle)	第1・2中足骨間角（M1M2角）	だいいちにちゅうそくこつかんかく（えむいちえむにかく）
fish vertebra	魚椎	ぎょつい
Fisher syndrome	Fisher 症候群	ふぃっしゃーしょうこうぐん
fishmouth amputation	魚口状切断〔術〕	ぎょこうじょうせつだん〔じゅつ〕
fishmouth end to end suture	魚口状〔端々〕縫合	ぎょこうじょう〔たんたん〕ほうごう
fissure fracture	亀裂骨折	きれつこっせつ
fissured tongue	ひだ状舌	ひだじょうぜつ
fitness	フィットネス	ふぃっとねす
fitness training	フィットネストレーニング	ふぃっとねすとれーにんぐ
fitting	適合、仮合わせ	てきごう、かりあわせ
fitting evaluation (check out)	適合判定	てきごうはんてい
five stage model	5期モデル［摂食嚥下の］	ごきもでる
fixator	固定筋	こていきん
fixed knee joint	固定膝継手	こていひざつぎて
fixed knee joint with ring lock	輪止め固定膝継手	わどめこていひざつぎて
flaccid paralysis	弛緩性麻痺	しかんせいまひ
flaccid type	弛緩型	しかんがた
flaccidity	弛緩性	しかんせい
flail chest	動揺胸郭	どうようきょうかく
flap	フラップ	ふらっぷ
flap surgery	皮弁形成術	ひべんけいせいじゅつ
flap tear	フラップ状断裂	ふらっぷじょうだんれつ
flapping tremor	羽ばたき振戦	はばたきしんせん
flare (rubor)	発赤	ほっせき
flare heel	フレアヒール	ふれあひーる
flash back	フラッシュバック	ふらっしゅばっく
flat foot	扁平足	へんぺいそく
flat heel	フラットヒール	ふらっとひーる
flexed position	屈曲〔位〕	くっきょく〔い〕
flexibility	柔軟性（可撓性）	じゅうなんせい（かとうせい）
flexible sacroiliac orthosis	仙腸ベルト	せんちょうべると
flexible socket	フレキシブルソケット	ふれきしぶるそけっと
flexion	屈曲	くっきょく
flexion contracture	屈曲拘縮	くっきょくこうしゅく
flexion reflex	屈曲反射	くっきょくはんしゃ
flexor	屈筋	くっきん
flexor carpi ulnaris muscle	尺側手根屈筋	しゃくそくしゅこんくっきん

flex			forc

flexor digitorum profundus 〔muscle〕	深指屈筋	しんしくっきん
flexor retinaculum	屈筋支帯	くっきんしたい
flexor spasm	屈筋攣縮	くっきんれんしゅく
flexor tendon replacement	指屈筋腱置換〔術〕	ゆびくっきんけんちかん〔じゅつ〕
flight of ideas	観念奔逸	かんねんほんいつ
flight reflex	逃避反射	とうひはんしゃ
floating heel	フローティングヒール	ふろーてぃんぐひーる
floor (ground) reaction force	床反力	ゆかはんりょく
floppy infant	筋緊張低下児（フロッピーインファント）	きんきんちょうていかじ（ふろっぴーいんふぁんと）
fluency	流暢性	りゅうちょうせい
fluent aphasia	流暢性失語	りゅうちょうせいしつご
fluid attenuated inversion recovery (FLAIR) image	FLAIR 画像	ふれあがぞう
fluorodeoxyglucose positron emission tomography (FDG-PET)		
foam cover	外装（フォームカバー）	がいそう（ふぉーむかばー）
focal dystonia	局所性ジストニア	きょくしょせいじすとにあ
focal epilepsy	焦点性てんかん	しょうてんせいてんかん
focal seizure	焦点性発作	しょうてんせいほっさ
focal sign	巣症状	そうしょうじょう
focal symptom	局在症状	きょくざいしょうじょう
fogging effect	等吸収域化	とうきゅうしゅういきか
folate intake	葉酸摂取	ようさんせっしゅ
folding bath tub	ポータブル浴槽	ぽーたぶるよくそう
folic acid deficiency	葉酸欠乏	ようさんけつぼう
Fontaine classification	Fontaine 分類	ふぉんてぃんぶんるい
food form	食形態	しょくけいたい
food test	食物（フード）テスト	しょくもつ（ふーど）てすと
foot	足	あし（そく）
foot amputation	足部切断〔術〕	そくぶせつだん〔じゅつ〕
foot ankle assembly	足部	そくぶ
foot care	フットケア	ふっとけあ
foot cover	足部覆い	そくぶおおい
foot deformity	足部変形	そくぶへんけい
foot driven wheelchair	足駆動式車いす	あしくどうしきくるまいす
foot flat	足底接地	そくていせっち
foot orthosis	足（足底）装具	あし（そくてい）そうぐ
foot pump	フットポンプ	ふっとぽんぷ
foot rest	フットレスト	ふっとれすと
foot slap	フットスラップ	ふっとすらっぷ
foraminotomy	椎間孔拡大術	ついかんこうかくだいじゅつ
force plate	床反力計（フォースプレート）	ゆかはんりょくけい（ふぉーすぷれーと）
forced crying	強制泣き	きょうせいなき
forced evacuation	強制排便	きょうせいはいべん

forc		freq

forced expiratory volume in 1 second (FEV1.0)	1秒量	いちびょうりょう
forced grasping〔reflex〕	強制把握〔反射〕	きょうせいはあく〔はんしゃ〕
forced groping	強制模索	きょうせいもさく
forced laughing	強制笑い	きょうせいわらい
forced vital capacity (FVC)	努力肺活量	どりょくはいかつりょう
forceps (tweezers)	ピンセット	ぴんせっと
forearm	前腕	ぜんわん
forearm harness〔chest style〕	胸郭バンド式前腕ハーネス	きょうかくばんどしきぜんわんはーねす
forefoot	前足部	ぜんそくぶ
forequarter amputation	肩甲帯離断〔術〕	けんこうたいりだん〔じゅつ〕
forequarter amputation prosthesis	肩甲胸郭間切断用義手	けんこうきょうかくかんせつだんようぎしゅ
forequarter socket	肩甲胸郭間切断用ソケット	けんこうきょうかくかんせつだんようそけっと
form color sorting test	形色分類検査	かたちいろぶんるいしけん
formication	蟻走感	ぎそうかん
formula diet	フォーミュラ食	ふぉーみゅらしょく
four extremities	四肢	しし
four point gait	四点歩行	よんてんほこう
four stage model	4期モデル〔摂食嚥下の〕	よんきもでる
Fourier analysis	フーリエ解析	ふーりえかいせき
Fowler position	ファウラー位	ふぁうらーい
fractal dimension analysis	フラクタル〔次元〕解析	ふらくたる〔じげん〕かいせき
fracture	骨折	こっせつ
fracture dislocation of spine	脊椎脱臼骨折	せきついだっきゅうこっせつ
fracture line	骨折線	こっせつせん
fracture risk assessment tool (FRAX)	FRAX(骨折リスク評価ツール)	ふらっくす(こっせつりすくひょうかつーる)
fractures of the proximal humerus	上腕骨近位端〔部〕骨折	じょうわんこつきんいたん〔ぶ〕こっせつ
fragility	脆弱性	ぜいじゃくせい
fragility fracture	脆弱性骨折	ぜいじゃくせいこっせつ
frail elderly	虚弱高齢者	きょじゃくこうれいしゃ
frailty	フレイル	ふれいる
frame corset	フレームコルセット	ふれーむこるせっと
Frankel classification	Frankel分類	ふらんけるぶんるい
free flap	遊離皮弁	ゆうりひべん
free motion joint (unit)	遊動式継手	ゆうどうしきつぎて
free nerve ending	自由神経終末	じゆうしんけいしゅうまつ
free type	遊動式	ゆうどうしき
Freiberg disease	Freiberg病	ふらいばーぐびょう
Frenchay activities index (FAI)	Frenchay活動指数(拡大ADL尺度)	ふらんちゃいかつどうしすう(かくだいえーでぃーえるしゃくど)
Frenkel exercise	Frenkel体操	ふらんけるたいそう
frequency	周波数	しゅうはすう
frequency analysis	周波数解析	しゅうはすうかいせき

fric		func

friction type wrist unit	摩擦式手継手	まさつしきてつぎて
Friedreich ataxia	Friedreich 運動失調症	ふりーどらいひうんどうしっちょうしょう
Friedreich disease	Friedreich 病	ふりーどらいひびょう
frog leg position	蛙足肢位	かえるあししい
Froment sign	Froment 徴候	ふろまんちょうこう
frontal area	前頭野	ぜんとうや
frontal ataxia	前頭葉性運動失調	ぜんとうようせいうんどうしっちょう
frontal lobe	前頭葉	ぜんとうよう
frontal lobe dysfunction	前頭葉障害	ぜんとうようしょうがい
frontal lobe syndrome	前頭葉症状	ぜんとうようしょうじょう
frontal section	前額断	ぜんがくだん
frontotemporal lobar degeneration (FTLD)	前頭側頭葉変性症	ぜんとうそくとうようへんせいしょう
frostbite (congelation)	凍傷	とうしょう
Frostig developmental test of visual perception	Frostig 視知覚発達検査	ふろすていぐしちかくはったつけんさ
frozen gait	すくみ足〔歩行〕	すくみあし〔ほこう〕
frozen shoulder	凍結肩（五十肩）	とうけつかた（ごじゅうかた）
frozen shoulder (adhesive capsulitis)	肩関節周囲炎	かたかんせつしゅういえん
Fugl-Meyer assessment (FMA)		
fulgurant pain	電撃痛	でんげきつう
full interference pattern	完全干渉波型（干渉パターン）	かんぜんかんしょうはけい（かんしょうぱたーん）
full weight bearing	全荷重	ぜんかじゅう
function	機能	きのう
functional aphasia	機能性失語〔症〕	きのうせいしつご〔しょう〕
functional aphonia	機能性失声〔症〕	きのうせいしっせい〔しょう〕
functional arm orthosis	機能的上肢装具	きのうてきじょうしそうぐ
functional assessment (functional evaluation)	機能評価	きのうひょうか
functional assessment measure (FAM)		
functional assessment staging of Alzheimer disease	Alzheimer 病の機能的段階評価	あるつはいまーびょうのきのうてきだんかいひょうか
functional connectivity	機能的結合性	きのうてきけつごうせい
functional dead space	機能的死腔	きのうてきしくう
functional elbow unit	肘ブロック継手	ひじぶろっくつぎて
functional electrical stimulation (FES)	機能的電気刺激	きのうてきでんきしげき
functional exercise	機能訓練	きのうくんれん
functional fracture orthosis	機能的骨折装具	きのうてきこっせつそうぐ
functional gain	機能的利得	きのうてきりとく
functional incontinence	機能性尿失禁	きのうせいにょうしっきん
functional independence	機能的自立	きのうてきじりつ

F

functional independence measure (FIM)	機能的自立度評価法	きのうてきじりつどひょうかほう
functional independence measure for children (WeeFIM)	子どものための機能的自立度評価法	こどものためのきのうてきじりつどひょうかほう
functional localization	機能局在	きのうきょくざい
functional magnetic resonance imaging (fMRI)	機能的 MRI	きのうてきえむあーるあい
functional mapping	機能的マッピング	きのうてきまっぴんぐ
functional occupational therapy	機能的作業療法	きのうてきさぎょうりょうほう
functional oral intake scale (FOIS)		
functional orthosis (brace) (dynamic orthosis)	機能〔的〕装具	きのう〔てき〕そうぐ
functional position	機能肢位(良肢位)	きのうしい(りょうしい)
functional prognosis	機能予後	きのうよご
functional reach test (FRT)	ファンクショナルリーチテスト	ふぁんくしょなるりーちてすと
functional reconstruction	機能再建	きのうさいけん
functional recovery	機能回復	きのうかいふく
functional reorganization	機能的再構築	きのうてきさいこうちく
functional residual capacity (FRC)	機能的残気量	きのうてきざんきりょう
functional scoliosis	機能的〔脊柱〕側弯〔症〕	きのうてき〔せきちゅう〕そくわん〔しょう〕
functional spasm	機能性攣縮	きのうせいれんしゅく
functional terminal innervation ratio	機能性終末神経支配比	きのうせいしゅうまつしんけいしはいひ
functional upper extremity prosthesis (functional arm)	機能的義手	きのうてきぎしゅ
functioning	生活機能	せいかつきのう
fundamental position	基本肢位	きほんしい
fundus bleeding	眼底出血	がんていしゅっけつ
fungal meningitis	真菌性髄膜炎	しんきんせいずいまくえん
funicular pattern	神経線維束配列	しんけいせんいそくはいれつ
furuncle	せつ(フルンケル)	せつ(ふるんける)
fusion	固定〔術〕	こてい〔じゅつ〕

G

gag reflex	催吐反射	さいとはんしゃ
gain	利得	りとく
gait	歩行	ほこう
gait analysis	歩行分析(解析)	ほこうぶんせき(かいせき)
gait apraxia	歩行失行	ほこうしっこう
gait disorder	歩行障害	ほこうしょうがい

gait	gene

gait disturbance	歩行困難	ほこうこんなん
gait efficiency	歩行効率	ほこうこうりつ
gait function	歩行機能	ほこうきのう
gait measurement	歩行計測	ほこうけいそく
gait pattern	歩行パターン	ほこうぱたーん
gait posture	歩行姿勢	ほこうしせい
gait temporal distance factor	歩行時間距離因子	ほこうじかんきょりいんし
gait training	歩行訓練	ほこうくんれん
gait velocity (walking speed)	歩行速度	ほこうそくど
Galeazzi fracture	Galeazzi 骨折	がれあっちこっせつ
galenical preparation (crude drug)	生薬	しょうやく
gambling task	ギャンブリング課題	ぎゃんぶりんぐかだい
gamma (γ)-amino butyric acid (GABA)	ガンマ(γ)アミノ酪酸	がんまあみのらくさん
gamma (γ) knife	ガンマ(γ)ナイフ	がんまないふ
gamma (γ) motoneuron system	ガンマ(γ)運動系	がんまうんどうけい
gamma (γ) motor neuron	ガンマ(γ)運動ニューロン	がんまうんどうにゅーろん
gangliated cord	交感神経幹	こうかんしんけいかん
ganglion	ガングリオン	がんぐりおん
gangliosidosis	ガングリオシド蓄積症	がんぐりおしどちくせきしょう
gangrene	壊疽	えそ
Garden〔fracture〕classification	Garden 分類	がーでんぶんるい
gargley voice	湿性嗄声	しっせいさせい
gas dilution method	ガス希釈法	がすきしゃくほう
gas exchange	ガス交換	がすこうかん
gas gangrene	ガス壊疽	がすえそ
gasserian ganglion block	三叉神経節ブロック	さんさしんけいせつぶろっく
gastric crisis	胃疼痛発作	いとうつうほっさ
gastric fistula (gastrostoma)	胃瘻	いろう
gastric tube reconstruction	胃管形成	いかんけいせい
gastrocnemius〔muscle〕	腓腹筋	ひふくきん
gastrocnemius muscle tendon lengthening	腓腹筋腱延長	ひふくきんけんえんちょう
gastroesophageal reflux disease (GERD)	胃食道逆流〔症〕	いしょくどうぎゃくりゅう〔しょう〕
gastroesophagostomy	食道胃管吻合	しょくどういかんふんごう
gastrostoma (gastric fistula)	胃瘻	いろう
gastrostomy nutrition	胃瘻栄養	いろうえいよう
Gatch bed	Gatch ベッド	ぎゃっちべっど
gate control theory	関門制御説	かんもんせいぎょせつ
Gaucher disease	Gaucher 病	ごーしぇびょう
gaze	注視	ちゅうし
gear mechanics	歯車機構	はぐるまきこう
gear type	歯車式〔倍動肘ヒンジ継手〕	はぐるましき
gene therapy	遺伝子治療	いでんしちりょう
general condition (status)	全身状態	ぜんしんじょうたい

G

gene		glos
general malaise	全身倦怠〔感〕	ぜんしんけんたい〔かん〕
general sensation	一般感覚	いっぱんかんかく
generalized attention deficits	全般性注意障害	ぜんぱんせいちゅういしょうがい
generator potential	起動電位	きどうでんい
genetic counseling	遺伝相談	いでんそうだん
genetic recombination	遺伝子組換え	いでんしくみかえ
genu recurvatum	反張膝	はんちょうしつ
genu valgum	外反膝	がいはんしつ
genu varum (varus knee)	内反膝	ないはんしつ
genuine epilepsy	真性てんかん	しんせいてんかん
geriatric depression scale	高齢者うつスケール	こうれいしゃうつすけーる
geriatric medicine	老年医学	ろうねんいがく
geriatric nutritional risk index (GNRI)		
geriatric syndrome	老年症候群	ろうねんしょうこうぐん
Gerstmann syndrome	Gerstmann 症候群	げるすとまんしょうこうぐん
gestational diabetes mellitus	妊娠糖尿病	にんしんとうにょうびょう
gesture	ジェスチャー（身振り）	じぇすちゃー（みぶり）
getting out of bed	離床	りしょう
giant axonal neuropathy	巨大軸索ニューロパチー	きょだいじくさくにゅーろぱちー
giant cell arteritis	巨細胞〔性〕動脈炎	きょさいぼう〔せい〕どうみゃくえん
giant motor unit action potential	巨大運動単位活動電位	きょだいうんどうたんいかつどうでんい
giant potential	巨大電位	きょだいでんい
giant pyramidal cell	巨大錐体細胞	きょだいすいたいさいぼう
giant spike	巨大棘波（スパイク）	きょだいきょくは（すぱいく）
giantism	巨人症	きょじんしょう
gibbus	亀(突)背	き(とつ)はい
girdle pain	帯状痛	たいじょうつう
girdle sensation	帯状絞扼感	たいじょうこうやくかん
giving way	膝折れ（くずれ）	ひざおれ（くずれ）
giving way of the ankle	足関節くずれ	そく（あし）かんせつくずれ
Glasgow coma scale (GCS)	グラスゴー昏睡尺度	ぐらすごーこんすいしゃくど
Glasgow outcome scale (GOS)	グラスゴー予後尺度	ぐらすごーよごしゃくど
glaucoma	緑内障	りょくないしょう
glenohumeral joint	肩甲上腕関節	けんこうじょうわんかんせつ
glenoid cavity	肩甲関節窩	けんこうかんせつか
glenoid labrum	肩関節唇	かたかんせつしん
gliding	すべり（グライディング）	すべり（ぐらいでぃんぐ）
gliding (arthrodial, plane) joint	滑動（平面）関節	かつどう（へいめん）かんせつ
gliding movement	すべり運動	すべりうんどう
glioblastoma	膠芽腫	こうがしゅ
Glisson sling	Glisson 係蹄	ぐりそんけいてい
globular neuropathy	球状ニューロパチー	きゅうじょうにゅーろぱちー
glomerular filtration rate (GFR)	糸球体濾過量	しきゅうたいろかりょう
glossolabiolaryngeal paralysis	舌唇喉頭麻痺	ぜつしんこうとうまひ
glossolabiopharyngeal paralysis	舌唇咽頭麻痺	ぜつしんいんとうまひ

glossoplegia	舌麻痺	ぜつまひ
glossospasm	舌攣縮	ぜつれんしゅく
glottal stop (glottal explosive)	声門破裂音	せいもんはれつおん
glottic portion〔of vocal tract〕	声門部	せいもんぶ
glottis closure	声門閉鎖	せいもんへいさ
glove and stocking anesthesia	手袋靴下状(型)感(知)覚消(脱)失	てぶくろくつしたじょう(がた)かん(ち)かくしょう(だつ)しつ
glove anesthesia	手袋状感(知)覚消(脱)失	てぶくろじょうかん(ち)かくしょう(だつ)しつ
glucose	グルコース	ぐるこーす
glucose intolerance	耐糖能障害	たいとうのうしょうがい
glucose tolerance	耐糖能	たいとうのう
glucose transporter (GLUT)	糖輸送体	とうゆそうたい
gluteus maximus gait	大殿筋歩行	だいでんきんほこう
gluteus maximus muscle	大殿筋	だいでんきん
gluteus medius gait	中殿筋歩行	ちゅうでんきんほこう
gluteus medius〔muscle〕	中殿筋	ちゅうでんきん
gluteus minimus muscle	小殿筋	しょうでんきん
glycogen	グリコーゲン	ぐりこーげん
glycogenolysis	グリコーゲン分解	ぐりこーげんぶんかい
glycolytic enzyme	解糖系酵素	かいとうけいこうそ
goal	目標(ゴール)	もくひょう(ごーる)
goal management training	ゴールマネジメント訓練	ごーるまねじめんとくんれん
goal oriented approach	目標指向的アプローチ	もくひょうしこうてきあぷろーち
goal setting	目標設定	もくひょうせってい
gold sol reaction	金ゾル反応	きんぞるはんのう
golden time	最適期(ゴールデンタイム)	さいてき(ごーるでんたいむ)
Goldenhar syndrome (oculo auriculo vertebral dysostosis)	Goldenhar 症候群(第1鰓弓症候群)	ごるどうなーしょうこうぐん(だいいちさいきゅうしょうこうぐん)
Golgi apparatus	ゴルジ装置	ごるじそうち
Golgi tendon organ	ゴルジ腱器官	ごるじけんきかん
gonalgia (knee pain)	膝関節痛	ひざ(しつ)かんせつつう
gonarthrosis	膝関節症	ひざ(しつ)かんせつしょう
goose foot	鵞足	がそく
Gordon reflex	ゴードン反射	ごーどんはんしゃ
gout	痛風	つうふう
gouty arthritis	痛風性関節炎	つうふうせいかんせつえん
Gowers sign (climbing up own trunk (climb own body))	Gowers 徴候(登攀性起立)	がわーずちょうこう(とうはんせいきりつ)
grab bar	移動用バー(つかまり棒)	いどうようばー(つかまりぼう)
gracile nucleus	薄束核	はくそくかく
gradual swallowing therapy	段階的摂食嚥下療法	だんかいてきせっしょくえんげりょうほう
graft versus host disease	移植片対宿主病	いしょくへんたいしゅくしゅびょう
graft〔ting〕(transplantation)	移植〔術〕	いしょく〔じゅつ〕
grand mal	大発作	だいほっさ
granulation	肉芽	にくげ
granulation tissue	肉芽組織	にくげそしき

gran		guid
granulomatosis pneumonia	肉芽腫性肺炎	にくげしゅせいはいえん
granulomatosis with polyangiitis (GPA) (Wegener granulomatosis)	多発血管炎性肉芽腫症（Wegener 肉芽腫症）	たはつけっかんえんせいにくげしゅしょう（うぇげなーにくげしゅしょう）
graphospasm (writer's cramp)	書痙（吃書）	しょけい（きっしょ）
grasp	つかみ（握り）、握り動作	つかみ（にぎり）、にぎりどうさ
grasp (grip)	把握	はあく
grasp function	把持機能	はじきのう
grasp〔ing〕reflex	把握反射	はあくはんしゃ
gray matter	灰白質	かいはくしつ
great toe	母趾	ぼし
greater trochanter	大転子	だいてんし
greater tubercle (tuberosity)	大結節	だいけっせつ
greenstick fracture	若木骨折	わかぎこっせつ
grimacing	しかめ顔	しかめがお
grinding fracture	粉砕骨折	ふんさいこっせつ
grip (grasp)	把握	はあく
grip adapter and attachment	万能保持具	ばんのうほじぐ
grip and release test	10 秒テスト	じゅうびょうてすと
grip strength	握力	あくりょく
groin pain syndrome	グロインペイン（鼠径部痛）症候群	ぐろいんぺいん（そけいぶつう）しょうこうぐん
grooming	整容動作	せいようどうさ
gross motor function	粗大運動能力	そだいうんどうのうりょく
gross motor function classification system (GMFCS)	粗大運動能力分類システム	そだいうんどうのうりょくぶんるいしすてむ
gross motor function measure (GMFM)	粗大運動能力尺度	そだいうんどうのうりょくしゃくど
gross motor movement	粗大運動	そだいうんどう
ground (floor) reaction force	床反力	ゆかはんりょく
ground glass opacity	すりガラス陰影	すりがらすいんえい
group Ia fiber	Ia 群線維	いちえーぐんせんい
group Ib fiber	Ib 群線維	いちびーぐんせんい
group II fiber	II 群線維	にぐんせんい
group atrophy	グループ萎縮（群集萎縮）	ぐるーぷいしゅく（ぐんしゅういしゅく）
group exercise	グループ（集団）訓練	ぐるーぷ（しゅうだん）くんれん
group home	グループホーム	ぐるーぷほーむ
group therapy	集団療法	しゅうだんりょうほう
growing pain	成長痛	せいちょうつう
growth abnormality	発育異常	はついくせいいじょう
growth arrest	成長停止	せいちょうていし
growth factor	成長因子	せいちょういんし
growth period	成長期	せいちょうき
growth plate	成長軟骨板（帯）	せいちょうなんこつばん（たい）
guidance of daily activity	生活指導	せいかつしどう
guide dog	盲導犬	もうどうけん
guide help	ガイドヘルプ	がいどへるぷ

guid		hand
guideline	ガイドライン	がいどらいん
Guillain-Barré syndrome	Guillain-Barré 症候群	ぎらんばれーしょうこうぐん
gustatory hypesthesia (hypo-geusia)	味覚鈍麻	みかくどんま
Guyon canal	Guyon 管	ぎよんかん
gymnastics (exercise)	体操	たいそう

H

H reflex	H 反射	えいちはんしゃ
H wave	H 波	えいちは
habilitation	療育	りょういく
habits	習慣	しゅうかん
habituation	慣れ	なれ
half kneeling	片膝立ち	へんきゃくだち
half shoe[s]	短靴	たんぐつ(たんか)
halfway house	中間施設	ちゅうかんしせつ
hallucination	幻覚	げんかく
hallucinosis of Lhermitte	Lhermitte 幻覚症	れるみっとげんかくしょう
hallux malleus	槌状母趾	つちじょうぼし
hallux rigidus	強剛母趾	きょうごうぼし
hallux valgus	外反母趾	がいはんぼし
hallux varus	内反母趾	ないはんぼし
halo orthosis	ヘイロー装具	へいろーそうぐ
halo traction	ヘイロー牽引〔法〕	へいろーけんいん〔ほう〕
halo type cervico-thoracic orthosis	ヘイロー式頚胸椎装具	へいろーしきけいきょうついそうぐ
halo vest orthosis	ヘイローベスト	へいろーべすと
Hamilton depression rating scale	Hamilton うつスケール	はみるとんうつすけーる
hamstring knee	ハムストリング拘縮膝	はむすとりんぐこうしゅくひざ
hamstring[muscles](ham-strings)	膝屈筋群(ハムストリング〔ス〕)	ひざくっきんぐん(はむすとりんぐ〔す〕)
hand	手	て
hand dynamometer	握力計	あくりょくけい
hand forearm ergometer	ハンドエルゴメーター	はんどえるごめーたー
hand grip	手押しハンドル	ておしはんどる
hand motions	手動弁	しゅどうべん
hand propelled tricycles	手駆動式三輪自転車(車いす[手動チェーン式])	しゅくどうしきさんりんじてんしゃ(くるまいす)
hand rails	手すり	てすり
hand rim	ハンドリム	はんどりむ
hand therapy	ハンドセラピー	はんどせらぴー
Hand-Schüller-Christian disease	Hand-Schüller-Christian 病	はんどしゅらーくりすちゃんびょう
handedness	利き手	ききて

hand		heat
handedness exchange	利き手交換	ききてこうかん
handicap	社会的不利	しゃかいてきふり
handicapped (disabled) children (children with disabilities)	障害児	しょうがいじ
handicapped children (children with physical disabilities, disabled children)	肢体不自由児	したいふじゆうじ
hanging 〔arm〕cast	ハンギングキャスト（吊り下げギプス包帯）	はんぎんぐきゃすと（つりさげぎぷすほうたい）
hanging hip operation	股関節筋〔腱〕解離術	こかんせつきん〔けん〕かいりじゅつ
hangman fracture	ハングマン骨折	はんぐまんこっせつ
Hansen disease	Hansen 病	はんせんびょう
Harada disease	原田病	はらだびょう
hare lip (cleft lip)	唇裂	しんれつ
harness	ハーネス	はーねす
Harris migraine	Harris 片頭痛	はりすへんずつう
Hasegawa dementia rating scale-revised (HDS-R)	長谷川式認知症スケール	はせがわしきにんちしょうすけーる
Hashimoto disease	橋本病	はしもとびょう
Hawkins sign (test)	Hawkins 徴候（試験）	ほーきんすちょうこう（しけん）
head control	首すわり（頚定）	くびすわり（けいてい）
head drop	首下がり	くびさがり
head lift exercise	頭部挙上訓練	とうぶきょじょうくんれん
head retraction reflex	頭後屈反射	とうこうくつはんしゃ
head support	ヘッドサポート	へっどさぽーと
headache	頭痛	ずつう
headrest	ヘッドレスト	へっどれすと
health	健康	けんこう
health and medical service law for the aged	老人保健法	ろうじんほけんほう
health and welfare planning	保健と福祉計画	ほけんとふくしけいかく
health condition	健康状態	けんこうじょうたい
health related QOL (HRQOL)	健康関連 QOL	けんこうかんれんきゅーおーえる
health services facility for aged (facility of health care services for the elderly)	老人保健施設	ろうじんほけんしせつ
healthy life expectancy	健康寿命	けんこうじゅみょう
hearing (auditory) acuity	聴力	ちょうりょく
hearing aid	補聴器	ほちょうき
hearing disorder (impairment)	聴覚（聴力）障害（難聴）	ちょうかく（ちょうりょく）しょうがい（なんちょう）
hearing dog	聴導犬	ちょうどうけん
heart failure	心不全	しんふぜん
heart rate	心拍数	しんぱくすう
heart rate reserve	心拍予備能	しんぱくよびのう
heart rate reserve (HRR)	予備心拍数	よびしんぱくすう
heart valve (valvular) disease	心臓弁膜症	しんぞうべんまくしょう
heat adaptability	暑熱馴化	しょねつじゅんか

heat		
heat and cold therapy (contrast bath)	交代浴	こうたいよく
heat center	温熱中枢	おんねつちゅうすう
heat gun	ヒートガン	ひーとがん
heat radiation	熱放散	ねつほうさん
heat sensation	熱感	ねっかん
heat stroke	熱射病	ねっしゃびょう
heat therapy (thermotherapy)	温熱療法	おんねつりょうほう
heavy ion radiotherapy	重粒子線治療	じゅうりゅうしせんちりょう
Heberden nodes (arthrosis)	Heberden 結節（関節症）	へばーでんけっせつ（かんせつしょう）
heel (calcaneal) gait	踵歩行	かかとほこう
heel bumper	踵バンパー	かかとばんぱー
heel contact	踵接地	かかとせっち
heel gait cast	踵歩行ギプス	かかとほこうぎぷす
heel lift	踵挙上（持ち上げ）	かかときょじょう（もちあげ）
heel off	踵の離床（踵離地）	かかとのりしょう（かかとりっち）
heel seat	ヒールシート	ひーるしーと
heel〔to〕knee test	踵膝試験	かかとひざしけん
heel wedge	踵ウエッジ	かかとうえっじ
heel wedge foot orthosis	ヒール型足底装具	ひーるがたそくていそうぐ
helical CT scan	ヘリカル CT	へりかるしーてぃー
hemarthrosis	関節血症	かんせつけっしょう
hematobulbia	延髄出血	えんずいしゅっけつ
hematocrit	ヘマトクリット	へまとくりっと
hematogenous disorder	血行障害	けっこうしょうがい
hematoma	血腫	けっしゅ
hematomyelia (spinal hemor-rhage)	脊髄出血	せきずいしゅっけつ
hematopoietic stem cell trans-plantation	造血幹細胞移植	ぞうけつかんさいぼういしょく
hematoxylin and eosin stain	ヘマトキシリンエオジン染色（HE 染色）	へまときしりんえおじんせんしょく（えいちいーせんしょく）
hemiagnosia	片側失認	へんそくしつにん
hemialgia	片側疼痛	へんそくとうつう
hemianalgesia	片側痛覚脱失	へんそくつうかくだっしつ
hemianesthesia	片側感覚脱失	へんそくかんかくだっしつ
hemianopsia (-pia)	半盲	はんもう
hemiapraxia	片側失行	へんそくしっこう
hemiasomatognosia	片側身体失認	へんそくしんたいしつにん
hemiasynergia	片側協働収縮（運動）不能	へんそくきょうどうしゅうしゅく（うんどう）ふのう
hemiataxia	片側運動失調	へんそくうんどうしっちょう
hemiballism	ヘミバリスム	へみばりすむ
hemichorea	ヘミヒョレア	へみひょれあ
hemihidrosis	半（片）側発汗	はん（へん）そくはっかん
hemihypalgesia	片側痛覚鈍麻	へんそくつうかくどんま
hemihyperesthesia	片側感覚過敏	へんそくかんかくかびん

hemi		hete
hemihyp〔o〕esthesia	片側感覚鈍麻	へんそくかんかくどんま
hemiparesis	不全片麻痺	ふぜんかたまひ
hemipelvectomy	片側骨盤離(切)断〔術〕	へんそくこつばんり(せつ)だん〔じゅつ〕
hemipelvectomy (hindquarter amputation)	骨盤半截術	こつばんはんせつじゅつ
hemipelvectomy prosthesis	片側骨盤切断用義足	へんそくこつばんせつだんようぎそく
hemipelvectomy socket	片側骨盤切断用ソケット	へんそくこつばんせつだんようそけっと
hemiplegia	片麻痺	かたまひ
hemisection	片側切断	へんそくせつだん
hemispatial agnosia (unilateral spatial agnosia)	半側空間失認	はんそくくうかんしつにん
hemispatial neglect (unilateral spatial neglect)	半側空間無視	はんそくくうかんむし
hemithermanaesthesia	片側温度覚脱失	へんそくおんどかくだっしつ
hemitransradial amputation	片側前腕切断	へんそくぜんわんせつだん
hemodynamics	血行動態(力学)	けっこうどうたい(りきがく)
hemophilia A	血友病 A	けつゆうびょうえー
hemophilia B	血友病 B	けつゆうびょうびー
hemophilic arthropathy	血友病性関節症	けつゆうびょうせいかんせつしょう
hemorrhagic infarct (hemorrhagic infarction)	出血性梗塞	しゅっけつせいこうそく
Henderson-Hasselbalch equation	Henderson-Hasselbalch の式	へんだーそんはっせるばるひのしき
hepatic blood flow	肝血流量	かんけつりゅうりょう
hepatic coma	肝性昏睡	かんせいこんすい
hepatic encephalopathy	肝性脳症	かんせいのうしょう
hepatic failure	肝不全	かんふぜん
hepatic myelopathy	肝性脊髄症	かんせいせきずいしょう
hepato lenticular degeneration	肝レンズ核変性症	かんれんずかくへんせいしょう
hepatocerebral syndrome	肝脳症候群	かんのうしょうこうぐん
hereditary motor sensory neuropathy	遺伝性運動感覚〔性〕ニューロパチー	いでんせいうんどうかんかく〔せい〕にゅーろぱちー
hereditary spastic paraplegia	遺伝性痙性対麻痺	いでんせいけいせいついまひ
heredofamilial tremor	遺伝性家族性振戦	いでんせいかぞくせいしんせん
Hering-Breuer reflex	Hering-Breuer 反射	へーりんぐぶろいえるはんしゃ
herniated disc of the cervical spine	頸椎椎間板ヘルニア	けいついついかんばんへるにあ
herniation	ヘルニア形成	へるにあけいせい
herniotomy	ヘルニア摘除〔術〕	へるにあてきじょ〔じゅつ〕
herpes	ヘルペス	へるぺす
herpes simplex	単純ヘルペス	たんじゅんへるぺす
herpes zoster	帯状疱疹	たいじょうほうしん
herpetic cephalitis	ヘルペス脳炎	へるぺすのうえん
herpetic meningoencephalitis	ヘルペス髄膜脳炎	へるぺすずいまくのうえん
heteronymous hemianopsia	異名〔性〕半盲	いめい〔せい〕はんもう

heterophoria	眼球斜位	がんきゅうしゃい
heterotopic ossification	異所〔性〕骨化	いしょ〔せい〕こつか
heterotransplantation	異種移植〔術〕	いしゅいしょく〔じゅつ〕
hiccup (hiccough)	吃逆(しゃっくり)	きつぎゃく(しゃっくり)
high blood pressure (hypertension)	高血圧〔症〕	こうけつあつ〔しょう〕
high dose rate remote brachytherapy	高線量率小線源遠隔照射	こうせんりょうりつしょうせんげんえんかくしょうしゃ
high energy trauma	高エネルギー外傷	こうえねるぎーがいしょう
high frequency discharge	高頻度放電	こうひんどほうでん
high frequency pulse	高周波パルス	こうしゅうはぱるす
high frequent repetitive stimulation	高頻度反復刺激	こうひんどはんぷくしげき
high intensity load	高強度負荷	こうきょうどふか
high quarter shoe [s]	編上靴(半長靴)	あみあげぐつ(はんちょうか)
high resolution computed tomography (HRCT)	高分解能 CT	こうぶんかいのうしーてぃー
high risk infant	ハイリスク児	はいりすくじ
high tibial osteotomy (HTO)	高位脛骨骨切り術	こういけいこつこつきりじゅつ
higher brain dysfunction (disorder of higher brain function)	高次脳機能障害	こうじのうきのうしょうがい
higher brain function	高次脳機能	こうじのうきのう
higher brain function test	高次脳機能検査	こうじのうきのうけんさ
Hilgenreiner line	Hilgenreiner 線	ひるげんらいなーせん
Hill-Sachs lesion	Hill-Sachs 損傷	ひるさっくすそんしょう
hindfoot	後足部	こうそくぶ
hindquarter amputation (hemipelvectomy)	骨盤半截術	こつばんはんせつじゅつ
hinge	蝶番	ちょうつがい
hinge joint	蝶番関節	ちょうつがいかんせつ
hinge joint (unit)	単軸ヒンジ継手	たんじくひんじつぎて
hip bone (coxal bone, innominate bone)	寛骨	かんこつ
hip disarticulation (complete thigh amputation)	股関節離断〔術〕	こかんせつりだん〔じゅつ〕
hip disarticulation prosthesis	股義足	こぎそく
hip fracture (proximal femoral fracture)	大腿骨近位部骨折(若年性一側上肢筋萎縮症)	だいたいこつきんいぶこっせつ(じゃくねんせいいっそくじょうしきんいしゅくしょう)
hip joint	股関節	こかんせつ
hip knee ankle foot orthosis	骨盤帯長下肢装具	こつばんたいちょうかしそうぐ
hip knee orthosis	骨盤帯膝装具	こつばんたいひざそうぐ
hip orthosis	股装具	こそうぐ
hip osteoarthritis	変形性股関節症	へんけいせいこかんせつしょう
hip protector	ヒッププロテクター	ひっぷぷろてくたー
hippocampus	海馬	かいば
Hippocrates method	Hippocrates 法	ひぽくらてすほう

Hirayama disease (juvenile muscular atrophy of unilateral upper extremity)	平山病(若年性一側上肢筋萎縮症)	ひらやまびょう(じゃくねんせいいっそくじょうしきんいしゅくしょう)
histamine antagonist	抗ヒスタミン薬	こうひすたみんやく
hoarseness	嗄声	させい
Hoehn-Yahr grading stage	Hoehn-Yahr 重症度分類	ほーんやーるじゅうしょうどぶんるい
Hoffer classification	Hoffer 分類	ほふぁーぶんるい
Hoffmann reflex	Hoffmann 反射	ほふまんはんしゃ
hoist	天井走行型リフト	てんじょうそうこうがたりふと
holding functional position	良肢位保持	りょうしいほじ
hollow back	凹背	おうはい
Holter electrocardiogram	ホルター心電図	ほるたーしんでんず
Homans sign	Homans 徴候	ほーまんずちょうこう
home based medical care	在宅医療	ざいたくいりょう
home care	在宅介護(ケア)	ざいたくかいご(けあ)
home health care	在宅看護	ざいたくかんご
home help service	ホームヘルプサービス	ほーむへるぷさーびす
home helper	ホームヘルパー	ほーむへるぱー
home making activity	家事動作	かじどうさ
home oxygen therapy	在宅酸素療法	ざいたくさんそりょうほう
home program	ホームプログラム	ほーむぷろぐらむ
home visit	訪問	ほうもん
home visit education	訪問指導	ほうもんしどう
home visit nursing care	訪問看護	ほうもんかんご
home visit nursing station	訪問看護ステーション	ほうもんかんごすてーしょん
home visit rehabilitation	訪問リハビリテーション	ほうもんりはびりてーしょん
homemaking	家事	かじ
homeostasis	恒常性	こうじょうせい
homes for the aged	老人ホーム	ろうじんほーむ
homolateral hemiplegia	同側性片麻痺	どうそくせいかたまひ
homonymous hemianopsia	同名性半盲	どうめいせいはんもう
homonymous quadrantanopsia	同名性四分盲	どうめいせいしぶんもう
hook	可動指鉤	かどうしこう
hook plate	フックプレート	ふっくぷれーと
hop on one foot (leg)	片足跳び	かたあしとび
hopping reaction	跳び直り反応	とびなおりはんのう
horizontal extension (abduction)	水平伸展(外転)	すいへいしんてん(がいてん)
horizontal flexion (adduction)	水平屈曲(内転)	すいへいくっきょく(ないてん)
horizontal nystagmus	水平性眼振	すいへいせいがんしん
horizontal plane	水平面	すいへいめん
horizontal section	水平断	すいへいだん
Horner syndrome	Horner 症候群	ほるねるしょうこうぐん
horripilation	鳥肌	とりはだ
horticultural therapy	園芸療法	えんげいりょうほう
hospice	ホスピス	ほすぴす

hosp		hypa
hospital acquired infection (nosocomial infection)	院内(病院)感染	いんない(びょういん)かんせん
hospital classroom	院内学級	いんないがっきゅう
hospital home for severely mentally and physically handicapped children	重症心身障害児施設	じゅうしょうしんしんしょうがいじしせつ
hot pack	ホットパック	ほっとぱっく
Hounsfield unit	Hounsfield 単位	はんすふぃーるどたんい
house evaluation	家屋評価	かおくひょうか
house modification	家屋(住宅)改造(改修)	かおく(じゅうたく)かいぞう(かいしゅう)
HTLV-I associated myelopathy (HAM)	HTLV-1 関連脊髄症	えいちてぃーえるゔぃわんかんれんせきずいしょう
Hubbard tank	ハバードタンク	はばーどたんく
huffing	ハッフィング	はっふぃんぐ
Hugh-Jones classification	Hugh-Jones 分類	ひゅーじょーんずぶんるい
human immunodeficiency virus (HIV) encephalopathy	ヒト免疫不全症ウイルス脳症	ひとめんえきふぜんしょむういるすのうしょう
human rights	人権	じんけん
humerus	上腕骨	じょうわんこつ
humerus varus	内反上腕	ないはんじょうわん
humpback (round back)	円背	えんぱい
hunger osteopathy	飢餓〔性〕骨症	きが〔せい〕こつしょう
Huntington chorea (disease)	Huntington〔舞踏〕病	はんちんとん〔ぶとう〕びょう
Hutchinson facies	Hutchinson 顔貌	はっちんそんがんぼう
Hutchinson pupil	Hutchinson 瞳孔	はっちんそんどうこう
Hutchinson teeth	Hutchinson の歯	はっちんそんのは
Hutchinson triad	Hutchinson の三徴	はっちんそんのさんちょう
hyaline cartilage	硝子軟骨	しょうしなんこつ
hyaluronic acid	ヒアルロン酸	ひあるろんさん
hybrid functional electrical stimulation	ハイブリッド型機能的電気刺激法	はいぶりっどがたきのうてきでんきしげきほう
hybrid orthosis	ハイブリッド装具	はいぶりっどそうぐ
hybrid upper limb prosthesis	ハイブリッド〔型〕義手	はいぶりっど〔がた〕ぎしゅ
hydrarthrosis	関節水症(腫)	かんせつすいしょう(しゅ)
hydraulic damper	油圧ダンパー	ゆあつだんぱー
hydraulic joint (unit)	油圧継手	ゆあつつぎて
hydrocephalus	水頭症	すいとうしょう
hydrocollator	ハイドロコレーター	はいどろこれーたー
hydronephrosis	水腎症	すいじんしょう
hydrophobia	恐水病	きょうすいびょう
hydrophthalmos	水眼症(小児緑内障)	すいがんしょう(しょうにりょくないしょう)
hydrostatic pressure	静水圧	せいすいあつ
hydrotherapy	水治療〔法〕	すいちりょう〔ほう〕
hydroxyapatite crystal	ハイドロキシアパタイト結晶	はいどろきしあぱたいとけっしょう
hyp〔a〕esthesia	触(知)覚鈍麻	しょっ(ち)かくどんま

hypa		hype
hypalgesia	痛覚鈍麻	つうかくどんま
hyperabduction syndrome	過外転症候群	かがいてんしょうこうぐん
hyperabduction test	過外転テスト	かがいてんてすと
hyperactivity	活動亢進(多動〔症〕)	かつどうこうしん(たどう〔しょう〕)
hyperacusia (-sis)	聴覚過敏	ちょうかくかびん
hyperalgesia (hyperpathia)	痛覚過敏	つうかくかびん
hyperbaric oxygenation	高〔気〕圧酸素療法	こう〔き〕あつさんそりょうほう
hypercalcemia	高カルシウム血症	こうかるしうむけっしょう
hypercapnia	高炭酸ガス血症	こうたんさんがすけっしょう
hypercapnic coma	高炭酸ガス血性昏睡	こうたんさんがすけっせいこんすい
hypercholester〔ol〕emia	高コレステロール血症	こうこれすてろーるけっしょう
hyperekplexia	びっくり病	びっくりびょう
hyperesthesia	触覚過敏(感覚過敏)	しょっかくかびん(かんかくかびん)
hyperesthetic zone	感覚過敏帯	かんかくかびんたい
hyperflexion	過屈曲	かくっきょく
hyperglycemia	高血糖	こうけっとう
hyperglycemic condition	高血糖状態	こうけっとうじょうたい
hyperhidrosis	発汗過多	はっかんかた
hyperkalemia (hyperpotasse-mia)	高カリウム血症	こうかりうむけっしょう
hyperkinesia (-sis)	運動過多〔症〕	うんどうかた〔しょう〕
hyperkinetic disorder	多動性障害	たどうせいしょうがい
hyperlip〔id〕emia	高脂血症	こうしけっしょう
hyperlordosis	〔脊柱〕過前弯	〔せきちゅう〕かぜんわん
hypermetria	測定過大	そくていかだい
hypermnesia	記憶亢進	きおくこうしん
hypermobility	過度可動性	かどかどうせい
hypernatremia	高ナトリウム血症	こうなとりうむけっしょう
hyperostosis	過骨症(骨肥厚症)	かこつしょう(こつひこうしょう)
hyperpathia (hyperalgesia)	痛覚過敏	つうかくかびん
hyperphoria	眼球上斜位	がんきゅうじょうしゃい
hyperpituitarism	下垂体機能亢進〔症〕	かすいたいきのうこうしん〔しょう〕
hyperplasia	過形成	かけいせい
hyperpnea	過呼吸	かこきゅう
hyperpolarization	過分極	かぶんきょく
hyperpotassemia (hyperkale-mia)	高カリウム血症	こうかりうむけっしょう
hyperpyrexia	過高熱	かこうねつ
hyperreflexia	反射亢進	はんしゃこうしん
hypersensitivity	過敏性	かびんせい
hypersensitivity angiitis (vasculitis)	過敏性血管炎	かびんせいけっかんえん
hypersexuality	性行動亢進	せいこうどうこうしん
hypersomnia	過眠〔症〕	かみん〔しょう〕
hypertension (high blood pressure)	高血圧〔症〕	こうけつあつ〔しょう〕
hypertensive bleeding	高血圧性出血	こうけつあつせいしゅっけつ

hype		hypo
hypertensive cerebral hemorrhage	高血圧性脳出血	こうけつあつせいのうしゅっけつ
hypertensive encephalopathy	高血圧性脳症	こうけつあつせいのうしょう
hypertherm[o]esthesia (thermohyperesthesia)	温〔度感〕覚過敏〔症〕	おん〔どかん〕かくかびん〔しょう〕
hypertonia	筋緊張亢進〔症〕	きんきんちょうこうしん〔しょう〕
hypertrophic cardiomyopathy	肥大型心筋症	ひだいがたしんきんしょう
hypertrophic interstitial neuropathy	肥厚性間質性ニューロパチー	ひこうせいかんしつせいにゅーろぱちー
hypertrophic scar	肥厚性瘢痕	ひこうせいはんこん
hypertrophy	肥大	ひだい
hypertropia	上斜視	じょうしゃし
hyperuricemia	高尿酸血症	こうにょうさんけっしょう
hyperventilation syndrome	過換気症候群	かかんきしょうこうぐん
hyperventilation tetany	過換気テタニー	かかんきてたにー
hypervitaminosis	ビタミン過剰〔症〕	びたみんかじょう〔しょう〕
hypnopompic hallucination	覚醒期幻覚〔症〕	かくせいきげんかく〔しょう〕
hypnosis	催眠	さいみん
hypobulia	意欲減退	いよくげんたい
hypochondriac delusion	心気妄想	しんきもうそう
hypochondria[sis]	心気状態(心気症)	しんきじょうたい(しんきしょう)
hyp[o]esthesia	感覚鈍麻	かんかくどんま
hypogeusia (gustatory hypesthesia)	味覚鈍麻	みかくどんま
hypoglossal nerve	舌下神経	ぜっかしんけい
hypoglycemia	低血糖〔症〕	ていけっとう〔しょう〕
hypoglycemic agent	血糖降下薬	けっとうこうかやく
hypoglycemic attack	低血糖発作	ていけっとうほっさ
hypoglycemic coma	低血糖性昏睡	ていけっとうせいこんすい
hypokalemic periodic paralysis	低カリウム血性周期性四肢麻痺	ていかりうむけっせいしゅうきせいししまひ
hypokinesia	運動減少〔症〕	うんどうげんしょう〔しょう〕
hypomenorrhea	月経過少	げっけいかしょう
hypometria	測定過小	そくていかしょう
hypomnesia	記憶減退	きおくげんたい
hypoparathyroidism	副甲状腺機能低下症	ふくこうじょうせんきのうていかしょう
hypophoria	眼球下斜位	がんきゅうかしゃい
hypophyseal infantilism	下垂体性小児(幼稚)症	かすいたいせいしょうに(ようち)しょう
hypophysis	下垂体	かすいたい
hypopituitarism	下垂体機能低下〔症〕	かすいたいきのうていか〔しょう〕
hypopnea	浅呼吸	せんこきゅう
hyporeflexia	反射減弱	はんしゃげんじゃく
hypotension	低血圧	ていけつあつ
hypothalamus	視床下部	ししょうかぶ
hypothenar muscle	小指球筋	しょうしきゅうきん
hypothermia	低体温〔症〕	ていたいおん〔しょう〕

hypo		idio
hypothermia	低体温〔療〕法	ていたいおん〔りょう〕ほう
hypothyroid myopathy	甲状腺機能低下性ミオパチー	こうじょうせんきのうていかせいみおぱちー
hypothyroidism	甲状腺機能低下症	こうじょうせんきのうていかしょう
hypotonia	筋緊張低下症	きんきんちょうていかしょう
hypotonus	〔筋〕緊張低下	〔きん〕きんちょうていか
hypotropia	下斜視	かしゃし
hypoventilation	低換気	ていかんき
hypovitaminosis (vitamin deficiency)	ビタミン欠乏〔症〕	びたみんけつぼう〔しょう〕
hypoxemia	低酸素血症	ていさんそけっしょう
hypoxia	低酸素症	ていさんそしょう
hypoxic encephalopathy	低酸素性脳症	ていさんそせいのうしょう
hysteria	ヒステリー	ひすてりー
hysteric character	ヒステリー性格	ひすてりーせいかく
hysterical anesthesia	ヒステリー性感覚消失	ひすてりーせいかんかくしょうしつ
hysterical aphonia	ヒステリー性失声	ひすてりーせいしっせい
hysterical arthralgia	ヒステリー性関節痛	ひすてりーせいかんせつつう
hysterical ataxia	ヒステリー性運動失調	ひすてりーせいうんどうしっちょう
hysterical chorea	ヒステリー性舞踏運動	ひすてりーせいぶとううんどう
hysterical gait	ヒステリー性歩行	ひすてりーせいほこう
hysteric〔al〕joint	ヒステリー性関節〔症〕	ひすてりーせいかんせつ〔しょう〕
hysterical nystagmus	ヒステリー性眼振	ひすてりーせいがんしん
hysterical opisthotonus	ヒステリー性弓なり反張	ひすてりーせいゆみなりはんちょう
hysterical paralysis	ヒステリー性麻痺	ひすてりーせいまひ
hysterical seizure	ヒステリー性痙攣	ひすてりーせいけいれん
hysteric〔al〕torticollis	ヒステリー性斜頚	ひすてりーせいしゃけい
hysterical tremor	ヒステリー性振戦	ひすてりーせいしんせん
hystericism	ヒステリー傾向	ひすてりーけいこう
hysteroepilepsy	ヒステリー性てんかん	ひすてりーせいてんかん

I

Ia reciprocal inhibition	相反性 Ia 抑制	そうはんせいいちえーよくせい
ice massage	アイスマッサージ	あいすまっさーじ
ice pack	アイス(氷)パック	あいす(こおり)ぱっく
ICF core set	ICF コアセット	あいしーえふこあせっと
icing	アイシング	あいしんぐ
ICU-acquired weakness (ICU-AW)	ICU 関連筋力低下	あいしーゆーかんれんきんりょくていか
idea	観念	かんねん
ideational apraxia	観念失行	かんねんしっこう
ideomotor apraxia	観念運動失行	かんねんうんどうしっこう
idiopathic	特発性	とくはつせい
idiopathic epilepsy	特発性てんかん	とくはつせいてんかん

idiopathic interstitial pneumonitis (IIPs)	特発性間質性肺炎	とくはつせいかんしつせいはいえん
idiopathic normal pressure hydrocephalus (iNPH)	特発性正常圧水頭症	とくはつせいせいじょうあつすいとうしょう
idiopathic pulmonary fibrosis (IPF)	特発性肺線維症	とくはつせいはいせんいしょう
idiopathic scoliosis	特発性〔脊柱〕側弯〔症〕	とくはつせい〔せきちゅう〕そくわん〔しょう〕
ileus	腸閉塞	ちょうへいそく
iliac bone	腸骨	ちょうこつ
iliopsoas muscle	腸腰筋	ちょうようきん
iliotibial band syndrome	腸脛靭帯炎	ちょうけいじんたいえん
iliotibial tract	腸脛靱帯	ちょうけいじんたい
Ilizarov method (technique)	Ilizarov 法	いりざろふほう
illness (disease, sickness)	疾病	しっぺい
illusion	錯覚	さっかく
image enlarging video system	拡大読書器	かくだいどくしょき
imitation	模倣	もほう
immediate memory	即時記憶	そくじきおく
immediate postoperative prosthetic fitting	術直後義肢装着法	じゅつちょくごぎしそうちゃくほう
immobility	不動〔性〕	ふどう〔せい〕
immobilization	不動	ふどう
immune deficiency	免疫力低下	めんえきりょくていか
immune function	免疫能	めんえきのう
immunity	免疫	めんえき
immunoglobulin treatment	免疫グロブリン療法	めんえきぐろぶりんりょうほう
immunosuppressant	免疫抑制剤	めんえきよくせいざい
immunotherapy	免疫療法	めんえきりょうほう
impaired glucose tolerance	耐糖能異常	たいとうのういじょう
impaired visuospatial ability	視空間認知障害	しくうかんにんちしょうがい
impairment	機能障害・形態異常	きのうしょうがい・けいたいいじょう
impingement	衝突(はさみ込み、インピンジメント)	しょうとつ(はさみこみ、いんぴんじめんと)
impingement syndrome	インピンジメント症候群	いんぴんじめんとしょうこうぐん
implantable cardioverter defibrillator (ICD)	植込み型除細動器	うめこみがたじょさいどうき
impotence	陰萎(インポテンス)	いんい(いんぽてんす)
impressibility	感受性	かんじゅせい
impression	陥凹(圧痕)	かんおう(あっこん)
improvement of housing	住宅改善	じゅうたくかいぜん
impulsiveness	衝動性	しょうどうせい
in the ear hearing aid	挿耳形補聴器	そうじがたほちょうき
in-home care support center	在宅介護支援センター	ざいたくかいごしえんせんたー
in-plane technique	平行法	へいこうほう
inactivity	不活動	ふかつどう
inanition syndrome	飢餓症候群	きがしょうこうぐん

inat		infa
inattention	注意障害	ちゅういしょうがい
incentive spirometer	インセンティブスパイロメーター	いんせんてぃぶすぱいろめーたー
inching method	インチング法	いんちんぐほう
inclusion body myositis	封入体筋炎	ふうにゅうたいきんえん
inclusive society	寛容社会	かんようしゃかい
incompetent lip	口唇閉鎖不全	こうしんへいさふぜん
incomplete cervical cord injury	不全頚髄損傷	ふぜんけいずいそんしょう
incomplete dislocation	亜脱臼	あだっきゅう
incomplete fusion	癒合不全	ゆごうふぜん
incomplete injury	不全損傷	ふぜんそんしょう
incomplete lumbar spinal cord injury	不全腰髄損傷	ふぜんようずいそんしょう
incomplete thoracic spinal cord injury	不全胸髄損傷	ふぜんきょうずいそんしょう
incongruity	適合不良	てきごうふりょう
incontinence	失禁	しっきん
incontinentia alvi	大便失禁	だいべんしっきん
increased insertion activity	刺入時活動過多	しにゅうじかつどうかた
incremental exercise	漸増運動負荷	ぜんぞううんどうふか
incrementing response	振幅漸増現象	しんぷくざんぞうげんしょう
incrementing (-al) response	漸加応答	ぜんかおうとう
incurvated nail	巻き爪	まきづめ
independence	自立	じりつ
independent living	自立生活	じりつせいかつ
independent living (IL) movement	自立生活運動	じりつせいかつうんどう
index	示指	じし
indifference	無関心	むかんしん
indifferent electrode	不関(基準)電極	ふかん(きじゅん)でんきょく
indirect fracture	介達骨折	かいたつこっせつ
indirect pupillary reaction	間接瞳孔反応	かんせつどうこうはんのう
indirect therapy	間接(基礎)訓練[摂食嚥下の]	かんせつ(きそ)くんれん
induced hypothermia	低体温〔療〕法	ていたいおん〔りょう〕ほう
induced pluripotent stem (iPS) cell	人工多能性幹(iPS)細胞	じんこうたのうせいかんさいぼう
induration	硬結	こうけつ
industrial (occupational health) physician	産業医	さんぎょうい
indwelling catheter	留置カテーテル	りゅうちかてーてる
infant	乳児	にゅうじ
infant care	乳児保育	にゅうじほいく
infant health service	乳児保健医療	にゅうじほけんいりょう
infant mortality rate	乳児死亡率	にゅうじしぼうりつ
infantile diplegia	乳児両麻痺	にゅうじりょうまひ
infantile hemiplegia	小児片麻痺	しょうにかたまひ

infa			init

infantile scoliosis	乳幼児〔性〕〔脊柱〕側弯〔症〕	にゅうようじ〔せい〕〔せきちゅう〕そくわん〔しょう〕
infantile spasm	点頭てんかん	てんとうてんかん
infarct (infarction)	梗塞	こうそく
infected nonunion	感染性偽関節	かんせんせいぎかんせつ
infected wound	感染創	かんせんそう
infection	感染〔症〕	かんせん〔しょう〕
infection sign	感染徴候	かんせんちょうこう
infectious arthritis	感染性関節炎	かんせんせいかんせつえん
infectious myositis	感染性筋炎	かんせんせいきんえん
infectious spondylitis (pyogenic spondylitis, vertebral osteomyelitis)	化膿性脊椎炎	かのうせいせきついえん
infective embolism	感染性塞栓症	かんせんせいそくせんしょう
inferior hemianopsia	下半盲	したはんもう
inferior longitudinal fasciculus	下縦束	かじゅうそく
inferior red nucleus syndrome	下赤核症候群	かせきかくしょうこうぐん
infertility	不妊	ふにん
infiltration	浸潤	しんじゅん
inflammation	炎症	えんしょう
inflammatory arthritis	炎症性関節炎	えんしょうせいかんせつえん
inflammatory bowel disease associated spondyloarthritis	炎症性腸疾患関連関節炎	えんしょうせいちょうしっかんかんれんかんせつえん
inflammatory demyelinating polyradiculoneuropathy	炎症性脱髄性多発根神経炎	えんしょうせいだつずいせいたはつこんしんけいえん
inflammatory myopathy	炎症性筋障害	えんしょうせいきんしょうがい
inflammatory torticollis	炎症性斜頚	えんしょうせいしゃけい
influenza encephalitis	インフルエンザ性脳炎	いんふるえんざせいのうえん
influenza meningitis	インフルエンザ性髄膜炎	いんふるえんざせいずいまくえん
informed consent	インフォームドコンセント（説明と同意）	いんふぉーむどこんせんと（せつめいとどうい）
infranuclear paralysis	核下性麻痺	かくかせいまひ
infranucler neurogenic urinary bladder	核下型神経因性膀胱	かくかがたしんけいいんせいぼうこう
infrared ray	赤外線	せきがいせん
infrared therapy	赤外線療法	せきがいせんりょうほう
ingrown nail	陥入爪	かんにゅうそう
inhalation anesthesia	吸入麻酔〔法〕	きゅうにゅうますい〔ほう〕
inhalation equipment	吸入器	きゅうにゅうき
inhalation injury	気道熱傷	きどうねっしょう
inhalation therapy	吸入療法	きゅうにゅうりょうほう
inhaled N-acetylcysteine therapy	吸入 N-アセチルシステイン療法	きゅうにゅうえぬあせちるしすていんりょうほう
inhibitor	阻害因子	そがいいんし
inhibitory postsynaptic potential	抑制性シナプス後電位	よくせいせいしなぷすこうでんい
initial adduction angle	初期内転角	しょきないてんかく
initial flexion angle	初期屈曲角	しょきくっきょくかく

inju		inte
injury	損傷	そんしょう
inner core muscle training	インナーマッスル訓練	いんなーまっするくんれん
inner glove	インナーグラブ	いんなぁーぐらぶ
innervation	神経支配	しんけいしはい
innervation ratio	神経支配比	しんけいしはいひ
innominate bone (coxal bone, hip bone)	寛骨	かんこつ
innominate osteotomy	寛骨骨切り術	かんこつこつきりじゅつ
insensible perspiration	不感蒸泄	ふかんじょうせつ
insertion	停止〔筋の〕	ていし
insertion activity	刺入時電位	しにゅうじでんい
inside perimeter	内周計測器	ないしゅうけいそくき
insight	病識	びょうしき
insole	足底板	そくていばん
insomnia	不眠〔症〕	ふみん〔しょう〕
inspection	視診	ししん
inspiration	吸息	きゅうそく
inspiratory capacity	最大吸気量	さいだいきゅうきりょう
inspiratory center	吸息中枢	きゅうそくちゅうすう
inspiratory dyspnea	吸息性呼吸困難	きゅうそくせいこきゅうこんなん
inspiratory muscle	吸息筋(吸気筋)	きゅうそくきん(きゅうききん)
inspiratory reserve volume	予備吸気量	よびきゅうきりょう
inspiratory spasm	吸息攣縮	きゅうそくれんしゅく
instability	不安定〔性〕	ふあんてい〔せい〕
instability of prosthetic knee	膝継手の不安定	ひざつぎてのふあんてい
instantaneous memory	瞬時記憶	しゅんじきおく
institution care	施設介護	しせつかいご
institution service	施設サービス	しせつさーびす
institutional care	施設ケア	しせつけあ
instrumental activities of daily living (IADL)	手段的 ADL	しゅだんてきえーでぃーえる
insufficiency (dysfunction)	機能不全	きのうふぜん
insular gyri	島回	とうかい
insulin resistance	インスリン抵抗性	いんすりんていこうせい
insurance	保険	ほけん
insurance institution	保険制度	ほけんせいど
intake	初期面接	しょきめんせつ
integrated volitional control electrical stimulator	随意運動介助型電気刺激装置	ずいいうんどうかいじょがたでんきしげきそうち
intellectual development	知的発達	ちてきはったつ
intellectual disability (mental retardation)	知的障害(精神薄弱)	ちてきしょうがい(せいしんはくじゃく)
intellectual function (intelligence)	知的機能	ちてききのう
intelligence	知能	ちのう
intelligence (intellectual function)	知的機能	ちてききのう
intelligence quotient	知能指数	ちのうしすう

inte		
intelligence test	知能評価(検査)〔法〕	ちのうひょうか(けんさ)〔ほう〕
intensity (strength)–duration (I–D) curve	強さ時間曲線(I–D 曲線)	つよさじかんきょくせん(あいでぃーきょくせん)
intensive care unit (ICU)	集中治療室	しゅうちゅうちりょうしつ
intention myoclonus	企図時ミオクローヌス	きとじみおくろーぬす
intention tremor	企図時振戦	きとじしんせん
intentional behavior	意図的行動	いとてきこうどう
intentional movement	企図運動	きとうんどう
intercarpal joint (carpal joint)	手根間関節	しゅこんかんかんせつ
intercostal nerve transfer	肋間神経移行術	ろっかんしんけいいこうじゅつ
intercostal neuralgia	肋間神経痛	ろっかんしんけいつう
interests	興味	きょうみ
interface pressure	接触圧	せっしょくあつ
interference pattern	干渉波型(干渉パターン)	かんしょうはけい(かんしょうぱたーん)
interhemispheric inhibition	〔大脳〕半球間抑制	〔だいのう〕はんきゅうかんよくせい
intermediate care facility	中間介護施設	ちゅうかんかいごしせつ
intermittent claudication	間欠跛行	かんけつはこう
intermittent claudication of peripheral artery	下肢血管性間欠性跛行	かしけっかんせいかんけつせいはこう
intermittent exophthalmos	間欠性眼球突出〔症〕	かんけつせいがんきゅうとっしゅつ〔しょう〕
intermittent hydrarthrosis	間欠性関節水症(腫)	かんけつせいかんせつすいしょう(しゅ)
intermittent oroesophageal tube feeding	間欠的経口(口腔)食道経管法	かんけつてきけいこう(こうくう)しょくどうけいかんほう
intermittent photic stimulation	間欠光刺激	かんけつひかりしげき
intermittent pneumatic compression	間欠的空気圧迫治療	かんけつてきくうきあっぱくちりょう
intermittent positive pressure ventilation	間欠陽圧換気	かんけつようあつかんき
intermittent theta burst stimulation (iTBS)	間欠的シータバースト刺激	かんけつてきしーたばーすとしげき
intermittent torticollis	間欠性斜頚	かんけつせいしゃけい
intermittent traction	間欠牽引	かんけつけんいん
intermittent tube feeding	間欠的経管栄養法	かんけつてきけいかんえいようほう
intermittent urethral catheterization	間欠導尿	かんけつどうにょう
internal capsule	内包	ないほう
internal carotid artery	内頚動脈	ないけいどうみゃく
internal failure	内部障害	ないぶしょうがい
internal fixation	内固定	ないこてい
internal hemipelvectomy	片側骨盤切除〔術〕	へんそくこつばんせつじょ〔じゅつ〕
internal jugular vein	内頚静脈	ないけいじょうみゃく
internal respiration	内呼吸	ないこきゅう
internal rotation	内旋	ないせん
internal rotation gait (toe–in gait)	内旋歩行	ないせんほこう

inte		
internal tibiofemoral joint	内側大腿脛骨関節	ないそくだいたいけいこつかんせつ
international 10-20 system	国際 10-20 電極法	こくさいじゅうにじゅうでんきょくほう
International classification of diseases (ICD-10)	国際疾病分類	こくさいしっぺいぶんるい
International classification of functioning, disability and health (ICF)	国際生活機能分類	こくさいせいかつきのうぶんるい
International classification of impairments, disabilities and handicaps (ICIDH)	国際障害分類	こくさいしょうがいぶんるい
International normalized ratio (INR)	国際標準化比	こくさいひょうじゅんかひ
International organization for standardization (ISO)	国際標準化機構	こくさいひょうじゅんかきこう
International standards for neurological classification of spinal cord injury (ISNC-SCI)	脊髄損傷国際評価基準	せきずいそんしょうこくさいひょうかきじゅん
interneuron (internuncial (intercalated) neuron))	介在ニューロン	かいざいにゅーろん
internuclear ophthalmoplegia	核間性眼筋麻痺	かくかんせいがんきんまひ
internuncial (intercalated) neuron (interneuron)	介在ニューロン	かいざいにゅーろん
interosseous muscle	骨間筋	こっかんきん
interpersonal relationship	対人関係	たいじんかんけい
interphalangeal (IP) joint	指節間関節	しせつかんかんせつ
interscapular band	肩甲間バンド	けんこうかんばんど
interscapulothoracic (forequarter) amputation	肩甲胸郭間切断〔術〕（フォークオーター切断〔術〕）	けんこうきょうかくかんせつだん〔じゅつ〕（ふぉーくおーたーせつだん〔じゅつ〕）
interstitial myositis	間質性筋炎	かんしつせいきんえん
interstitial neuritis	間質性神経炎	かんしつせいしんけいえん
interstitial pneumonia (IP)	間質性肺炎	かんしつせいはいえん
intertarsal joint (tarsal joint)	足根間関節	そっこんかんかんせつ
intertransverse fusion	横突起間固定〔術〕	おうとっきかんこてい〔じゅつ〕
intertrochanteric femoral fracture (trochanteric fracture)	転子部骨折（大腿骨転子部骨折）	てんしぶこっせつ（だいたいこつてんしぶこっせつ）
intertrochanteric fracture	転子間骨折	てんしかんこっせつ
interval training	インターバルトレーニング	いんたーばるとれーにんぐ
intervention	介入	かいにゅう
intervertebral disc	椎間板	ついかんばん
intervertebral disc space	椎間板腔	ついかんばんくう
intervertebral foramen	椎間孔	ついかんこう
intervertebral mobility	椎間可動性	ついかんかどうせい
interview	問診	もんしん
intestinal tube feeding	経腸栄養	けいちょうえいよう

intoxication	中毒症	ちゅうどくしょう
intraarticular arthrodesis	関節内関節固定〔術〕	かんせつないかんせつこてい〔じゅつ〕
intraarticular fracture	関節内骨折	かんせつないこっせつ
intraarticular injection	関節内注射	かんせつないちゅうしゃ
intracellular electrode	細胞内電極	さいぼうないでんきょく
intracerebral hematoma	脳内血腫	のうないけっしゅ
intracerebral hemorrhage	脳内出血	のうないしゅっけつ
intracranial aneurysm	頭蓋内動脈瘤	とうがいないどうみゃくりゅう
intracranial calcification	頭蓋内石灰化	とうがいないせっかいか
intracranial hematoma	頭蓋内血腫	とうがいないけっしゅ
intracranial hemorrhage	頭蓋内出血	とうがいないしゅっけつ
intracranial hypertension	頭蓋内圧亢進〔症〕	とうがいないあつこうしん〔しょう〕
intracranial hypotension	低髄液圧	ていずいえきあつ
intracranial hypotension (low intracranial pressure syndrome)	脳脊髄液減少症	のうせきずいえきげんしょうしょう
intracranial neoplasm	頭蓋内腫瘍	とうがいないしゅよう
intracranial pressure	頭蓋内圧	とうがいないあつ
intractable neural disease	神経難病	しんけいなんびょう
intractable pain	難治〔性〕疼痛	なんち〔せい〕とうつう
intradiscal pressure	椎間板内圧	ついかんばんないあつ
intradural extramedullary tumor	硬膜内髄外腫瘍	こうまくないずいがいしゅよう
intrafusal muscle fiber	錘内筋線維	すいないきんせんい
intramedullary	髄内	ずいない
intramedullary nailing	髄内釘固定〔法(術)〕	ずいないていこてい〔ほう(じゅつ)〕
intramedullary rod	髄内釘	ずいないてい
intramedullary tumor	髄内腫瘍	ずいないしゅよう
intramuscular electrode	筋内電極	きんないでんきょく
intramuscular nerve (motor point) block	筋肉内神経(モーターポイント)ブロック	きんにくないしんけい(もーたーぽいんと)ぶろっく
intramuscular pressure	筋内圧	きんないあつ
intraoral delivery	口腔内搬送	こうくうないはんそう
intrarater reliability	検者内信頼性	けんじゃないしんらいせい
intrathecal baclofen (ITB) therapy	髄腔内バクロフェン療法	ずいくうないばくろふぇんりょうほう
intravenous alimentation	経静脈栄養	けいじょうみゃくえいよう
intravenous anesthesia	静脈麻酔〔法〕	じょうみゃくますい〔ほう〕
intravenous hyperalimentation (IVH)	経静脈高カロリー輸液〔法〕	けいじょうみゃくこうかろりーゆえき〔ほう〕
intravenous hypernutrition (IVH)	中心静脈栄養	ちゅうしんじょうみゃくえいよう
intravenous nutrition	静脈栄養	じょうみゃくえいよう
intravenous regional neural block	経静脈的局所神経ブロック	けいじょうみゃくてききょくしょしんけいぶろっく
intraventricular hemorrhage	脳室内出血	のうしつないしゅっけつ
intrinsic contracture	内在筋拘縮	ないざいきんこうしゅく

intrinsic minus hand	内在筋劣〔勢〕位の手	ないざいきんれつ〔せい〕いのて
intrinsic muscle	内在筋	ないざいきん
intrinsic plus hand	内在筋優〔勢〕位の手	ないざいきんゆう〔せい〕いのて
inversion	内がえし	うちがえし
inversion stress test	内反ストレステスト	ないはんすとれすてすと
inverted abdominal reflex	逆転腹皮反射	ぎゃくてんふくひはんしゃ
inverted Achilles tendon reflex	逆転アキレス腱反射	ぎゃくてんあきれすけんはんしゃ
inverted ankle reflex	逆転足根反射	ぎゃくてんそっこんはんしゃ
inverted biceps reflex	逆転〔上腕〕二頭筋反射	ぎゃくてん〔じょうわん〕にとうきんはんしゃ
inverted patellar tendon reflex	逆転膝蓋腱反射	ぎゃくてんしつがいけんはんしゃ
inverted radial reflex	逆転橈骨反射	ぎゃくてんとうこつはんしゃ
inverted reflex	逆転反射	ぎゃくてんはんしゃ
inverted triceps reflex	逆転〔上腕〕三頭筋反射	ぎゃくてん〔じょうわん〕さんとうきんはんしゃ
involuntary contraction	不随意収縮	ふずいいしゅうしゅく
involuntary control of knee	膝の不随意制御	ひざのふずいいせいぎょ
involuntary movement	不随意運動	ふずいいうんどう
involuntary muscle	不随意筋	ふずいいきん
involutional depression	退行期うつ病	たいこうきうつびょう
ionotropic receptor	イオンチャネル型受容体	いおんちゃねるがたじゅようたい
IP extension assist orthosis	IP 伸展補助装具	あいぴーしんてんほじょそうぐ
IP flexion assist orthosis	IP 屈曲補助装具	あいぴーくっきょくほじょそうぐ
irrigation	灌注	かんちゅう
irrigation equipment	ストーマ用洗腸具	すとーまようせんちょうぐ
irritability	易刺激性	いしげきせい
irritable bladder	過敏性膀胱	かびんせいぼうこう
irritant action	刺激作用	しげきさよう
ischemia	虚血(阻血)	きょけつ(そけつ)
ischemic brain edema	虚血性脳浮腫	きょけつせいのうふしゅ
ischemic cerebrovascular disorder	虚血性脳血管障害	きょけつせいのうけっかんしょうがい
ischemic contracture	阻(虚)血性拘縮	そ(きょ)けつせいこうしゅく
ischemic disease	虚血性疾患	きょけつせいしっかん
ischemic heart disease	虚血性心疾患	きょけつせいしんしっかん
ischemic paralysis	虚血性麻痺	きょけつせいまひ
ischemic penumbra	虚血性ペナンブラ	きょけつせいぺなんぶら
ischial 〔ramal〕containment socket	坐骨収納〔型〕ソケット	ざこつしゅうのう〔がた〕そけっと
ischial tuberosity	坐骨結節	ざこつけっせつ
ischial weight bearing	坐骨支持	ざこつしじ
ischial weight bearing knee ankle foot orthosis	坐骨支持長下肢装具	ざこつしじちょうかしそうぐ
ischialgia (sciatic neuralgia)	坐骨神経痛	ざこつしんけいつう
ischium	坐骨	ざこつ
isokinetic contraction	等運動(速)性収縮	とううんどう(そく)せいしゅうしゅく

isokinetic exercise	等運動(速)性運動(訓練)	とううんどう(そく)せいうんどう(くんれん)
isokinetic muscle contraction	等運動(速)性筋収縮	とううんどう(そく)せいきんしゅうしゅく
isolation	隔離	かくり
isometric contraction	等尺性収縮	とうしゃくせいしゅうしゅく
isometric exercise	等尺性運動(訓練)	とうしゃくせいうんどう(くんれん)
isometric point	アイソメトリックポイント	あいそめとりっくぽいんと
isometric strength	等尺性収縮力	とうしゃくせいしゅうしゅくりょく
isotonic contraction	等張性収縮	とうちょうせいしゅうしゅく
isotonic exercise	等張性運動(訓練)	とうちょうせいうんどう(くんれん)
isotonic muscle contraction	等張性筋収縮	とうちょうせいきんしゅうしゅく
isotonic training	等張性トレーニング	とうちょうせいとれーにんぐ
itch sensation	掻痒感	そうようかん
itch〔ing〕	痒み	かゆみ

J

Jackson test	ジャクソンテスト	じゃくそんてすと
Jacksonian epilepsy	ジャクソンてんかん	じゃくそんてんかん
Jacksonian seizure	ジャクソン痙攣	じゃくそんけいれん
Jacoby line	Jacoby 線	やこびせん
Japan coma scale (JCS)	日本式昏睡尺度(JCS)	にほんしきこんすいしゃくど(じぇいしーえす)
Japan disaster rehabilitation assistance team (JRAT)	大規模災害リハビリテーション支援関連団体協議会	だいきぼさいがいりはびりてーしょんしえんかんれんだんたいきょうぎかい
Japan medical association team (JMAT)	日本医師会災害医療チーム	にほんいしかいさいがいいりょうちーむ
Japan orthopaedic association back pain evaluation questionnaire (JOABPEQ)	日本整形外科学会腰痛疾患問診票	にほんせいけいげかがっかいようつうしっかんもんしんひょう
Japanese knee osteoarthritis measure (JKOM)	日本版変形性膝関節症患者機能評価尺度	にほんばんへんけいせいひざかんせつしょうかんじゃきのうひょうかしゃくど
Japanese osteoporosis quality of life questionnaire (JOQOL)	日本骨代謝学会骨粗鬆症患者 QOL 評価質問表	にほんこつたいしゃがっかいこつそしょうしょうかんじゃきゅーおーえるひょうかしつもんひょう
Japanese version of Miller assessment for preschoolers	日本版ミラー幼児発達スクリーニング検査	にほんばんみらーようじはったつすくりーにんぐけんさ
Japanese version of Rivermead behavioral memory test	日本版リバーミード行動記憶検査	にほんばんりばーみーどこうどうきおくけんさ
Japanese version of the Denver developmental screening test	日本版デンバー式発達スクリーニング検査	にほんばんでんばーしきはったつすくりーにんぐけんさ

Japanese version of the everyday memory checklist	日本版日常記憶チェックリスト	にほんばんにちじょうきおくちぇっくりすと
Japanese-style living	和式生活	わしきせいかつ
jargon	ジャルゴン	じゃるごん
jargon agraphia	ジャルゴン失書	じゃるごんしっしょ
jargon aphasia	ジャルゴン失語〔症〕	じゃるごんしつご〔しょう〕
jaw opening exercise	開口訓練	かいこうくんれん
jaw (chin) reflex	下顎反射	かがくはんしゃ
jaw winking syndrome	下顎瞬目症候群	かがくしゅんもくしょうこうぐん
Jefferson fracture	Jefferson 骨折	じぇふぁーそんこっせつ
Jewett type thoraco lumbo sacral orthosis	ジュエット型胸腰仙椎装具	じゅえっとがたきょうようせんついそうぐ
jig	ジグ(治具)	じぐ(じぐ)
job coach	ジョブコーチ	じょぶこーち
joint	関節	かんせつ
joint (unit)	継手	つぎて
joint aligning jig	センタリングジグ	せんたりんぐじぐ
joint capsule	関節包	かんせつほう
joint cavity (articular cavity)	関節腔	かんせつくう
joint congruency	関節適合性	かんせつてきごうせい
joint deformity	関節変形	かんせつへんけい
joint fluid (synovial fluid)	関節液(滑液)	かんせつえき(かつえき)
joint instability	関節不安定〔性〕	かんせつふあんてい〔せい〕
joint laxity	関節弛緩〔性〕〔症〕	かんせつしかん〔せい〕〔しょう〕
joint lubrication	関節潤滑	かんせつじゅんかつ
joint mobility	関節可動性	かんせつかどうせい
joint moment	関節モーメント	かんせつもーめんと
joint mouse	関節ねずみ	かんせつねずみ
joint preserving surgery (operation)	関節温存手術	かんせつおんぞんしゅじゅつ
joint reaction force	関節反力	かんせつはんりょく
joint replacement (arthroplasty)	〔人工〕関節置換(形成)〔術〕	〔じんこう〕かんせつちかん(けいせい)〔じゅつ〕
joint resultant force	関節合力	かんせつごうりょく
joint sensation	関節〔感〕覚	かんせつ〔かん〕かく
joint space	関節裂隙	かんせつれつげき
joint tuberculosis	関節結核	かんせつけっかく
joint (unit) with adjustable motion assist	補助付き調節式継手	ほじょつきちょうせつしきつぎて
joint (unit) with adjustable motion stop	制限付き調節式継手	せいげんつきちょうせつしきつぎて
joint (unit) with lock	ロック付き継手	ろっくつきつぎて
joint (unit) with motion assist	補助付き継手	ほじょつきつぎて
joint (unit) with motion hold	固定式継手	こていしきつぎて
joint (unit) with motion stop	制限付き継手	せいげんつきつぎて
jumper's knee	ジャンパー膝	じゃんぱーひざ
juvenile idiopathic arthritis	若年性特発性関節炎	じゃくねんせいとくはつせいかんせつえん

juve		kine

juvenile muscular atrophy of unilateral upper extremity (Hirayama disease)	若年性一側上肢筋萎縮症（平山病）	じゃくねんせいいっそくじょうしきんいしゅくしょう（ひらやまびょう）
juvenile rheumatoid arthritis	若年性関節リウマチ	じゃくねんせいかんせつりうまち
juvenile scoliosis	学童期〔脊柱〕側弯〔症〕	がくどうき〔せきちゅう〕そくわん〔しょう〕

K

Kampo formula	漢方薬	かんぽうやく
Kana-hiroi test	仮名ひろいテスト	かなひろいてすと
Karvonen coefficient (k)	Karvonen 係数	かるぼーねんけいすう
Karvonen formula	Karvonen の式	かるぼーねんのしき
Kasabach-Merritt syndrome	Kasabach-Merritt 症候群	かさばっはめりっとしょうこうぐん
Katz index of independence in ADL (Katz ADL index)	Katz ADL インデックス	かっつえーでぃーえるいんでっくす
Kaufman assessment battery for children (KABC)-Ⅱ		
Keegan radiculopathy	Keegan 型神経根症	きーがんがたしんけいこんしょう
keel heel	キールヒール	きーるひーる
Kellgren-Lawrence grading	Kellgren-Lawrence 分類	けるぐれんろーれんすぶんるい
keloid	ケロイド	けろいど
kernicterus (nuclear jaundice)	核黄疸	かくおうだん
Kernig sign	Kernig 徴候	けるにっひちょうこう
ketoacidosis	ケトアシドーシス	けとあしどーしす
key muscles	キーマッスル	きーまっする
key person	キーパーソン	きーぱーそん
key pinch	鍵つまみ	かぎつまみ
kicking	蹴り出し	けりだし
Kienböck disease	Kienböck 病（月状骨軟化症）	きーんべっくびょう（げつじょうこつなんかしょう）
Killip classification	Killip の分類	きりっぷのぶんるい
kinanesthesia	運動感覚消失	うんどうかんかくしょうしつ
kinder infant development scale (KIDS)	KIDS 乳幼児発達スケール	きっずにゅうようじはったつすけーる
kinematic analysis	運動学的分析	うんどうがくてきぶんせき
kinematics	運動学	うんどうがく
kinesalgia	筋運動痛	きんうんどうつう
kinesophobia	運動恐怖〔症〕	うんどうきょうふ〔しょう〕
kinesthesia	運動感覚	うんどうかんかく
kinesthetic hallucination	運動感覚性幻覚	うんどうかんかくせいげんかく
kinesthetic illusion	運動錯覚	うんどうさっかく
kinesthetic reflex epilepsy	運動感覚性反射性てんかん	うんどうかんかくせいはんしゃせいてんかん
kinetic chain	運動連鎖	うんどうれんさ
kinetic contraction	動的収縮	どうてきしゅうしゅく

kine		knot
kinetic tremor	運動時振戦	うんどうじしんせん
kinetics	運動力学（速度論）	うんどうりきがく（そくどろん）
Kirschner wire	Kirschner 鋼線	きるしゅなーこうせん
Klenzak ankle joint	クレンザック足継手	くれんざっくあしつぎて
Klenzak ankle-foot orthosis	クレンザック型短下肢装具	くれんざっくがたたんかしそうぐ
Klippel-Feil syndrome	Klippel-Feil 症候群	くりっぺるふぁいるしょうこうぐん
Klumpke paralysis	Klumpke 麻痺	くるんぷけまひ
knee ankle foot orthosis (KAFO) (long leg brace (LLB))	長下肢装具	ちょうかしそうぐ
knee cuff	膝カフ	ひざかふ
knee disarticulation	膝離断〔術〕	ひざりだん〔じゅつ〕
knee disarticulation prosthesis	膝義足	ひざぎそく
knee disarticulation socket	膝離断用ソケット	ひざりだんようそけっと
knee elbow position	肘膝位	ひじひざい
knee extension assist	膝〔用〕伸展補助〔装置〕	ひざ〔よう〕しんてんほじょ〔そうち〕
knee extension stop	伸展止め	しんてんどめ
knee in-toe out	ニーイントーアウト	にーいんとーあうと
Knee injury and osteoarthritis outcome score (KOOS)		
knee joint	膝関節（膝継手）	ひざ（しつ）かんせつ（ひざつぎて）
knee joint with fluid control unit	流体制御膝継手	りゅたいせいぎょひざつぎて
knee joint with hydraulic stance phase control	油圧立脚相制御膝継手	ゆあつりっきゃくそうせいぎょひざつぎて
knee joint with hydraulic swing phase control	油圧遊脚相制御膝継手	ゆあつゆうきゃくそうせいぎょひざつぎて
knee joint with pneumatic swing phase control	空気圧遊脚相制御膝継手	くうきあつゆうきゃくそうせいぎょひざつぎて
knee orthosis	膝装具	ひざそうぐ
knee osteoarthritis	変形性膝関節症	へんけいせいひざ（しつ）かんせつしょう
knee out-toe in	ニーアウトトーイン	にーあうととーいん
knee pad (cap)	膝当て	ひざあて
knee pain (gonalgia)	膝関節痛	ひざ（しつ）かんせつつう
knee society knee scoring system (KSS)		
kneel sitting	正（膝）座位	せい（ひざ）ざい
kneel walk〔ing〕	膝歩き	ひざあるき
kneeling	膝立ち位	ひざたちい
Knight orthosis	ナイト型装具	ないとがたそうぐ
Knight type lumbosacral orthosis	ナイト型腰仙椎装具	ないとがたようせんついそうぐ
Knight-Taylor type thoraco lumbo sacral orthosis	ナイトテーラー型胸腰仙椎装具	ないとてーらーがたきょうようせんついそうぐ
knitting aid	ニッティングエイド	にってぃんぐえいど
knock knee	X 脚	えっくすきゃく
knot	結節	けっせつ

knuc		Lans
knuckle bender	ナックルベンダー（MP屈曲補助装具）	なっくるべんだー（えむぴーくっきょくほじょそうぐ）
knuckle pad	ナックルパッド	なっくるぱっど
Kohs block design test	コース立方体組み合わせテスト	こーすりっぽうたいくみあわせてすと
Kondylen Bettung Münster (KBM) trans tibial (below knee) prosthesis	KBM式下腿義足	けーびーえむしきかたいぎそく
Korsakoff syndrome	Korsakoff症候群	こるさこふしょうこうぐん
Kugelberg–Welander disease	Kugelberg-Welander病	くーげるべるくうぇらんだーびょう
Küntscher nail	Küntscher髄内釘	きゅんちゃーずいないてい
Kyoto scale of psychological development 2001	新版K式発達検査2001	しんぱんけーしきはったつけんさにせんいち
kyphoscoliosis	脊柱後側弯〔症〕	せきちゅうこうそくわん〔しょう〕
kyphosis	〔脊柱〕後弯〔症〕	せきちゅうこうわん〔しょう〕

L

L-P (lumbo-peritoneal) shunt	L-P（腰髄腹腔）シャント	えるぴー（ようずいふくこう）しゃんと
labial	口唇音	こうしんおん
labor accident	労働災害	ろうどうさいがい
labor compensation	労働補償	ろうどうほしょう
labor standards law	労働基準法	ろうどうきじゅんほう
labor welfare project	労働福祉事業	ろうどうふくしじぎょう
labored breathing	努力呼吸	どりょくこきゅう
labored respiration	努力性呼吸	どりょくせいこきゅう
Lachman test	Lachmanテスト	らっくまんてすと
lacunar amnesia	まだら健忘	まだらけんぼう
lacunar infarction	ラクナ梗塞	らくなこうそく
lagophthalmos	兎眼	とがん
lambdoid wave	ラムダ様波	らむだようは
Lambert-Eaton syndrome	Lambert-Eaton症候群	らんばーといーとんしょうこうぐん
Lambrinudi triple arthrodesis	Lambrinudi三関節固定術	らんぶりぬーでいさんかんせつこていじゅつ
laminectomy	椎弓切除〔術〕	ついきゅうせつじょ〔じゅつ〕
laminoplasty	椎管拡大術（椎弓形成〔術〕）	ついかんかくだいじゅつ（ついきゅうけいせい〔じゅつ〕）
Landau reflex	Landau反射	らんどーはんしゃ
landmark agnosia (scene agnosia)	街並失認	まちなみしつにん
Landry paralysis	Landry麻痺	らんどりーまひ
language	言語	げんご
language development	言語発達	げんごはったつ
language function	言語機能	げんごきのう
Lansbury activity index	Lansbury活動指数	らんすばりーかつどうしすう

101

lapb		late
lapboard	車いす用テーブル	くるまいすようてーぶる
large wheel	大車輪	だいしゃりん
Larsen grade	Larsen 分類	らーせんぶんるい
laryngeal atresia	喉頭閉鎖	こうとうへいさ
laryngeal diversion	喉頭気管分離術(気管食道分離術)	こうとうきかんぶんりじゅつ(きかんしょくどうぶんりじゅつ)
laryngeal elevation	喉頭挙上	こうとうきょじょう
laryngeal penetration	喉頭侵入	こうとうしんにゅう
laryngeal reflex	喉頭反射	こうとうはんしゃ
laryngeal spasm	喉頭痙攣	こうとうけいれん
laryngeal suspension	喉頭〔舌骨〕挙上術	こうとう〔ぜっこつ〕きょじょうじゅつ
laryngectomy	喉頭摘出術	こうとうてきしゅつじゅつ
laryngoparalysis	喉頭麻痺	こうとうまひ
laryngotracheal separation	喉頭気管分離術	こうとうきかんぶんりじゅつ
Lasègue sign	Lasègue 徴候	らぜーぐちょうこう
laser therapy	レーザー治療	れーざーちりょう
late response	後期応答	こうきおうとう
late seizure	遅発発作[症候性てんかんの]	ちはつほっさ
latency	潜時	せんじ
latent period	潜伏期	せんぶくき
lateral (side) pinch	横つまみ	よこつまみ
lateral approach	側方アプローチ	そくほうあぷろーち
lateral bending	側屈	そっくつ
lateral column of spinal cord	脊髄側索	せきずいそくさく
lateral corticospinal tract	外側皮質脊髄路	がいそくひしつせきずいろ
lateral epicondylitis	外側上顆炎	がいそくじょうかえん
lateral femoral cutaneous nerve	外側大腿皮神経	がいそくだいたいひしんけい
lateral femoral notch sign		
lateral funiculus	側索	そくさく
lateral gaze	側方注視	そくほうちゅうし
lateral humeral epicondylitis	上腕骨外側上顆炎	じょうわんこつがいそくじょうかえん
lateral lumbar interbody fusion (LLIF)	側方経路腰椎椎体間固定術	そくほうけいろようついついたいかんこていじゅつ
lateral malleolus	外果	がいか
lateral malleolus fracture	足関節外果骨折	そく(あし)かんせつがいかこっせつ
lateral medullary syndrome	延髄外側症候群	えんずいがいそくしょうこうぐん
lateral thrust	側方動揺(スラスト)	そうほうどうよう(すらすと)
lateral upper leg support (abduction support (block))	外転防止サポート(ブロック)	がいてんぼうしさぽーと(ぶろっく)
lateral upright	側方支柱	そくほうしちゅう
lateral wedge	外側ウエッジ	がいそくうえっじ
lateral whip	外側ホイップ(踵の外振り)	がいそくはいっぷ(かかとのそとぶり)
laterality	偏在〔性〕(片側性)	へんざい〔せい〕(へんそくせい)

late		leth
lateralization	左右分化	さゆうぶんか
lateropulsion	側方突進〔現象〕	そくほうとっしん〔げんしょう〕
laterotorsio cruris	下腿外捻〔症〕	かたいがいねん〔しょう〕
latissimus dorsi muscle	広背筋	こうはいきん
Lauenstein position	Lauenstein〔像〕肢位	らうえんしゅたいん〔ぞう〕しい
Lauge-Hansen〔fracture〕 classification	Lauge-Hansen 分類	らうげはんせんぶんるい
lavatory (toilet)	便器	べんき
law for employment promotion of persons with disabilities	障害者雇用促進法	しょうがいしゃこようそくしんほう
law for the welfare of physically disabled persons	身体障害者福祉法	しんたいしょうがいしゃふくしほう
laxity	弛緩症	しかんしょう
lead encephalopathy	鉛脳症	なまりのうしょう
lead neuritis	鉛神経炎	なまりしんけいえん
lead palsy	鉛麻痺	なまりまひ
lead pipe phenomenon	鉛管現象	えんかんげんしょう
lead pipe rigidity	鉛管様強剛	えんかんようきょうごう
lead poisoning (plumbism)	鉛中毒	なまりちゅうどく
leakage of cerebrospinal fluid	髄液漏出	ずいえきろうしゅつ
lean body mass	除脂肪体重	じょしぼうたいじゅう
learned non-use	学習された不使用	がくしゅうされたふしよう
learning	学習	がくしゅう
learning ability	学習能力	がくしゅうのうりょく
learning disabilities inventory-revised (LDI-R)		
learning disorder (impairment)	学習障害	がくしゅうしょうがい
learning theory	学習理論	がくしゅうりろん
leather work	革細工	かわざいく
left handed	左利きの	ひだりききの
left handedness	左手利き	ひだりてきき
leg	脚（あし）	きゃく（あし）
leg length	脚長	きゃくちょう
leg length discrepancy	脚長差	きゃくちょうさ
leg length inequality	脚長不等	きゃくちょうふとう
leg support (rest)	レッグサポート（レスト）	れっぐさぽーと（れすと）
Leigh syndrome	Leigh 症候群	りーしょうこうぐん
leisure activity	余暇活動	よかかつどう
length of stay	入院期間（在院日数）	にゅういんきかん（ざいいんにっすう）
lengthening (elongation)	延長〔術〕	えんちょう〔じゅつ〕
lengthening reaction	伸び反応	のびはんのう
Lennox syndrome	Lennox 症候群	れのっくすしょうこうぐん
lenticular degeneration	レンズ核変性〔症〕	れんずかくへんせい〔しょう〕
Lesch-Nyhan syndrome	Lesch-Nyhan 症候群	れっしゅないはんしょうこうぐん
lesser trochanter	小転子	しょうてんし
lethal arrhythmia	致死性不整脈	ちしせいふせいみゃく

L

leukoaraiosis	白質希薄化(白質病変)	はくしつきはくか(はくしつびょうへん)
leukodystrophy (-phia)	白質ジストロフィー	はくしつじすとろふぃー
leukoencephalopathy	白質脳症	はくしつのうしょう
levator scapulae muscle	肩甲挙筋	けんこうきょきん
lever arm	梃子の腕(レバーアーム)	てこのうで(ればーあーむ)
Lewy bodies disease	Lewy 小体病	れづいしょうたいびょう
Lewy body	Lewy 小体	れづいしょうたい
Leyden neuritis	Leyden 神経炎	らいでんしんけいえん
Lhermitte sign	Lhermitte 徴候	れるみっとちょうこう
liaison	リエゾン	りえぞん
liaison clinical pathway	地域連携パス	ちいきれんけいぱす
liaison conference	リエゾン・カンファレンス	りえぞんかんふぁれんす
liaison psychiatrist	リエゾン精神科医	りえぞんせいしんかい
liaison psychiatry	リエゾン精神医学	りえぞんせいしんいがく
lid retraction	眼瞼後退	がんけんこうたい
life expectancy	余命	よめい
life habit	生活習慣	せいかつしゅうかん
life model	生活モデル	せいかつもでる
life review (reminiscence therapy)	回想法	かいそうほう
life satisfaction	生活満足度	せいかつまんぞくど
life stage	生活期(ライフステージ)	せいかつき(らいふすてーじ)
life style	ライフスタイル	らいふすたいる
life style related disease	生活習慣病	せいかつしゅうかんびょう
life support care	生命維持療法	せいめいいじりょうほう
lifestyle	生活様式	せいかつようしき
lift (lifting aid)	リフト(リフター)	りふと(りふたー)
lift (shoe lift)	補高	ほこう
lifting aid (lift)	リフター(リフト)	りふたー(りふと)
lifting motion	持ち上げ動作	もちあげどうさ
lifting platform	段差解消機	だんさかいしょうき
ligament (band)	靱帯	じんたい
ligament injury	靱帯損傷	じんたいそんしょう
ligament rupture	靱帯断裂	じんたいだんれつ
ligament suture	靱帯縫合〔術〕	じんたいほうごう〔じゅつ〕
light perception	光覚弁	こうかくべん
light reflex	対光反射	たいこうはんしゃ
light sensation	光覚	こうかく
limb (extremity)	肢	し
limb ataxia	肢節運動失調	しせつうんどうしっちょう
limb girdle	肢帯	したい
limb girdle type progressive muscular dystrophy	肢帯型筋ジストロフィー	したいがたきんじすとろふぃー
limb kinetic apraxia	肢節運動失行	しせつうんどうしっこう
limb lengthening	肢延長〔術〕	しえんちょう〔じゅつ〕
limb prosthesis	義肢	ぎし
limb salvage	患肢(四肢)温存	かんし(しし)おんぞん

limbic encephalitis	辺縁系脳炎	へんえんけいのうえん
limbic system	辺縁系	へんえんけい
line bisection test	線分二等分課題	せんぶんにとうぶんかだい
liner	ライナー	らいなー
lingual sound	舌音	ぜつおん
link mechanics	リンク機構	りんくきこう
link type (step up elbow hinge)	リンク式［倍動肘ヒンジ継手］	りんくしき
lipid	脂質	ししつ
lipidosis	脂質症（リピドーシス）	ししつしょう（りぴどーしす）
liquorrhea	脳脊髄液漏	のうせきずいえきろう
liquorrhea (cerebrospinal fluid leakage)	髄液漏	ずいえきろう
Lisfranc amputation	Lisfranc 切断	りすふらんせつだん
Lisfranc joint	Lisfranc 関節	りすふらんかんせつ
Lissauer paralysis	Lissauer 麻痺	りっさうあーまひ
Lister tubercle	Lister 結節	りすたーけっせつ
little league elbow	リトルリーグ肘	りとるりーぐひじ
little league shoulder	リトルリーグ肩	りとるりーぐかた
little leaguer's shoulder	上腕骨近位骨端離開（リトルリーガーズショルダー）	じょうわんこつきんいこったんりかい（りとるりーがーずしょるだー）
living environment	生活環境	せいかつかんきょう
living liver transplantation	生体肝移植	せいたいかんいしょく
living skill	生活技能	せいかつぎのう
living support	生活支援	せいかつしえん
living will	リビングウィル	りびんぐうぃる
load	負荷	ふか
load deformation curve	荷重変形曲線	かじゅうへんけいきょくせん
local analgesic	局所麻酔薬	きょくしょますいやく
local anesthesia	局所麻酔〔法〕	きょくしょますい〔ほう〕
local bath	部分浴	ぶぶんよく
local cerebral blood volume	局所脳血液量	きょくしょのうけつえきりょう
local cerebral glucose utilization	局所脳ブドウ糖消費	きょくしょのうぶどうとうしょうひ
local cerebral metabolic rate for glucose	局所脳ブドウ糖代謝率	きょくしょのうぶどうとうたいしゃりつ
local cerebral metabolic rate of oxygen	局所脳酸素消費量	きょくしょのうさんそしょうひりょう
local compression	局所圧迫	きょくしょあっぱく
local flap	局所皮弁	きょくしょひべん
local tic	局在性チック	きょくざいせいちっく
local vasodilation	局所性血管拡張	きょくしょせいけっかんかくちょう
localization	局在	きょくざい
localized amyloidosis	局在性アミロイド症	きょくざいせいあみろいどしょう
localized epilepsy	局在性てんかん	きょくざいせいてんかん
localizer cast	ロカライザーキャスト	ろからいざーきゃすと
lock jaw	開口障害	かいこうしょうがい

lock		low
locked-in syndrome	閉じ込め症候群	とじこめしょうこうぐん
locking	ロッキング	ろっきんぐ
locking plate	ロッキングプレート	ろっきんぐぷれーと
locomotion (ambulation)	移動	いどう
locomotion activity	移動動作	いどうどうさ
locomotive syndrome	ロコモティブシンドローム（運動器症候群）	ろこもてぃぶしんどろーむ（うんどうきしょうこうぐん）
locomotor capabilities index (LCI)		
locomotor unit	ロコモーターユニット	ろこもーたーゆにっと
locus of center of gravity	重心図	じゅうしんず
Lofstrand crutch (elbow crutch)	Lofstrand 杖（肘杖）	ろふすとらんどつえ（ひじつえ）
long opponens wrist hand orthosis	長対立装具	ちょうたいりつそうぐ
long sitting	長座位	ちょうざい
long sock	中敷	なかじき
long 〔term〕memory	長期記憶	ちょうききおく
long-loop reflex	長ループ反射	ちょうるーぷはんしゃ
long-term care	長期ケア（介護）	ちょうきけあ（かいご）
long-term care health facility	介護老人保健施設	かいごろうじんほけんしせつ
long-term care insurance (nursing care insurance)	介護保険	かいごほけん
long-term care insurance act	介護保険法	かいごほけんほう
long-term care insurance facility	介護保険施設	かいごほけんしせつ
long-term care insurance system	介護保険制度	かいごほけんせいど
long-term depression (LTD)	シナプス長期抑制	しなぷすちょうきよくせい
long-term lying	長期臥床	ちょうきがしょう
long-term potentiation (LTP)	シナプス長期増強	しなぷすちょうきぞうきょう
long-tract sign	長索路症状	ちょうさくろしょうじょう
longitudinal arch	縦アーチ	たてあーち
longitudinal study	縦断研究	じゅうだんけんきゅう
loose shoulder	動揺〔性〕肩関節	どうよう〔せい〕かたかんせつ
lordoscoliosis	脊柱前側弯〔症〕	せきちゅうぜんそくわん〔しょう〕
lordosis	〔脊柱〕前弯〔症〕	〔せきちゅう〕ぜんわん〔しょう〕
loss of appetite	食欲不振	しょくよくふしん
loss of consciousness	意識消失	いしきしょうしつ
loud training	声量増大訓練	せいりょうぞうだいくんれん
low activity	低活動	ていかつどう
low amplitude potential	低振幅電位	ていしんぷくでんい
low back pain (lumbago)	腰痛症	ようつうしょう
low birth weight infant	低出生体重児	ていしゅっせいたいじゅうじ
low energy trauma	低エネルギー外傷	ていえねるぎーがいしょう
low frequency current	低周波刺激	ていしゅうはしげき
low frequency electric stimulation therapy	低周波〔電気刺激〕療法	ていしゅうは〔でんきしげき〕りょうほう

low		lumb
low intensity pulsed ultrasound	低出力超音波パルス	ていしゅつりょくちょうおんぱぱるす
low intracranial pressure syndrome (intracranial hypotension)	脳脊髄液減少症	のうせきずいえきげんしょうしょう
low power laser	低出力レーザー	ていしゅつりょくれーざー
low salt diet	減塩食	げんえんしょく
lower extremity	下肢	かし
lower extremity (limb) amputation	下肢切断〔術〕	かしせつだん〔じゅつ〕
lower extremity (limb) amputee	下肢切断者	かしせつだんしゃ
lower extremity (limb) orthosis	下肢装具	かしそうぐ
lower extremity (limb) paresis	下肢麻痺	かしまひ
lower extremity (limb) prosthesis	義足	ぎそく
lower leg (crus)	下腿	かたい
lower limb function	下肢機能	かしきのう
lower limb movement	下肢運動	かしうんどう
lower limb pain	下肢痛	かしつう
lower motor neuron (LMN)	下位運動ニューロン	かいうんどうにゅーろん
lower motor neuron disease	下位運動ニューロン疾患	かいうんどうにゅーろんしっかん
Lown classification	Lown 分類	ろーんぶんるい
lucid interval	意識清明期	いしきせいめいき
lumbago (low back pain)	腰痛症	ようつうしょう
lumbar central spinal canal stenosis	中心型腰部脊柱管狭窄症	ちゅうしんがたようぶせきちゅうかんきょうさくしょう
lumbar cord	腰髄	ようずい
lumbar corset	腰椎コルセット	ようついこるせっと
lumbar degenerative spondylolisthesis	腰椎変性すべり症	ようついへんせいすべりしょう
lumbar disk herniation	腰椎椎間板ヘルニア	ようついついかんばんへるにあ
lumbar kyphosis	腰椎後弯症	ようついこうわんしょう
lumbar lordosis	腰椎前弯	ようついぜんわん
lumbar orthosis	腰椎装具	ようついそうぐ
lumbar pad	腰椎パッド	ようついぱっど
lumbar part	腰部	ようぶ
lumbar plexus	腰神経叢	ようしんけいそう
lumbar puncture	腰椎穿刺	ようついせんし
lumbar quadrate muscle	腰方形筋	ようほうけいきん
lumbar spinal canal stenosis	腰部脊柱管狭窄症	ようぶせきちゅうかんきょうさくしょう
lumbar spinal cord injury	腰髄損傷	ようずいそんしょう
lumbar spine (lumbar vertebra)	腰椎	ようつい
lumbar spondylolisthesis	腰椎すべり症	ようついすべりしょう
lumbar spondylolysis	腰椎分離症	ようついぶんりしょう
lumbar spondylosis	腰椎症	ようついしょう
lumbar sympathetic ganglion block	腰部交感神経節ブロック	ようぶこうかんしんけいせつぶろっく

L

lumb		macu

lumbar traction	腰椎牽引	ようついけんいん
lumbar triangle (Petit triangle)	腰三角（Petit 三角）	ようさんかく（ぺてぃさんかく）
lumbarsacral spondylosis	変形性腰仙椎症	へんけいせいようせんついしょう
lumber facet joint pain	椎間関節由来腰痛	ついかんかんせつゆらいようつう
lumber spondylosis	変形性腰椎症	へんけいせいようついしょう
lumbosacral angle	腰仙角	ようせんかく
lumbosacral corset	軟性腰仙椎装具（腰仙椎コルセット）	なんせいようせんついそうぐ（ようせんついこるせっと）
lumbosacral hip knee ankle foot orthosis	脊椎長下肢装具	せきついちょうかしそうぐ
lumbosacral hip knee orthosis	脊椎膝装具	せきついひざそうぐ
lumbosacral orthosis	腰仙椎装具	ようせんついそうぐ
lumbosacral plexus palsy	腰仙部神経叢麻痺	ようせんぶしんけいそうまひ
lumbosacral radiculopathy	腰仙部神経根障害	ようせんぶしんけいこんしょうがい
lumbrical bar	虫様筋バー	ちゅうようきんばー
lung compliance	肺コンプライアンス	はいこんぷらいあんす
lung physical therapy	肺理学療法	はいりがくりょうほう
lung volume	肺気量	はいきりょう
lung volume reduction surgery	肺容量減少術	はいようりょうげんしょうじゅつ
lupus erythematosus	エリテマトーデス（紅斑性狼瘡）	えりてまとーです（こうはんせいろうそう）
Luschka joint	Luschka 関節	るしゅかかんせつ
luxatio coxae congenita (congenital dislocation of the hip)	先天性股関節脱臼	せんてんせいこかんせつだっきゅう
lying system	臥位保持装置	がいほじそうち
Lyme disease	Lyme 病	らいむびょう
lymph	リンパ液	りんぱえき
lymph node dissection	リンパ節郭清術	りんぱせつかくせいじゅつ
lymphangiography	リンパ管造影〔法〕	りんぱかんぞうえい〔ほう〕
lymphangitis	リンパ管炎	りんぱかんえん
lymphedema	リンパ浮腫	りんぱふしゅ
lymphocytic meningitis	リンパ球性髄膜炎	りんぱきゅうせいずいまくえん
lymphorrhage	リンパ球浸潤	りんぱきゅうしんじゅん
lysosomal disease	ライソゾーム病	らいそぞーむびょう

M

M wave	M 波	えむは
Machado-Joseph disease	Machado-Joseph 病	ましゃどじょせふびょう
Mackenzie method	マッケンジー法	まっけんじーほう
macroangiopathy	大血管障害	だいけっかんしょうがい
macroelectromyography	マクロ筋電図	まくろきんでんず
macrophage	貪食細胞	どんしょくさいぼう
macroscelia	巨脚症	きょきゃくしょう
macular area	黄斑領域	おうはんりょういき

macu		mang
macular degeneration	黄斑変性	おうはんへんせい
macular sparing	黄斑回避	おうはんかいひ
maculopathy	黄斑障害	おうはんしょうがい
magnetic resonance angiography (MRA)	磁気共鳴血管造影〔法〕	じききょうめいけっかんぞうえい〔ほう〕
magnetic resonance image (MRI)	磁気共鳴画像(磁気共鳴像)	じききょうめいがぞう(じききょうめいぞう)
magnetic resonance spectroscopy (MRS)	磁気共鳴スペクトロスコピー	じききょうめいすぺくとろすこぴー
magnetic stimulation	磁気刺激〔法〕	じきしげき〔ほう〕
magnetoencephalogram	脳磁図	のうじず
major tranquilizer	強力精神安定薬	きょうりょくせいしんあんていやく
malabsorption syndrome	吸収不全症候群	きゅうしゅうふぜんしょうこうぐん
malacia	軟化〔症〕	なんか〔しょう〕
maladaptive behavior	不適応行動	ふてきおうこうどう
malaise	倦怠感	けんたいかん
malalignment	アライメント不良	あらいめんとふりょう
male infertility	男性不妊	だんせいふにん
malformation	形態異常	けいたいいじょう
malignant disease	悪性疾患	あくせいしっかん
malignant hypertension	悪性高血圧〔症〕	あくせいこうけつあつ〔しょう〕
malignant hyperthermia	悪性高熱〔症〕	あくせいこうねつ〔しょう〕
malignant lymphoma	悪性リンパ腫	あくせいりんぱしゅ
malignant melanoma	悪性黒色腫	あくせいこくしょくしゅ
malignant rheumatoid arthritis	悪性関節リウマチ	あくせいかんせつりうまち
malignant syndrome	悪性症候群	あくせいしょうこうぐん
malignant tumor (cancer)	悪性腫瘍(がん)	あくせいしゅよう(がん)
malingering	詐病	さびょう
malleolar fracture	果部骨折	かぶこっせつ
mallet finger	槌指	つちゆび
mallet toe (hammer toe)	槌状足ゆび(趾)	つちじょうあしゆび(そくし)
malnutrition	栄養失調(障害)〔症〕	えいようしっちょう(しょうがい)〔しょう〕
malnutrition (undernutrition)	低栄養	ていえいよう
malposition	不良肢位	ふりょうしい
malposture	不良姿勢	ふりょうしせい
malpractice	医療過誤	いりょうかご
malrotation	回転(旋)異常	かいてん(せん)いじょう
malunion	変形癒合	へんけいゆごう
mamma (breast)	乳房	にゅうほう
mammary prosthesis	偽乳房	ぎにゅうほう
managed care	マネージドケア	まねーじどけあ
management	マネージメント	まねーじめんと
manchette	マンシェット	まんしぇっと
mandibular distraction osteogenesis	下顎骨延長術	かがくこつえんちょうじゅつ
mandibulo facial dysostosis	下顎顔面異骨症	かがくがんめんいこつしょう
manganese intoxication	マンガン中毒	まんがんちゅうどく

M

mani		matu
mania	躁病	そうびょう
manic depressive psychosis	躁うつ病	そううつびょう
manipulation	用手操作	ようしゅそうさ
Mann test	マン試験	まんしけん
manual attendant controlled wheelchair (manual wheelchair with attendant)	介助用車いす	かいじょようくるまいす
manual braille writer	手動点字タイプライター	しゅどうてんじたいぷらいたー
manual correction	徒手(用手)矯正	としゅ(ようしゅ)きょうせい
manual dexterity exercise	巧緻運動訓練	こうちうんどうくんれん
manual locking elbow unit	手動単軸肘ブロック継手	しゅどうたんじくひじぶろっくつぎて
manual locking single-axis elbow hinge	手動単軸肘ヒンジ継手	しゅどうたんじくひじひんじつぎて
manual lymphatic drainage	用手的リンパドレナージ	ようしゅてきりんぱどれなーじ
manual muscle test (MMT)	徒手筋力テスト	としゅきんりょくてすと
manual myometer	徒手筋力計	としゅきんりょくけい
manual wheelchair	自走用車いす(手動車いす)	じそうようくるまいす(しゅどうくるまいす)
manus cava	凹手	おうしゅ
manus valga	外反手	がいはんしゅ
Marfan syndrome	Marfan 症候群	まるふぁんしょうこうぐん
Marie hereditary cerebellar ataxia	Marie 遺伝性小脳性運動失調症	まりーいでんせいしょうのうせいうんどうしっちょうしょう
Marinesco succulent hand	Marinesco 腫脹手	まりねすこしゅちょうしゅ
Marinesco-Sjögren syndrome	Marinesco-Sjögren 症候群	まりねすこしぇーぐれんしょうこうぐん
marrow cavity	髄腔	ずいくう
Martin-Gruber anastomosis	Martin-Gruber 吻合	まーてぃんーぐるばーふんごう
mask like face (masked face)	仮面様顔貌	かめんようがんぼう
masked depression	仮面うつ病	かめんうつびょう
masking	マスキング	ますきんぐ
mass reflex	集合反射	しゅうごうはんしゃ
massage	マッサージ	まっさーじ
mastectomy	乳房切除術	にゅうぼうせつじょじゅつ
mastication (chewing)	咀嚼	そしゃく
masticatory disturbance (disorders of mastication)	咀嚼障害	そしゃくしょうがい
mat activity	床上動作	しょうじょうどうさ
mat exercise	マット運動(訓練)	まっとうんどう(くんれん)
matrix	基質	きしつ
matrix metalloproteinase-3 (MMP-3)	マトリックスメタロプロテイナーゼ-3	まとりっくすめたろぷろていなーぜすりー
matrix vesicle	基質小胞	きしつしょうほう
mattress and covering for pressure sore prevention	褥瘡防止マットレス	じょくそうぼうしまっとれす
maturation	成熟	せいじゅく

maximal age related heart rate (age predicted maximal heart rate)	年齢補正最高心拍数	ねんれいほせいさいこうしんぱくすう
maximal expiratory position	最大呼気位	さいだいこきい
maximal expiratory pressure (PEmax)	最大呼気〔内〕圧	さいだいこき〔ない〕あつ
maximal gait velocity	最大歩行速度	さいだいほこうそくど
maximal heart rate	最大心拍数	さいだいしんぱくすう
maximal inspiratory position	最大吸気位	さいだいきゅうきい
maximal inspiratory pressure (PImax)	最大吸気〔内〕圧	さいだいきゅうき〔ない〕あつ
maximum desire to void	最大尿意	さいだいにょうい
maximum heart rate during exercise	運動時最大心拍数	うんどうじさいだいしんぱくすう
maximum muscle strength	最大筋力	さいだいきんりょく
maximum oxygen consumption	最大酸素消費量	さいだいさんそしょうひりょう
maximum oxygen intake (uptake) (VO$_2$max)	最大酸素摂取量	さいだいさんそせっしゅりょう
maximum voluntary contraction	最大随意収縮	さいだいずいいしゅうしゅく
McCune-Albright syndrome	McCune-Albright 症候群	まっきゅーんおーるぶらいとしょうこうぐん
McMurray test	McMurray テスト	まくまれーてすと
mean arterial pressure (MAP)	平均血圧	へいきんけつあつ
mean power frequency	平均パワー周波数	へいきんぱわーしゅうはすう
measure	尺度	しゃくど
measurement	採寸	さいすん
mechanical axis	機能軸	きのうじく
mechanical fatigue〔limit〕	機械的疲労〔限界〕	きかいてきひろう〔げんかい〕
mechanical stimulation	機械的刺激	きかいてきしげき
mechanical stress	メカニカルストレス	めかにかるすとれす
mechanism of injury	受傷機転	じゅしょうきてん
mechano〔re〕ceptor	機械受容器	きかいじゅようき
medial longitudinal fasciculus	内側縦束	ないそくじゅうそく
medial malleolus	内果	ないか
medial malleolus fracture	足関節内果骨折	そく（あし）かんせつないかこっせつ
medial single hip joint〔system〕	内側単股継手〔システム〕	ないそくたんこつぎて〔しすてむ〕
medial wedge	内側ウエッジ	ないそくうえっじ
medial whip	内側ホイップ	ないそくほいっぷ
median nerve	正中神経	せいちゅうしんけい
median nerve paralysis (palsy)	正中神経麻痺	せいちゅうしんけいまひ
medical aid for children with potential disability	育成医療	いくせいいりょう
medical certificate	診断書	しんだんしょ
medical check	メディカルチェック	めでぃかるちぇっく
medical cost	医療費	いりょうひ
medical engineering	医用工学	いようこうがく

medi		meni
medical guideline	診療指針	しんりょうししん
medical insurance	医療保険	いりょうほけん
medical interview	医療面接	いりょうめんせつ
medical outcomes study short form-36 health survey (SF-36)		
medical rehabilitation	医学的リハビリテーション	いがくてきりはびりてーしょん
medical rehabilitation service	更生医療	こうせいいりょう
medical research council (MRC) dyspnea scale	MRC 息切れスケール	えむあーるしーいきぎれすけーる
medical social worker (MSW)	医療ソーシャルワーカー	いりょうそーしゃるわーかー
medicare	メディケア	めでぃけあ
medication instruction	服薬指導	ふくやくしどう
medicine ball	メディシンボール	めでぃしんぼーる
mediolateral dimension	ソケット内外径	そけっとないがいけい
mediolateral instability	側方不安定	そくほうふあんてい
mediotorsio cruris	下腿内捻〔症〕	かたいないねん〔しょう〕
medulla oblongata	延髄	えんずい
medullary cone	脊髄円錐	せきずいえんすい
medullary cone injury	脊髄円錐部損傷	せきずいえんすいぶそんしょう
megaglossia	巨大舌	きょだいぜつ
megalomania (delusion of grandeur)	誇大妄想	こだいもうそう
Meissner ganglion	Meissner 神経節	まいすなーしんけいせつ
Meissner plexus	Meissner 神経叢	まいすなーしんけいそう
melalgia	肢痛	しつう
melatonin receptor agonists	メラトニン受容体作動薬	めらとにんじゅようたいさどうやく
memorization	記銘	きめい
memory	記憶	きおく
memory disorder (impairment)	記憶障害	きおくしょうがい
memory note	メモリーノート	めもりーのーと
Mendelsohn maneuver	Mendelsohn 手技	めんでるそーんしゅぎ
Mendelson syndrome	Mendelson 症候群	めんでるそんしょうこうぐん
Ménière disease	Ménière 病	めにえーるびょう
meningeal irritation	髄膜刺激症候	ずいまくしげきしょうこう
meningeal sign	髄膜徴候	ずいまくちょうこう
meningioma	髄膜腫	ずいまくしゅ
meningitis	髄膜炎	ずいまくえん
meningoencephalitis	髄膜脳炎	ずいまくのうえん
meningoencephalomyelitis	髄膜脳脊髄炎	ずいまくのうせきずいえん
meningoencephalopathy	髄膜脳症	ずいまくのうしょう
meningomyelitis	髄膜脊髄炎	ずいまくせきずいえん
meningopathy	髄膜症	ずいまくしょう
meningoradiculitis	髄膜神経根炎	ずいまくしんけいこんえん
meninx	髄膜	ずいまく
meniscal injury	半月板損傷	はんげつばんそんしょう
meniscal tear	半月板断裂	はんげつばんだんれつ
meniscectomy	半月板切除〔術〕	はんげつばんせつじょ〔じゅつ〕

meni		meta
meniscopathy	〔関節〕半月板〔症〕	〔かんせつ〕はんげつばん〔しょう〕
meniscus	半月板（メニスクス）	はんげつばん（めにすくす）
menopause	閉経	へいけい
menstrual disorder	月経異常	げっけいいじょう
mental activity	精神活動	せいしんかつどう
mental age	精神年齢	せいしんねんれい
mental deafness (sensory deafness)	精神聾	せいしんろう
mental deficiency (intellectual disability)	精神薄弱（知的障害）	せいしんはくじゃく（ちてきしょうがい）
mental development	精神発達	せいしんはったつ
mental disability certificate	精神〔障害者〕保健福祉手帳	せいしん〔しょうがいしゃ〕ほけんふくしてちょう
mental disease (mental illness, psychiatric disease)	精神疾患	せいしんしっかん
mental disorder	精神機能障害	せいしんきのうしょうがい
mental disorder (impairment)	精神障害	せいしんしょうがい
mental health and welfare center	精神保健福祉センター	せいしんほけんふくしせんたー
mental health and welfare law	精神保健福祉法	せいしんほけんふくしほう
mental health welfare counselor	精神保健福祉士	せいしんほけんふくしし
mental illness (psychiatric disease, mental disease)	精神疾患	せいしんしっかん
mental recall	記憶想起	きおくそうき
mental retardation (amentia)	精神〔発達〕遅滞	せいしん〔はったつ〕ちたい
mental retardation certificate	療育手帳	りょういくてちょう
mentally disabled person	精神障害者	せいしんしょうがいしゃ
mentation	精神機能	せいしんきのう
meralgia	大腿痛	だいたいつう
meralgia par〔a〕esthetica	異常感覚性大腿神経痛	いじょうかんかくせいだいたいしんけいつう
mesenchymal stem cell (MSC)	間葉系幹細胞	かんようけいかんさいぼう
meta analysis	メタアナリシス	めたあなりしす
metabolic acidosis	代謝性アシドーシス	たいしゃせいあしどーしす
metabolic alkalosis	代謝性アルカローシス	たいしゃせいあるかろーしす
metabolic bone diseases	代謝性骨疾患	たいしゃせいこつしっかん
metabolic disease	代謝〔性〕疾患	たいしゃ〔せい〕しっかん
metabolic equivalents (METs)	代謝率	たいしゃりつ
metabolic response	代謝反応	たいしゃはんのう
metabolic syndrome	メタボリックシンドローム	めたぼりっくしんどろーむ
metabolism	代謝	たいしゃ
metacarpal bone	中手骨	ちゅうしゅこつ
metacarpophalangeal (MP) joint	中手指節関節	ちゅうしゅしせつかんせつ
metachromatic leukodystrophy	異染性白質ジストロフィー	いせんせいはくしつじすとろふぃー
metal craft	金工細工	きんこうざいく
metal fatigue	金属疲労	きんぞくひろう

meta		mini
metal frame orthosis	金属枠装具	きんぞくわくそうぐ
metallosis	金属症	きんぞくしょう
metaphysis	骨幹端	こっかんたん
metaplasia	化生	かせい
metaplasticity	メタ可塑性	めたかそせい
metastatic bone tumor	転移性骨腫瘍	てんいせいこつしゅよう
metatarsal arch	中足アーチ	ちゅうそくあーち
metatarsal bar	メタタルザルバー（中足バー）	めたたるざるばー（ちゅうそくばー）
metatarsal pad	中足骨パッド	ちゅうそくこつぱっど
metatarsal rocker bar	ロッカーバー	ろっかーばー
metatarsophalangeal (MTP) joint	中足趾節関節	ちゅうそくしせつかんせつ
metatarsus	中足骨	ちゅうそくこつ
methotrexate (MTX)	メトトレキサート	めととれきさーと
microcirculatory disorders	微小循環障害	びしょうじゅんかんしょうがい
microdensitometry (MD)	マイクロデンシトメトリー法	まいくろでんしとめとりーほう
microgeodic disease	マイクロジオディク病	まいくろじおでいくびょう
micrographia	小字症	しょうじしょう
microneurography	微小神経電図検査法	びしょうしんけいでんずけんさほう
microradiography	マイクロラジオグラフィー	まいくろらじおぐらふぃー
microscopic discectomy	顕微鏡視下椎間板摘出術	けんびきょうしかついかんばんてきしゅつじゅつ
microsurgery	マイクロサージャリー	まいくろさーじゃりー
microwave	極超短波	ごくちょうたんぱ
microwave therapy	極超短波療法	ごくちょうたんぱりょうほう
micturition (urination, voiding)	排尿	はいにょう
micturition desire	尿意	にょうい
micturition disturbance	排出障害	はいしゅつしょうがい
micturition reflex	排尿反射	はいにょうはんしゃ
mid stance	立脚中期	りっきゃくちゅうき
mid swing	遊脚中期	ゆうきゃくちゅうき
midbrain	中脳	ちゅうのう
midcarpal joint	手根中央関節	しゅこんちゅうおうかんせつ
middle cerebral artery	中大脳動脈	ちゅうだいのうどうみゃく
middle finger extension test	中指伸展テスト	ちゅうししんてんてすと
middle phalanx	中節骨	ちゅうせつこつ
migraine	片頭痛	へんずつう
mild cognitive impairment (MCI)	軽度認知障害	けいどにんちしょうがい
mild traumatic brain injury (MTBI)	軽度外傷性脳損傷	けいどがいしょうせいのうそんしょう
Milwaukee brace	ミルウォーキー型側弯症装具	みるうぉーきーがたそくわんしょうそうぐ
mind blindness	精神盲	せいしんもう
mini mental state examination (MMSE)	ミニメンタルステート検査	みにめんたるすてーとけんさ

M

114

mini		mois
mini nutrition assessment -short form (MNA-SF)	簡易栄養状態評価表	かんいえいようじょうたいひょうかひょう
miniature endplate potential	微小終板電位	びしょうしゅうばんでんい
Ministry of health, labour and welfare specified disease	厚生労働省特定疾患	こうせいろうどうしょうとくていしっかん
Minnesota multiphasic personality inventory (MMPI)	ミネソタ式多面的人格検査	みねそたしきためんてきじんかくけんさ
minor〔motor〕seizure	小発作	しょうほっさ
minor tranquilizer	マイナートランキライザー	まいなーとらんきらいざー
minute volume	換気量	かんきりょう
miosis	縮瞳	しゅくどう
mirror hand	鏡手	きょうしゅ
mirror movement	鏡像運動	きょうぞううんどう
mirror speech	鏡像発語	きょうぞうはつご
mirror therapy	ミラー療法	みらーりょうほう
mirror writing	鏡像書字	きょうぞうしょじ
misdirection	過誤支配	かごしはい
misuse	誤用	ごよう
misuse syndrome	誤用症候群	ごようしょうこうぐん
mitochondrial myopathy	ミトコンドリアミオパチー	みとこんどりあみおぱちー
mitral valve stenosis	僧帽弁狭窄症	そうぼうべんきょうさくしょう
mixed nerve	混合神経	こんごうしんけい
mixed nerve action potential	混合神経活動電位	こんごうしんけいかつどうでんい
Miyake paired verbal association learning test	三宅式記銘力検査	みやけしききめいりょくけんさ
mobile hoist	床走行式リフト	ゆかそうこうしきりふと
mobility	移動性(移動能力)	いどうせい(いどうのうりょく)
mobility scooter	ハンドル型電動車いす(シニアカー)	はんどるがたでんどうくるまいす(しにあかー)
mobilization	モビライゼーション(授動術)	もびらいぜーしょん(じゅどうじゅつ)
Mobitz type Ⅱ	Mobitz Ⅱ型	もーびっつにがた
model〔l〕ing	型どり(モデリング)	かたどり(もでりんぐ)
modified Barthel index	Barthel 指数改訂版	ばーせるしすうかいていばん
modified checklist for autism in toddlers (M-CHAT)		
modified medical research council dyspnea scale (mMRC dyspnea scale)	修正 MRC 息切れスケール	しゅうせいえむあーるしーいきぎれすけーる
modified Rankin scale (mRS)	修正ランキンスケール	しゅうせいらんきんすけーる
modified water swallowing test (MWST)	改訂水飲みテスト	かいていみずのみてすと
modular	モジュラー式	もじゅらーしき
modular orthosis	モジュラー装具	もじゅらーそうぐ
modular prosthesis	モジュラー義肢	もじゅらーぎし
modular seating system	モジュラー式座位保持装置	もじゅらーしきざいほじそうち
modular wheelchair	モジュラー車いす	もじゅらーくるまいす
moist heating	湿性温熱	しっせいおんねつ

mold		moto
molded orthosis	モールド装具	もーるどそうぐ
molded type cervical orthosis	モールド式頚椎装具	もーるどしきけいついそうぐ
molded type seating system	モールド式座位保持装置	もーるどしきざいほじそうち
molded type thoraco lumbo sacral orthosis	モールド式胸腰仙椎装具	もーるどしききょうようせんついそうぐ
molecular target drug	分子標的薬	ぶんしひょうてきやく
moment of rotation	回転モーメント	かいてんもーめんと
monitoring systems for senile dementia	徘徊監視システム	はいかいかんししすてむ
monomorphic ventricular tachycardia	単形性心室頻拍	たんけいせいしんしつひんぱく
mononeuritis multiplex	多発性単神経炎	たはつせいたんしんけいえん
mononeuronal innervation	単神経支配	たんしんけいしはい
mononeuropathy	単ニューロパチー	たんにゅーろぱちー
monophasic	単相性	たんそうせい
monoplegia	単麻痺	たんまひ
monopolar	単極〔性〕	たんきょく〔せい〕
monopolar induced method	単極誘導法	たんきょくゆうどうほう
monopolar needle electrode	単極針電極	たんきょくはりでんきょく
monosynaptic reflex	単シナプス反射	たんしなぷすはんしゃ
montage	モンタージュ	もんたーじゅ
mood disorders	気分障害	きぶんしょうがい
mora by mora finger counting method	モーラ指折り法	もーらゆびおりほう
Morale scale	モラールスケール	もらーるすけーる
moria (Witzelsucht)	ふざけ症	ふざけしょう
morning stiffness	朝のこわばり	あさのこわばり
Moro reflex	Moro 反射	もろーはんしゃ
morphine	モルヒネ	もるひね
morphology	形態〔学〕	けいたい〔がく〕
morphometry	形態計測	けいたいけいそく
Morquio disease	Morquio 病	もるきおびょう
mortality	死亡率	しぼうりつ
Morton disease	Morton 病	もーとんびょう
Morton neuralgia	Morton 神経痛	もーとんしんけいつう
mossy fiber	苔状線維	たいじょうせんい
motility	運動性(可動性)	うんどうせい(かどうせい)
motion (movement) analysis	動作分析	どうさぶんせき
motion axis	運動軸	うんどうじく
motivation	動機づけ	どうきづけ
motor ability	運動能力	うんどうのうりょく
motor age	運動年齢	うんどうねんれい
motor amusia	運動〔性〕失音楽〔症〕	うんどう〔せい〕しつおんがく〔しょう〕
motor and intellectual disability	心身障害	しんしんしょうがい
motor aphasia	運動性失語〔症〕	うんどうせいしつご〔しょう〕
motor apraxia	運動失行〔症〕	うんどうしっこう〔しょう〕

motor aprosodia	運動性失韻律	うんどうせいしついんりつ
motor area	運動野	うんどうや
motor assessment	運動評価	うんどうひょうか
motor ataxia due to deep sensational impairment	深部知覚障害性運動失調	しんぶちかくしょうがいせいうんどうしっちょう
motor center	運動中枢	うんどうちゅうすう
motor control	運動制御	うんどうせいぎょ
motor cortex	運動皮質	うんどうひしつ
motor development	運動発達	うんどうはったつ
motor developmental evaluation	運動発達評価	うんどうはったつひょうか
motor endplate	運動終板	うんどうしゅうばん
motor evoked potential (MEP)	運動誘発電位	うんどうゆうはつでんい
motor FIM gain	motor FIM 利得	もーたーふぃむりとく
motor function	運動機能	うんどうきのう
motor impairment	運動障害	うんどうしょうがい
motor impersistence	運動維持困難症	うんどういじこんなんしょう
motor latency	運動潜時	うんどうせんじ
motor learning	運動学習	うんどうがくしゅう
motor nerve	運動神経	うんどうしんけい
motor nerve action potential	運動神経活動電位	うんどうしんけいかつどうでんい
motor nerve cell	運動神経細胞	うんどうしんけいさいぼう
motor nerve conduction velocity (MNCV, MCV)	運動神経伝導速度	うんどうしんけいでんどうそくど
motor nerve palsy	運動神経麻痺	うんどうしんけいまひ
motor neuron	運動ニューロン	うんどうにゅーろん
motor neuron disease	運動ニューロン疾患	うんどうにゅーろんしっかん
motor neuropathy	運動性ニューロパチー	うんどうせいにゅーろぱちー
motor paralysis	運動麻痺	うんどうまひ
motor point	運動点	うんどうてん
motor point block	運動点ブロック	うんどうてんぶろっく
motor potential	運動電位	うんどうでんい
motor recovery	運動回復	うんどうかいふく
motor root	運動神経根	うんどうしんけいこん
motor skill	運動技能	うんどうぎのう
motor speech center	運動性言語中枢	うんどうせいげんごちゅうすう
motor speech disorder (dysarthria)	運動性言語障害	うんどうせいげんごしょうがい
motor system	運動系	うんどうけい
motor tract	運動路	うんどうろ
motor unit	運動単位	うんどうたんい
motor unit〔action〕potential (MUAP, MUP)	運動単位〔活動〕電位	うんどうたんい〔かつどう〕でんい
motor unit territory	運動単位領域	うんどうたんいりょういき
motricity index (MI)		
mouth hygiene	口腔衛生	こうくうえいせい
movement (motion) analysis	動作分析	どうさぶんせき
movement disorder	運動異常〔症〕	うんどういじょう〔しょう〕

movement disorder society -unified Parkinson disease rating scale (MDS-UPDRS)		
movement related potential	運動関連電位	うんどうかんれんでんい
movement task	運動課題	うんどうかだい
moyamoya disease	もやもや病	もやもやびょう
MP extension assist hand orthosis	MP 伸展補助装具	えむぴーしんてんほじょそうぐ
MP flexion assist hand orthosis (knuckle bender)	MP 屈曲補助装具（ナックルベンダ）	えむぴーくっきょくほじょそうぐ（なっくるべんだ）
MP immobilization orthosis	MP 固定装具	えむぴーこていそうぐ
MRSA infection	MRSA 感染症	えむあーるえすえーかんせんしょう
mucosal injury (mucous membrane disorder)	粘膜障害	ねんまくしょうがい
mucous membrane disorder (mucosal injury)	粘膜障害	ねんまくしょうがい
multi axis foot	多軸足部	たじくそくぶ
multi infarct dementia	多発梗塞性認知症	たはつこうそくせいにんちしょう
multi joint arthrodesis	多椎間固定	たついかんこてい
multi slice helical CT	マルチスライスヘリカルCT	まるちすらいすへりかるしーてぃー
multiaxial joint	多軸関節	たじくかんせつ
multiaxiality	多軸性	たじくせい
multidisciplinary	多職種	たしょくしゅ
multidisciplinary (multimodal) therapy	集学的治療	しゅうがくてきちりょう
multidisciplinary collaboration	多職種協働	たしょくしゅきょうどう
multidisciplinary team	多職種チーム	たしょくしゅちーむ
multifocal mononeuropathy	多巣性単ニューロパチー	たそうせいたんにゅーろぱちー
multifocal motor neuropathy	多巣性運動ニューロパチー	たそうせいうんどうにゅーろぱちー
multifocal ventricular extra-systole	多源性心室性期外収縮	たげんせいしんしつせいきがいしゅうしゅく
multimobidity and multiple disabilities (MMD)	重複障害	ちょうふくしょうがい
multimodal (multidisciplinary) therapy	集学的治療	しゅうがくてきちりょう
multiple cerebral infarction	多発性脳梗塞	たはつせいのうこうそく
multiple cystic kidney	多発嚢胞腎	たはつのうほうじん
multiple descending volley	マルティプルディセンディングボレー	まるてぃぷるでぃせんでぃんぐぼれー
multiple fracture	多発骨折	たはつこっせつ
multiple handicap	重複障害	じゅうふくしょうがい
multiple myeloma	多発性骨髄腫	たはつせいこつずいしゅ
multiple organ failure	多臓器不全	たぞうきふぜん
multiple organ injury	多臓器損傷	たぞうきそんしょう
multiple sclerosis	多発性硬化症	たはつせいこうかしょう
multiple system atrophy	多系統萎縮症	たけいとういしゅくしょう
multistep incremental load test	多段階漸増負荷試験	ただんかいぜんぞうふかしけん

mult		muse
multisynaptic reflex	多シナプス反射	たしなぷすはんしゃ
Münsterr socket	ミュンスター式ソケット	みゅんすたーしきそけっと
muscle ache	筋肉痛	きんにくつう
muscle action potential	筋活動電位	きんかつどうでんい
muscle activity	筋活動	きんかつどう
muscle belly	筋腹	きんぷく
muscle biopsy	筋生検	きんせいけん
muscle chemoreceptor	筋肉化学受容器	きんにくかがくじゅようき
muscle contraction	筋収縮	きんしゅうしゅく
muscle (muscular) contracture	筋〔性〕拘縮〔症〕	きん〔せい〕こうしゅく〔しょう〕
muscle contraction headache	筋収縮性頭痛	きんしゅうしゅくせいずつう
muscle cramp	有痛性〔筋〕攣縮	ゆうつうせい〔きん〕れんしゅく
muscle endurance	筋持久力	きんじきゅうりょく
muscle fascicle	筋束	きんそく
muscle fatigue	筋疲労	きんひろう
muscle fiber	筋線維	きんせんい
muscle fiber action potential	筋線維活動電位	きんせんいかつどうでんい
muscle fiber conduction velocity	筋線維伝導速度	きんせんいでんどうそくど
muscle fiber splitting	筋線維亀裂	きんせんいきれつ
muscle fiber type	筋線維タイプ	きんせんいたいぷ
muscle fibril	筋原線維	きんげんせんい
muscle hardness	筋硬度	きんこうど
muscle hypertrophy	筋肥大	きんひだい
muscle imbalance	筋力不均衡	きんりょくふきんこう
muscle origin	起始〔筋の〕	きし
muscle power output	筋出力	きんしゅつりょく
muscle reeducation	筋再教育	きんさいきょういく
muscle relaxant	筋弛緩薬	きんしかんやく
muscle release	筋解離術	きんかいりじゅつ
muscle rigidity	筋強剛	きんきょうごう
muscle spasm	筋〔肉〕痙攣	きん〔にく〕けいれん
muscle spindle	筋紡錘	きんぼうすい
muscle stimulant	筋興奮薬	きんこうふんやく
muscle stimulators	筋刺激装置	きんしげきそうち
muscle strain	肉ばなれ	にくばなれ
muscle strength	筋力	きんりょく
muscle strength measurement	筋力測定	きんりょくそくてい
muscle strengthening training (exercise)	筋力増強〔訓練〕	きんりょくぞうきょう〔くんれん〕
muscle stretch reflex	筋伸張反射	きんしんちょうはんしゃ
muscle sympathetic nerve activity	筋交感神経活動	きんこうかんしんけいかつどう
muscle tendon attachment	筋腱付着部	きんけんふちゃくぶ
muscle tendon junction	筋腱接合部	きんけんせつごうぶ
muscle tendon transfer	筋腱移行術	きんけんいこうじゅつ
muscle testing	筋力評価	きんりょくひょうか
muscle tonus	筋トーヌス	きんとーぬす

muscle tonus (myotonus)	筋緊張	きんきんちょう
muscle transfer	筋移行〔術〕	きんいこう〔じゅつ〕
muscle twitch	筋単収縮	きんたんしゅうしゅく
muscle unit	筋単位	きんたんい
muscle weakness	筋力低下	きんりょくていか
muscular atrophy (amyotrophy)	筋萎縮〔症〕	きんいしゅく〔しょう〕
muscular (muscle) contracture	筋〔性〕拘縮〔症〕	きん〔せい〕こうしゅく〔しょう〕
muscular dystrophy	筋ジストロフィー症	きんじすとろふぃーしょう
muscular hemorrhage	筋肉内出血	きんにくないしゅっけつ
muscular relaxation	筋弛緩	きんしかん
muscular rigidity	筋固縮	きんこしゅく
muscular sense	筋覚	きんかく
muscular strain	筋挫傷	きんざしょう
musculature	筋肉系	きんにくけい
musculocutaneous flap	筋〔肉付き〕皮弁	きん〔にくつき〕ひべん
musculoskeletal ambulation disability symptom complex	運動器不安定症	うんどうきふあんていしょう
musculoskeletal disorder	運動器疾患	うんどうきしっかん
musculoskeletal system	筋骨格系(運動器)	きんこっかくけい(うんどうき)
musculotendinous junction	筋腱移行部	きんけんいこうぶ
music blindness	楽譜盲	がくふもう
music therapist	音楽療法士	おんがくりょうほうし
music therapy	音楽療法	おんがくりょうほう
musical alexia	楽譜失読〔症〕	がくふしつどく〔しょう〕
musicogenic epilepsy	音楽誘発性てんかん	おんがくゆうはつせいてんかん
mutilans deformity	ムチランス変形	むちらんすへんけい
mutism	無言〔症〕	むごん〔しょう〕
mutual trust relationship (rapport formation)	相互の信頼関係(ラポール) 形成	そうごのしんらいかんけい(らぽーる)けいせい
myasthenia gravis	重症筋無力症	じゅうしょうきんむりょくしょう
myasthenic crisis	筋無力症性急性悪化	きんむりょくしょうせいきゅうせいあっか
myasthenic syndrome	筋無力症候群	きんむりょくしょうこうぐん
mycosis	真菌症	しんきんしょう
mycotic	真菌性	しんきんせい
mydriasis	散瞳	さんどう
myectomy	筋切除〔術〕	きんせつじょ〔じゅつ〕
myelin degeneration	髄鞘変性	ずいしょうへんせい
myelin sheath	髄鞘	ずいしょう
myelinated nerve fiber	有髄神経線維	ゆうずいしんけいせん
myelination	髄鞘形成	ずいしょうけいせい
myelinopathy	髄鞘病変(障害)	ずいしょうびょうへん(しょうがい)
myelitis	脊髄炎	せきずいえん
myelogram	脊髄造影像	せきずいぞうえいぞう
myelography	脊髄造影〔法〕	せきずいぞうえい〔ほう〕
myelomeningitis	脊髄髄膜炎	せきずいずいまくえん
myelomeningocele	脊髄髄膜瘤	せきずいずいまくりゅう
myelomere	髄節	ずいせつ
myeloneuritis	脊髄神経炎	せきずいしんけいえん

myel		myon
myelopathy	脊髄症（ミエロパチー）	せきずいしょう（みえろぱちー）
myeloradiculopathy	脊髄神経根症	せきずいしんけいこんしょう
myocardial infarction	心筋梗塞	しんきんこうそく
myocardial ischemia	心筋虚血	しんきんきょけつ
myocardial oxygen consumption	心筋酸素消費量	しんきんさんそしょうひりょう
myocardial oxygen uptake	心筋酸素摂取量	しんきんさんそせっしゅりょう
myocardial regeneration therapy	心筋再生治療	しんきんさいせいちりょう
myocardial scintigraphy	心筋シンチグラフィー	しんきんしんちぐらふぃー
myocardial sympathetic nerve scintigraphy	心筋交感神経シンチグラフィー	しんきんこうかんしんけいしんちぐらふぃー
myocarditis	心筋炎	しんきんえん
myoclonic dysarthria	ミオクローヌス性構音障害	みおくろーぬすせいこうおんしょうがい
myoclonic spasm	ミオクローヌス性攣縮	みおくろーぬすせいれんしゅく
myoclonus	筋クローヌス（ミオクローヌス）	きんくろーぬす（みおくろーぬす）
myoclonus epilepsy	ミオクローヌスてんかん	みおくろーぬすてんかん
myoclonus twitching	ミオクローヌス単収縮	みおくろーぬすたんしゅうしゅく
myodesis	筋固定〔術〕	きんこてい〔じゅつ〕
myodynamics	筋動力学	きんどうりきがく
myodysplasia	筋異形成〔症〕	きんいけいせい〔しょう〕
myodystonia	筋緊張異常	きんきんちょういじょう
myoedema	筋膨隆現象	きんぼうりゅうげんしょう
myoelectric control system	筋電制御システム	きんでんせいぎょしすてむ
myoelectric upper limb prosthesis	筋電義手	きんでんぎしゅ
myofascial pain	筋筋膜性疼痛	きんきんまくせいとうつう
myofascitis	筋筋膜炎	きんきんまくえん
myofibril	筋細線維	きんさいせん
myofibrosis	筋線維症	きんせんいしょう
myofibrositis	筋線維膜炎	きんせんいまくえん
myogelosis	筋硬症	きんこうしょう
myogenic atrophy potential	筋原性萎縮電位	きんげんせいいしゅくでんい
myogenic change	筋原性変化	きんげんせいへんか
myogenic muscle atrophy	筋原性筋萎縮	きんげんせいきんいしゅく
myogenic torticollis	筋原性斜頚	きんげんせいしゃけい
myoglobin	ミオグロビン	みおぐろびん
myokymia	ミオキミー	みおきみー
myokymic discharge	ミオキミー放電（発射）	みおきみーほうでん（はっしゃ）
myology	筋肉学	きんにくがく
myonecrosis	筋壊死	きんえし
myoneural (neuromuscular) junction	神経筋接合部	しんけいきんせつごうぶ
myoneural blockade	神経筋遮断	しんけいきんしゃだん
myoneuralgia	筋神経痛	きんしんけいつう
myoneurectomy	筋〔支配〕神経切除〔術〕	きん〔しはい〕しんけいせつじょ〔じゅつ〕

M

121

myopathic atrophy	筋性萎縮	きんせいいしゅく
myopathic facies	筋病性顔貌	きんびょうせいがんぼう
myopathic recruitment	ミオパチー漸増	みおぱちーぜんぞう
myopathy	ミオパチー（筋障害）	みおぱちー（きんしょうがい）
myoplastic amputation	筋形成切断〔術〕	きんけいせいせつだん〔じゅつ〕
myoplastic myodesis	筋肉縫合固定法	きんにくほうごうこていほう
myoplastic stump	筋形成断端	きんけいせいだんたん
myoplasty	筋形成術	きんけいせいじゅつ
myorrhaphy	筋縫合〔術〕	きんほうごう〔じゅつ〕
myorrhexis	筋断裂	きんだんれつ
myosclerosis	筋硬化症	きんこうかしょう
myosin	ミオシン	みおしん
myosin filament	ミオシン細線維	みおしんさいせんい
myositis	筋炎	きんえん
myositis ossificans	骨化性筋炎	こつかせいきんえん
myostatic contracture	筋短縮性拘縮	きんたんしゅくせいこうしゅく
myoteno〔nto〕plasty	筋腱形成〔術〕	きんけんけいせい〔じゅつ〕
myotenotomy	筋腱切離〔術〕	きんけんせつり〔じゅつ〕
myotomy	筋切り〔術〕	きんきり〔じゅつ〕
myotonia	筋緊張症	きんきんちょうしょう
myotonia (-ny)	筋強直〔症〕	きんきょうちょく〔しょう〕
myotonic discharge	ミオトニー放電	みおとにーほうでん
myotonic dystrophy	筋緊張性ジストロフィー	きんきんちょうせいじすとろふぃー
myotonic potential	ミオトニー電位	みおとにーでんい
myotonic pupil	筋強直性瞳孔	きんきょうちょくせいどうこう
myotonic reaction	筋強直性反応	きんきょうちょくせいはんのう
myotonic response	ミオトニー応答	みおとにーおうとう
myotonic syndrome	筋強直症候群	きんきょうちょくしょうこうぐん
myotonus	筋緊張性攣縮	きんきんちょうせいれんしゅく
myotonus (muscle tonus)	筋緊張	きんきんちょう
myotube	筋管	きんかん
myotubule	筋細管	きんさいかん
myotubuler myopathy	ミオチュブラーミオパチー	みおちゅぶらーみおぱちー
myxedema	粘液水腫	ねんえきすいしゅ

N

N-methyl-D-aspartic acid (NMDA) receptor antagonist	NMDA 受容体拮抗薬	えぬえむでぃーえーじゅようたいきっこうやく
naming	呼称	こしょう
naming difficulty	呼称困難	こしょうこんなん
nape	うなじ（項）	うなじ（うなじ）
narcolepsy	ナルコレプシー	なるこれぷしー
nasal intermittent positive pressure ventilation	鼻マスク式間欠的陽圧換気	はなますくしきかんけつてきようあつかんき
nasal prosthesis	義鼻	ぎび

nascent unit	新生単位	しんせいたんい
nasogastric tube feeding	〔経鼻胃〕経管栄養	〔けいびい〕けいかんえいよう
National center for health statistics (NIH)	米国国立保健統計センター	べいこくこくりつほけんとうけいせんたー
National Institute of Health stroke scale (NIHSS)		
National institute of vocational rehabilitation	障害者職業総合センター	しょうがいしゃしょくぎょうそうごうせんたー
nausea	悪心	おしん
navicular 〔bone〕	舟状骨[足の]	しゅうじょうこつ
navicular pad	舟状骨パッド	しゅうじょうこつぱっど
near field potential	近接電場電位	きんせつでんばでんい
near infrared	近赤外線	きんせきがいせん
near infrared spectroscopy	近赤外線分光法	きんせきがいせんぶんこうほう
near reaction	近見反応	きんけんはんのう
near reflex	近見反射	きんけんはんしゃ
neck pain	頚部痛	けいぶつう
neck ring	ネックリング	ねっくりんぐ
necrosis	壊死	えし
necrotizing fasciitis	壊死性筋膜炎	えしせいきんまくえん
needle biopsy	針生検〔術〕	はりせいけん〔じゅつ〕
needle electrode	針電極	はりでんきょく
needle electromyography	針筋電図	はりきんでんず
Neer classification	Neer 分類	にーあぶんるい
negative emotion	否定的感情	ひていてきかんじょう
negative plaster cast	陰性〔ギプス〕モデル	いんせい〔ぎぷす〕もでる
negative pressure ventilator	陰圧式人工呼吸器	いんあつしきじんこうこきゅうき
negative pressure wound therapy (NPWT)	〔持続〕陰圧閉鎖療法	〔じぞく〕いんあつへいさりょうほう
negativism	拒絶症	きょぜつしょう
nelaton catheter	ネラトンカテーテル	ねらとんかてーてる
nemaline body	nemaline 小体	ねまりんしょうたい
nemaline myopathy	ネマリンミオパチー	ねまりんみおぱちー
neologism	語新作	ごしんさく
neonatal behavioral assessment scale (NBAS)	新生児行動評価	しんせいじこうどうひょうか
neonatal high risk infant	ハイリスク新生児	はいりすくしんせいじ
neonatal intensive care unit (NICU)	新生児集中治療室	しんせいじしゅうちゅうちりょうしつ
neonatal tetany	新生児テタニー	しんせいじてたにー
nephritis	腎炎	じんえん
nerve	神経	しんけい
nerve action potential	神経活動電位	しんけいかつどうでんい
nerve biopsy	神経生検	しんけいせいけん
nerve block	神経ブロック	しんけいぶろっく
nerve blocking	伝達麻酔	でんたつますい
nerve branch	神経枝	しんけいし
nerve cell	神経細胞	しんけいさいぼう

nerve conduction	神経伝導	しんけいでんどう
nerve conduction studies	神経伝導検査	しんけいでんどうけんさ
nerve conduction velocity (NCV)	神経伝導速度	しんけいでんどうそくど
nerve ending	神経終末	しんけいしゅうまつ
nerve entrapment	神経絞扼	しんけいこうやく
nerve entrapment syndrome	神経絞扼症候群	しんけいこうやくしょうこうぐん
nerve fascicle	神経〔線維〕束	しんけい〔せんい〕そく
nerve fiber	神経線維	しんけいせんい
nerve graft (nerve transplantation)	神経移植	しんけいいしょく
nerve growth factor	神経成長因子	しんけいせいちょういんし
nerve impulse	神経インパルス	しんけいいんぱるす
nerve injury	神経損傷	しんけいそんしょう
nerve potential	神経電位	しんけいでんい
nerve root	〔神経〕根	〔しんけい〕こん
nerve root compression	神経根圧迫	しんけいこんあっぱく
nerve root sleeve	神経根嚢	しんけいこんのう
nerve stretching test	神経伸張テスト	しんけいしんちょうてすと
nerve suture (neurorrhaphy)	神経縫合〔術〕	しんけいほうごう〔じゅつ〕
nerve to stapedius muscle	あぶみ骨筋神経	あぶみこつきんしんけい
nerve transfer	神経移行〔術〕	しんけいいこう〔じゅつ〕
nerve transplantation (nerve graft)	神経移植	しんけいいしょく
nerve transposition	神経移所(移動)〔術〕	しんけいいしょ(いどう)〔じゅつ〕
nerve trunk	神経幹	しんけいかん
nerve trunk action potential	神経幹活動電位	しんけいかんかつどうでんい
nervous disease	神経疾患	しんけいしっかん
nervous system	神経系	しんけいけい
neural circuit	神経回路	しんけいかいろ
neural function	神経機能	しんけいきのう
neural intermittent claudication	神経性間欠跛行	しんけいせいかんけつはこう
neural progressive muscular atrophy	神経性進行性筋萎縮症	しんけいせいしんこうせいきんいしゅくしょう
neuralgia	神経痛	しんけいつう
neuralgic amyotrophy	有痛性筋萎縮症	ゆうつうせいきんいしゅくしょう
neuranagenesis	神経再生	しんけいさいせい
neurapraxia	一過性伝導遮断(ニューラプラキシア)	いっかせいでんどうしゃだん(にゅーらぷらきしあ)
neuraxon	神経軸索	しんけいじくさく
neurectomy	神経切除(断)〔術〕	しんけいせつじょ(だん)〔じゅつ〕
neuritis	神経炎	しんけいえん
neuro-Behçet disease	神経 Behçet 病	しんけいべーちぇっとびょう
neuro-Behçet syndrome	神経 Behçet 症候群	しんけいべーちぇっとしょうこうぐん
neuroanastomosis	神経吻合〔術〕	しんけいふんごう〔じゅつ〕

neur		
neuroarthropathy (neuropathic arthropathy)	神経病性関節症	しんけいびょうせいかんせつしょう
neurocognitive function	神経認知機能	しんけいにんちきのう
neurodegenerative disorder	神経変性疾患	しんけいへんせいしっかん
neurodevelopment	神経発達	しんけいはったつ
neurodevelopmental approach	神経発達的アプローチ	しんけいはったつてきあぷろーち
neuroepithelial tumor	神経上皮性腫瘍	しんけいじょうひせいしゅよう
neurofeedback	ニューロフィードバック	にゅーろふぃーどばっく
neurofibroma	神経線維腫	しんけいせんいしゅ
neurogenic atrophy	神経原性萎縮	しんけいげんせいいしゅく
neurogenic bladder	神経因性膀胱	しんけいいんせいぼうこう
neurogenic change	神経原性変化	しんけいげんせいへんか
neurogenic detrusor overactivity	神経因性排尿筋過活動	しんけいいんせいはいにょうきんかかつどう
neurogenic muscle atrophy	神経原性筋萎縮	しんけいげんせいきんいしゅく
neurogenic pain	神経因性疼痛	しんけいいんせいとうつう
neuroglioma	神経膠腫	しんけいこうしゅ
neurography	神経造影〔法〕	しんけいぞうえい〔ほう〕
neurologic finding	神経学的所見	しんけいがくてきしょけん
neurological level	神経学的高位	しんけいがくてきこうい
neurological semiology	神経症候学	しんけいしょうこうがく
neurological sign and symptom	神経症状	しんけいしょうじょう
neurolytic agent	神経破壊剤	しんけいはかいざい
neuroma	神経腫	しんけいしゅ
neuromodulation	ニューロモデュレーション	にゅーろもでゅれーしょん
neuromuscular (myoneural) junction	神経筋接合部	しんけいきんせつごうぶ
neuromuscular disease	神経筋疾患	しんけいきんしっかん
neuromuscular disorder	神経筋障害	しんけいきんしょうがい
neuromuscular electrical stimulation	神経筋電気刺激	しんけいきんでんきしげき
neuromuscular facilitation technique	神経筋促通法	しんけいきんそくつうほう
neuromuscular scoliosis	神経筋性側弯症	しんけいきんせいそくわんしょう
neuromuscular synapse	神経筋シナプス	しんけいきんしなぷす
neuromyelitis optica (Devic disease)	視神経脊髄炎 (Devic 病)	ししんけいせきずいえん(でびっくびょう)
neuronal precursor cell	神経前駆細胞	しんけいぜんくさいぼう
neuronopathy	ニューロン症	にゅーろんしょう
neuroparalysis	神経麻痺	しんけいまひ
neuropathic arthropathy (neuroarthropathy)	神経病性関節症	しんけいびょうせいかんせつしょう
neuropathic pain	神経障害性疼痛	しんけいしょうがいせいとうつう
neuropathology	神経病理学	しんけいびょうりがく
neuropathy	神経障害 (ニューロパチー)	しんけいしょうがい(にゅーろぱちー)
neuropeptide	神経ペプチド	しんけいぺぷちど
neurophysiological approach	神経生理学的アプローチ	しんけいせいりがくてきあぷろーち

neur		non-

neurophysiological examination	神経生理検査	しんけいせいりけんさ
neurophysiology	神経生理学	しんけいせいりがく
neuropsychological evaluation	神経心理学的評価〔法〕	しんけいしんりがくてきひょうか〔ほう〕
neuropsychological test	神経心理学的検査	しんけいしんりがくてきけんさ
neuropsychology	神経心理学	しんけいしんりがく
neurorrhaphy (nerve suture)	神経縫合〔術〕	しんけいほうごう〔じゅつ〕
neurosis	神経症	しんけいしょう
neurosyphilis	神経梅毒	しんけいばいどく
neurotic cephalalgia	神経症性頭痛	しんけいしょうせいずつう
neurotmesis	神経断裂	しんけいだんれつ
neurotomy	神経切離〔術〕	しんけいせつり〔じゅつ〕
neurotransmission	神経伝達	しんけいでんたつ
neurotransmitter	神経伝達物質	しんけいでんたつぶっしつ
neurotrophic factor	神経栄養因子	しんけいえいよういんし
neurovascular pedicled muscle graft	神経血管柄付き筋肉移植	しんけいけっかんへいつききんにくいしょく
neutral position	中間位	ちゅうかんい
neutral vertebra (transitional vertebra)	移行椎	いこうつい
newborn	新生児	しんせいじ
nicergoline	ニセルゴリン	にせるごりん
nicotine addiction	ニコチン依存	にこちんいぞん
night blindness	夜盲〔症〕	やもう〔しょう〕
night (nocturnal) delirium	夜間せん妄	やかんせんもう
night orthosis	夜間装具	やかんそうぐ
night pain	夜間痛	やかんつう
night splint	夜間〔用〕副子	やかん〔よう〕ふくし
nigrostriatal system	黒質線条体系	こくしつせんじょうたいけい
niveau diagnosis (segmental diagnosis, regional diagnosis)	部位診断	ぶいしんだん
no man's land	ノーマンズランド	のーまんずらんど
nociceptive pain	侵害受容性疼痛	しんがいじゅようせいとうつう
nocturia	夜間多尿	やかんたにょう
nocturnal (night) delirium	夜間せん妄	やかんせんもう
nocturnal enuresis	夜尿〔症〕	やにょう〔しょう〕
nodding spasm	点頭発作	てんとうほっさ
node of Ranvier	Ranvier 絞輪	らんびえこうりん
nominal scale	名義尺度	めいぎしゃくど
non-communicating hydro-cephalus	非交通性水頭症	ひこうつうせいすいとうしょう
non-dominant hemisphere	劣位半球	れついはんきゅう
non-fluency	非流暢性	ひりゅうちょうせい
non-fluent aphasia	非流暢性失語	ひりゅうちょうせいしつご
non-invasive positive pressure ventilation	非侵襲性陽圧換気	ひしんしゅうせいようあつかんき
non-REM sleep	ノンレム睡眠	のんれむすいみん

non-		nucl

non-slip bath mat (shower mat and apes)	入浴用滑り止め	にゅうよくようすべりどめ
non-slip materials for stairs	階段用滑り止め	かいだんようすべりどめ
non-specific low back pain	非特異的腰痛	ひとくいてきようつう
non-steroidal anti-inflammatory drugs (NSAIDs)	非ステロイド性消炎鎮痛薬	ひすてろいどせいしょうえんちんつうやく
non-traumatic shoulder instability	非外傷性肩関節不安定症	ひがいしょうせいかたかんせつふあんていしょう
non-verbal communication	非言語的コミュニケーション	ひげんごてきこみゅにけーしょん
non-weight-bearing	非荷重(免荷)	ひかじゅう(めんか)
non-weight-bearing gait	免荷歩行	めんかほこう
non-weight-bearing gait training	免荷式歩行トレーニング	めんかしきほこうとれーにんぐ
non-weight-bearing orthosis	免荷装具	めんかそうぐ
nonalcoholic fatty liver disease (NAFLD)	非アルコール性脂肪性肝疾患	ひあるこーるせいしぼうせいかんしっかん
nonalcoholic steato-hepatitis (NASH)	非アルコール性脂肪性肝炎	ひあるこーるせいしぼうせいかんえん
noncardioembolic ischemic stroke	非心原性脳梗塞	ひしんげんせいのうこうそく
nondeclarative memory	非陳述記憶	ひちんじゅつきおく
nonepithelial cell	非上皮性細胞	ひじょうひせいさいぼう
nonfunctional (cosmetic) upper limb prosthesis	装飾用義手	そうしょくようぎしゅ
noninvasive brain stimulation	非侵襲的脳神経刺激	ひしんしゅうてきのうしんけいしげき
noninvasive intermittent positive pressure ventilation	非侵襲的陽圧換気療法	ひしんしゅうてきようあつかんきりょうほう
nonvalvular atrial fibrillation	非弁膜症性心房細動	ひべんまくしょうせいしんぼうさいどう
noradrenalin	ノルアドレナリン	のるあどれなりん
norepinephrine	ノルエピネフリン	のるえぴねふりん
normal gait	正常歩行	せいじょうほこう
normal pressure hydrocephalus	正常圧水頭症	せいじょうあつすいとうしょう
normal tissue	正常組織	せいじょうそしき
normalization	ノーマライゼーション	のーまらいぜーしょん
North Western ring harness	ノースウェスタンリングハーネス	のーすうぇすたんりんぐはーねす
North Western socket	ノースウェスタン型(式)ソケット	のーすうぇすたんがた(しき)そけっと
nuchal rigidity	項部硬直	こうぶこうちょく
nuclear jaundice (kernicterus)	核黄疸	かくおうだん
nuclear magnetic resonance	核磁気共鳴	かくじききょうめい
nuclear ophthalmoplegia	核性眼筋麻痺	かくせいがんきんまひ
nucleus corporis geniculati lateralis	外側膝状体核	がいそくしつじょうたいかく
nucleus hernia	髄核ヘルニア	ずいかくへるにあ

nucleus pulposus	髄核	ずいかく
nucleus pulposus prolapse	髄核脱出〔症〕(脱出髄核)	ずいかくだっしゅつ〔しょう〕(だっしゅつずいかく)
numbness	しびれ〔感〕	しびれ〔かん〕
numerical rating scale (NRS)		
nurick score		
nursing	看護	かんご
nursing care insurance (long term care insurance)	介護保険	かいごほけん
nursing 〔care〕plan	看護計画	かんごけいかく
nursing diagnosis	看護診断	かんごしんだん
nursing home	家庭看護	かていかんご
nursing home for the aged (nursing home for the elderly)	養護老人ホーム	ようごろうじんほーむ
nursing home type unit	療養型病床群	りょうようがたびょうしょうぐん
nursing process	看護過程	かんごかてい
nursing standard	看護基準	かんごきじゅん
nursing teacher	養護教諭	ようごきょうゆ
nursing unit	看護単位	かんごたんい
nutrition management	栄養管理	えいようかんり
nutrition screening tool	栄養スクリーニングツール	えいようすくりーにんぐつーる
nutrition supply	栄養補給	えいようほきゅう
nutritional status	栄養状態	えいようじょうたい
nutritional therapy	栄養療法	えいようりょうほう
nutritious support team (NST)	栄養サポートチーム	えいようさぽーとちーむ
NYHA (New York heart association) functional classification	NYHA心機能分類	えぬわいえいちえーしんきのうぶんるい
nystagmograph	眼振計	がんしんけい
nystagmus	眼振	がんしん

O

obesity	肥満〔症〕	ひまん〔しょう〕
obesity hypoventilation syndrome (Pickwickian syndrome)	Pickwickian症候群(肥満低換気症候群)	ぴっくうぃっくしょうこうぐん(ひまんていかんきしょうこうぐん)
object identification	物体認知	ぶったいにんち
objective quality of life (QOL)	客観的QOL	きゃっかんてききゅーおーえる
obstetric paralysis (birth paralysis, birth palsy)	分娩麻痺	ぶんべんまひ
obstructive arterial disease	閉塞性動脈疾患	へいそくせいどうみゃくしっかん
obstructive hypertrophic cardiomyopathy	閉塞性肥大型心筋症	へいそくせいひだいがたしんきんしょう
obstructive impairment	閉塞性障害	へいそくせいしょうがい

obstructive sleep apnea syndrome	閉塞性睡眠時無呼吸症候群	へいそくせいすいみんじむこきゅうしょうこうぐん
obstructive ventilatory impairment	閉塞性換気障害	へいそくせいかんきしょうがい
obturator nerve	閉鎖神経	へいさしんけい
obturator nerve block	閉鎖神経ブロック	へいさしんけいぶろっく
occipital lobe	後頭葉	こうとうよう
occipito cervical fusion	後頭頚椎固定術	こうとうけいついこていじゅつ
occlusion	咬合	こうごう
occlusive dressing	閉鎖包帯	へいさほうたい
occult fracture	不顕性骨折	ふけんせいこっせつ
occupation	作業	さぎょう
occupational adaptation	作業適応	さぎょうてきおう
occupational analysis	作業分析	さぎょうぶんせき
occupational behavior	作業行動	さぎょうこうどう
occupational health (industrial) physician	産業医	さんぎょうい
occupational performance	作業行為	さぎょうこうい
occupational therapist (OT)	作業療法士	さぎょうりょうほうし
occupational therapy (OT)	作業療法	さぎょうりょうほう
occupational therapy in mental health	精神障害作業療法	せいしんしょうがいさぎょうりょうほう
ocular ataxia	眼球運動失調	がんきゅううんどうしっちょう
ocular fundus	眼底	がんてい
ocular hypertelorism	両眼隔離症	りょうがんかくりしょう
ocular motility disorder (disturbance of ocular motility)	眼球運動障害	がんきゅううんどうしょうがい
ocular muscle	眼筋	がんきん
ocular myopathy	眼筋ミオパチー	がんきんみおぱちー
ocular nystagmus	眼性眼振	がんせいがんしん
ocular prosthesis	義眼	ぎがん
ocular torticollis	眼性斜頚	がんせいしゃけい
oculo auriculo vertebral dysostosis (Goldenhar syndrome)	第1鰓弓症候群（Goldenhar症候群）	だいいちさいきゅうしょうこうぐん（ごるどぅなーしょうこうぐん）
oculomotor apraxia	眼球運動失行	がんきゅううんどうしっこう
oculomotor paralysis	動眼神経麻痺	どうがんしんけいまひ
oculopharyngeal muscular dystrophy	眼咽頭筋ジストロフィー	がんいんとうきんじすとろふぃー
offset cane	Ｌ字型杖	えるじがたつえ
OH scale	OH（大浦・堀田）スケール	おーえいち（おおうらほった）すけーる
olecranon	肘頭	ちゅうとう
olfactory mucosa autograft transplantation	自家嗅粘膜組織移植	じかきゅうねんまくそしきいしょく
olfactory nerve	嗅神経	きゅうしんけい
oligohidrosis	発汗減少〔症〕	はっかんげんしょう〔しょう〕
olivary nucleus (dentoliva)	オリーブ核	おりーぶかく

oliv		opti
olivopontocerebellar atrophy (OPCA)	オリーブ橋小脳萎縮〔症〕	おりーぶきょうしょうのういしゅく〔しょう〕
Ollier disease (enchondromatosis)	Ollier 病（内軟骨腫症）	おりえーるびょう（ないなんこつしゅしょう）
omalgia	肩関節痛	かたかんせつつう
omarthritis (shoulder arthritis)	肩関節炎	かたかんせつえん
on-off phenomenon	オンオフ現象	おんおふげんしょう
one-and-a-half syndrome	one-and-a-half 症候群	わんあんどあはーふしょうこうぐん
one-handed activity	片手動作	かたてどうさ
one-leg cycling test	片脚エルゴメーター負荷テスト	へんきゃくえるごめーたーふかてすと
one-leg standing	片脚起立	へんきゃくきりつ
open amputation	開放切断〔術〕	かいほうせつだん〔じゅつ〕
open bite (apertognathia)	開咬	かいこう
open dislocation	開放脱臼	かいほうだっきゅう
open fracture	開放骨折	かいほうこっせつ
open head injury	開放性頭部損傷	かいほうせいとうぶそんしょう
open kinetic chain (OKC)	開運動連鎖（開放性（的）運動連鎖	かいうんどうれんさ（かいほうせい（てき）うんどうれんさ）
open reduction	観血的整復術	かんけつてきせいふくじゅつ
open shoulder trans-humeral (above elbow) socket	オープンショルダー式上腕ソケット	おーぷんしょるだーしきじょうわんそけっと
open wedge technique	オープンウェッジ法	おーぷんうぇっじほう
opera glass hand	オペラグラス手	おぺらぐらすて
operant technique	オペラント技法	おぺらんとぎほう
operative stress	手術侵襲	しゅじゅつしんしゅう
operative treatment	手術療法	しゅじゅつりょうほう
ophthalmic artery	眼動脈	がんどうみゃく
ophthalmic neuralgia	眼神経痛	がんしんけいつう
ophthalmoplegia	眼筋麻痺	がんきんまひ
opisthotonus	弓なり反張	ゆみなりはんちょう
Oppenheim reflex	Oppenheim 反射	おっぺんはいむはんしゃ
Oppenheimer type MP extension assist wrist hand orthosis	Oppenheimer 型装具	おっぺんはいまーがたそうぐ
opponens bar	対立バー	たいりつばー
opponens digiti minimi 〔muscle〕	小指対立筋	しょうしたいりつきん
opponens orthosis	対立装具	たいりつそうぐ
opponens splint	対立副子	たいりつふくし
opposition	対立運動	たいりつうんどう
opposition reconstruction	対立再建術	たいりつさいけんじゅつ
opsoclonus	眼球クローヌス	がんきゅうくろーぬす
optic agnosia	視覚性失認	しかくせいしつにん
optic aphasia (visual aphasia)	視覚失語	しかくしつご
optic atrophy	視神経萎縮	ししんけいいしゅく
optic chiasma	視〔神経〕交叉	し〔しんけい〕こうさ
optic nerve	視神経	ししんけい

opti			ossi
optic neuritis	視神経炎	ししんけいえん	
optic radiation	視放線	しほうせん	
optical righting reflex	視性立ち直り反射	しせいたちなおりはんしゃ	
oral (propulsive) stage (phase)	口腔期	こうくうき	
oral apraxia	口部失行	こうぶしっこう	
oral contamination	口腔汚染	こうくうおせん	
oral dryness	口腔内乾燥症	こうくうないかんそうしょう	
oral dyskinesia	口部ジスキネジア	こうぶじすきねじあ	
oral feeding	経口摂取	けいこうせっしゅ	
oral frailty	オーラルフレイル	おーらるふれいる	
oral function	口腔機能	こうくうきのう	
oral health care	口腔ケア	こうくうけあ	
oral hygiene	口腔清掃	こうくうせいそう	
oral mucosa symptom	口腔粘膜症状	こうくうねんまくしょうじょう	
oral preparation phase	口腔準備期	こうくうじゅんびき	
oral preparatory stage	準備期［摂食嚥下の］	じゅんびき	
orbicularis oculi reflex	眼輪筋反射	がんりんきんはんしゃ	
orbit	眼窩	がんか	
ordinal scale	順序尺度	じゅんじょしゃくど	
organic amnestic disorder	器質性健忘症候群	きしつせいけんぼうしょうこうぐん	
organic lesion	器質的病変	きしつてきびょうへん	
organic mental disorder	器質性精神障害	きしつせいせいしんしょうがい	
organic psychosis	器質性精神病	きしつせいせいしんびょう	
orientation	見当識	けんとうしき	
orphanage	児童養護施設	じどうようごしせつ	
ortho crutche[s]	オルソクラッチ	おるそくらっち	
orthodromic conduction	順行性伝導	じゅんこうせいでんどう	
orthopaedic selective spasticity-control surgery (OSSCS)	選択的筋解離術	せんたくてききんかいりじゅつ	
orthop[a]edic shoe[s]	靴型装具	くつがたそうぐ	
orthop[a]edic shoe[s](footwear) (corrective shoe[s])	整形靴	せいけいぐつ	
orthophoria	眼球正位	がんきゅうせいい	
orthosis (brace)	装具	そうぐ	
orthosis for congenital dislocation of the hip	先天股脱装具	せんてんこだつそうぐ	
orthosis for medical treatment	治療用装具	ちりょうようそうぐ	
orthosis for sports and recreation	スポーツ用装具	すぽーつようそうぐ	
orthostatic dysregulation (OD)	起立性調節障害	きりつせいちょうせつしょうがい	
orthostatic hypotension	起立性低血圧	きりつせいていけつあつ	
orthostatic tremor	起立時振戦	きりつじしんせん	
orthotic treatment	装具療法	そうぐりょうほう	
oscillation	動揺	どうよう	
Osgood−Schlatter disease	Osgood-Schlatter 病	おずぐっどしゅらったーびょう	
osmoreceptor	浸透圧受容器	しんとうあつじゅようき	
osseous torticollis	骨性斜頚	こつせいしゃけい	
ossification	骨化	こっか	

ossi		oste
ossification of posterior longitudinal ligament (OPLL)	後縦靱帯骨化症	こうじゅうじんたいこつかしょう
ossification of yellow ligament	黄色靱帯骨化〔症〕	おうしょくじんたいこつか〔しょう〕
ostectomy	骨切除〔術〕	こつせつじょ〔じゅつ〕
ost〔e〕itis	骨炎	こつえん
osteoarthritis	変形性関節症	へんけいせいかんせつしょう
osteoarthritis (ropathy) (osteoarthrosis)	骨関節症	こつかんせつしょう
osteoarthritis of spine (spondylosis deformans)	変形性脊椎症	へんけいせいせきついしょう
osteoarthrosis (osteoarthritis (ropathy))	骨関節症	こつかんせつしょう
oste〔o〕arthrotomy	関節骨端切除〔術〕	かんせつこったんせつじょ〔じゅつ〕
osteoblast	骨芽細胞	こつがさいぼう
osteochondral fracture	骨軟骨骨折	こつなんこつこっせつ
osteochondral graft	骨軟骨移植	こつなんこついしょく
osteochondral lesion	骨軟骨損傷	こつなんこつそんしょう
osteochondritis	骨軟骨炎	こつなんこつえん
osteochondritis dissecans	離断性骨軟骨炎	りだんせいこつなんこつえん
osteochondrodysplasia	骨軟骨異形成〔症〕	こつなんこついけいせい〔しょう〕
osteochondroma	骨軟骨腫	こつなんこつしゅ
osteochondromatosis	骨軟骨腫症	こつなんこつしゅしょう
osteochondrosis	骨軟骨症	こつなんこつしょう
osteoclast	破骨細胞	はこつさいぼう
osteocyte	骨細胞	こつさいぼう
osteodystrophy	骨異栄養〔症〕	こついえいよう〔しょう〕
osteogenesis	骨発生	こつはっせい
osteogenesis (bone formation)	骨形成	こつけいせい
osteogenesis imperfecta (brittle bones)	骨形成不全症	こつけいせいふぜんしょう
osteolysis	骨溶解	こつようかい
osteolytic image	溶骨像	ようこつぞう
osteoma	骨腫	こつしゅ
osteomalacia	骨軟化症	こつなんかしょう
osteomyelitis	骨髄炎	こつずいえん
osteonecrosis	骨壊死	こつえし
osteonecrosis of the jaw	顎骨壊死	がっこつえし
osteopathy	骨症	こつしょう
osteopenia	骨減少〔症〕	こつげんしょう〔しょう〕
osteophyte (spur)	骨棘	こつきょく
osteophytosis	骨増殖症	こつぞうしょくしょう
osteoplasty	骨形成術	こつけいせいじゅつ
osteoporosis	骨粗鬆症	こつそしょうしょう
osteoporotic fracture	骨粗鬆症性骨折	こつそしょうしょうせいこっせつ
osteosarcoma	骨肉腫	こつにくしゅ
osteosclerosis	骨硬化〔症〕	こつこうか〔しょう〕
osteosynthesis	骨接合〔術〕	こつせつごう〔じゅつ〕
osteotomy	骨切り術	こつきりじゅつ

Oswestry disability index (ODI)		
Ottawa ankle rules (OAR)	Ottawa アンクルルール	おたわあんくるるーる
outcome	転帰	てんき
outpatient	外来患者	がいらいかんじゃ
outpatient visit	外来通院	がいらいつういん
output type brain machine interface	出力型 BMI	しゅつりょくがたびーえむあい
outrigger	アウトリガー	あうとりがー
overactive bladder	過活動性膀胱	かかつどうせいぼうこう
overcorrection	過矯正	かきょうせい
overflow incontinence	溢流性尿失禁	いつりゅうせいにょうしっきん
overhead traction	頭上方向牽引	ずじょうほうこうけんいん
overload	過負荷	かふか
overt albuminuria	顕性アルブミン尿	けんせいあるぶみんにょう
overtraction	過牽引	かけんいん
overtverbal mediation	外言語化	がいげんごか
overuse	過用(オーバーユース)	かよう(おーばーゆーす)
overuse syndrome	過用(使いすぎ)症候群	かよう(つかいすぎ)しょうこうぐん
overwork weakness	過用性筋力低下	かようせいきんりょくていか
oxidative phosphorylation	酸化的リン酸化〔反応〕	さんかてきりんさんか〔はんのう〕
oxygen consumption	酸素消費〔量〕	さんそしょうひ〔りょう〕
oxygen dissociation curve	酸素解離曲線	さんそかいりきょくせん
oxygen inhalation〔therapy〕	酸素吸入〔療法〕	さんそきゅうにゅう〔りょうほう〕
oxygen uptake (intake)	酸素摂取〔量〕	さんそせっしゅ〔りょう〕
oxyhemoglobin	オキシヘモグロビン	おきしへもぐろびん

P

paced auditory serial addition test (PASAT)		
pad	パッド	ぱっど
padded cast	有褥ギプス包帯	ゆうじょくぎぷすほうたい
page turner	ページめくり機	ぺーじめくりき
Paget disease	Paget 病	ぱじぇっとびょう
Paget disease of bone	骨 Paget 病	こつぱじぇっとびょう
paid nursing home for the elderly	有料老人ホーム	ゆうりょうろうじんほーむ
pain	疼痛	とうつう
pain control	疼痛制御	とうつうせいぎょ
pain management	疼痛管理	とうつうかんり
pain pathways	痛覚経路	つうかくけいろ
pain provocation test	疼痛誘発試験	とうつうゆうはつしけん
pain sensation (sense) (algesia)	痛覚	つうかく
pain spot	痛点	つうてん
pain threshold	痛覚閾値(疼痛閾値)	つうかくいきち(とうついきち)

pain		para
painful arc sign	有痛弧（ペインフルアーク）徴候	ゆうつうこ（ぺいんふるあーく）ちょうこう
painful paresthesia (paralgia)	異常痛覚	いじょうつうかく
palatal augmentation prosthesis (PAP)	舌口蓋接触補助床（舌摂食補助床、補助口蓋床）	ぜつこうがいせっしょくほじょしょう（ぜつせっしょくほじょしょう、ほじょこうがいしょう）
palatal lift	軟口蓋挙上装置	なんこうがいきょじょうそうち
palatal lift prosthesis	嚥下補助装置（嚥下補助床）	えんげほじょそうち（えんげほじょしょう）
palatal myoclonus	口蓋ミオクローヌス	こうがいみおくろーぬす
palatal (palatine) reflex	軟口蓋反射	なんこうがいはんしゃ
palatalized articulation	口蓋化構音	こうがいかこうおん
palate contact time	口蓋接触時間	こうがいせっしょくじかん
palilalia	同語反復	どうごはんぷく
pallanesthesia	振動覚消失	しんどうかくしょうしつ
pallanesthesia (apallesthesia)	振動感覚消失	しんどうかんかくしょうしつ
palliative care	緩和ケア	かんわけあ
palliative rehabilitation	緩和リハビリテーション	かんわりはびりてーしょん
palliative treatment	待期〔的〕療法	たいき〔てき〕りょうほう
palm-chin reflex	手掌頤反射	しゅしょうおとがいはんしゃ
palmar abduction	掌側外転	しょうそくがいてん
palmar adduction	掌側内転	しょうそくないてん
palmar flexion	掌屈	しょうくつ
palmer grasp reflex	手掌把握反射	しゅしょうはあくはんしゃ
palmoplantar pustulosis	掌蹠膿疱症	しょうせきのうほうしょう
palpation	触診	しょくしん
palsy (paresis)	不全麻痺	ふぜんまひ
Pancoast syndrome	Pancoast 症候群	ぱんこーすとしょうこうぐん
Pancoast tumor	Pancoast 腫瘍	ぱんこーすとしゅよう
panhypopituitarism	汎下垂体機能低下症	はんかすいたいきのうていかしょう
panic	パニック	ぱにっく
panic disorder	パニック障害	ぱにっくしょうがい
Panner disease	Panner 病	ぱんなーびょう
pannus	パンヌス	ぱんぬす
Panza orthosis	Panza 装具	ぱんつぁそうぐ
Papez circuit	Papez 回路	ぱぺっつかいろ
papillary stasis	うっ血乳頭	うっけつにゅうとう
papilledema	乳頭浮腫	にゅうとうふしゅ
papillitis	視神経乳頭炎	ししんけいにゅうとうえん
parachute reflex	パラシュート反射	ぱらしゅーとはんしゃ
parachute response	落下傘反応	らっかさんはんのう
paradoxical embolism	奇異〔性〕塞栓症	きい〔せい〕そくせんしょう
paradoxical respiration	奇異性呼吸	きいせいこきゅう
paraffin bath	パラフィン浴	ぱらふぃんよく
paragraphia	錯書	さくしょ
parahippocampal gyrus	海馬傍回	かいばぼうかい
paralalia	錯発語	さくはつご
paralgia (painful paresthesia)	異常痛覚	いじょうつうかく

para		Park
parallel bar	平行棒	へいこうぼう
Paralympic	パラリンピック	ぱらりんぴっく
paralysis	〔完全〕麻痺	〔かんぜん〕まひ
paralytic abasia	麻痺性歩行不能	まひせいほこうふのう
paralytic aphonia	麻痺性失声〔症〕	まひせいしっせい〔しょう〕
paralytic drop foot	麻痺性下垂足	まひせいかすいそく
paralytic dysarthria	麻痺性構音障害	まひせいこうおんしょうがい
paralytic gait	麻痺性歩行	まひせいほこう
paralytic hand	麻痺手	まひて
paralytic hip joint dislocation	麻痺性股関節脱臼	まひせいこかんせつだっきゅう
paralytic ileus	麻痺性イレウス	まひせいいれうす
paralytic limb	麻痺肢	まひし
paralytic scoliosis	麻痺性〔脊柱〕側弯〔症〕	まひせい〔せきちゅう〕そくわん〔しょう〕
paramnesia	記憶錯誤	きおくさくご
paramyotonia	パラミオトニー	ぱらみおとにー
paraneoplastic syndrome	傍腫瘍症候群（悪性腫瘍随伴症候群）	ぼうしゅようしょうこうぐん（あくせいしゅようずいはんしょうこうぐん）
paraparesis	不全対麻痺	ふぜんついまひ
paraparetic gait	対麻痺性歩行	ついまひせいほこう
paraphasia	錯語	さくご
paraplegia	対麻痺	ついまひ
paraplegia in flexion	屈曲性対麻痺	くっきょくせいついまひ
parapraxis	錯行為	さくこうい
paraspinal electromyography	傍脊柱筋筋電図検査〔法〕	ぼうせきちゅうきんきんでんずけんさ〔ほう〕
paraspinal lumbar nerve block	傍脊椎腰神経ブロック	ぼうせきついようしんけいぶろっく
paraspinal muscle	傍脊柱筋	ぼうせきちゅうきん
parasympathetic ganglion	副交感神経節	ふくこうかんしんけいせつ
parasympathetic nerve	副交感神経	ふくこうかんしんけい
parasympathetic nervous system	副交感神経系	ふくこうかんしんけいけい
parasympathicotonia	副交感神経緊張〔症〕	ふくこうかんしんけいきんちょう〔しょう〕
parasympathomimetic agent (parasympathomimetic drug)	副交感神経作動薬	ふくこうかんしんけいさどうやく
paratenon	パラテノン	ぱらてのん
parathyroid gland	副甲状腺	ふくこうじょうせん
parathyroid hormone (PTH)	副甲状腺ホルモン	ふくこうじょうせんほるもん
parencephalia	先天性脳奇形	せんてんせいのうきけい
parent training	ペアレントトレーニング	ぺあれんととれーにんぐ
paresis (palsy)	不全麻痺	ふぜんまひ
paresthesia	錯知覚症	さくちかくしょう
paridrosis	発汗異常〔症〕	はっかんいじょう〔しょう〕
parietal lobe	頭頂葉	とうちょうよう
Parinaud ophthalmoplegia	Parinaud 眼筋麻痺	ぱりのーがんきんまひ
Parkinson disease	Parkinson 病	ぱーきんそんびょう

135

park		pati
parkinsonian face	パーキンソン顔貌	ぱーきんそんがんぼう
parkinsonian gait	パーキンソン歩行	ぱーきんそんほこう
parkinsonian〔muscular〕 rigidity	パーキンソン〔筋〕強剛	ぱーきんそん〔きん〕きょうごう
parkinsonian syndrome	パーキンソン症候群	ぱーきんそんしょうこうぐん
parkinsonism	パーキンソニズム	ぱーきんそにずむ
parkinsonism dementia complex	パーキンソン認知症複合	ぱーきんそんにんちしょうふくごう
paroxysmal	発作性	ほっさせい
pars interarticularis (zygapophyseal joint, facet joint)	椎間関節部（関節突起間部）	ついかんかんせつぶ（かんせつとっきかんぶ）
part of the tendon	腱性部分	けんせいぶぶん
partial amnesia	部分健忘	ぶぶんけんぼう
partial amputation	部分的切断	ぶぶんてきせつだん
partial ankylosis	不全強直	ふぜんきょうちょく
partial foot amputation	足根中足切断〔術〕	そっこんちゅうそくせつだん〔じゅつ〕
partial foot prosthesis	足根〔中足〕義足	そっこん〔ちゅうそく〕ぎそく
partial hand amputation	手部切断	しゅぶせつだん
partial hand prosthesis	手根中手義手	しゅぶぎしゅ（しゅこんちゅうしゅぎしゅ）
partial hand socket	手根中手ソケット	しゅこんちゅうしゅそけっと
partial ligament tear	靱帯部分断裂	じんたいぶぶんだんれつ
partial seizure	部分発作	ぶぶんほっさ
partial weight bearing	部分荷重	ぶぶんかじゅう
participation	参加	さんか
participation restriction	参加制約	さんかせいやく
passenger unit	パッセンジャーユニット	ぱっせんじゃーゆにっと
passive exercise (passive movement)	他動運動（訓練）	たどううんどう（くんれん）
passive movement	受（他）動運動	じゅ（た）どううんどう
patella	膝蓋骨	しつがいこつ
patellar tendon	膝蓋腱	しつがいけん
patellar tendon bearing (PTB) ankle-foot orthosis	PTB 短下肢装具	ぴーてぃーびーたんかしそうぐ
patellar tendon bearing (PTB) socket	PTB ソケット	ぴーてぃーびーそけっと
patellar tendon bearing (PTB) trans-tibial (below knee) prosthesis	PTB 式下腿義足	ぴーてぃーびーしきかたいぎそく
patellar tendon reflex (PTR)	膝蓋腱反射	しつがいけんはんしゃ
patellofemoral (PF) joint	膝蓋大腿関節	しつがいだいたいかんせつ
pathologic [al] fracture	病的骨折	びょうてきこっせつ
pathologic laughter (laughing)	病的笑い	びょうてきわらい
pathologic reflex	病的反射	びょうてきはんしゃ
pathway	経路	けいろ
patient education	患者教育	かんじゃきょういく

pati		perc
patient-reported outcome (PRO)	患者報告アウトカム（患者立脚型評価法）	かんじゃほうこくあうとかむ（かんじゃりっきゃくがたひょうかほう）
patten bottom	歩行あぶみ	ほこうあぶみ
pectoralis major muscle	大胸筋	だいきょうきん
pediatric ablation	小児切断	しょうにせつだん
pediatric deafness (hearing loss)	小児難聴	しょうになんちょう
pediatric evaluation of disability inventory (PEDI)	子どもの能力低下評価法	こどものうりょくていかひょうかほう
pediatric intensive care unit (PICU)	小児集中治療室	しょうにしゅうちゅうちりょうしつ
pediatric rehabilitation	小児リハビリテーション	しょうにりはびりてーしょん
pedicle〔skin〕flap	有茎皮弁	ゆうけいひべん
pedigree	家系図	かけいず
pedometer	歩数計	ほすうけい
peer counseling	ピアカウンセリング	ぴあかうんせりんぐ
peer support	ピアサポート	ぴあさぽーと
pelvic amputation (trans-lumbar amputation)	骨盤切断〔術〕	こつばんせつだん〔じゅつ〕
pelvic band	骨盤帯	こつばんたい
pelvic floor muscle group	骨盤底筋群	こつばんていきんぐん
pelvic girdle	腰帯	ようたい
pelvic (hip) girdle	下肢帯	かしたい
pelvic osteotomy	骨盤骨切り術	こつばんこつきりじゅつ
pelvic rotation	骨盤回旋	こつばんかいせん
pelvic tilt	骨盤傾斜	こつばんけいしゃ
pelvic traction	骨盤牽引	こつばんけんいん
pen type injector	ペン型注射器	ぺんがたちゅうしゃき
pendulum exercise	振り子運動	ふりこうんどう
pendulum test	振り子試験	ふりこしけん
Penetration-aspiration scale		
penumbra	ペナンブラ	ぺなんぷら
perception of three dimensional space	三次元空間知覚	さんじげんくうかんちかく
percussion	叩打（打診）〔法〕	こうだ（だしん）〔ほう〕
percutaneous	経皮	けいひ
percutaneous discectomy	経皮的椎間板切除〔術〕	けいひてきついかんばんせつじょ〔じゅつ〕
percutaneous endoscopic gastrostomy (PEG)	経皮内視鏡的胃瘻造設術	けいひないしきょうてきいろうぞうせつじゅつ
percutaneous implantable electrode	経皮的埋め込み電極	けいひてきうめこみでんきょく
percutaneous micro endoscopic discectomy	経皮的内視鏡下椎間板摘出術	けいひてきないしきょうかついかんばんてきしゅつじゅつ
percutaneous oxygen pressure	経皮酸素分圧	けいひさんそぶんあつ
percutaneous trans-esophageal gastrostomy (PTEG)	経皮経食道胃管挿入術	けいひけいしょくどういかんそうにゅうじゅつ

137

perf		pero
perfect O	perfect O〔手根管症候群の検査〕	ぱーふぇくとおー
performance	実行状況	じっこうじょうきょう
perfusion	灌流	かんりゅう
periarthritis	関節周囲炎	かんせつしゅういえん
pericarditis	心膜炎	しんまくえん
perimysium	筋周膜	きんしゅうまく
perinatal period	周産期	しゅうさんき
perineal strap	装具用股吊り	そうぐようまたつり
perineuritis	神経周囲炎	しんけいしゅういえん
perineurium	神経周膜	しんけいしゅうまく
periodic ataxia	周期性運動失調症	しゅうきせいうんどうしっちょうしょう
periodic paralysis	周期性四肢麻痺	しゅうきせいししまひ
periodontal disease	歯周病	ししゅうびょう
perioperative	周術期	しゅうじゅつき
periosteal reaction	骨膜反応	こつまくはんのう
periostitis	骨膜炎	こつまくえん
peripheral	末梢性	まっしょうせい
peripheral circulatory disturbance	末梢循環障害	まっしょうじゅんかんしょうがい
peripheral facial paralysis	末梢性顔面神経麻痺	まっしょうせいがんめんしんけいまひ
peripheral nerve	末梢神経	まっしょうしんけい
peripheral nervous system	末梢神経系	まっしょうしんけいけい
peripheral neuritis	末梢神経炎	まっしょうしんけいえん
peripheral neuropathy	末梢神経障害	まっしょうしんけいしょうがい
peripheral neurotomy	末梢神経縮小術	まっしょうしんけいしゅくしょうじゅつ
periphery	末梢	まっしょう
periphery sensory disturbance	末梢性感覚障害	まっしょうせいかんかくしょうがい
periphlebitis	静脈周囲炎	じょうみゃくしゅういえん
peritendinitis	腱周囲炎	けんしゅういえん
peritoneal dialysis	腹膜透析	ふくまくとうせき
peritoneal dissemination	腹膜播種	ふくまくはしゅ
periventricular leukomalacia	脳室周囲白質軟化〔症〕	のうしつしゅういはくしつなんか〔しょう〕
periventricular lucency	脳室周囲低吸収域	のうしつしゅういていきゅうしゅういき
permanent lower limb prosthesis	本義足	ほんぎそく
permanent orthosis	更生用装具	こうせいようそうぐ
permanent prosthesis	本義肢	ほんぎし
permanent socket	本ソケット	ほんそけっと
permanent upper limb prosthesis	本義手	ほんぎしゅ
peromelia	ペロメリア	ぺろめりあ
peroneal nerve palsy	腓骨神経麻痺	ひこつしんけいまひ

peroneal tendon dislocation	腓骨筋腱脱臼	ひこつきんけんだっきゅう
perseveration	保続（固執）	ほぞく（こしゅう（こしつ））
persistent disturbance of consciousness	遷延性意識障害	せんえんせいいしきしょうがい
person of limbs inconvenience rehabilitation facilities	肢体不自由者更生施設	したいふじゆうしゃこうせいしせつ
personal care robot	生活支援ロボット	せいかつしえんろぼっと
personal computer input device	パソコン用入力装置	ぱそこんようにゅうりょくそうち
personal factors	個人因子	こじんいんし
personal〔self〕care	身辺処理	しんぺんしょり
personal training	個別訓練	こべつくんれん
personality	人格	じんかく
personality change	性格変化	せいかくへんか
personality disorder	人格障害	じんかくしょうがい
personality test	性格検査	せいかくけんさ
personalized medicine	個別化医療	こべつかいりょう
persons requiring long-term care	要介護者	ようかいごしゃ
persons requiring long-term support	要支援者	ようしえんしゃ
persons with disabilities (handicapped, disabled)	障害者	しょうがいしゃ
persons with physical disabilities (disabled persons)	肢体不自由者	したいふじゆうしゃ
perspiration (sweat)	発汗	はっかん
perspiratory (sweat) gland	汗腺	かんせん
Perthes disease	Perthes 病	ぺるてすびょう
pervasive developmental disorder	広汎性発達障害	こうはんせいはったつしょうがい
pes abductus	外転足	がいてんそく
pes cavus	凹足	おうそく
pes pronatus	回内足	かいないそく
pes supinatus	回外足	かいがいそく
pes valgus	外反足	がいはんそく
petit mal epilepsy	小発作てんかん	しょうほっさてんかん
petit mal status	小発作重積状態	しょうほっさじゅうせきじょうたい
Petit triangle (lumbar triangle)	Petit 三角（腰三角）	ぺてぃさんかく（ようさんかく）
phalanx	指（趾）節骨	し（し）せつこつ
Phalen test	Phalen テスト	ふぁーれんてすと
phantom limb pain	幻肢痛	げんしつう
phantom limb sensation	幻肢	げんし
pharyngeal anesthesia	咽頭感覚消失	いんとうかんかくしょうしつ
pharyngeal passage time	咽頭通過時間	いんとうつうかじかん
pharyngeal phase	咽頭相［摂食嚥下の］	いんとうそう
pharyngeal reflex	咽頭反射	いんとうはんしゃ
pharyngeal residue	咽頭残留	いんとうざんりゅう
pharyngeal stage	咽頭期［摂食嚥下の］	いんとうき
pharyngismus	咽頭筋攣縮	いんとうきんれんしゅく

phar		phys
pharyngodynia	咽頭痛	いんとうつう
pharynx	咽頭	いんとう
phase reversal	位相逆転	いそうぎゃくてん
phasic	相動性	そうどうせい
phasic contraction	相動性収縮	そうどうせいしゅうしゅく
phasic motor neuron	相動性運動ニューロン	そうどうせいうんどうにゅーろん
phasic motor unit	相動性運動単位	そうどうせいうんどうたんい
phasic reflex	相動性反射	そうどうせいはんしゃ
phenol	フェノール	ふぇのーる
phenol block	フェノールブロック	ふぇのーるぶろっく
pheochromocytoma	褐色細胞腫	かっしょくさいぼうしゅ
phlebitis	静脈炎	じょうみゃくえん
phlebitis migrans	遊走性静脈炎	ゆうそうせいじょうみゃくえん
phlebography (venography)	静脈造影〔法〕	じょうみゃくぞうえい〔ほう〕
phlegmon (cellulitis)	蜂窩織炎	ほうかしきえん
phocomelia	あざらし肢症	あざらししししょう
phonation	発声	はっせい
phone definition	語音明瞭度	ごおんめいりょうど
phonemic paraphasia	音韻性錯語	おんいんせいさくご
photic stimulation	光刺激	ひかりしげき
photic synesthesia	共感性光覚	きょうかんせいこうかく
photomyoclonus	光誘発性ミオクローヌス	ひかりゆうはつせいみおくろーぬす
photosensitive	光過敏〔性〕	ひかりかびん〔せい〕
photosensitive seizure	光過敏性発作	ひかりかびんせいほっさ
physiatrist (rehabilitation doctor)	リハビリテーション科医	りはびりてーしょんかい
physical activity	身体活動〔量〕	しんたいかつどう〔りょう〕
physical and physiological changes	身体・生理的変化	しんたいせいりてきへんか
physical and rehabilitation medicine	リハビリテーション医学	りはびりてーしょんいがく
physical characteristics	物〔理学的特〕性(身体特性)	ぶつ〔りがくてきとく〕せい(しんたいとくせい)
physical conditioning	身体調整	しんたいちょうせい
physical disability	身体〔機能〕障害	しんたい〔きのう〕しょうがい
physical disabled	肢体不自由	したいふじゆう
physical examination	身体〔的〕診察	しんたい〔てき〕しんさつ
physical exercise (training)	身体訓練	しんたいくんれん
physical finding (physical sign)	身体所見(身体的徴候)	しんたいしょけん(しんたいてきちょうこう)
physical fitness	体力	たいりょく
physical function	身体機能	しんたいきのう
physical functional change	身体機能変化	しんたいきのうへんか
physical medicine	物理療法〔医学〕	ぶつりりょうほう〔いがく〕
physical medicine and rehabilitation (rehabilitation medicine)	リハビリテーション医学	りはびりてーしょんいがく
physical performance	身体能力	しんたいのうりょく

phys		plan
physical sign (physical finding)	身体的徴候（身体所見）	しんたいてきちょうこう（しんたいしょけん）
physical sign and symptom	身体症状	しんたいしょうじょう
physical stimulus	物理刺激	ぶつりしげき
physical therapist (PT)	理学療法士	りがくりょうほうし
physical therapy (PT) (physio-therapy)	理学療法	りがくりょうほう
physical weakness	身体機能低下	しんたいきのうていか
physically disabled〔persons〕	身体障害者	しんたいしょうがいしゃ
physically disabled persons' certificate	身体障害者手帳	しんたいしょうがいしゃてちょう
physically disabled persons' medical certificate	身体障害者診断書	しんたいしょうがいしゃしんだんしょ
physiological amnesia	生理的健忘	せいりてきけんぼう
physiological dead space	生理的死腔	せいりてきしくう
physiological load	生理的負荷	せいりてきふか
physiological lordosis	生理的前弯	せいりてきぜんわん
physiology	生理学	せいりがく
physiotherapy (physical therapy (PT))	理学療法	りがくりょうほう
Pick disease	Pick 病	ぴっくびょう
Pickwickian syndrome (obesity hypoventilation syndrome)	Pickwickian 症候群（肥満低換気症候群）	ぴっくうぃっくしょうこうぐん（ひまんていかんきしょうこうぐん）
picture vocabulary test	絵画語彙発達検査	かいがごいはったつけんさ
pin punch	ピンポンチ	ぴんぽんち
pinch	つまみ（ピンチ）	つまみ（ぴんち）
pinch (action)	つまみ動作	つまみどうさ
pipe chamfering	パイプ面とり	ぱいぷめんとり
pipe cutter	パイプカッター	ぱいぷかったー
piriform〔e〕sinus (fossa)	梨状陥凹（梨状窩）	りじょうかんおう（りじょうか）
piriform〔e〕sinus residue	梨状窩残留	りじょうかざんりゅう
piriformis〔e〕syndrome	梨状筋症候群	りじょうきんしょうこうぐん
Pirogoff amputation	Pirogoff 切断〔術〕	ぴろごふせつだん〔じゅつ〕
piston action	ピストン運動	ぴすとんうんどう
pituitary adenoma	下垂体腺腫	かすいたいせんしゅ
pituitary apoplexy	下垂体卒中	かすいたいそっちゅう
pituitary tumor	下垂体腫瘍	かすいたいしゅよう
pivot joint	車軸関節	しゃじくかんせつ
pivot-shift test	ピボットシフトテスト	ぴぼっとしふとてすと
placental dysfunction (insufficiency)	胎盤機能不全	たいばんきのうふぜん
placing reaction	踏み出し（定位）反射（反応）	ふみだし（ていい）はんしゃ（はんのう）
plane (gliding, arthrodial) joint	平面（滑動）関節	へいめん（かつどう）かんせつ
planning	立案	りつあん
plantar and dorsiflexion exercise	底背屈訓練	ていはいくつくんれん

141

plan		poli

plantar aponeurosis (plantar fascia)	足底腱膜	そくていけんまく
plantar fascia (plantar aponeurosis)	足底腱膜	そくていけんまく
plantar fasciitis	足底腱膜炎	そくていけんまくえん
plantar flexion	底屈	ていくつ
plantar grasp reflex	足底把握反射	そくていはあくはんしゃ
plantar muscle reflex	足底筋反射	そくていきんはんしゃ
plantar reflex	足底反射	そくていはんしゃ
plasma exchange therapy	血漿交換療法	けっしょうこうかんりょうほう
plasma globulin	血漿グロブリン	けっしょうぐろぶりん
plaster	ギプス	ぎぷす
plaster shell	ギプスシャーレ	ぎぷすしゃーれ
plaster slab	ギプスシーネ	ぎぷすしーね
plaster sludge	ギプス泥	ぎぷすでい
plaster splint	ギプス副子	ぎぷすふくし
plastic ankle foot orthosis	プラスチック短下肢装具	ぷらすちっくたんかしそうぐ
plastic knee ankle foot orthosis	プラスチック長下肢装具	ぷらすちっくちょうかしそうぐ
plastic knee orthosis	プラスチック膝装具	ぷらすちっくひざそうぐ
plastic operation	形成手術	けいせいしゅじゅつ
plastic orthosis	プラスチック装具	ぷらすちっくそうぐ
plastic surgery	形成外科	けいせいげか
plasticity	可塑性	かそせい
plasty	形成〔術〕	けいせい〔じゅつ〕
plateau	プラトー	ぷらとー
platelet rich plasma (PRP)	多血小板血漿	たけっしょうばんけっしょう
platform crutch	肘台付き杖	ひじだいつきつえ
pleocytosis	〔脳脊〕髄液細胞増多	〔のうせき〕ずいえきさいぼうぞうた
plethysmography	容積脈波〔法〕	ようせきみゃくは〔ほう〕
pleural dissemination	胸膜播種	きょうまくはしゅ
pleural effusion	胸水	きょうすい
pleuritis (pleurisy)	強膜炎	きょうまくえん
plexus brachialis	腕神経叢	わんしんけいそう
plexus injury	神経叢損傷	しんけいそうそんしょう
plexus palsy	神経叢麻痺	しんけいそうまひ
plica syndrome	滑膜ひだ障害	かつまくひだしょうがい
plug fit socket	差込みソケット	さしこみそけっと
plumbism (lead poisoning)	鉛中毒	なまりちゅうどく
pneumatic tourniquet	空気止血帯	くうきしけつたい
pneumatic valve	空気弁	くうきべん
pneumatically (hydraulically) controlled knee	空(油)圧制御膝継手	くう(ゆ)あつせいぎょひざつぎて
pneumonia	肺炎	はいえん
pneumothorax	気胸	ききょう
podarthritis	足関節炎	そく(あし)かんせつえん
poison disease	中毒性疾患	ちゅうどくせいしっかん
polio (acute anterior poliomyelitis)	急性脊髄前角炎(ポリオ)	きゅうせいせきずいぜんかくえん(ぽりお)

poli		posi
poliodystrophia cerebri progressiva infantilis	乳児進行性脳灰白質ジストロフィー	にゅうじしんこうせいのうかいはくしつじすとろふぃー
poliodystrophy (-phia)	灰白質ジストロフィー	かいはくしつじすとろふぃー
polioencephalomyelitis	脳脊髄灰白質炎	のうせきずいかいはくしつえん
poliomyelitis (polio)	急性灰白質炎(ポリオ)	きゅうせいかいはくしつえん(ぽりお)
pollaki[s]uria	頻尿	ひんにょう
pollex extensus	過伸展母指	かしんてんぼし
pollex rigidus	強剛母指	きょうごうぼし
pollex varus	内反母指	ないはんぼし
polyarteritis nodosa	結節性多発動脈炎	けっせつせいたはつどうみゃくえん
polyarthralgia	多発[性]関節痛	たはつ[せい]かんせつつう
polyarthritis	多発性関節炎	たはつせいかんせつえん
polyarticular muscle	多関節筋	たかんせつきん
polycentric axis knee joint	多軸膝継手	たじくひざつぎて
polycentric elbow hinge	多軸肘ヒンジ継手	たじくひじひんじつぎて
polycentric hinge (joint)	多軸継手	たじくつぎて
polycentric knee joint	多軸式膝継手	たじくしきひざつぎて
polygonal cells	多角細胞	たかくさいぼう
polygram	ポリグラム	ぽりぐらむ
polygraphy	ポリグラフィー	ぽりぐらふぃー
polymyalgia	多発筋痛[症]	たはつきんつう[しょう]
polymyalgia rheumatica	リウマチ性多発筋痛[症]	りうまちせいたはつきんつう[しょう]
polymyositis	多発性筋炎	たはつせいきんえん
polyneuralgia	多発神経痛	たはつしんけいつう
polyneuritis	多発[性]神経炎	たはつ[せい]しんけいえん
polyneuromyositis	多発神経筋炎	たはつしんけいきんえん
polyneuropathy	多発[性]神経障害	たはつ[せい]しんけいしょうがい
polyphasic action potential	多相[性]活動電位	たそう[せい]かつどうでんい
polyradiculitis	多発神経根炎	たはつしんけいこんえん
polyradiculoneuritis	多発根神経炎	たはつこんしんけいえん
polysomnograph	睡眠ポリグラフ	すいみんぽりぐらふ
polysomnography	睡眠ポリグラフ検査法	すいみんぽりぐらふけんさほう
polytrauma	多発外傷	たはつがいしょう
polyuria	多尿	たにょう
Pompe disease	Pompe病	ぽんぺびょう
pons	橋	きょう
pontine hemorrhage	橋出血	きょうしゅっけつ
popliteal artery	膝窩動脈	しつかどうみゃく
popliteal fossa	膝窩	しつか
poriomania	徘徊癖	はいかいへき
porphyrin neuritis	ポルフィリン神経炎	ぽるふぃりんしんけいえん
portable dialogue units	電子式コミュニケーションボード	でんししきこみゅにけーしょんぼーど
position	体位(肢位)	たいい(しい)
position agnosia	位置失認	いちしつにん
position change	体位変換	たいいへんかん

P

posi		
position of dislocation	脱臼危険肢位	だっきゅうきけんしい
position sense (sense of position)	位置〔感〕覚	いち〔かん〕かく
positional nystagmus	頭位性眼振	とういせいがんしん
positional vertigo	頭位性めまい	とういせいめまい
positioning	体位設定(ポジショニング)	たいいせってい(ぽじしょにんぐ)
positioning nystagmus	頭位変換性眼振	とういへんかんせいがんしん
positioning vertigo	頭位変換性めまい	とういへんかんせいめまい
positive	陽性	ようせい
positive mold	陽性モデル	ようせいもでる
positive sharp wave	陽性鋭波	ようせいえいは
positive spike	陽性棘波	ようせいきょくは
positive wave	陽性波	ようせいは
positron emission tomography (PET)	ポジトロン(陽電子放出コンピュータ)断層撮影〔法〕	ぽじとろん(ようでんしほうしゅつこんぴゅーた)だんそうさつえい〔ほう〕
positron emission tomography with computed tomography (PET/CT)	ポジトロン断層・コンピュータ断層複合撮影	ぽじとろんだんそうこんぴゅーただんそうふくごうさつえい
post activation depression	賦活後抑圧	ふかつごよくせい
post activation exhaustion	賦活後疲労	ふかつごひろう
post activation facilitation	賦活後促通	ふかつごそくつう
post activation potentiation	賦活後増強	ふかつごぞうきょう
post concussion syndrome	脳振盪後症候群	のうしんとうごしょうこうぐん
post diphtheritic paralysis	ジフテリア後麻痺	じふてりあごまひ
post encephalitic parkinsonism	脳炎後パーキンソン症候群	のうえんごぱーきんそんしょうこうぐん
post epileptic delirium	てんかん後せん妄	てんかんごせんもう
post epileptic paralysis	てんかん後麻痺	てんかんごまひ
post fall syndrome	転倒後症候群	てんとうごしょうこうぐん
post infectious encephalitis	感染後脳炎	かんせんごのうえん
post menopausal osteoporosis	閉経後骨粗鬆症	へいけいごこつそしょうしょう
post vaccinal encephalitis	ワクチン接種後脳炎	わくちんせっしゅごのうえん
post vaccinal myelitis	ワクチン接種後脊髄炎	わくちんせっしゅごせきずいえん
post-polio muscular atrophy	ポリオ後筋萎縮〔症〕	ぽりおごきんいしゅく〔しょう〕
post-polio syndrome	ポリオ後症候群	ぽりおごういしょう
post-tetanic potentiation	反復刺激後〔電位〕増強	はんぷくしげきご〔でんい〕ぞうきょう
posterior bowing of lower leg (crus recurvatum)	下腿後弯〔症〕	かたいこうわん〔しょう〕
posterior bumper	後方バンパー	こうほうばんぱー
posterior cerebral artery	後大脳動脈	こうだいのうどうみゃく
posterior communicating artery	後交通動脈	こうこうつうどうみゃく
posterior cruciate ligament (PCL)	後十字靱帯	こうじゅうじじんたい
posterior cruciate ligament injury	膝後十字靱帯損傷	ひざこうじゅうじじんたいそんしょう
posterior decompression	後方除圧術	こうほうじょあつじゅつ

post		
posterior drawer test	後方引き出しテスト	こうほうひきだしてすと
posterior flexible upright ankle foot orthosis	後方板ばね支柱付き短下肢装具	こうほういたばねしちゅうつきたんかしそうぐ
posterior funiculus dysfunction	後索障害	こうさくしょうがい
posterior fusion	後方固定	こうほうこてい
posterior inferior cerebellar artery	後下小脳動脈	こうかしょうのうどうみゃく
posterior interosseous nerve	後骨間神経	こうこっかんしんけい
posterior longitudinal ligament	後縦靱帯	こうじゅうじんたい
posterior lumbar interbody fusion (PLIF)	後方進入椎体間固定術	こうほうしんにゅうついたいかんこていじゅつ
posterior movement of the tongue base	舌根後方運動	ぜっこんこうほううんどう
posterior rhizotomy	脊髄神経後根切断〔術〕	せきずいしんけいこうこんせつだん〔じゅつ〕
posterior spinal artery	後脊髄動脈	こうせきずいどうみゃく
posterior spinal fusion	脊椎後方固定〔術〕	せきついこうほうこてい〔じゅつ〕
posterior superior iliac spine	上後腸骨棘	じょうこうちょうこつきょく
posterior upright	後方支柱	こうほうしちゅう
posterolateral fusion (PLF)	後側方固定術	こうそくほうこていじゅつ
posthemiplegic athetosis	片麻痺後アテトーゼ	かたまひごあてとーぜ
postherpetic pain	帯状疱疹後疼痛	たいじょうほうしんごとうつう
postictal automatism	発作後自動症	ほっさごじどうしょう
postictal palsy	発作後麻痺	ほっさごまひ
postrotary nystagmus	回転後眼振	かいてんごがんしん
postsynaptic inhibition	シナプス後抑制	しなぷすこうよくせい
postsynaptic potential	シナプス後電位	しなぷすこうでんい
postsynaptic supersensitivity	シナプス後過敏	しなぷすこうかびん
posttraumatic amnesia	外傷後健忘〔症〕	がいしょうごけんぼう〔しょう〕
posttraumatic encephalopathy	外傷後脳症	がいしょうごのうしょう
posttraumatic epilepsy	外傷後てんかん	がいしょうごてんかん
posttraumatic neck syndrome	外傷後頚部症候群	がいしょうごけいぶしょうこうぐん
posttraumatic stress disorder (PTSD)	外傷後ストレス障害	がいしょうごすとれすしょうがい
posttraumatic syringomyelia	外傷後脊髄空洞症	がいしょうごせきずいくうどうしょう
postural abnormality	姿勢異常	しせいいじょう
postural adjustment	姿勢調節	しせいちょうせつ
postural control	姿勢制御	しせいせいぎょ
postural control disturbance	姿勢調節障害	しせいちょうせつしょうがい
postural drainage	体位ドレナージ（排痰法）	たいいどれなーじ（はいたんほう）
postural exercise	姿勢〔矯正〕訓練	しせい〔きょうせい〕くんれん
postural hypotension	体位性低血圧〔症〕	たいいせいていけつあつ〔しょう〕
postural reaction	姿勢反応	しせいはんのう
postural reflex	姿勢反射	しせいはんしゃ
postural reflex disturbance	姿勢反射障害	しせいはんしゃしょうがい
postural scoliosis	姿勢性〔脊柱〕側弯〔症〕	しせいせい〔せきちゅう〕そくわん〔しょう〕

post			pres

postural sway	姿勢動揺	しせいどうよう
postural syncope	体位性失神	たいいせいしっしん
postural tone	姿勢緊張	しせいきんちょう
postural tremor	姿勢時振戦	しせいじしんせん
posture (attitude)	姿勢	しせい
potential	電位	でんい
potentiometer	電位差計	でんいさけい
Pott fracture	Pott 骨折	ぽっとこっせつ
Pott paralysis	Pott 麻痺	ぽっとまひ
power assist	パワーアシスト	ぱわーあしすと
power assist wheelchair	パワーアシスト型車いす	ぱわーあしすとがたくるまいす
power assisted walking device	パワーアシスト歩行支援機	ぱわーあしすとほこうしえんき
PQRST method [preview question read state test]	PQRST 法	ぴーきゅーあーるえすてぃーほう
practical gait	応用歩行	おうようほこう
Prader-Willi syndrome	Prader-Willi 症候群	ぷれーだーうぃりーしょうこうぐん
pragmatagnosia	物体失認	ぶったいしつにん
pragmatamnesia	物体〔外観〕健忘	ぶったい〔がいかん〕けんぼう
pre-coxarthrosis	前股関節症	ぜんこかんせつしょう
pre-vocational occupational therapy	職業前作業療法	しょくぎょうぜんさぎょうりょうほう
precision (dexterity)	巧緻性	こうちせい
precision grip	巧緻握り	こうちにぎり
precision pinch	巧緻つまみ	こうちつまみ
predation	捕食	ほしょく
prediction	予測	よそく
predisposing factor (predisposition, diathesis)	素因	そいん
predisposition (predisposing factor, diathesis)	素因	そいん
pregabalin	プレガバリン	ぷれがばりん
preganglionic fiber	節前線維	せつぜんせんい
prehension	把持	はじ
prehension activities	把持動作	はじどうさ
prehension orthosis	把持装具	はじそうぐ
preliminary	予備的	よびてき
premature infant	未熟児	みじゅくじ
premotor area	運動前野	うんどうぜんや
premotor cortex	運動前皮質	うんどうぜんひしつ
preoperative rehabilitation	術前リハビリテーション	じゅつぜんりはびりてーしょん
preprosthetic training	義肢装着前訓練	ぎしそうちゃくまえくんれん
presbycusis	老年性難聴	ろうねんせいなんちょう
prescription	処方	しょほう
presenile dementia	初老期認知症	しょろうきにんちしょう
preserving	保清	ほせい
pressoreceptor nerve	圧受容器神経	あつじゅようきしんけい
pressoreceptor reflex	圧受容器反射	あつじゅようきはんしゃ
pressure anesthesia	圧〔感〕覚消失	あつ〔かん〕かくしょうしつ

pressure paralysis (palsy)	圧迫〔性〕麻痺	あっぱく〔せい〕まひ
pressure rate product (double product)	二重積	にじゅうせき
pressure sore (decubitus)	褥瘡	じょくそう
pressure volume relation	圧容積関係	あつようせきかんけい
presynaptic inhibition	シナプス前抑制	しなぷすぜんよくせい
pretending play	ごっこ遊び	ごっこあそび
preterm infant	早期産児	そうきさんじ
prevention (prophylaxis)	予防	よぼう
preventive medicine	予防医学	よぼういがく
preverbal period	発語前期	はつごぜんき
primary care	プライマリーケア	ぷらいまりーけあ
primary healing	一次性治癒	いちじせいちゆ
primary memory	一次記憶	いちじきおく
Primary motor cortex	一次運動野	いちじうんどうや
primary obesity	原発性肥満	げんぱつせいひまん
primary osteoporosis	原発性骨粗鬆症	げんぱつせいこつそしょうしょう
primary prophylaxis (prevention)	一次予防	いちじよぼう
primary repair	一次修復	いちじしゅうふく
prime mover	主動筋	しゅどうきん
primitive reflex	原始反射	げんしはんしゃ
prion disease	プリオン病	ぷりおんびょう
prism adaptation task	プリズム順応課題	ぷりずむじゅんのうかだい
prism adaptation training	プリズム適応訓練	ぷるずむてきおうくんれん
prism glasses	プリズム眼鏡	ぷりずむめがね
probe	探針(消息子、プローブ)	たんしん(しょうそくし、ぷろーぶ)
problem behavior	問題行動	もんだいこうどう
problem list	問題リスト	もんだいりすと
problem solving training	問題解決訓練	もんだいかいけつくんれん
procedural memory	手続き記憶	てつづきおく
process analysis	工程分析	こうていぶんせき
process model	プロセスモデル[摂食嚥下の]	ぷろせすもでる
process skill	処理技能	しょりぎのう
prognosis	予後	よご
prognosis assessment	予後評価	よごひょうか
prognosis prediction	予後予測	よごよそく
program	プログラム	ぷろぐらむ
progressive bulbar paralysis (palsy)	進行性球麻痺	しんこうせいきゅうまひ
progressive external ophthalmoplegia	進行性外眼筋麻痺	しんこうせいがいがんきんまひ
progressive facial hemiatrophy	進行性顔面片側萎縮症	しんこうせいがんめんへんそくいしゅくしょう
progressive muscle atrophy	進行性筋萎縮症	しんこうせいきんいしゅくしょう
progressive muscular dystrophy	進行性筋ジストロフィー	しんこうせいきんじすとろふぃー

prog			pros

progressive nuclear ophthal-moplegia	進行性核性眼筋麻痺	しんこうせいかくせいがんきんまひ
progressive ophthalmoplegia	進行性眼筋麻痺	しんこうせいがんきんまひ
progressive resistive exercise	漸増〔性〕抵抗運動（訓練）	ぜんぞう〔せい〕ていこううんどう（くんれん）
progressive supranuclear palsy	進行性核上性麻痺	しんこうせいかくじょうせいまひ
prolactinoma	プロラクチン分泌腫瘍	ぷろらくちんぶんぴつしゅよう
proliferating retinopathy	増殖型網膜症	ぞうしょくがたもうまくしょう
prolonged	持続性	じぞくせい
prolonged coma	遷延性昏睡	せんえんせいこんすい
prolonged insertion activity	刺入時活動延長	しにゅうじかつどうえんちょう
prolonged micturition (miction)	排尿時間延長	はいにょうじかんえんちょう
prolonged spindle	延長〔性〕紡錘波	えんちょう〔せい〕ぼうすいは
prolonged stretching	持続伸張	じぞくしんちょう
pronation	回内	かいない
pronation position	回内位	かいないい
pronator reflex	回内筋反射	かいないきんはんしゃ
pronator sign	回内筋徴候	かいないきんちょうこう
pronator teres muscle	円回内筋	えんかいないきん
pronator teres syndrome	円回内筋症候群	えんかいないきんしょうこうぐん
prone	腹臥位	ふくがい
prone position management	腹臥位管理	ふくがいかんり
prone therapy	腹臥位療法	ふくがいりょうほう
propagation velocity of a muscle fiber	筋線維伝播速度	きんせんいでんぱそくど
prophylactic inoculation	予防接種	よぼうせっしゅ
prophylaxis (prevention)	予防	よぼう
proprioception (proprioceptive sensation)	固有感覚	こゆうかんかく
proprioceptive neuromuscular facilitation (PNF)	固有受容覚性神経促通法	こゆうじゅようかくせいしんけいそくつうほう
proprioceptive reflex	〔自己〕固有反射	〔じこ〕こゆうはんしゃ
proprioceptive sensation (proprioception)	固有感覚	こゆうかんかく
proprioceptive somatosensory	自己固有体性感覚	じздここゆうたいせいかんかく
proprioceptor	〔自己〕固有受容器	〔じこ〕こゆうじゅようき
propulsion (antepulsion)	前方突進〔現象〕	ぜんぽうとっしん〔げんしょう〕
prosody	韻律（プロソディー）	いんりつ（ぷろそでぃー）
prosopagnosia	相貌失認	そうぼうしつにん
prosopalgia	顔面痛	がんめんつう
prosopoplegia	顔面筋麻痺	がんめんきんまひ
prosopospasm	顔面筋攣縮	がんめんきんれんしゅく
prosthesis	義肢、人工挿入物	ぎし、じんこうそうにゅうぶつ
prosthesis for sports and recreation	スポーツ用義肢	すぽーつようぎし
prosthesis gait	義足歩行	ぎそくほこう
prosthetic approach	補綴的アプローチ	ほてつてきあぷろーち
prosthetic fitting	義肢装着〔法〕	ぎしそうちゃく〔ほう〕

pros		psyc
prosthetic training	義肢装着〔訓練〕	ぎしそうちゃく〔くんれん〕
prosthetics and orthotics	義肢装具学	ぎしそうぐがく
prosthetist and orthotist (PO)	義肢装具士	ぎしそうぐし
proteinuria	蛋白尿	たんぱくにょう
prothèse tibiale〔a emoitage〕 supracondylien	PT〔E〕S式下腿義足	ぴーてぃー〔いー〕えすしきかたいぎそく
prothèse tibiale〔a emoitage〕 supracondylien socket	PT〔E〕Sソケット	ぴーてぃー〔いー〕えすそけっと
prothesenachse	義肢基準軸	ぎしきじゅんじく
proton beam therapy	陽子線治療	ようしせんちりょう
proton density weighted image	プロトン密度強調画像	ぷろとんみつどきょうちょうがぞう
protrusion	膨隆	ぼうりゅう
proximal	近位	きんい
proximal femoral fracture (hip fracture)	大腿骨近位部骨折	だいたいこつきんいぶこっせつ
proximal finger crease	近位指皮線	きんいしひせん
proximal interphalangeal (PIP) joint	近位指節間関節	きんいしせつかんかんせつ
proximal latency	近位潜時	きんいせんじ
proximal muscle	近位筋	きんいきん
proximal palmar crease	近位手掌皮線	きんいしゅしょうひせん
proximal phalanx	基節骨	きせつこつ
proximal radioulnar joint	近位(上)橈尺関節	きんい(じょう)とうしゃくかんせつ
proximal spinal muscular atrophy	近位性脊髄性筋萎縮症	きんいせいせきずいせいきんいしゅくしょう
proximal tibia fracture	脛骨近位端骨折	けいこつきんいたんこっせつ
pseudoaldosteronism	偽アルドステロン症	ぎあるどすてろんしょう
pseudoarthrosis	偽(仮)関節	ぎ(かり)かんせつ
pseudobulbar palsy (paralysis)	仮性球麻痺	かせいきゅうまひ
pseudochorea	偽性舞踏運動	ぎせいぶとううんどう
pseudoclonus	偽性クローヌス	ぎせいくろーぬす
pseudogout	偽痛風	ぎつうふう
pseudologia	虚言〔症〕	きょげん〔しょう〕
pseudoparalysis	仮性麻痺[Porrotの]	かせいまひ
psoriatic arthritis (PsA)	乾癬性関節炎	かんせんせいかんせつえん
psychiatric assessment	精神医学的評価	せいしんいがくてきひょうか
psychiatric day care	精神科デイケア	せいしんかでいけあ
psychiatric disease (mental illness, mental disease)	精神疾患	せいしんしっかん
psychiatric intervention	精神医学的介入	せいしんいがくてきかいにゅう
psychiatric social worker	精神科ソーシャルワーカー	せいしんかそーしゃるわーかー
psychiatric symptom	精神症状	せいしんしょうじょう
psychiatry	精神医学	せいしんいがく
psychoanalytic therapy	精神分析療法	せいしんぶんせきりょうほう
psychoeducational profile-3rd edition (PEP-3)		
psychogenesis	心因	しんいん
psychogenic amnesia	心因性健忘	しんいんせいけんぼう

psyc		pulm
psychogenic aphonia	心因性失声〔症〕	しんいんせいしっせい〔しょう〕
psychogenic pain	心因性疼痛	しんいんせいとうつう
psychogenic unresponsiveness	心因性無反応	しんいんせいむはんのう
psychogenic〔al〕reaction	心因〔性〕反応	しんいん〔せい〕はんのう
psychological approach	心理的アプローチ	しんりてきあぷろーち
psychological assessment	心理評価	しんりひょうか
psychological counseling	心理カウンセリング	しんりかうんせりんぐ
psychological effect	心理効果	しんりこうか
psychological factor	心理要因	しんりよういん
psychological factors	心理的要因	しんりてきよういん
psychological support	心理的サポート	しんりてきさぽーと
psychological test	心理検査	しんりけんさ
psychological well being	精神的安寧	せいしんてきあんねい
psychology	心理	しんり
psychomotor disorder	精神運動障害	せいしんうんどうしょうがい
psychomotor epilepsy	精神運動てんかん	せいしんうんどうてんかん
psychomotor retardation	精神運動遅滞	せいしんうんどうちたい
psychomotor seizure	精神運動発作	せいしんうんどうほっさ
psychophysiological insomnia	精神生理性不眠	せいしんせいりせいふみん
psychopsychiatric disorder	心理精神障害	しんりせいしんしょうがい
psychosis (psychotic disorder)	精神病	せいしんびょう
psychosocial adjustment	心理社会的適応	しんりしゃかいてきてきおう
psychosocial assessment	心理社会評価	しんりしゃかいひょうか
psychosocial factor	心理社会的因子	しんりしゃかいてきいんし
psychosocial problem	心理社会的問題	しんりしゃかいてきもんだい
psychosomatic disease	心身症	しんしんしょう
psychosomatic medicine	心身医学	しんしんいがく
psychotherapy	精神療法（心理療法）	せいしんりょうほう（しんりりょうほう）
psychotic disorder (psychosis)	精神病	せいしんびょう
ptosis	眼瞼下垂	がんけんかすい
puberty	思春期	ししゅんき
public assistance	生活保護	せいかつほご
public assistance act	生活保護法	せいかつほごほう
public benefit	公的給付	こうてききゅうふ
public employment security office	公共職業安定所（ハローワーク）	こうきょうしょくぎょうあんていじょ（はろーわーく）
public health center	保健所	ほけんじょ
public health nurse	保健師	ほけんし
public support	公的支援	こうてきしえん
pull-out suture	pull-out 縫合	ぷるあうとほうごう
pulled elbow	肘内障	ちゅうないしょう
pulley	滑車（プーリー）	かっしゃ（ぷーりー）
pulley elbow unit	肘プーリー継手	ひじぷーりーつぎて
pulley exercise	滑車訓練	かっしゃくんれん
pulmonary angiography	肺血管造影	はいけっかんぞうえい
pulmonary embolism	肺塞栓〔症〕	はいそくせん〔しょう〕
pulmonary emphysema	肺気腫	はいきしゅ

pulmonary encephalopathy	肺性脳症	はいせいのうしょう
pulmonary fibrosis	肺線維症	はいせんいしょう
pulmonary function	肺機能	はいきのう
pulmonary function test	肺機能検査	はいきのうけんさ
pulmonary heart disease (cor pulmonale)	肺性心	はいせいしん
pulmonary hypertension	肺高血圧症	はいこうけつあつしょう
pulmonary infarction	肺梗塞	はいこうそく
pulmonary perfusion scintigram	肺血流シンチグラム	はいけつりゅうしんちぐらむ
pulmonary perfusion scintigraphy	肺血流シンチグラフィー	はいけつりゅうしんちぐらふぃー
pulmonary (respiratory) rehabilitation	呼吸リハビリテーション	こきゅうりはびりてーしょん
pulmonary thromboembolism (PTE)	肺血栓塞栓症	はいけっせんそくせんしょう
pulmonary tuberculosis sequelae	肺結核後遺症	はいけっかくこういしょう
pulp palm distance	指腹手掌間距離	しふくしゅしょうかんきょり
pulp pinch	指腹つまみ	しふくつまみ
pulsating pain	拍動性疼痛	はくどうせいとうつう
pulse deficit (defect)	脈〔拍〕欠損	みゃく〔はく〕けっそん
pulse irradiation	パルス照射	ぱるすしょうしゃ
pulse oximeter	パルスオキシメーター	ぱるすおきしめーたー
pulse therapy	パルス療法	ぱるすりょうほう
pulsing electromagnetic field stimulation	パルス電磁場刺激	ぱるすでんじばしげき
pulsion	突進現象	とっしんげんしょう
punch biopsy	パンチ生検	ぱんちせいけん
punched out	打ち抜き〔像〕	うちぬき〔ぞう〕
puncture (tap)	穿刺	せんし
pupillary dilatation	瞳孔散大	どうこうさんだい
pupillary reflex	瞳孔反射	どうこうはんしゃ
pure agraphia	純粋失書	じゅんすいしっしょ
pure alexia	純粋失読	じゅんすいしつどく
pure word deafness	純粋語聾	じゅんすいごろう
pure word dumbness (aphemia)	純粋語唖	じゅんすいごあ
purposeful activities	目的活動	もくてきかつどう
pursued lip breathing	唇(口)すぼめ呼吸	くちびる(くち)すぼめこきゅう
purulent encephalitis	化膿性脳炎	かのうせいのうえん
purulent leptomeningitis	化膿性軟膜炎	かのうせいなんまくえん
purulent meningitis	化膿性髄膜炎	かのうせいずいまくえん
purulent myositis (pyogenic myositis)	化膿性筋炎	かのうせいきんえん
push button	押しボタン	おしぼたん
push off	踏み切り(プッシュオフ)	ふみきり(ぷっしゅおふ)
push up	プッシュアップ	ぷっしゅあっぷ
pusher edge and plate buffer	プレートフードガード	ぷれーとふーどがーど

pust		quar
pustulotic arthroosteitis	膿疱症性関節骨炎	のうほうしょうせいかんせつえん
putamen	被殻	ひかく
putaminal hemorrhage	被殻出血	ひかくしゅっけつ
pylon	パイロン	ぱいろん
pyogenic arthritis (septic arthritis, suppurative arthritis)	化膿性関節炎	かのうせいかんせつえん
pyogenic myositis (purulent myositis)	化膿性筋炎	かのうせいきんえん
pyogenic pachymeningitis	化膿性硬膜炎	かのうせいこうまくえん
pyogenic spondylitis (infectious spondylitis, vertebral osteomyelitis)	化膿性脊椎炎	かのうせいせきついえん
pyramidal decussation	錐体交叉	すいたいこうさ
pyramidal system	錐体路系	すいたいろけい
pyramidal tract	錐体路	すいたいろ
pyramidal tract lesion	錐体路病変(障害)	すいたいろびょうへん(しょうがい)
pyramidal 〔tract〕sign	錐体路徴候	すいたいろちょうこう
pyruvate dehydrogenase deficiency	ピルビン酸脱水素酵素欠損症	ぴるびんさんだっすいそこうそけっそんしょう

Q

Q angle	Q アングル	きゅーあんぐる
quad 〔ripod〕cane stick with four legs	四点(脚)杖	よんてん(きゃく)づえ
quadrantanopsia	四分盲(四半盲)	しぶんもう(しはんもう)
quadri (tetra) plegia	四肢麻痺	ししまひ
quadriceps contracture	大腿四頭筋拘縮〔症〕	だいたいしとうきんこうしゅく〔しょう〕
quadriceps femoris muscle	大腿四頭筋	だいたいしとうきん
quadriceps setting〔exercise〕	大腿四頭筋セッティング〔訓練〕	だいたいしとうきんせってぃんぐ〔くんれん〕
quadriceps strengthening exercise	大腿四頭筋強化〔訓練〕	だいたいしとうきんきょうか〔くんれん〕
quadricepsplasty	大腿四頭筋形成〔術〕	だいたいしとうきんけいせい〔じゅつ〕
quadrilateral socket	四辺形ソケット	しへんけいそけっと
quadriparesis	不全四肢麻痺	ふぜんししまひ
quadripedal gait	四足歩行	よんそくほこう
quality of life (QOL)	生活の質(クオリティーオブライフ)	せいかつのしつ(くおりてぃーおぶらいふ)
quantitated computed tomography (QCT)	定量的コンピュータ断層撮影法	ていりょうてきこんぴゅーただんそうさつえいほう
quantitative evaluation	定量評価	ていりょうひょうか
quarter	腰革	こしかわ

152

Quec		radi
Queckenstedt test	Queckenstedt 試験	くえっけんしゅてっとしけん
questionnaire	質問紙表	しつもんしひょう
quick disconnect wrist unit	クイックチェンジ手継手(迅速交換式手継手)	くいっくちぇんじてつぎて(じんそくこうかんしきてつぎて)
quick made orthosis	即席装具	そくせきそうぐ

R

rabies	狂犬病	きょうけんびょう
rachiotomy	脊椎切除〔術〕	せきついせつじょ〔じゅつ〕
rachischisis	脊椎披裂	せきついひれつ
radial abduction	橈側外転	とうそくがいてん
radial deviation	橈側偏位	とうそくへんい
radial deviation (flexion)	橈屈	とうくつ
radial nerve	橈骨神経	とうこつしんけい
radial nerve palsy	橈骨神経麻痺	とうこつしんけいまひ
radiating pain	放散痛	ほうさんつう
radiation	輻射	ふくしゃ
radiation myelopathy	放射線脊髄症	ほうしゃせんせきずいしょう
radiation neuropathy	放射線ニューロパチー	ほうしゃせんにゅーろぱちー
radiation sickness	放射線宿酔	ほうしゃせんしゅくすい
radiation therapy	放射線療法	ほうしゃせんりょうほう
radiation therapy (radiotherapy)	放射線治療(療法)	ほうしゃせんちりょう(りょうほう)
radical cure (radical treatment)	根治療法	こんちりょうほう
radical excision	根治的切除〔術〕	こんちてきせつじょ〔じゅつ〕
radical operation	根治手術	こんじ(ち)しゅじゅつ
radical treatment (radical cure)	根治療法	こんちりょうほう
radicular neuropathy	神経根ニューロパチー	しんけいこんにゅーろぱちー
radicular pain	神経根痛	しんけいこんつう
radiculectomy	神経根切除〔術〕	しんけいこんせつじょ〔じゅつ〕
radiculitis	神経根炎	しんけいこんえん
radiculography	神経根造影〔法〕	しんけいこんぞうえい〔ほう〕
radiculomyelopathy	神経根脊髄症	しんけいこんせきずいしょう
radiculoneuritis	根神経炎	こんしんけいえん
radiculopathy	神経根症	しんけいこんしょう
radioactive damage	放射線障害	ほうしゃせんしょうがい
radioisotope (RI)	ラジオアイソトープ	らじおあいそとーぷ
radioisotope (RI) cisternography	RI 脊髄脳槽シンンチグラフィー	あーるあいせきずいのうそうしんちぐらふぃー
radiological technologist	放射線技師	ほうしゃせんぎし
radioneuritis	放射線神経炎	ほうしゃせんしんけいえん
radiotherapy (radiation therapy)	放射線治療(療法)	ほうしゃせんちりょう(りょうほう)
radioulnar triangular cartilage	遠位橈尺関節円板	えんいとうしゃくかんせつえんばん
radius	橈骨	とうこつ

153

rais		reci

raised toilet seat	補高便座	ほこうべんざ
raising exercise	挙上運動	きょじょううんどう
Ramsay-Hunt syndrome	Ramsay-Hunt 症候群	らむぜーはんとしょうこうぐん
ramus muscularis	筋枝	きんし
randomized	無作為の	むさくいの
randomized controlled trial (RCT)	ランダム化比較試験（無作為化比較試験）	らんだむかひかくしけん（むさくいかひかくしけん）
range of motion (ROM)	関節可動域	かんせつかどういき
range of motion (ROM) exercise	関節可動域運動（訓練）	かんせつかどういきうんどう（くんれん）
range of motion (ROM) test	関節可動域テスト	かんせつかどういきてすと
rapid eye movement (REM) sleep	レム睡眠	れむすいみん
rapport (accessibility)	疎通性	そつうせい
rapport formation (mutual trust relationship)	ラポール（相互の信頼関係）形成	らぽーる（そうごのしんらいかんけい）けいせい
rasp	やすり	やすり
ratchet type prehension orthosis	つめ車式把持装具	つめぐるましきはじそうぐ
rate of forced expiratory volume (1 second) to forced vital capacity (FEV1.0%)	1 秒率	いちびょうりつ
rating of perceived exertion (RPE)	主観的運動強度	しゅかんてきうんどうきょうど
rating scale	評価尺度	ひょうかしゃくど
Raynaud disease	Raynaud 病	れいのーびょう
Raynaud phenomenon	Raynaud 現象	れいのーげんしょう
reach training	リーチ動作訓練	りーちどうさくんれん
reaching motion	リーチ動作	りーちどうさ
reaction (response)	反応	はんのう
reaction movement	反応運動	はんのううんどう
reaction time (response time)	反応時間	はんのうじかん
reactive arthritis (ReA)	反応性関節炎	はんのうせいかんせつえん
reactivity	反応性	はんのうせい
reading disorder (dyslexia)	読字障害	どくじしょうがい
reading words	読字	どくじ
reality orientation	現実見当識法	げんじつけんとうしきほう
reamputation	再切断	さいせつだん
reanimation (resuscitation)	蘇生〔法〕	そせい〔ほう〕
rear wheel	後輪	こうりん
rebound	跳ね返り（反跳）	はねかえり（はんちょう）
rebound effect	跳ね返り効果	はねかえりこうか
rebound phenomenon	反跳現象	はんちょうげんしょう
recent memory	近時記憶	きんじきおく
receptor	受容器	じゅようき
receptor activator of NFκB ligand (RANKL)		
reciprocal inhibition	相反性抑制	そうはんせいよくせい

reciprocal innervation	相反性神経支配	そうはんせいしんけいしはい
reciprocal walking frame	交互式歩行器	こうごしきほこうき
reciprocating gait orthosis (RGO)	交互歩行装具	こうごほこうそうぐ
reciprocity	相反性	そうはんせい
recognition	再認(認識)	さいにん(にんしき)
reconstruction	再建〔術〕	さいけん〔じゅつ〕
reconstruction of upper limb (extremity)	上肢機能再建	じょうしきのうさいけん
recording electrode	記録電極	きろくでんきょく
recovery	回復	かいふく
recovery curve	回復曲線	かいふくきょくせん
recreation	レクリエーション	れくりえーしょん
recrudescence	再燃	さいねん
recruiting response	漸増反応	ぜんぞうはんのう
rectal reflex	直腸反射	ちょくちょうはんしゃ
recumbency (recumbent position)	臥位(床)	がい(しょう)
recumbent position (recumbency)	臥位(床)	がい(しょう)
recurrence (relapse)	再発	さいはつ
recurrence prevention	再発予防	さいはつよぼう
recurrent dislocation	反復性脱臼	はんぷくせいだっきゅう
recurrent nerve paralysis	反回神経麻痺	はんかいしんけいまひ
recurvatum	反張	はんちょう
red blood cell volume	赤血球細胞容量	せっけっきゅうさいぼうようりょう
red muscle	赤筋	せききん
red muscle fiber	赤筋線維	せっきんせんい
redresseur	矯正器	きょうせいき
reduced insertion activity	刺入時活動減少	しにゅうじかつどうげんしょう
reduced position	整復位	せいふくい
reduction	還納〔術〕	かんのう〔じゅつ〕
reduction (diaplasis)	整復術	せいふくじゅつ
reduction (replacement, reposition)	整復	せいふく
reevaluation	再評価	さいひょうか
reference electrode	基準電極	きじゅんでんきょく
referential derivation	基準導出	きじゅんどうしゅつ
referred pain	関連痛	かんれんつう
referred sensation	関連感覚	かんれんかんかく
reflex	反射	はんしゃ
reflex apnea	反射性無呼吸	はんしゃせいむこきゅう
reflex arc	反射弓	はんしゃきゅう
reflex bladder	反射性膀胱	はんしゃせいぼうこう
reflex bone atrophy	反射性骨萎縮	はんしゃせいこついしゅく
reflex center	反射中枢	はんしゃちゅうすう
reflex facilitation	反射促通	はんしゃそくつう
reflex incontinence	反射性尿失禁	はんしゃせいにょうしっきん

refl		reha

reflex inhibition	反射抑制	はんしゃよくせい
reflex movement	反射運動	はんしゃうんどう
reflex myoclonus	反射性ミオクローヌス	はんしゃせいみおくろーぬす
reflex pain	反射痛	はんしゃつう
reflex pathway	反射経路	はんしゃけいろ
reflex spasm	反射性攣縮	はんしゃせいれんしゅく
reflex sympathetic dystrophy (RSD)	反射性交感神経性ジストロフィー	はんしゃせいこうかんしんけいせいじすとろふぃー
reflex time	反射時間	はんしゃじかん
refractory period	不応期	ふおうき
regeneration	再生	さいせい
regenerative medicine	再生医療	さいせいいりょう
region of interest (ROI)	関心領域	かんしんりょういき
regional diagnosis (segmental diagnosis, niveau diagnosis)	部位診断	ぶいしんだん
regional management	地域マネジメント	ちいきまねじめんと
regional vocational centers for persons with disabilities	地域障害者職業センター	ちいきしょうがいしゃしょくぎょうせんたー
registered dietitian	管理栄養士	かんりえいようし
regression	回帰、退行	かいき、たいこう
regression analysis	回帰分析	かいきぶんせき
regulation for products including pharmaceuticals and medical devices	医薬品医療機器等法	いやくひんいりょうききとうほう
rehabilitation at chronic stage	慢性期リハビリテーション	まんせいきりはびりてーしょん
rehabilitation center for children with physical disabilities	肢体不自由児施設	したいふじゆうじしせつ
rehabilitation counseling center for physically disabled	身体障害者更生相談所	しんたいしょうがいしゃこうせいそうだんじょ
rehabilitation diagnosis	リハビリテーション診断	りはびりてーしょんしんだん
rehabilitation doctor (physiatrist)	リハビリテーション科医	りはびりてーしょんかい
rehabilitation engineering	リハビリテーション工学	りはびりてーしょんこうがく
rehabilitation equipment (device)	リハビリテーション機器	りはびりてーしょんきき
rehabilitation homes for the severely physically handicapped	重度身体障害者更生援護施設	じゅうどしんたいしょうがいしゃこうせいえんごしせつ
rehabilitation in chronic phase	維持期リハビリテーション	いじきりはびりてーしょん
rehabilitation institution for physically disabled	身体障害者更生援護施設	しんたいしょうがいしゃこうせいえんごしせつ
rehabilitation management	リハビリテーションマネジメント	りはびりてーしょんまねじめんと
rehabilitation medical team	リハビリテーション医療チーム	りはびりてーしょんいりょうちーむ

rehabilitation medical treatment	リハビリテーション診療	りはびりてーしょんしんりょう
rehabilitation medicine in convalescent phase (comprehensive inpatient rehabilitation)	回復期リハビリテーション医学	かいふくきりはびりてーしょんいがく
rehabilitation nurse	リハビリテーション看護師	りはびりてーしょんかんごし
rehabilitation nursing	リハビリテーション看護	りはびりてーしょんかんご
rehabilitation team	リハビリテーションチーム	りはびりてーしょんちーむ
rehabilitation treatment	リハビリテーション治療	りはびりてーしょんちりょう
reinnervation	神経再支配	しんけいさいしはい
reinnervation potential	神経再支配電位	しんけいさいしはいでんい
reinstatement	職業復帰	しょくぎょうふっき
reinstatement support	復職支援	ふくしょくしえん
Reiter syndrome	Reiter 症候群	らいたーしょうこうぐん
rejection	拒絶〔反応〕	きょぜつ〔はんのう〕
rejection encephalopathy	拒絶脳症	きょぜつのうしょう
relapse (recurrence)	再発	さいはつ
relative contraindication	相対的禁忌	そうたいてききんき
relative refractory period	相対不応期	そうたいふおうき
relaxation	弛緩（リラクゼーション）	しかん（りらくぜーしょん）
relaxation incision	減張切開〔術〕〔法〕	げんちょうせっかい〔じゅつ〕〔ほう〕
relaxation therapy	リラクゼーション療法	りらくぜーしょんりょうほう
release (dissociation)	解離〔術〕	かいり〔じゅつ〕
release phenomenon	解放現象	かいほうげんしょう
reliability	信頼性	しんらいせい
relief map	視覚障害者用触地図	しかくしょうがいしゃようしょくちず
relocation	配置転換	はいちてんかん
reminiscence therapy (life review)	回想法	かいそうほう
remission	寛解	かんかい
remission induction	寛解導入	かんかいどうにゅう
remodel[l]ing	リモデリング	りもでりんぐ
remote control systems	遠隔制御装置	えんかくせいぎょそうち
remote memory	遠隔記憶	えんかくきおく
removable rigid dressing	リムーバブルリジッドドレッシング	りむーばぶるりじっどどれっしんぐ
remyelination	髄鞘再形成	ずいしょうさいけいせい
renal dysfunction	腎機能障害	じんきのうしょうがい
renal failure	腎不全	じんふぜん
renal function	腎機能	じんきのう
renal osteodystrophy	腎性骨異栄養症	じんせいこついえいようしょう
renal replacement therapy	腎代替療法	じんだいたいりょうほう
renal rickets	腎性くる病	じんせいくるびょう
renal stone	腎結石	じんけっせき
reorganization	再構築	さいこうちく
repetition	復唱	ふくしょう

repe		resp
repetition maximum	最大反復回数	さいだいはんぷくかいすう
repetitive discharge	反復放電	はんぷくほうでん
repetitive exercise	反復練習	はんぷくれんしゅう
repetitive facilitation exercises	促通反復療法	そくつうはんぷくりょうほう
repetitive saliva swallowing test (RSST)	反復唾液嚥下テスト	はんぷくだえきえんげてすと
repetitive stimulation	反復刺激（繰り返し刺激）	はんぷくしげき（くりかえししげき）
repetitive transcranial magnetic stimulation (rTMS)	反復経頭蓋磁気刺激	はんぷくけいずがいじきしげき
replacement (reduction, reposition)	整復	せいふく
replantation	再接着〔術〕	さいせっちゃく〔じゅつ〕
repolarization	再分極	さいぶんきょく
report of medical record	診療情報提供	しんりょうじょうほうていきょう
reposition (reduction, replacement)	整復	せいふく
reproducibility	再現性	さいげんせい
reproduction medicine	再生医学	さいせいいがく
repudiation	否認	ひにん
required long-term care status	要介護状態	ようかいごじょうたい
residences with health and welfare services for the elderly	サービス付高齢者向け住宅	さーびすつきこうれいしゃむけじゅうたく
residential environment	居住環境	きょじゅうかんきょう
residual function	残存機能	ざんぞんきのう
residual latency	残余潜時	ざんよせんじ
residual subluxation	遺残亜脱臼	いざんあだっきゅう
residual urine	残尿	ざんにょう
residual volume (RV)	残気量	ざんきりょう
resistance training	レジスタンストレーニング	れじすたんすとれーにんぐ
resistive exercise (movement)	抵抗運動	ていこううんどう
resonance	共鳴	きょうめい
resonator	共鳴器官	きょうめいきかん
respiration	呼吸	こきゅう
respirator (〔mechanical〕 ventilator)	人工呼吸器	じんこうこきゅうき
respirator dependent quadri (tetra) plegia	人工呼吸器依存四肢麻痺	じんこうこきゅうきいぞんししまひ
respiratory acidosis	呼吸性アシドーシス	こきゅうせいあしどーしす
respiratory alkalosis	呼吸性アルカローシス	こきゅうせいあるかろーしす
respiratory care	呼吸管理	こきゅうかんり
respiratory center	呼吸中枢	こきゅうちゅうすう
respiratory complication	呼吸器合併症	こきゅうきがっぺいしょう
respiratory disorder	呼吸障害	こきゅうしょうがい
respiratory dysfunction (respiratory impairment)	呼吸機能障害	こきゅうきのうしょうがい
respiratory exchange ratio	呼吸交換比	こきゅうこうかんひ

resp		reti

respiratory failure (insufficiency)	呼吸不全	こきゅうふぜん
respiratory function	呼吸機能	こきゅうきのう
respiratory function test	呼吸機能検査	こきゅうきのうけんさ
respiratory impairment (respiratory dysfunction)	呼吸機能障害	こきゅうきのうしょうがい
respiratory metabolism	呼吸〔性〕代謝	こきゅう〔せい〕たいしゃ
respiratory motion	呼吸運動	こきゅううんどう
respiratory muscle	呼吸筋	こきゅうきん
respiratory muscle stretching	胸郭ストレッチ	きょうかくすとれっち
respiratory paralysis	呼吸筋麻痺	こきゅうきんまひ
respiratory physiotherapy	呼吸理学療法	こきゅうりがくりょうほう
respiratory quotient (RQ)	呼吸商	こきゅうしょう
respiratory (pulmonary) rehabilitation	呼吸リハビリテーション	こきゅうりはびりてーしょん
respiratory sound	呼吸音	こきゅうおん
respiratory therapy	呼吸療法	こきゅうりょうほう
respite care	レスパイトケア	れすぱいとけあ
response	応答	おうとう
response (reaction)	反応	はんのう
response time (reaction time)	反応時間	はんのうじかん
rest splint	安静副子	あんせいふくし
rest, icing, compression, elevation (RICE)		
resting expiratory level	安静呼気位	あんせいこきい
resting heart rate	安静時心拍数	あんせいじしんぱくすう
resting membrane potential	静止膜電位	せいしまくでんい
resting metabolism	安静時代謝	あんせいじたいしゃ
resting position	静止位	せいしい
resting potential	静止電位	せいしでんい
resting stage	休止期	きゅうしき
resting tremor	静止時振戦	せいしじしんせん
restless legs syndrome	下肢静止不能症候群	かしせいしふのうしょうこうぐん
restlessness	不穏状態	ふおんじょうたい
restoration	復帰	ふっき
restricted calorie intake	摂取カロリー制限	せっしゅかろりーせいげん
restrictive ventilatory impairment	拘束性換気障害	こうそくせいかんきしょうがい
resurfacing implant	関節面再建挿入物	かんせつめんさいけんそうにゅうぶつ
resuscitation (reanimation)	蘇生〔法〕	そせい〔ほう〕
retainer	リテナー	りてなー
retarded micturition (miction)	遷延性排尿	せんえんせいはいにょう
retention	保持	ほじ
reticular activating system	網様体賦活系	もうようたいふかつけい
reticular formation of brainstem	脳幹網様体	のうかんもうようたい
retinacular ligament	支靱帯	しじんたい

R

159

reti		rib
retinaculum	支帯	したい
retraction	後退	こうたい
retrobulbar neuritis	球後視神経炎	きゅうごししんけいえん
retrocochlear deafness	後迷路性難聴	こうめいろせいなんちょう
retrograde	逆行、逆向	ぎゃっこう、ぎゃっこう
retrograde amnesia	逆向〔性〕健忘	ぎゃっこう〔せい〕けんぼう
retrograde conduction (anti-dromic conduction)	逆向性（逆行性）伝導	ぎゃっこうせい（ぎゃっこうせい）でんどう
retrograde cystography	逆行性膀胱造影法	ぎゃっこうせいぼうこうぞうえいほう
retrograde degeneration	逆行性変性	ぎゃっこうせいへんせい
retrograde ejaculation	逆行性射精	ぎゃっこうせいしゃせい
retrograde memory	逆向性記憶	ぎゃっこうせいきおく
retropharyngeal space	咽頭後隙	いんとうこうげき
retropulsion	後方突進〔現象〕	こうほうとっしん〔げんしょう〕
retroversion	後捻	こうねん
Rett syndrome	Rett 症候群	れっとしょうこうぐん
return to school	復学	ふくがく
return to sports	スポーツ復帰	すぽーつふっき
return to work	復職	ふくしょく
revascularization	血行再建〔術〕	けっこうさいけん〔じゅつ〕
reverse knuckle bender	逆ナックルベンダー	ぎゃくなっくるべんだー
reversed Thomas heel	逆トーマスヒール	ぎゃくとーますひーる
reversible ischemic neurological deficit〔s〕(RIND)	回復性虚血性神経脱落症候	かいふくせいきょけつせいしんけいだつらくしょうこう
revision arthroplasty	人工関節再置換〔術〕	じんこうかんせつさいちかん〔じゅつ〕
revision surgery	再置換〔術〕	さいちかん〔じゅつ〕
Rey complex figure test	Rey の複雑図形再生課題	れいのふくざつずけいさいせいかだい
Reye syndrome	Reye 症候群	らいしょうこうぐん
rhabdomyoma	横紋筋腫	おうもんきんしゅ
rhabdomyosarcoma	横紋筋肉腫	おうもんきんにくしゅ
rheobase	基電流	きでんりゅう
rheumatic chorea	リウマチ性舞踏病	りうまちせいぶとうびょう
rheumatic fever	リウマチ熱	りうまちねつ
rheumatic neuritis	リウマチ性神経炎	りうまちせいしんけいえん
rheumatoid arthritis (RA)	関節リウマチ	かんせつりうまち
rheumatoid factor	リウマトイド因子	りうまといどいんし
rheumatoid nodule	リウマトイド結節	りうまといどけっせつ
rhinolalia	鼻声	びせい
rhinolalia aperta	開鼻声	かいびせい
rhizotomy (radicotomy)	神経根切断（切離）〔術〕	しんけいこんせつだん（せつり）〔じゅつ〕
rhythm	律動（リズム）	りつどう（りずむ）
rhythmic	律動性	りつどうせい
rhythmic auditory stimulation	リズム音刺激	りずむおとしげき
rib fracture	肋骨骨折	ろっこつこっせつ

160

rickets	くる病	くるびょう
right handedness	右手利き	みぎてきき
right hemisphere brain damage	右半球損傷	みぎはんきゅうそんしょう
right left disorientation	左右識別障害	さゆうしきべつしょうがい
righting reflex	立直り反射	たちなおりはんしゃ
rigid orthosis	硬性装具	こうせいそうぐ
rig〔id〕ospasticity	固痙縮	こけいしゅく
rigid socket	硬ソケット	こうそけっと
rigidity	固縮（強剛）	こしゅく（きょうごう）
rigor	硬直	こうちょく
Riley-Day syndrome	Riley-Day 症候群	らいりーでいしょうこうぐん
rimmed vacuole	縁どり空胞	ふちどりくうほう
ring finger	環指	かんし
ring lock	輪止め	わどめ
Rinne test	Rinne 試験	りんねしけん
rising from supine	起き上がり動作	おきあがりどうさ
risk assessment	リスクアセスメント	りすくあせすめんと
risk control	リスク管理	りすくかんり
risk factor	危険因子	きけんいんし
risk management	リスクマネージメント	りすくまねーじめんと
Rivermead mobility index (RMI)		
robot hand	ロボットハンド	ろぼっとはんど
robot technique	ロボット技術	ろぼっとぎじゅつ
robotics	ロボティクス（ロボット工学）	ろぼていくす（ろぼっとこうがく）
rocker	ロッカー	ろっかー
rocker bottom foot	舟底足	ふなぞこあし
Roland and Morris disability questionnaire (RMDQ)		
role	役割	やくわり
rolling bed	ローリングベッド	ろーりんぐべっど
rolling motion	ころがり運動	ころがりうんどう
rolling over	寝返り	ねがえり
Romberg sign	Romberg 徴候	ろんべるくちょうこう
Romberg test	Romberg 試験	ろんべるくしけん
Roos test	Roos テスト	るーすてすと
root	根	こん
root avulsion injury	神経根引抜き損傷	しんけいこんひきぬきそんしょう
root sign	〔神経〕根症状	〔しんけい〕こんしょうじょう
root sleeve	神経根嚢	しんけいこんのう
Rorschach test	Rorschach 検査	ろーるしゃっはけんさ
Rossolimo reflex	Rossolimo 反射	ろっそりーもはんしゃ
rotating knob	回転ノブ	かいてんのぶ
rotation	回旋〔運動〕	かいせん〔うんどう〕
rotation acetabular osteotomy	寛骨臼回転（回旋）骨切り術	かんこつきゅうかいてん（かいせん）こつきりじゅつ
rotation axis	回転軸	かいてんじく

rota		sagi
rotation plasty	回転形成術	かいてんけいせいじゅつ
rotation〔al〕flap	回転皮弁	かいてんひべん
rotation〔al〕osteotomy	回旋(転)骨切り術	かいせん(てん)こつきりじゅつ
rotator cuff	肩〔回旋筋〕腱板	かた〔かいせんきん〕けんばん
rotator cuff injury	肩〔回旋筋〕腱板損傷	かた〔かいせんきん〕けんばんそんしょう
rotator cuff tear	腱板断裂	けんばんだんれつ
rotatory epileptic seizure	回転性てんかん発作	かいてんせいてんかんほっさ
rotatory fixation of atlantoaxial joint	環軸関節回旋位固定	かんじくかんせつかいせんいこてい
rotatory instability	回旋不安定性	かいせんふあんていせい
rotatory nystagmus	回旋性眼振	かいせんせいがんしん
rotatory tic	回転チック	かいてんちっく
rotatory vertigo	回転性めまい	かいてんせいめまい
rubor (flare)	発赤	ほっせき
rule of nines	9の法則	きゅうのほうそく
runner's knee	ランナー膝	らんなーひざ
running	ランニング	らんにんぐ
running fit	疾走発作	しっそうほっさ
running speed	ランニング速度	らんにんぐそくど
Russel traction	Russel牽引	らっせるけんいん

S

6minute walk test	6分間歩行テスト	ろっぷんかんほこうてすと
S-S test for language retarded children	S-S法国リハ式言語発達遅滞検査	えすえすほうこくりはしきげんごはったつちたいけんさ
saccadic eye movement	衝動性眼球運動	しょうどうせいがんきゅううんどう
saccadic pursuit〔eye movement〕	衝動性追従〔眼球〕運動	しょうどうせいついじゅう〔がんきゅう〕うんどう
sacral cord	仙髄	せんずい
sacral plexus	仙骨神経叢	せんこつしんけいそう
sacral sparing	仙髄〔領域〕〔障害〕回避	せんずい〔りょういき〕〔しょうがい〕かいひ
sacral vertebra	仙椎	せんつい
sacroiliac orthosis	仙腸装具	せんちょうそうぐ
sacroiliitis	仙腸関節炎	せんちょうかんせつえん
saddle anesthesia	サドル状感覚脱失	さどるじょうかんかくだっしつ
saddle block〔anesthesia〕	サドルブロック	さどるぶろっく
saddle joint	鞍関節	あんかんせつ
saddle nose	鞍鼻	あんび
safety knee	安全膝継手	あんぜんひざつぎて
safety management	安全管理	あんぜんかんり
sagging of oral commissure	口角下垂	こうかくかすい
sagittal image	矢状断〔面〕像	しじょうだん〔めん〕ぞう
sagittal plane	矢状面	しじょうめん

sagittal section	矢状断	しじょうだん
sagittal sinus	矢状静脈洞	しじょうじょうみゃくどう
salivation	唾液分泌	だえきぶんぴつ
saltatory conduction	跳躍伝導	ちょうやくでんどう
salvage operation	救済手術	きゅうさいしゅじゅつ
sanatorium medical facility for the elderly requing long-term care	介護療養型医療施設	かいごりょうようがたいりょうしせつ
sand bag	砂嚢	さのう
sanding	サンディング	さんでぃんぐ
saphenous nerve	伏在神経	ふくざいしんけい
saphenous vein	伏在静脈	ふくざいじょうみゃく
sarcoid myopathy	サルコイドミオパチー	さるこいどみおぱちー
sarcoidosis	サルコイドーシス	さるこいどーしす
sarcoma	肉腫	にくしゅ
sarcomere	筋節	きんせつ
sarcopenia	サルコペニア	さるこぺにあ
sarcoplasm	筋形質	きんけいしつ
sarcoplasmic reticulum	筋小胞体	きんしょうほうたい
sarcotubular myopathy	筋細管ミオパチー	きんさいかんみおぱちー
satisfaction with life scale (SWLS)		
saturation	飽和度	ほうわど
saturation of hemoglobin with oxygen (SaO$_2$)	酸素飽和度	さんそほうわど
saturday night palsy	土曜の夜麻痺	どようのよるまひ
saturnine tremor	鉛振戦	なまりしんせん
saucer type hip disarticulation prosthesis	受け皿式股義足	うけざらしきこぎそく
saucer type hip disarticulation socket	受け皿式股ソケット	うけざらしきこそけっと
saw tooth wave	鋸歯(のこぎり)波	きょし(のこぎり)は
scabies	疥癬	かいせん
scalene block	斜角筋ブロック	しゃかくきんぶろっく
scalenus anterior (anterior scalene, anterior scalene muscle)	前斜角筋	ぜんしゃかくきん
scalenus〔anticus〕syndrome	斜角筋症候群	しゃかくきんしょうこうぐん
scalenus posterior muscle	後斜角筋	こうしゃかくきん
scanning speech	断綴性発語	だんてつせいはつご
scanography	スリット撮影法	すりっとさつえいほう
scaphoid〔bone〕	舟状骨[手の]	しゅうじょうこつ
scapular notch	肩甲切痕	けんこうせっこん
scapular spine	肩甲棘	けんこうきょく
scapulo humeral rhythm	肩甲上腕リズム	けんこうじょうわんりずむ
scapulohumeral atrophy	肩甲上腕型筋萎縮症	けんこうじょうわんがたきんいしゅくしょう
scapulohumeral reflex	肩甲上腕反射	けんこうじょうわんはんしゃ

scap		seco
scapuloperoneal amyotrophy	肩甲腓骨型筋萎縮症	けんこうひこつがたきんいしゅくしょう
scapuloperoneal dystrophy	肩甲腓骨型筋ジストロフィー	けんこうひこつがたきんじすとろふぃー
scar	瘢痕	はんこん
scar contracture	瘢痕拘縮	はんこんこうしゅく
scar formation	瘢痕形成	はんこんけいせい
scarf sign	襟巻徴候	えりまきちょうこう
scavenger receptor	スカベンジャー受容体	すかべんじゃーじゅようたい
scene agnosia (landmark agnosia)	街並失認	まちなみしつにん
schizophrenia	統合失調症	とうごうしっちょうしょう
Schmorl nodule	Schmorl（軟骨小）結節	しゅもーる（なんこつしょう）けっせつ
schreibendes Lesen	なぞり読み	なぞりよみ
Schwann cell	Schwann 細胞	しゅわんさいぼう
schwannoma	神経鞘腫	しんけいしょうしゅ
sciatic nerve	坐骨神経	ざこつしんけい
sciatic neuralgia (ischialgia)	坐骨神経痛	ざこつしんけいつう
sciatic neuritis	坐骨神経炎	ざこつしんけいえん
sciatic notch	坐骨切痕	ざこつせっこん
scintigraphy	シンチグラフィー（造影）	しんちぐらふぃー（ぞうえい）
scintillating scotoma	閃輝暗点	せんきあんてん
scintimetry	シンチメトリー（シンチ測定〔法〕）	しんちめとりー（しんちそくてい〔ほう〕）
scissor leg	はさみ肢位	はさみしい
scissors gait	はさみ脚歩行	はさみあしほこう
scleroderma	強皮症	きょうひしょう
scoliosis	側弯症	そくわんしょう
scoring system of the Japanese orthopaedic association for cervical myelopathy (JOACM EQ)	日本整形外科学会頚髄症治療成績判定基準	にほんせいけいげかがっかいけいずいしょうちりょうせいせきはんていきじゅん
scotoma	暗点	あんてん
scratch reflex	ひっかき反射	ひっかきはんしゃ
screening test	スクリーニング検査	すくりーにんぐけんさ
screening test of mentation	精神機能スクリーニング	せいしんきのうすくりーにんぐ
screw axis movement		
screw home movement	スクリューホーム運動	すくりゅーほーむうんどう
scurvy	壊血病	かいけつびょう
sea shell noise (roar)	貝殻雑音（唸り）	かいがらざつおん（うなり）
seating	シーティング	しーてぃんぐ
seating clinic	シーティングクリニック	しーてぃんぐくりにっく
seating system	座位保持装置	ざいほじそうち
second brachial arch syndrome	第2鰓弓症候群	だいにさいきゅうしょうこうぐん
second-degree burns	Ⅱ度熱傷	にどねっしょう
secondar[il]y generalized epilepsy	続発性全般てんかん	ぞくはつせいぜんぱんてんかん

seco		self
secondary disability	二次障害	にじしょうがい
secondary hip osteoarthritis	二次性股関節症	にじせいこかんせつしょう
secondary lymphedema	続発性リンパ浮腫	ぞくはつせいりんぱふしゅ
secondary memory	二次記憶	にじきおく
secondary obesity	二次性肥満	にじせいひまん
secondary osteoporosis	続発性骨粗鬆症	ぞくはつせいこつそしょうしょう
secondary prevention	二次予防	にじよぼう
sedative action	鎮静作用	ちんせいさよう
Seddon classification	Seddon の分類	せどんのぶんるい
seesaw nystagmus	シーソー眼振	しーそーがんしん
segment diagnosis	高位診断	こういしんだん
segmental anesthesia	髄節性感覚消失	ずいせつせいかんかくしょうしつ
segmental demyelinating neuropathy	節性脱髄性ニューロパチー	せつせいだつずいせいにゅーろぱちー
segmental demyelination	節性脱髄	せつせいだつずい
segmental diagnosis (regional diagnosis, niveau diagnosis)	部位診断	ぶいしんだん
segmental innervation	髄節性神経支配	ずいせつせいしんけいしはい
segmental paralysis	髄節性麻痺	ずいせつせいまひ
segmental reflex	髄節性反射	ずいせつせいはんしゃ
segmental sign	髄節症状	ずいせつしょうじょう
segmental spinal evoked potential	分節性脊髄誘発電位	ぶんせつせいせきずいゆうはつでんい
Segond fracture	Segond 骨折	せごんこっせつ
selective attention	選択性注意	せんたくせいちゅうい
selective dorsal rhizotomy	選択的後根切断術	せんたくてきこうこんせつだんじゅつ
selective dorsal rhizotomy (SDR)	選択的脊髄後根切断(遮断)術	せんたくてきせきずいこうこんせつだん(しゃだん)じゅつ
selective estrogen receptor modulator (SERM)	選択的エストロゲン受容体モジュレーター	せんたくてきえすとろげんじゅようたいもじゅれーたー
selective inhibition	選択的抑制	せんたくてきよくせい
selective neck dissection	選択的頚部郭清術	せんたくてきけいぶかくせいじゅつ
selective serotonin reuptake inhibitors (SSRI)	選択的セロトニン再取り込み阻害薬	せんたくてきせろとにんさいとりこみそがいやく
selective soft tissue release	選択的軟部組織解離術	せんたくてきなんぶそしきかいりじゅつ
selective stretching	選択的ストレッチ	せんたくてきすとれっち
self-care	セルフケア	せるふけあ
self-care activity	身のまわり動作	みのまわりどうさ
self-catheterization	自己導尿	じこどうにょう
self-efficacy	自己効力感	じこうこうりょくかん
self-exercise	自己訓練	じこくんれん
self-help device	自助具	じじょぐ
self-image	自己像	じこぞう
self-insight	自己洞察	じこどうさつ
self-instruction training	自己教示法	じこきょうじほう
self-lifting toilet seat	立ち上がり補助便座	たちあがりほじょべんざ

self		sens
self-management	セルフマネジメント	せるふまねじめんと
self-mutilation	自傷行為	じしょうこうい
self-rating depression scale	自己評価式抑うつ性尺度	じこひょうかしきよくうつせいしゃくど
semanteme	意味素	いみそ
semantic aphasia	意味性失語	いみせいしつご
semantic memory	意味記憶	いみきおく
semi Fowler position	セミファウラー位	せみふぁうらーい
semi-solid nutrient	半固形栄養剤	はんこけいえいようざい
semicoma	半昏睡	はんこんすい
semimembranosus and semi-tendinosus reflex	半膜様筋半腱様筋反射	はんまくようきんはんけんようきんはんしゃ
semimembranosus muscle	半膜様筋	はんまくようきん
semitendinosus muscle	半腱様筋	はんけんようきん
senile dementia	老年認知症	ろうねんにんちしょう
senile dementia of Alzheimer type	Alzheimer 型老年認知症	あるつはいまーがたろうねんにんちしょう
senile kyphosis	老年〔性〕〔脊柱〕後弯〔症〕	ろうねん〔せい〕〔せきちゅう〕こうわん〔しょう〕
senile osteoporosis	老人性骨粗鬆症	ろうじんせいこつそしょうしょう
senile tremor	老年性振戦	ろうねんせいしんせん
senility (aging)	老化	ろうか
sensation (esthesia)	感覚	かんかく
sensation (perception)	知覚	ちかく
sense of agency	運動主体感	うんどうしゅたいかん
sense of ownership	身体所有感	しんたいしょゆうかん
sense of position (position sense)	位置〔感〕覚	いち〔かん〕かく
sense of touch	触〔感〕覚	しょっ〔かん〕かく
sense organ	感覚器	かんかくき
sense spot	感覚点	かんかくてん
sensibility	感(知)覚能	かん(ち)かくのう
sensitivity	感度	かんど
sensitivity to thermal stimulation	熱刺激感受性	ねつしげきかんじゅせい
sensor call	センサーコール	せんさーこーる
sensor mat	センサーマット	せんさーまっと
sensorial (sensory) area	感覚野	かんかくや
sensorimotor area	感覚運動野	かんかくうんどうや
sensorineural hearing loss	感音〔性〕難聴	かんおん〔せい〕なんちょう
sensory amusia	感覚性失音楽〔症〕	かんかくせいしつおんがく〔しょう〕
sensory aphasia	感覚〔性〕失語〔症〕	かんかく〔せい〕しつご〔しょう〕
sensory aprosodia (aprosody)	感覚性失韻律	かんかくせいしついんりつ
sensory (sensorial) area	感覚野	かんかくや
sensory ataxia	感覚性運動失調	かんかくせいうんどうしっちょう
sensory brain-machine interface (sensory BMI)	入力型ブレインマシーンインターフェイス	にゅうりょくがたぶれいんましーんいんたーふぇいす
sensory center	感覚中枢	かんかくちゅうすう

sensory cortex	感覚皮質	かんかくひしつ
sensory deafness (mental deafness)	精神聾	せいしんろう
sensory dissociation	感覚解離	かんかくかいり
sensory disturbance	感覚障害	かんかくしょうがい
sensory epilepsy	感覚性てんかん	かんかくせいてんかん
sensory evoked potential	感覚誘発電位	かんかくゆうはつでんい
sensory evoked response	感覚誘発応答	かんかくゆうはつおうとう
sensory extinction (loss)	感覚消去	かんかくしょうきょ
sensory impairment (disorder)	知覚障害	ちかくしょうがい
sensory impulse	感覚性インパルス	かんかくせいいんぱるす
sensory integration	感覚統合	かんかくとうごう
sensory integration therapy	感覚統合療法	かんかくとうごうりょうほう
sensory mechanism	感覚機構	かんかくきこう
sensory nerve	知覚神経	ちかくしんけい
sensory nerve (neuron)	感覚神経(ニューロン)	かんかくしんけい(にゅーろん)
sensory nerve action potential (SNAP)	感覚神経活動電位	かんかくしんけいかつどうでんい
sensory nerve conduction velocity (SNCV)	感覚神経伝導速度	かんかくしんけいでんどうそくど
sensory nerve evoked potential	感(知)覚神経誘発電位	かん(ち)かくしんけいゆうはつでんい
sensory nerve paralysis	感覚神経麻痺	かんかくしんけいまひ
sensory polyneuropathy	感覚性多発性末梢神経炎	かんかくせいたはつせいまっしょうしんけいえん
sensory receptor	感覚受容器	かんかくじゅようき
sensory root	感覚根	かんかくこん
sensory speech center	感覚性言語中枢	かんかくせいげんごちゅうすう
sensory test	知覚検査法	ちかくけんさほう
sensory threshold	感覚閾値	かんかくいきち
sensory tract	感覚路	かんかくろ
separation movement	分離運動	ぶんりうんどう
sepsis	敗血症	はいけつしょう
septic arthritis (pyogenic arthritis, suppurative arthritis)	化膿性関節炎	かのうせいかんせつえん
sequela	後遺症	こういしょう
sequestered lumbar disc hernia	遊離型椎間板ヘルニア	ゆうりがたついかんばんへるにあ
serial casting	シリアルキャスティング	しりあるきゃすていんぐ
serotonergic and glutamatergic system	セロトニン・グルタミン酸神経系	せろとにんぐるたみんさんしんけいけい
serotonin noradrenalin reuptake inhibitor (SNRI)	選択的ノルアドレナリン再取り込み阻害薬	せんたくてきのるあどれなりんさいとりこみそがいやく
serrated action potential	鋸歯状活動電位	きょしじょうかつどうでんい
serrated slow wave	鋸歯状徐波	きょしじょうじょは
serum albumin	血清アルブミン	けっせいあるぶみん
serum marker	血清マーカー	けっせいまーかー
service (assistant) dog	介助犬	かいじょけん

serv		shor
services and supports for persons with disabilities act	障害者自立支援法	しょうがいしゃじりつしえんほう
setting-up exercise	柔軟体操	じゅうなんたいそう
Sever disease	Sever 病	せーばーびょう
severe motor and intellectual disabilities (severely mentally and physically handicap)	重症心身障害	じゅうしょうしんしんしょうがい
severely mentally and physically handicap (severe motor and intellectual disabilities)	重症心身障害	じゅうしょうしんしんしょうがい
severely physically handicapped	重度身体障害者	じゅうどしんたいしょうがいしゃ
severity	重症度	じゅうしょうど
sex chromosome	性染色体	せいせんしょくたい
sex difference	性差	せいさ
sex linked inheritance	伴性遺伝	はんせいいでん
sexual behavior	性行動	せいこうどう
sexual dysfunction	性機能障害	せいきのうしょうがい
Shaker exercise	Shaker 訓練	しゃきあくんれん
shaking (trembling) palsy	振戦麻痺	しんせんまひ
shank	ふまずしん	ふまずしん
sharp and slow wave complex	鋭徐波複合	えいじょはふくごう
Sharp angle	シャープ角	しゃーぷかく
sharp pain	鋭痛	えいつう
sharp wave	鋭波	えいは
Sharrard classification	Sharrard 分類	しゃらーどぶんるい
shear force	剪断力	せんだんりょく
shearing stress	ずれ応力	ずれおうりょく
shelf osteotomy	臼蓋骨切り術	きゅうがいこつきりじゅつ
shelf syndrome	棚障害	たなしょうがい
sheltered workshop for people with physical disabilities (physically disabled)	身体障害者授産施設	しんたいしょうがいしゃじゅさんしせつ
sheltered workshop for severely physically handicapped	重度身体障害者授産施設	じゅうどしんたいしょうがいしゃじゅさんしせつ
Shenton line	Shenton 線	しぇんとんせん
shield room	シールドルーム(遮蔽室)	しーるどるーむ(しゃへいしつ)
shin splint	シンスプリント	しんすぷりんと
shivering	ふるえ	ふるえ
shoe horn brace	靴べら式装具	くつべらしきそうぐ
shoe[s]	靴	くつ
short interval intracortical facilitation (SICF)	短潜時皮質内促通	たんせんじひしつないそくつう
short interval intracortical inhibition (SICI)	短潜時皮質内抑制	たんせんじひしつないよくせい
short leg brace (SLB)	短下肢装具	たんかしそうぐ
short opponens hand orthosis	短対立装具	たんたいりつそうぐ

shor		side
short portable mental status questionnaire	簡易ポータブル知的状態質問表	かんいぽーたぶるちてきじょうたいしつもんひょう
short stay	ショートステイ	しょーとすてい
short stump	短断端	たんだんたん
short term intensive rehabilitation for dementia	認知症短期集中リハビリテーション	にんちしょうたんきしゅうちゅうりはびりてーしょん
short 〔term〕memory	短期記憶	たんききおく
shoulder abduction orthosis (airplane splint)	肩外転装具	かたがいてんそうぐ
shoulder arthritis (omarthritis)	肩関節炎	かたかんせつえん
shoulder disarticulation (complete arm amputation)	肩関節離断〔術〕	かたかんせつりだん〔じゅつ〕
shoulder disarticulation prosthesis	肩義手	かたぎしゅ
shoulder dislocation	肩関節脱臼	かたかんせつだっきゅう
shoulder driven prehension orthosis	肩駆動式把持装具	かたくどうしきはじそうぐ
shoulder girdle	肩甲帯（上肢帯）	けんこうたい（じょうしたい）
shoulder hand syndrome	肩手症候群	かたてしょうこうぐん
shoulder harness	肩ハーネス	かたはーねす
shoulder impingement syndrome	肩インピンジメント症候群	かたいんぴんじめんとしょうこうぐん
shoulder joint	肩関節	かたかんせつ
shoulder joint [sectional plate]	隔板肩継手	かくばんかたつぎて
shoulder orthosis	肩装具	かたそうぐ
shoulder ring	肩リング	かたりんぐ
shoulder shaking test	肩ゆさぶり試験	かたゆさぶりしけん
shoulder socket	肩ソケット	かたそけっと
shoulder subluxation	肩関節亜脱臼	かたかんせつあだっきゅう
shoulder suspension system	肩吊り帯	かたつりたい
shoulder unit (shoulder joint)	肩継手	かたつぎて
shoulder wheel	肩輪転器	かたりんてんき
shuffling gait	ひきずり〔足〕歩行	ひきずり〔あし〕ほこう
shunt	シャント	しゃんと
shuttle walking test	シャトルウォーキングテスト	しゃとるうぉーきんぐてすと
Shy-Drager syndrome	Shy-Drager 症候群	しゃいどれーがーしょうこうぐん
sialorrhea (drooling)	流涎	りゅうぜん
sicca syndrome	乾燥症候群	かんそうしょうこうぐん
sick sinus syndrome (SSS)	洞不全症候群	どうふぜんしょうこうぐん
sickening	罹患	りかん
sickness (disease, illness)	疾病	しっぺい
sickness and injury allowance	傷病手当金	しょうびょうてあてきん
sickness impact profile (SIP)		
side effect	副作用	ふくさよう
side 〔lateral〕position	側臥位	そくがい
side (lateral) pinch	横つまみ	よこつまみ
side sitting	横座り	よこずわり

sigm		sitt

sigmoid sinus	S状静脈洞	えすじょうじょうみゃくどう
sign of orbicularis	眼輪筋徴候	がんりんきんちょうこう
signal noise (S/N) ratio	信号雑音（S/N）比	しんごうざつおんひ
silent aspiration	不顕性誤嚥（無症候性誤嚥）	ふけんせいごえん（むしょうこうせいごえん）
silent cerebral infarction	無症候性脳梗塞	むしょうこうせいのうこうそく
silent period	静止期	せいしき
Silesian bandage	シレジアバンド	しれじあばんど
silicone	シリコーン樹脂	しりこーんじゅし
silicone soft liner	シリコーン製ソフトライナー	しりこーんせいそふとらいなー
Simmonds disease	Simmonds病	しもんずびょう
simple joint	単関節	たんかんせつ
simple motor test for cerebral palsy (SMTCP)	脳性麻痺簡易運動検査	のうせいまひかんいうんどうけんさ
simple test for evaluating hand function (STEF)	簡易上肢機能検査	かんいじょうしきのうけんさ
simple type electric wheelchair	簡易型電動車いす	かんいがたでんどうくるまいす
sine wave	正弦波	せいげんは
single axis elbow joint	単軸肘ブロック継手	たんじくひじぶろっくつぎて
single axis joint (unit)	単軸継手	たんじくつぎて
single axis knee joint	単軸膝継手（単軸ブロック膝継手）	たんじくひざつぎて（たんじくぶろっくひざつぎて）
single control cable system	単式コントロールケーブルシステム	たんしきこんとろーるけーぶるしすてむ
single muscle fiber	単一筋線維	たんいつきんせんい
single photon emission computed tomography (SPECT)	単光子放出コンピューター断層撮影法	たんこうしほうしゅつこんぴゅーたーだんそうさつえいほう
single pivot axis elbow hinge	単軸肘ヒンジ継手	たんじくひじひんじつぎて
single side arm driven wheelchair	片手駆動式車いす	かたてくどうしきくるまいす
single support period	単脚支持期	たんきゃくしじき
single upright ankle foot orthosis	片側支柱付き短下肢装具	へんそくしちゅうつきたんかしそうぐ
single upright bar	片側支柱	へんそくしちゅう
single upright knee ankle foot orthosis	片側支柱付き長下肢装具	へんそくしちゅうつきちょうかしそうぐ
sinistral	左利きの人	ひだりききのひと
sinistrality	左利き	ひだりきき
sinistromanual	左手利きの	ひだりてききの
sinistropedal	左足利きの	ひだりあしききの
sinoatrial block	洞房ブロック	どうぼうぶろっく
sinus arrest	洞停止	どうていし
sinus thrombosis	静脈洞血栓症	じょうみゃくどうけっせんしょう
sinusitis cavernosus	海綿静脈洞炎	かいめんじょうみゃくどうえん
sit ski	シットスキー	しっとすきー
sitting balance	座位バランス	ざいばらんす
sitting exercise	座位訓練	ざいくんれん

sitt		slow

sitting height	座高	ざこう
sitting 〔position〕	座位	ざい
six wheeled wheelchair	6輪車いす	ろくりんくるまいす
Sjögren syndrome	Sjögren 症候群	しぇーぐれんしょうこうぐん
skeletal abnormality	骨格異常	こっかくいじょう
skeletal (external) fixation	創外固定〔法〕	そうがいこてい〔ほう〕
skeletal maturation	骨成熟度	こつせいじゅくど
skeletal muscle	骨格筋	こっかくきん
skeletal muscle mass	骨格筋量	こっかくきんりょう
skeletal traction	骨直達牽引〔法〕	こつちょくたつけんいん〔ほう〕
skeleton	骨格	こっかく
skill	技能	ぎのう
skin disease	皮膚疾患	ひふしっかん
skin flap	皮弁	ひべん
skin graft	植皮	しょくひ
skin traction	介達牽引	かいたつけんいん
skull fracture	頭蓋骨折	とうがいこっせつ
skull traction	頭蓋牽引〔法〕	とう(ず)がいけんいん〔ほう〕
sleep	睡眠	すいみん
sleep apnea	睡眠時無呼吸	すいみんじむこきゅう
sleep apnea syndrome (SAS)	睡眠時無呼吸症候群	すいみんじむこきゅうしょうこうぐん
sleep architecture	睡眠構造	すいみんこうぞう
sleep cycle	睡眠周期	すいみんしゅうき
sleep deprivation	睡眠不足	すいみんぶそく
sleep disorder (disturbance)	睡眠障害	すいみんしょうがい
sleep efficiency	睡眠効率	すいみんこうりつ
sleep electroencephalogram (EEG)	睡眠時脳波	すいみんじのうは
sleep myoclonus	睡眠時ミオクローヌス	すいみんじみおくろーぬす
sleep onset	睡眠開始	すいみんかいし
sleep onset REM period	睡眠開始(入眠)時レム期	すいみんかいし(にゅうみん)じれむき
sleep related enuresis	睡眠時遺尿	すいみんじいにょう
sleep related gastroesophageal reflux syndrome	睡眠時胃食道逆流症候群	すいみんじいしょくどうぎゃくりゅうしょうこうぐん
sleep related headache	睡眠時頭痛	すいみんじずつう
sleep respiration monitor	睡眠時呼吸モニター	すいみんじこきゅうもにたー
sleep respiratory disorder	睡眠時呼吸障害	すいみんじこきゅうしょうがい
sleep stage	睡眠段階	すいみんだんかい
sliding board	スライディングボード	すらいでぃんぐぼーど
sliding 〔filament〕theory	滑走説	かっそうせつ
sling	スリング	すりんぐ
sling seat type back support	スリング式シートバックサポート	すりんぐしきしーとばっくさぽーと
slipped capital femoral epiphysis	大腿骨頭すべり症	だいたいこっとうすべりしょう
slow depolarization	緩徐脱分極	かんじょだつぶんきょく

slow		soli
slow eye movement	緩徐眼球運動	かんじょがんきゅううんどう
slow muscle〔fiber〕	遅筋〔線維〕	ちきん〔せんい〕
slow phase	緩徐相	かんじょそう
slow pursuit〔eye〕movement	緩徐追従〔眼球〕運動	かんじょついじゅう〔がんきゅう〕うんどう
slow spike	徐棘波	じょきょくは
slow spike and wave complex	緩徐性棘徐波複合	かんじょせいきょくじょはふくごう
slow wave	徐波	じょは
slow wave sleep	徐波睡眠	じょはすいみん
slowing	徐波化	じょはか
slowly changing potential	緩徐変動電位	かんじょへんどうでんい
slowly progressive aphasia	緩徐進行性失語	かんじょしんこうせいしつご
slurred speech	不明瞭発語	ふめいりょうはつご
smell	におい	におい
Smith fracture	Smith 骨折	すみすこっせつ
SMON (subacute myelo-optic neuropathy)	亜急性脊髄視神経ニューロパチー	あきゅうせいせきずいししんけいにゅーろぱちー
smooth muscle	平滑筋	へいかつきん
smooth muscle relaxant	平滑筋弛緩薬	へいかつきんしかんやく
smooth pursuit eye movement	滑動性追従眼球運動	かつどうせいついじゅうがんきゅううんどう
smooth surfaced endoplasmic reticulum	滑面小胞体	かつめんしょうほうたい
snapping finger	弾発指	だんぱつゆび
snapping hip	ばね(弾発)股	ばねまた(だんぱつこ)
snapping knee	ばね(弾発)膝	ばね(だんぱつ)ひざ
snapping shoulder	ばね(弾発)肩	ばね(だんぱつ)かた
snore	いびき	いびき
snout reflex	口尖らし反射	くちとがらしはんしゃ
sociability (sociality)	社会性	しゃかいせい
social behavior disorder	社会的行動障害	しゃかいてきこうどうしょうがい
social maladjustment	社会適応障害	しゃかいてきおうしょうがい
social (community) resource	社会資源	しゃかいしげん
social security	社会保障	しゃかいほしょう
social skill training (SST)	社会生活技能訓練	しゃかいせいかつぎのうくんれん
social welfare	社会福祉	しゃかいふくし
social welfare worker	社会福祉士	しゃかいふくしし
sociality (sociability)	社会性	しゃかいせい
socket	ソケット	そけっと
socket fitting	ソケット適合	そけっとてきごう
soft dressing method	ソフトドレッシング法	そふとどれっしんぐほう
soft orthosis	軟性装具	なんせいそうぐ
soft tissue release	軟部組織解離術	なんぶそしきかいりじゅつ
sole	靴底	くつぞこ
sole wedge	靴底ウエッジ	くつぞこうえっじ
soleus muscle	ヒラメ筋	ひらめきん
solid ankle cushion heel (SACH) foot	SACH 足	さっちそく

172

soli		spec
solid ankle foot	固定足部	こていそくぶ
solid cancer	固形がん	こけいがん
solid seat type back support	ソリッド式シートバックサポート	そりっどしきしーとばっくさぽーと
somatic pain	体性痛	たいせいつう
somatic sensation	体性感覚	たいせいかんかく
somatognosia	身体認知	しんたいにんち
somatosensory area	体性感覚野	たいせいかんかくや
somatosensory evoked potential	体性感覚誘発電位	たいせいかんかくゆうはつでんい
somatosensory function	体性感覚機能	たいせいかんかくきのう
somnolence (-cy) (drowsiness)	傾眠	けいみん
sonomotor response	音運動応答	おとうんどうおうとう
sopor	昏眠	こんみん
sore (ulcer)	潰瘍	かいよう
space sense	空間感覚	くうかんかんかく
spaced retrieval technique	間隔伸張法	かんかくしんちょうほう
spasm (twitch〔ing〕)	攣縮	れんしゅく
spasmodic dysphonia	攣縮性発声障害	れんしゅくせいはっせいしょうがい
spastic diplegia	痙直型両麻痺	けいちょくがたりょうまひ
spastic gait	痙性歩行	けいせいほこう
spastic hemiplegia	痙性片麻痺	けいせいかたまひ
spastic palsy	痙〔縮〕性麻痺	けい〔しゅく〕せいまひ
spastic paraplegia	痙性対麻痺	けいせいついまひ
spastic quadriplegia	痙直型四肢麻痺	けいちょくがたししまひ
spastic torticollis	痙性斜頚	けいせいしゃけい
spasticity	痙縮	けいしゅく
spatial localization	空間定位	くうかんていい
spatial processing	空間情報処理	くうかんじょうほうしょり
spatial resolution	空間分解能	くうかんぶんかいのう
spatial summation	空間的加重	くうかんてきかじゅう
spatial visual acuity	空間視力	くうかんしりょく
spatula	へら	へら
special class for handicapped children	特別支援学級	とくべつしえんがっきゅう
special nursing home for the elderly	特別養護老人ホーム	とくべつようごろうじんほーむ
Special Olympics	スペシャルオリンピックス	すぺしゃるおりんぴっくす
special payment for prosthetic device	特例補装具	とくれいほそうぐ
special school for physically handicapped children	肢体不自由児養護学校	したいふじゆうじようごがっこう
special sensation	特殊感覚	とくしゅかんかく
special support school	特別支援学校	とくべつしえんがっこう
specific gravity	比重	ひじゅう
specific heat	比熱	ひねつ
spectacle hearing aid	眼鏡形補聴器	がんきょうがたほちょうき
spectrum	スペクトル	すぺくとる
spectrum of lung volume	肺気量分画	はいきりょうぶんかく

spee		spin
speech	発話	はつわ
speech amount	発話量	はつわりょう
speech and language training	言語訓練	げんごくんれん
speech area	言語野	げんごや
speech audiogram	語音聴力図	ごおんちょうりょくず
speech audiometry	語音聴力検査〔法〕	ごおんちょうりょくけんさ〔ほう〕
speech center	言語中枢	げんごちゅうすう
speech disturbance (verbal disorder)	言語障害	げんごしょうがい
speech intelligibility	発話明瞭度	はつわめいりょうど
speech language hearing therapist (ST)	言語聴覚士	げんごちょうかくし
speech language hearing therapy (ST)	言語聴覚療法	げんごちょうかくりょうほう
speech reading	読話	どくわ
spelencephaly	脳孔〔症〕	のうこう〔しょう〕
spherical grip	球状握り	きゅうじょうにぎり
spheroidal joint	臼(球)状関節	きゅう(きゅう)じょうかんせつ
sphincter disturbance	括約筋障害	かつやくきんしょうがい
sphincter muscle	括約筋	かつやくきん
sphingolipidosis	スフィンゴリピド症	すふぃんごりぴどしょう
sphingolipodystrophy	スフィンゴリポジストロフィー	すふぃんごりぽじすとろふぃー
spica	スパイカギプス	すぱいかぎぷす
spica bandade	スパイカ包帯	すぱいかほうたい
spicula	スピクラ	すぴくら
spike	棘波(スパイク)	きょくは(すぱいく)
spike and slow wave complex	棘徐波複合	きょくじょはふくごう
spike potential	スパイク電位	すぱいくでんい
spin lattice relaxation time (T1)	縦緩和時間	たてかんわじかん
spin spin relaxation time (T2)	横緩和時間	よこかんわじかん
spina bifida	二分脊椎	にぶんせきつい
spina bifida aperta	開放性二分脊椎	かいほうせいにぶんせきつい
spina bifida cystica	囊胞性二分脊椎	のうほうせいにぶんせきつい
spina bifida occulta	潜在性二分脊椎	せんざいせいにぶんせきつい
spinal alignment	脊柱アライメント	せきちゅうあらいめんと
spinal anesthesia	くも膜下脊髄麻酔	くもまくかせきずいますい
spinal angiography	脊髄血管造影〔法〕	せきずいけっかんぞうえい〔ほう〕
spinal apoplexy	脊髄卒中	せきずいそっちゅう
spinal arachnoid	脊髄くも膜	せきずいくもまく
spinal arachnoid cyst	脊髄くも膜囊胞〔腫〕	せきずいくもまくのうほう〔しゅ〕
spinal arteriography	脊髄動脈造影〔法〕	せきずいどうみゃくぞうえい〔ほう〕
spinal arteriovenous malformation	脊髄動静脈奇形	せきずいどうじょうみゃくきけい
spinal ataxia	脊髄性運動失調〔症〕	せきずいせいうんどうしっちょう〔しょう〕
spinal automatism	脊髄性自動運動	せきずいせいじどううんどう
spinal canal	脊柱管	せきちゅうかん

174

spinal 〔canal〕stenosis	脊柱管狭窄〔症〕	せきちゅうかんきょうさく〔しょう〕
spinal caries	脊椎カリエス	せきついかりえす
spinal cord	脊髄	せきずい
spinal cord and reflex arc	脊髄反射弓	せきずいはんしゃきゅう
spinal cord compression	脊髄圧迫	せきずいあっぱく
spinal〔cord〕concussion (concussion of spinal cord)	脊髄振盪〔症〕	せきずいしんとう〔しょう〕
spinal cord contusion	脊髄挫傷	せきずいざしょう
spinal cord decompression	脊髄除圧	せきずいじょあつ
spinal 〔cord〕evoked potential	脊髄誘発電位	せきずいゆうはつでんい
spinal cord independence measure	脊髄損傷能力障害評価尺度	せきずいそんしょうのうりょくしょうがいひょうかしゃくど
spinal cord infarction	脊髄梗塞	せきずいこうそく
spinal cord injury	脊髄損傷	せきずいそんしょう
spinal cord lesion	脊髄障害	せきずいしょうがい
spinal cord monitoring	脊髄モニタリング〔法〕	せきずいもにたりんぐ〔ほう〕
spinal〔cord〕neoplasm〔tumor〕	脊髄腫瘍	せきずいしゅよう
spinal deformity	脊柱(脊髄)変形	せきちゅう(せきずい)へんけい
spinal dysraphism	脊柱管癒合不全(脊椎神経管閉鎖異常)	せきちゅうかんゆごうふぜん(せきついしんけいかんへいさいじょう)
spinal epidural anesthesia	脊髄硬膜外麻酔〔法〕	せきずいこうまくがいますい〔ほう〕
spinal fusion (spondylodesis)	脊椎固定〔術〕	せきついこてい〔じゅつ〕
spinal ganglion	脊髄神経節	せきずいしんけいせつ
spinal hemiplegia	脊髄性片麻痺	せきずいせいかたまひ
spinal hemorrhage (hematomyelia)	脊髄出血	せきずいしゅっけつ
spinal infantile paralysis	脊髄性小児麻痺(急性灰白髄炎)	せきずいせいしょうにまひ(きゅうせいかいはくずいえん)
spinal instrumentation	脊椎インストゥルメンテーション	せきついいんすとぅるめんてーしょん
spinal motor neuron	脊髄運動ニューロン	せきずいうんどうにゅーろん
spinal muscular atrophy	脊髄性筋萎縮〔症〕	せきずいせいきんいしゅく〔しょう〕
spinal nerve	脊髄神経	せきずいしんけい
spinal orthosis	体幹装具	たいかんそうぐ
spinal palsy	脊髄〔性〕麻痺	せきずい〔せい〕まひ
spinal progressive muscular atrophy	脊髄性進行性筋萎縮症	せきずいせいしんこうせいきんいしゅくしょう
spinal reflex	脊髄反射	せきずいはんしゃ
spinal rigidity	脊髄性固縮	せきずいせいこしゅく
spinal segment	脊髄髄節	せきずいずいせつ
spinal shock	脊髄ショック	せきずいしょっく
spinal somatosensory evoked potential	脊髄体性感覚誘発電位	せきずいたいせいかんかくゆうはつでんい
spinal subdural hematoma	脊髄硬膜下血腫	せきずいこうまくかけっしゅ
spinal surgery	脊椎手術	せきついしゅじゅつ
spinal tap	脊椎穿刺	せきついせんし
spine	脊椎	せきつい

spin		spon
spine malformations	脊椎奇形	せきついきけい
spino bulbo spinal reflex	脊髄延髄脊髄反射	せきずいえんずいせきずいはんしゃ
spinocerebellar ataxia (SCA)	脊髄小脳失調症	せきずいしょうのうしっちょうしょう
spinocerebellar degeneration	脊髄小脳変性症	せきずいしょうのうへんせいしょう
spinothalamic tract	脊髄視床路	せきずいししょうろ
spiral ankle foot orthosis	らせん状支柱付き短下肢装具	らせんじょうしちゅうつきたんかしそうぐ
spirogram	呼吸(肺容量)曲線(スパイログラム)	こきゅう(はいようりょう)きょくせん(すぱいろぐらむ)
spirometer	肺活量計(スパイロメーター)	はいかつりょうけい(すぱいろめーたー)
spirometry	肺活量測定〔法〕(スパイロメトリー)	はいかつりょうそくてい〔ほう〕(すぱいろめとりー)
splenium of corpus callosum	脳梁膨大部	のうりょうぼうだいぶ
splint	副子(シーネ、スプリント)	ふくし(しーね、すぷりんと)
splintage	副子固定	ふくしこてい
split fracture	割裂骨折	かつれつこっせつ
split sitting (W-sitting)	割り座	わりざ
split socket	スプリットソケット	すぷりっとそけっと
splitting muscle fibers	亀裂筋線維	きれつきんせんい
spondylitis	脊椎炎	せきついえん
spondyloarthritis	脊椎関節炎	せきついかんせつえん
spondylodesis (spinal fusion)	脊椎固定〔術〕	せきついこてい〔じゅつ〕
spondyloepimetaphyseal dysplasia	脊椎骨端骨幹端異形成症	せきついこったんこっかんたんいけいせいしょう
spondylolisthesis	脊椎すべり〔症〕	せきついすべり〔しょう〕
spondylolysis	脊椎分離〔症〕	せきついぶんり〔しょう〕
spondylolytic spondylolisthesis	脊椎分離すべり〔症〕	せきついぶんりすべり〔しょう〕
spondylometaphyseal dysplasia	脊椎骨幹端異形成症	せきついこっかんたんいけいせいしょう
spondylosis	脊椎症	せきついしょう
spondylosis deformans (osteoarthritis of spine)	変形性脊椎症	へんけいせいせきついしょう
spondylotic myelopathy	脊椎症性脊髄症	せきついしょうせいせきずいしょう
spongiform encephalopathy	海綿状脳症	かいめんじょうのうしょう
spongiosis	海綿状態	かいめんじょうたい
spongy degeneration	海綿状変性	かいめんじょうへんせい
spongy sclerosis	海綿状硬化	かいめんじょうこうか
spontaneity	発動性	はつどうせい
spontaneous activity	自発活動	じはつかつどう
spontaneous discharge	安静時自発放電	あんせいじじはつほうでん
spontaneous fracture	特発骨折	とくはつこっせつ
spontaneous myoclonus	自発性ミオクローヌス	じはつせいみおくろーぬす
spontaneous nystagmus	自発性眼振	じはつせいがんしん
spontaneous pain	自発痛	じはつつう
spontaneous recovery	自然回復	しぜんかいふく
spontaneous respiration	自発呼吸	じはつこきゅう

spon		stan
spontaneous speech	自発〔言〕語	じはつ〔げん〕ご
spoon hand	スプーン状手	すぷーんじょうて
sports injury	スポーツ外傷	すぽーつがいしょう
sports injury	スポーツ障害	すぽーつしょうがい
sports medicine	スポーツ医学	すぽーついがく
sports of disabled persons	障害者スポーツ	しょうがいしゃすぽーつ
sprain	捻挫	ねんざ
spread foot	開張足	かいちょうそく
spreader	スプレッダー	すぷれっだー
Sprengel deformity	Sprengel 変形	しゅぷれんげるへんけい
spring ligament	ばね靱帯	ばねじんたい
spring swivel thumb	母指外転補助装置	ぼしがいてんほじょそうち
spur (osteophyte)	骨棘	こつきょく
Spurling test	スパーリングテスト	すぱーりんぐてすと
sputum	痰	たん
sputum drainage	排痰	はいたん
squamous cell carcinoma	扁平上皮癌	へんぺいじょうひがん
squatting (crouching)	蹲踞	そんきょ
squeeze test	スクイーズテスト	すくいーずてすと
squeezing	呼気介助法	こきかいじょほう
squint	斜視	しゃし
stability	安定性	あんていせい
stabilization of medical condition	症状固定	しょうじょうこてい
stabilizer	スタビライザー	すたびらいざー
stabilogram	姿勢動揺図	しせいどうようず
stabilography	姿勢動揺検査〔法〕	しせいどうようけんさ〔ほう〕
stabilometry	重心動揺検査	じゅうしんどうようけんさ
stage	病期	びょうき
stage theory	ステージ理論[障害への適応の]	すてーじりろん
stage-specific developmental tasks	ステージ別発達課題[自閉症の]	すてーじべつはったつかだい
staged drug therapy	段階的薬物療法	だんかいてきやくぶつりょうほう
staggering gait	よろめき歩行	よろめきほこう
stair climbing exercise	階段昇降訓練	かいだんしょうこうくんれん
stairs climber	階段昇降介助機	かいだんしょうこうかいじょき
stairs climbing	階段昇降	かいだんしょうこう
stairs lift	階段昇降機	かいだんしょうこうき
stall bars	肋木	ろくぼく
stammering (stuttering)	吃音	きつおん
stamping gait	踏みつけ(スタンプ)歩行	ふみつけ(すたんぷ)ほこう
stance phase	立脚期(相)	りっきゃくき(そう)
stance phase control	立脚相制御[膝継手の機能]	りっきゃくそうせいぎょ
stand-up training	立ち上がり訓練	たちあがりくんれん
stand-up wheelchair	スタンドアップ式車いす	すたんどあっぷしきくるまいす
standard language test of aphasia (SLTA)	標準失語症検査	ひょうじゅんしつごしょうけんさ

standard nursing plan	標準看護計画	ひょうじゅんかんごけいかく
standard performance test for apraxia (SPTA)	標準高次動作性検査	ひょうじゅんこうじどうさせいけんさ
standard shoe last	標準靴型	ひょうじゅんくつがた
standard verbal paired-associate learning test (S-PA)	標準言語性対連合学習検査	ひょうじゅんげんごせいついれんごうがくしゅうけんさ
standard wheelchair	普通型車いす	ふつうがたくるまいす
standing	起立	きりつ
standing brace	立位支持装具	りついしじそうぐ
standing exercise	起立(立位)訓練	きりつ(りつい)くんれん
standing instability	起立時動揺	きりつじどうよう
standing on one leg	片足立ち(片脚立位)	かたあしだち(へんきゃくりつい)
standing on tiptoe	爪先立ち	つまさきだち
standing position	立位	りつい
standing reflex	起立反射	きりつはんしゃ
standing table	起立台	きりつだい
standing training	立位訓練	りついくんれん
staple	ステープル	すてーぶる
star cancellation test	星印抹消試験[BIT 行動性無視検査の]	ほしじるしまっしょうけん
stare	凝視	ぎょうし
start hesitation	すくみ現象	すくみげんしょう
startle epilepsy	驚愕てんかん	きょうがくてんかん
startle reaction	驚愕反応	きょうがくはんのう
startle reflex	驚愕反射	きょうがくはんしゃ
startle response audiometry	驚愕反射聴力検査	きょうがくはんしゃちょうりょくけんさ
stasis	うっ滞	うったい
state of daily activity	生活活動状況	せいかつかつどうじょうきょう
static alignment	静的アライメント	せいてきあらいめんと
static ataxia	静的立位時運動失調	せいてきりついじうんどうしっちょう
static behavior	静止動作	せいしどうさ
static contraction	静的収縮	せいてきしゅうしゅく
static exercise	静的運動	せいてきうんどう
static orthosis	静的装具	せいてきそうぐ
static posture	静的姿勢	せいてきしせい
static reflex	静的立位反射	せいてきりついはんしゃ
static splint	静的副子	せいてきふくし
static stability	静的安定性	せいてきあんていせい
static tremor	静的姿勢時振戦	せいてきしせいじしんせん
statics	静力学	せいりきがく
stationary bicycle	〔訓練用〕固定自転車	〔くんれんよう〕こていじてんしゃ
status epilepticus	てんかん重積状態	てんかんじゅうせきじょうたい
steady walking	定常歩行	ていじょうほこう
Steinbrocker classification	Steinbrocker 分類	すたいんぶろっかーぶんるい
Steindler type thoraco lumbo sacral orthosis	スタインドラー型胸腰仙椎装具	すたいんどらーがたきょうようせんついそうぐ

stellate ganglion	星状神経節	せいじょうしんけいせつ
stellate ganglion block	星状神経節ブロック	せいじょうしんけいせつぶろっく
stellectomy	星状神経節切除〔術〕	せいじょうしんけいせつせつじょ〔じゅつ〕
stem cell	幹細胞	かんさいぼう
stem cell transplantation	幹細胞移植	かんさいぼういしょく
stenocephaly	狭頭症	きょうとうしょう
stenosing tenosynovitis	狭窄性腱鞘炎	きょうさくせいけんしょうえん
stenosis	狭窄〔症〕	きょうさく〔しょう〕
step length	歩幅	ほはば
step lock type knee joint	ステップロック式膝継手	すてっぷろっくしきひざつぎて
step motion	ステップ動作	すてっぷどうさ
step speed	歩速	ほそく
step up elbow hinge	倍動肘ヒンジ継手	ばいどうひじひんじつぎて
step up hinge	倍動式ヒンジ	ばいどうしきひんじ
step width	歩隔	ほかく
Stephenson-Gibbs reference	Stephenson-Gibbs 基準	すちぶんそんぎぶすきじゅん
steppage gait	鶏歩	けいほ
stepping reflex	足踏み反射	あしぶみはんしゃ
stepping response	足踏み反応	あしぶみはんのう
stepping test	足踏み検査	あしぶみけんさ
stereoagnosis	立体認知不能	りったいにんちふのう
stereognosis	立体認知	りったいにんち
stereotypic movement disorder	常同運動障害	じょうどううんどうしょうがい
sternoclavicular joint	胸鎖関節	きょうさかんせつ
sternocleidomastoid muscle	胸鎖乳突筋	きょうさにゅうとつきん
sternocostal joint	胸肋関節	きょうろくかんせつ
sternocostoclavicular hyperostosis	胸肋鎖骨肥厚症	きょうろくさこつひこうしょう
sternooccipital mandibular immobilizer (SOMI) brace	ソーミーブレース	そーみーぶれーす
sternospinal reference	胸骨脊椎基準	きょうこつせきついきじゅん
sternum	胸骨	きょうこつ
steroid induced femoral head necrosis	ステロイド性大腿骨頭壊死〔症〕	すてろいどせいだいたいこっとうえし〔しょう〕
steroid myopathy	ステロイドミオパチー	すてろいどみおぱちー
stertorous respiration	いびき呼吸	いびきこきゅう
stick with three or more legs	多点(脚)杖	たてん(きゃく)づえ
stiffness	こわばり	こわばり
stiffness of muscle	筋硬直	きんこうちょく
stigmatic electrode	共心電極	きょうしんでんきょく
Still disease	Still 病	すているびょう
stimulating electrode	刺激電極	しげきでんきょく
stimulator	刺激装置	しげきそうち
stimulus (stimulation)	刺激	しげき
stirrup	あぶみ	あぶみ
stocking anesthesia	靴下状感(知)覚消(脱)失	くつしたじょうかん(ち)かくしょう(だつ)しつ

stom		stum
stoma	ストーマ(小口)	すとーま(こぐち)
stomy aid	ストーマ用品	すとーまようひん
strabismus convergens	内斜視	ないしゃし
straight leg raising (SLR) test	下肢伸展挙上テスト	かししんてんきょじょうてすと
straining	怒責	どせき
straining to void	腹圧排尿	ふくあつはいにょう
stranger anxiety	人見知り	ひとみしり
strap	ストラップ	すとらっぷ
strength training (strengthening exercise)	強化訓練	きょうかくんれん
stress	応力(ストレス)	おうりょく(すとれす)
stress concentration	応力集中	おうりょくしゅうちゅう
stress electrocardiogram	負荷心電図	ふかしんでんず
stress factor	ストレス係数	すとれすけいすう
stress fracture	疲労骨折	ひろうこっせつ
stress myocardial scintigraphy	負荷心筋シンチグラフィー	ふかしんきんしんちぐらふぃー
stress shielding	応力遮蔽	おうりょくしゃへい
stress view	強制位撮影〔像〕	きょうせいいさつえい〔ぞう〕
stretch receptor	伸張受容器	しんちょうじゅようき
stretch reflex	伸張反射	しんちょうはんしゃ
stretcher	ストレッチャー	すとれっちゃー
stretching	ストレッチング(伸張)	すとれっちんぐ(しんちょう)
stretching exercise	伸張訓練	しんちょうくんれん
striate body	線条体	せんじょうたい
striated muscle	横紋筋	おうもんきん
striatonigral degeneration disease	線条体黒質変性症	せんじょうたいこくしつへんせいしょう
stride	重複歩(ストライド)	じゅうふくほ(すとらいど)
stride length	重複歩長(ストライド長)	じゅうふくほちょう(すとらいどちょう)
stride width	重複歩幅(ストライド幅)	じゅうふくほはば(すとらいどはば)
stroke (brain attack, cerebral apoplexy)	脳卒中	のうそっちゅう
stroke at chronic stage	慢性期脳卒中	まんせいきのうそっちゅう
stroke 〔care〕unit	脳卒中ユニット	のうそっちゅうゆにっと
stroke care unit (SCU)	脳卒中ケアユニット	のうそっちゅうけあゆにっと
stroke impairment assessment set (SIAS)	脳卒中片麻痺患者の機能評価法	のうそっちゅうかたまひかんじゃのきのうひょうかほう
stroke in evolution	脳卒中進行期	のうそっちゅうしんこうき
stroller	バギー(折りたたみ式乳母車)	ばぎー(おりたたみしきうばぐるま)
structural scoliosis	構築性〔脊柱〕側弯〔症〕	こうちくせい〔せきちゅう〕そくわん〔しょう〕
stubby	スタビー	すたびー
study of osteoporotic fractures (SOF) index		
stump	断端	だんたん
stump care	断端管理〔法〕	だんたんかんり〔ほう〕

180

stum		
stump circumference	断端の周径	だんたんのしゅうけい
stump length gauge	断端長計測器	だんたんちょうけいそくき
stump neuralgia	断端神経痛	だんたんしんけいつう
stump pain	断端痛	だんたんつう
stump sock	断端袋	だんたんぶくろ
stupor	昏迷	こんめい
Sturge-Weber syndrome	Sturge-Weber 症候群	すたーじうぇーばーしょうこうぐん
stuttering (stammering)	吃音	きつおん
styloid process	茎状突起	けいじょうとっき
subacromial bursa	肩峰下〔滑液〕包	けんぽうか〔かつえき〕ほう
subacromial impingement syndrome	肩峰下インピンジメント症候群	けんぽうかいんぴんじめんとしょうこうぐん
subacute cerebellar degeneration	亜急性小脳変性症	あきゅうせいしょうのうへんせいしょう
subacute combined degeneration of spinal cord	亜急性脊髄連合変性症	あきゅうせいせきずいれんごうへんせいしょう
subacute inclusion body encephalitis	亜急性封入体脳炎	あきゅうせいふうにゅうたいのうえん
subacute myelo-optic neuropathy (SMON)	亜急性脊髄視神経ニューロパチー（SMON）	あきゅうせいせきずいししんけいにゅーろぱちー
subacute necrotizing encephalomyelopathy	亜急性壊死性脳脊髄症	あきゅうせいえしせいのうせきずいしょう
subacute necrotizing encephalopathy	亜急性壊死性脳症	あきゅうせいえしせいのうしょう
subacute necrotizing myelitis	亜急性壊死性脊髄炎	あきゅうせいえしせいせきずいえん
subacute phase	亜急性期	あきゅうせいき
subacute sclerosing leukoencephalitis	亜急性硬化性白質脳炎	あきゅうせいこうかせいはくしつのうえん
subacute sclerosing panencephalitis	亜急性硬化性全脳炎	あきゅうせいこうかせいぜんのうえん
subacute spongiform encephalopathy	亜急性海綿状脳症	あきゅうせいかいめんじょうのうしょう
subarachnoid space	くも膜下腔	くもまくかくう
subarachnoidal hemorrhage	くも膜下出血	くもまくかしゅっけつ
subclavian steal syndrome	鎖骨下動脈盗血症候群	さこつかどうみゃくとうけつしょうこうぐん
subcortical dementia	皮質下認知症	ひしつかにんちしょう
subcortical hemorrhage	皮質下出血	ひしつかしゅっけつ
subcortical motor aphasia	皮質下性運動性失語〔症〕	ひしつかせいうんどうせいしつご〔しょう〕
subcortical sensory aphasia	皮質下性感覚性失語〔症〕	ひしつかせいかんかくせいしつご〔しょう〕
subdural hematoma	硬膜下血腫	こうまくかけっしゅ
subdural hemorrhage	硬膜下出血	こうまくかしゅっけつ
subdural space	硬膜下腔	こうまくかくう
subjective quality of life (QOL)	主観的 QOL	しゅかんてききゅーおーえる
subjective symptom	自覚症状	じかくしょうじょう
submaximal stimulus	最大下刺激	さいだいかしげき

suboccipital craniotomy	後頭下開頭〔術〕	こうとうかかいとう〔じゅつ〕
suboccipital decompression	後頭下減圧〔術〕	こうとうかげんあつ〔じゅつ〕
suboccipital neuralgia	後頭下神経痛	こうとうかしんけいつう
suboccipital neuritis	後頭下神経炎	こうとうかしんけいえん
suboccipital puncture	後頭下穿刺	こうとうかせんし
substantia alba (white matter)	白質	はくしつ
substitute sound	代用音声	だいようおんせい
subtalar arthrodesis	距骨下関節固定〔術〕	きょこつかかんせつこてい〔じゅつ〕
subtalar joint	距骨下関節	きょこつかかんせつ
subthreshold stimulus	閾値下刺激	いきちかしげき
subtrochanteric fracture	転子下骨折	てんしかこっせつ
succession bath	温冷交代浴	おんれいこうたいよく
sucking reflex	吸引(飲)反射	きゅういん(いん)はんしゃ
suckling reflex	吸乳反射	きゅうにゅうはんしゃ
suction	吸引	きゅういん
suction cup	吸盤	きゅうばん
suction drainage	吸引排液〔法〕	きゅういんはいえき〔ほう〕
suction socket	吸着〔式〕ソケット	きゅうちゃく〔しき〕そけっと
suction valve	吸着用バルブ	きゅうちゃくようばるぶ
sudden deafness	突発性難聴	とっぱつせいなんちょう
Sudeck bone atrophy	Sudeck 骨萎縮	ずでっくこついしゅく
suffocation (asphyxia)	窒息	ちっそく
suicide	自殺	じさつ
suicide feeling	希死念慮	きしねんりょ
Sunderland classification	Sunderland 分類	さんだーらんどぶんるい
sunray appearance	針状骨膜陰影	しんじょうこつまくいんえい
sunset phenomenon	落陽現象	らくようげんしょう
super aged society	超高齢社会	ちょうこうれいしゃかい
superficial abdominal reflex	表在性腹壁反射	ひょうざいせいふくへきはんしゃ
superficial pain	表在痛	ひょうざいつう
superficial peroneal nerve	浅腓骨神経	せんひこつしんけい
superficial reflex	表在反射	ひょうざいはんしゃ
superficial sensation	表在感(知)覚	ひょうざいかん(ち)かく
superficial temporal artery middle cerebral artery (STA-MCA) anastomosis	浅側頭動脈中大脳動脈吻合術	せんそくとうどうみゃくちゅうだいのうどうみゃくふんごうじゅつ
superior cerebellar artery	上小脳動脈	じょうしょうのうどうみゃく
superior gluteal nerve	上殿神経	じょうでんしんけい
superior hemianopsia	上半盲	うえはんもう
superior labrum anterior and posterior (SLAP) lesion	SLAP 損傷	すらっぷそんしょう
superior longitudinal fasciculus	上縦束	じょうじゅうそく
supernumerary bone	過剰骨	かじょうこつ
supination	回外	かいがい
supination pronation test	回内回外試験	かいないかいがいしけん
supinator muscle	回外筋	かいがいきん
supinator reflex (jerk)	回外筋反射	かいがいきんはんしゃ
supine〔position〕	仰(背)臥位	ぎょう(はい)がい

supp		
supplemental nutrition	補助栄養	ほじょえいよう
supplementary motor area	補足運動野	ほそくうんどうや
support for disaster	大規模災害支援	だいきぼさいがいしえん
support for persons with developmental disabilities	発達障害者支援	はったつしょうがいしゃしえん
support for standing (stabilizer)	立位保持装置	りついほじそうち
support need	要支援	ようしえん
supported employment	障害者雇用援助	しょうがいしゃこようえんじょ
supporting armrest	肘掛け	ひじかけ
supporting reaction	支持反応	しじはんのう
supportive occupational therapy	支持〔的作業〕療法	しじ〔てきさぎょう〕りょうほう
suppository	坐剤	ざざい
suppurative arthritis (septic arthritis, pyogenic arthritis)	化膿性関節炎	かのうせいかんせつえん
supracondylar fracture	上腕骨顆上骨折	じょうわんこつかじょうこっせつ
supracondylar self-suspension trans-radial (below elbow) socket	顆上部支持自己懸垂式前腕ソケット	かじょうぶしじじこけんすいしきぜんわんそけっと
supraglottic swallow	息こらえ嚥下〔法〕	いきこらええんげ〔ほう〕
supramaximal stimulus	最大上刺激	さいだいじょうしげき
supranuclear ophthalmoplegia	核上性眼筋麻痺	かくじょうせいがんきんまひ
supranuclear paralysis	核上性麻痺	かくじょうせいまひ
supraorbital nerve	眼窩上神経	がんかじょうしんけい
supraorbital neuralgia	眼窩上神経痛	がんかじょうしんけいつう
suprapatellar reflex	上膝蓋反射	じょうしつがいはんしゃ
suprasellar meningioma	鞍上部髄膜腫	あんじょうぶずいまくしゅ
supraventricular tachycardia	上室性頻拍	じょうしつせいひんぱく
sura (calf)	腓腹(ふくらはぎ)	ひふく(ふくらはぎ)
sural nerve	腓腹神経	ひふくしんけい
surface electrode	表面電極	ひょうめんでんきょく
surface electromyography (EMG)	表面筋電図	ひょうめんきんでんず
surface friction type	面摩擦式[手継手]	めんまさつしき
surface replacement	関節面置換〔術〕	かんせつめんちかん〔じゅつ〕
surgical convalescent	外科開き	げかびらき
surgical indication	手術適応	しゅじゅつてきおう
surgical neck	外科頚	げかけい
surgical treatment	外科療法	げかりょうほう
survival analysis	生存分析	せいぞんぶんせき
survival rate	生存率	せいぞんりつ
survival time	生存期間	せいぞんきかん
suspension	懸垂	けんすい
suspension socket	懸垂〔式〕ソケット	けんすい〔しき〕そけっと
sustained attention	持続性注意	じぞくせいちゅうい
sustained ventricular tachycardia	持続性心室頻拍	じぞくせいしんしつひんぱく
sutura	縫合	ほうごう

suture	縫着	ほうちゃく
swallowing (deglutition)	嚥下	えんげ
swallowing (deglutition) disorder (dysphagia)	嚥下障害	えんげしょうがい
swallowing center	嚥下中枢	えんげちゅうすう
swallowing center (swallowing pattern generator)	嚥下反射中枢	えんげはんしゃちゅうすう
swallowing exercise	嚥下体操	えんげたいそう
swallowing pressure	嚥下圧	えんげあつ
swallowing reflex	嚥下反射	えんげはんしゃ
swallowing sound	嚥下音	えんげおん
swallowing training	嚥下訓練	えんげくんれん
swan neck deformity	白鳥のくび〔状〕変形(スワンネック変形)	はくちょうのくび〔じょう〕へんけい(すわんねっくへんけい)
sway paths of the center of gravity	重心動揺	じゅうしんどうよう
swayback	凹円背	おうえんぱい
sweat	汗	あせ
sweat (perspiration)	発汗	はっかん
sweat center	発汗中枢	はっかんちゅうすう
sweat (perspiratory) gland	汗腺	かんせん
sweating response	発汗反応	はっかんはんのう
sweating test	発汗検査	はっかんけんさ
sweating threshold	発汗閾値	はっかんいきち
Swedish knee cage	スウェーデン式膝装具	すうぇーでんしきひざそうぐ
swelling	腫脹	しゅちょう
swing phase	遊脚期(相)	ゆうきゃくき(そう)
swing phase control	遊脚相制御〔膝継手の機能〕	ゆうきゃくそうせいぎょ
swing through gait	大振り歩行	おおぶりほこう
swing to gait	小振り歩行	こぶりほこう
Swiss lock knee joint (plunger lock knee joint)	スイスロック式膝継手	すいすろっくしきひざつぎて
switch	スイッチ	すいっち
Sylvian fissure (lateral sulcus)	Sylvius 裂(外側溝)	しるゔぃうすれつ(がいそくこう)
Syme amputation	サイム切断〔術〕	さいむせつだん〔じゅつ〕
Syme prosthesis	サイム義足	さいむぎそく
symmetric〔al〕tonic neck reflex (STNR)	対称性緊張性頚反射	たいしょうせいきんちょうせいけいはんしゃ
symmetry	対称性	たいしょうせい
sympathetectomy	交感神経切除〔術〕	こうかんしんけいせつじょ〔じゅつ〕
sympathetic block	交感神経ブロック	こうかんしんけいぶろっく
sympathetic ganglion	交感神経節	こうかんしんけいせつ
sympathetic nerve activity	交感神経活動	こうかんしんけいかつどう
sympathetic nervous system	交感神経系	こうかんしんけいけい
sympathetic skin response	交感神経性皮膚反応	こうかんしんけいせいひふはんのう
symptomatic epilepsy	症候性てんかん	しょうこうせいてんかん
symptomatic treatment	対症療法	たいしょうりょうほう
synapse	シナプス	しなぷす

syna		T st
synaptic cleft	シナプス間隙	しなぷすかんげき
synaptic ending	シナプス終末	しなぷすしゅうまつ
synaptic potential	シナプス電位	しなぷすでんい
synaptic vesicle	シナプス小胞	しなぷすしょうほう
synchronization	同期化	どうきか
synchronized (synchronism)	同期性	どうきせい
synchronous reflex	同期性反射	どうきせいはんしゃ
synchrony	同期	どうき
syncope	失神	しっしん
synergist	共動(同)筋	きょうどう(どう)きん
synergy	共同運動(パターン)	きょうどううんどう(ぱたーん)
synergy (-gia)	共同収縮(運動)	きょうどうしゅうしゅく(うんどう)
synesthesia	共感覚	きょうかんかく
synkinesia	随伴運動	ずいはんうんどう
synkinesis	病的共同運動	びょうてききょうどううんどう
synovectomy	滑膜切除〔術〕	かつまくせつじょ〔じゅつ〕
synovial bursa	滑液包	かつえきほう
synovial cyst	滑膜嚢胞(腫)	かつまくのうほう(しゅ)
synovial fluid (joint fluid)	滑液	かつえき
synovial joint	滑膜〔性〕関節	かつまく〔せい〕かんせつ
synovial membrane	滑膜	かつまく
synovial osteochondromatosis	滑膜骨軟骨腫症	かつまくこつなんこつしゅしょう
synovial sarcoma	滑膜肉腫	かつまくにくしゅ
synovioma	滑膜腫	かつまくしゅ
synoviorthesis	滑膜浄化〔術〕	かつまくじょうか〔じゅつ〕
synovitis	滑膜炎	かつまくえん
syringobulbia	延髄空洞症	えんずいくうどうしょう
syringomyelia	脊髄空洞症	せきずいくうどうしょう
syringomyelic〔sensory〕 dissociation	脊髄空洞症型〔感覚〕解離	せきずいくうどうしょうがた〔かんかく〕かいり
syringomyelocele	空洞状脊髄瘤	くうどうじょうせきずいりゅう
systemic lupus erythematosus	全身性エリテマトーデス	ぜんしんせいえりてまとーです
systemic scleroderma (dermatosclerosis, systemic sclerosis)	全身性強皮症	ぜんしんせいきょうひしょう
systemic sclerosis (systemic scleroderma, dermatosclerosis)	全身性強皮症	ぜんしんせいきょうひしょう
systolic blood pressure	収縮期血圧	しゅうしゅくきけつあつ

T

10m walk test	10メートル歩行テスト	じゅうめーとるほこうてすと
25-question geriatric locomotive function scale (GLFS-25)	ロコモ25	ろこもにじゅうご
T cane (stick)	T字杖	てぃーじづえ
T strap	Tストラップ	てぃーすとらっぷ

T1 w		Tayl
T1 weighted image	T1 強調画像	てぃーわんきょうちょうがぞう
T2 weighted image	T2 強調画像	てぃーつーきょうちょうがぞう
tabes dorsalis (dorsal tabes)	脊髄癆	せきずいろう
tabetic arthropathy	脊髄癆〔性〕関節症	せきずいろう〔せい〕かんせつしょう
tabetic ataxia	脊髄癆性運動失調〔症〕	せきずいろうせいうんどうしっちょう〔しょう〕
tabetic 〔sensory〕dissociation	脊髄癆型〔感覚〕解離	せきずいろうがた〔かんかく〕かいり
tachyarrhythmia	頻脈性不整脈	ひんみゃくせいふせいみゃく
tachycardia bradycardia syndrome	徐脈頻脈症候群	じょみゃくひんみゃくしょうこうぐん
tachypnea	頻呼吸	ひんこきゅう
tactile agnosia	触覚〔性〕失認	しょっかく〔せい〕しつにん
tactile anesthesia	触覚消(脱)失	しょっかくしょう(だつ)しつ
tactile extinction	触覚消去現象	しょっかくしょうきょげんしょう
tactile gnosis	識別覚	しきべつかく
tactile materials for the floor	点字ブロック	てんじぶろっく
tactometer	触覚計	しょっかくけい
Tai chi chuan	太極拳	たいきょくけん
Takayasu disease	高安病	たかやすびょう
talar tilt	距骨傾斜	きょこつけいしゃ
talar tilt angle	距骨傾斜角	きょこつけいしゃかく
talectomy	距骨摘出〔術〕	きょこつてきしゅつ〔じゅつ〕
talipes calcaneovalgus	外反踵足	がいはんしょうそく
talipes calcaneus	踵足変形	しょうそくへんけい
talipes equinovalgus	外反尖足	がいはんせんそく
talipes planovalgus	外反扁平足	がいはんへんぺいそく
talocalcaneonavicular joint	距踵舟関節	きょしょうしゅうかんせつ
talocrural joint	距腿関節	きょたいかんせつ
talus	距骨	きょこつ
tamponade	タンポン法	たんぽんほう
Tanaka Binet scale of intelligence	田中ビネー知能検査	たなかびねーちのうけんさ
tandem gait	継ぎ足歩行	つぎあしほこう
tap (puncture)	穿刺	せんし
taping	テーピング	てーぴんぐ
tardy	遅発性	ちはつせい
tardy ulnar palsy	遅発性尺骨神経麻痺	ちはつせいしゃっこつしんけいまひ
target organ	標的器官(臓器)	ひょうてききかん(ぞうき)
tarsal joint (intertarsal joint)	足根間関節	そっこんかんかんせつ
tarsal tunnel syndrome	足根管症候群	そっこんかんしょうこうぐん
task modification	課題調整	かだいちょうせい
task performance	課題遂行	かだいすいこう
task performance ability	課題遂行能力	かだいすいこうのうりょく
taste	味覚	みかく
tax reduction for medical expenses	医療費控除	いりょうひこうじょ
Taylor orthosis	テーラー型装具	てーらーがたそうぐ

186

Tayl		teno
Taylor type thoraco-lumbo-sacral orthosis	テーラー型胸腰仙椎装具	てーらーがたきょうようせんついそうぐ
team approach	チームアプローチ	ちーむあぷろーち
team treatment	チーム医療	ちーむいりょう
technical aid for the disabled (welfare device, welfare equipment)	福祉機器(用具)	ふくしきき(ようぐ)
technical aid to care	介護用機器	かいごようきき
teleceptive sensation	遠隔受容感覚	えんかくじゅようかんかく
telemeter	テレメータ(遠隔測定装置)	てれめーた(えんかくそくていそうち)
telestimulation	遠隔刺激	えんかくしげき
temperature sensation	温度〔感〕覚	おんど〔かん〕かく
template	テンプレート	てんぷれーと
temporal dispersion	時間的分散	じかんてきぶんさん
temporal hemianopsia	耳側半盲	じそくはんもう
temporal lobe	側頭葉	そくとうよう
temporal lobe epilepsy	側頭葉てんかん	そくとうようてんかん
temporal summation	時間的加重	じかんてきかじゅう
temporary lower limb prosthesis	仮義足	かりぎそく
temporary prosthesis	訓練用仮義肢	くんれんようかりぎし
temporary socket	訓練用仮ソケット	くんれんようかりそけっと
temporary upper limb prosthesis	仮義手	かりぎしゅ
temporomandibular ankylosis	顎関節強直症	がくかんせつきょうちょくしょう
temporomandibular joint disorder	顎関節症	がくかんせつしょう
temporomandibular joint syndrome	顎関節症候群	がくかんせつしょうこうぐん
tendency to fall	易転倒性	いてんとうせい
tender point	圧痛点	あっつうてん
tenderness	圧痛	あっつう
tendon	腱	けん
tendon graft	腱移植	けんいしょく
tendon injuries	腱損傷	けんそんしょう
tendon lengthening	腱延長〔術〕	けんえんちょう〔じゅつ〕
tendon reconstruction	腱再建術	けんさいけんじゅつ
tendon reflex	腱反射	けんはんしゃ
tendon rupture	腱断裂	けんだんれつ
tendon sheath	腱鞘	けんしょう
tendon shortening	腱短縮〔術〕	けんたんしゅく〔じゅつ〕
tendon spindle	腱紡錘	けんぼうすい
tendon transfer	腱移行〔術〕	けんいこう〔じゅつ〕
tendovaginitis (tenosynovitis)	腱鞘炎	けんしょうえん
tennis elbow	テニス肘	てにすひじ
tenodesis	腱固定	けんこてい
tenodesis effect	テノデーシス作用	てのでーしすさよう

teno		thal
tenolysis	腱剥離〔術〕	けんはくり〔じゅつ〕
tenorrhaphy	腱縫合〔術〕	けんほうごう〔じゅつ〕
tenosynovitis	腱鞘滑膜炎	けんしょうかつまくえん
tenosynovitis (tendovaginitis)	腱鞘炎	けんしょうえん
tenotomy	腱切り(切離)〔術〕	けんきり(せつり)〔じゅつ〕
tensile strength	引っぱり強度	ひっぱりきょうど
Tensilon test	テンシロン試験	てんしろんしけん
tension	緊張(張力)	きんちょう(ちょうりょく)
tension athetosis	緊張性アテトーゼ	きんちょうせいあてとーぜ
tension headache	緊張性頭痛	きんちょうせいずつう
tension length curve	張力長さ図曲線	ちょうりょくながさずきょくせん
tension type headache	緊張型頭痛	きんちょうがたずつう
tensor fascia muscle	大腿筋膜張筋	だいたいきんまくちょうきん
tentorial herniation	テントヘルニア	てんとへるにあ
tentorial notch	テント切痕	てんとせっこん
tentorium	テント	てんと
tephromalacia	灰白質軟化〔症〕	かいはくしつなんか〔しょう〕
teratencephalus	奇形頭蓋〔体〕	きけいずがい〔たい〕
teratoma	奇形腫	きけいしゅ
teres minor	小円筋	しょうえんきん
terminal	終末期	しゅうまつき
terminal care	終末期医療(ターミナルケア)	しゅうまつきいりょう(たーみなるけあ)
terminal conduction time	終末伝導時間	しゅうまつでんどうじかん
terminal device	手先具	てさきぐ
terminal extension lag	終末伸展制限	しゅうまつしんてんせいげん
terminal impact	ターミナルインパクト〔膝継手〕	たーみなるいんぱくと
terminal latency	終末潜時	しゅうまつせんじ
terminal nerve	終神経	しゅうしんけい
terminal tremor	終末振戦	しゅうまつしんせん
test battery	テストバッテリー	てすとばってりー
tetanic contraction	強縮性収縮	きょうしゅくせいしゅうしゅく
tetanic convulsion	強縮性痙攣	きょうしゅくせいけいれん
tetanic stimulation	強縮性刺激	きょうしゅくせいしげき
tetanus	破傷風	はしょうふう
tetany	テタニー	てたにー
tethered cord	脊髄係留	せきずいけいりゅう
tethered cord syndrome	脊髄係留症候群	せきずいけいりゅうしょうこうぐん
tetra (quadri) plegia	四肢麻痺	ししまひ
tetradactylia	四指(趾)症	しし(し)しょう
tetraphasic	四相〔性〕	よんそう〔せい〕
tetraphasic action potential	四相活動電位	よんそうかつどうでんい
thalamic hand	視床手	ししょうて
thalamic pain	視床痛	ししょうつう
thalamic syndrome	視床症候群	ししょうしょうこうぐん
thalamotomy	視床破壊〔術〕	ししょうはかい〔じゅつ〕
thalamus	視床	ししょう

thal		thor
thalidomide baby	サリドマイド児	さりどまいどじ
The Japanese association of rehabilitation medicine	日本リハビリテーション医学会	にほんりはびりてーしょんいがっかい
thenar eminence	母指球	ぼしきゅう
thenar muscle	母指球筋	ぼしきゅうきん
therapeutic electrical stimulation (TES)	治療的電気刺激	ちりょうてきでんきしげき
therapeutic exercise	運動療法(治療体操)	うんどうりょうほう(ちりょうたいそう)
therapeutic use of self	自己の治療的利用	じこのちりょうてきりよう
therapeutics	治療学	ちりょうがく
therapist	療法士	りょうほうし
thermal (thermic) anesthesia	温〔度感〕覚消(脱)失	おん〔どかん〕かくしょう(だっ)しつ
thermal sweating	温熱性発汗	おんねつせいはっかん
thermesthesia (warm〔th〕 sensation)	温感覚	おんかんかく
therm〔o〕algesia	温熱性痛覚過敏	おんねつせいつうかくかびん
thermography	サーモグラフィー(皮膚温図検査〔法〕)	さーもぐらふぃー(ひふおんずけんさ〔ほう〕)
thermohypo〔a〕esthesia	温〔度感〕覚鈍麻	おん〔どかん〕かくどんま
thermoplastic resin	熱可塑性プラスチック	ねつかそせいぷらすちっく
thermo〔re〕cepter	温度受容器	おんどじゅようき
thermoregulation	温度(体温)調節	おんど(たいおん)ちょうせつ
thermosensitive transient receptor potential (TRP) channel	温度感受性チャネル	おんどかんじゅせいちゃねる
thermosetting plastic	熱硬化性プラスチック	ねつこうかせいぷらすちっく
theta (θ) burst stimulation (TBS)	シータ(θ)バースト刺激	しーたばーすとしげき
theta (θ) wave	シータ(θ)波	しーたは
thickened liquid	とろみ	とろみ
thigh corset	大腿コルセット	だいたいこるせっと
thighbone osteochondritis dissecans	大腿骨離断性骨軟骨炎	だいたいこつりだんせいこつなんつえん
thighbone varus osteotomy	大腿骨内反骨切り術	だいたいこつないはんこつきりじゅつ
think swallow	嚥下の意識化	えんげのいしきか
third-degree burns	Ⅲ度熱傷	さんどねっしょう
Thomas heel	Thomas ヒール	とーますひーる
Thomas position	Thomas 位	とーますい
Thomas splint	Thomas 副子	とーますふくし
Thomas suspension splint	Thomas 型懸垂装具	とーますがたけんすいそうぐ
Thomas test	Thomas テスト	とーますてすと
Thompson squeeze test		
Thomsen test	Thomsen テスト	とむせんてすと
thoracic aortic aneurysm	胸部大動脈瘤	きょうぶだいどうみゃくりゅう
thoracic band	胸椎バンド	きょうついばんど
thoracic cord	胸髄	きょうずい

thoracic disc herniation	胸椎椎間板ヘルニア	きょうついついかんばんへるにあ
thoracic outlet syndrome (TOS)	胸郭出口症候群	きょうかくでぐちしょうこうぐん
thoracic pad	胸椎パッド	きょうついぱっど
thoracic spinal column	胸部脊柱	きょうぶせきちゅう
thoracic spinal cord injury	胸髄損傷	きょうずいそんしょう
thoracic spondylosis	変形性胸椎症	へんけいせいきょうついしょう
thoracic vertebra	胸椎	きょうつい
thoraco abdominal aortic aneurysm	胸腹部大動脈瘤	きょうふくぶだいどうみゃくりゅう
thoraco lumbo sacral corset	軟性胸腰仙椎装具	なんせいきょうようせんついそうぐ
thoraco lumbo sacral orthosis	胸腰仙椎装具	きょうようせんついそうぐ
thoracolumbar spine	胸腰移行部	きょうよういこうぶ
thoracoscopic surgery	胸腔鏡下手術	きょうくうきょうかしゅじゅつ
thorax (chest)	胸郭	きょうかく
three jaw chuck pinch	三指つまみ	さんしつまみ
three point gait	3点歩行	さんてんほこう
three-dimensional accelerometer	三軸加速度計	さんじくかそくどけい
three-dimensional computed tomography (CT)	3D（三次元）CT	すりーでぃー（さんじげん）しーてぃー
three-dimensional motion analysis	三次元動作解析	さんじげんどうさかいせき
threshold	閾値	いきち
throat mold	のどパッド	のどぱっど
thromboangi[i]tis obliterans (Buerger disease)	閉塞性血栓〔性〕血管炎 （Buerger病）	へいそくせいけっせん〔せい〕けっかんえん（ばーじゃーびょう）
thromboembolism	血栓塞栓症	けっせんそくせんしょう
thrombolytic therapy	血栓溶解療法	けっせんようかいりょうほう
thrombophlebitis	血栓性静脈炎	けっせんせいじょうみゃくえん
thrombus	血栓	けっせん
thrust	スラスト	すらすと
thumb	母指	ぼし
thumb in palm (clasped thumb)	握り母指〔症〕	にぎりぼし〔しょう〕
thumb IP extension assist	母指IP伸展補助装置	ぼしあいぴーしんてんほじょそうぐ
thumb localizing test	母指さがし試験	ぼしさがししけん
thumb of hook	制御レバー〔能動フックの〕	せいぎょればー
thumb post	母指支え	ぼしささえ
thumb sucking	親指しゃぶり	おやゆびしゃぶり
thymectomy	胸腺摘除〔術〕	きょうせんてきじょ〔じゅつ〕
thymoma	胸腺腫	きょうせんしゅ
thyrotropin releasing hormone (TRH)	甲状腺刺激ホルモン放出ホルモン	こうじょうせんしげきほるもんほうしゅつほるもん
tibial plafond fracture	脛骨天蓋骨折	けいこつてんがいこっせつ
tibialis anterior〔muscle〕	前脛骨筋	ぜんけいこつきん
tibialis nerve	脛骨神経	けいこつしんけい
tibialis posterior muscle	後脛骨筋	こうけいこつきん
tic	チック（チック障害）	ちっく（ちっくしょうがい）
tic disorder	チック症（チック障害）	ちっくしょう（ちっくしょうがい）

tic		toni
tic douloureux	三叉神経痛	さんさしんけいつう
tidal volume (VT)	一回換気量	いっかいかんきりょう
tight hamstrings	緊張性ハムストリングス	きんちょうせいはむすとりんぐす
tilt table	傾斜台	けいしゃだい
tilting table	斜面台	しゃめんだい
tilting-table type hip disarticu-lation prosthesis	ティルティングテーブル式股義足	てぃるてぃんぐてーぶるしきこざそく
time constant	時定数	じていすう
time factor	時間因子	じかんいんし
timed up and go test (TUG)	timed up and go テスト	たいむどあっぷあんどごーてすと
Tinel sign	Tinel 徴候	てぃねるちょうこう
tingling〔sensation〕	ぴりぴり感	ぴりぴりかん
tinnitus	耳鳴	みみなり
tip pinch	指尖つまみ	しせんつまみ
Todd paralysis (transitory postepileptic paralysis)	Todd 麻痺(てんかん後一過性麻痺)	とっどまひ(てんかんごいっかせいまひ)
toddler	よちよち歩き	よちよちあるき
toe	足ゆび(指、趾)	あしゆび(そくし)
toe amputation	足趾(指)切断〔術〕	そくし(し)せつだん〔じゅつ〕
toe break	ふみかえし	ふみかえし
toe cap	さきたま	さきたま
toe gait	爪先歩行(歩き)	つまさきほこう(あるき)
toe off	爪先離れ(離地)	つまさきばなれ(りち)
toe out	そとわ	そとわ
toe prosthesis	足趾義足	そくしぎそく
toe reflex	足趾反射	あしゆびはんしゃ
toe spring	トウスプリング	とうすぷりんぐ
toe-in gait (internal rotation gait)	内旋歩行	ないせんほこう
toe〔ing〕in gait	うちわ歩行	うちわほこう
toe〔ing〕out gait	そとわ歩行	そとわほこう
toggle brake	トグルブレーキ	とぐるぶれーき
toilet (lavatory)	便器	べんき
toilet activity	用便動作	ようべんどうさ
toilet seat	便座	べんざ
toileting	トイレ動作	といれどうさ
Tokyo metropolitan institute of gerontology index of compe-tence	老研式活動能力指標	ろうけんしきかつどうのうりょくしひょう
tolerance	耐〔容〕性	たい〔よう〕せい
tomography	断層撮影〔法〕(トモグラフィー)	だんそうさつえい〔ほう〕(ともぐらふぃー)
tone reducing orthosis	筋緊張緩和装具	きんきんちょうかんわそうぐ
tongue hold swallow (THS)	前舌保持嚥下訓練	ぜんぜつほじえんげくんれん
tongue pressure	舌圧	ぜつあつ
tonic	緊張性(強直性)	きんちょうせい(きょうちょくせい)
tonic contraction	緊張性収縮(持続性収縮)	きんちょうせいしゅうしゅく(じぞくせいしゅうしゅく)

toni		tota
tonic convulsion	強直〔性〕痙攣	きょうちょく〔せい〕けいれん
tonic plantar reflex	緊張性足底反射	きんちょうせいそくていはんしゃ
tonic seizure	強直性発作	きょうちょくせいほっさ
tonic spasm	強直性攣縮	きょうちょくせいれんしゅく
tonic stretch reflex	緊張性伸張反射	きんちょうせいしんちょうはんしゃ
tonic vibration reflex	緊張性振動反射	きんちょうせいしんどうはんしゃ
tonsillar herniation	小脳扁桃ヘルニア	しょうのうへんとうへるにあ
tonus	緊張度(トーヌス)	きんちょうど(とーぬす)
topical therapy	外用療法	がいようりょうほう
topoanesthesia	部位感覚消失	ぶいかんかくしょうしつ
topoesthesia	部位感覚	ぶいかんかく
topognosia (–sis)	部位認知	ぶいにんち
topographical agnosia	地誌〔的〕失認	ちし〔てき〕しつにん
topographical disorientation	地誌的見当識障害	ちしてきけんとうしきしょうがい
tornado fit	回転性めまい発作	かいてんせいめまいほっさ
torpedo	魚雷像	ぎょらいぞう
torque	トルク(回転力)	とるく(かいてんりょく)
torque heel	トルクヒール	とるくひーる
torsade de pointes	多形性心室頻拍	たけいせいしんしつひんぱく
torsion	捻転	ねんてん
torticollis	斜頚	しゃけい
total (global) aphasia	全失語	ぜんしつご
total amnesia	全健忘	ぜんけんぼう
total ankle arthroplasty (replacement)	〔人工〕足関節全置換〔術〕	〔じんこう〕そく(あし)かんせつぜんちかん〔じゅつ〕
total blindness	全盲	ぜんもう
total cholesterol (TC)	総コレステロール	そうこれすてろーる
total contact socket	全面接触ソケット	ぜんめんせっしょくそけっと
total dependence	全介助	ぜんかいじょ
total elbow arthroplasty (replacement)	〔人工〕肘関節全置換〔術〕	〔じんこう〕ひじかんせつぜんちかん〔じゅつ〕
total hip arthroplasty (replacement) (THA, THR)	〔人工〕股関節全置換〔術〕	〔じんこう〕こかんせつぜんちかん〔じゅつ〕
total knee arthroplasty (TKA) (replacement) (TKR)	〔人工〕膝関節全置換〔術〕	〔じんこう〕ひざ(しつ)かんせつぜんちかん〔じゅつ〕
total lung capacity (TLC)	全肺気量(総肺気量)	ぜんはいきりょう(そうはいきりょう)
total lymphocyte count	総リンパ球数	そうりんぱきゅうすう
total parenteral nutrition (TPN)	完全静脈栄養〔法〕	かんぜんじょうみゃくえいよう〔ほう〕
total peripheral vascular resistance	総末梢血管抵抗	そうまっしょうけっかんていこう
total shoulder arthroplasty (replacement)	〔人工〕肩関節全置換〔術〕	〔じんこう〕かたかんせつぜんちかん〔じゅつ〕
total surface bearing (TSB)	全面接触式ソケット	ぜんめんせっしょくしきそけっと
total surface bearing (TSB) trans tibial (below knee) prosthesis	全面荷重式下腿義足	ぜんめんかじゅうしきかたいぎそく

192

total surface bearing knee disarticulation socket	全面接触式膝離断用ソケット	ぜんめんせっしょくしきひざりだんようそけっと
total wrist arthroplasty (replacement)	〔人工〕手関節全置換〔術〕	〔じんこう〕て（しゅ）かんせつぜんちかん〔じゅつ〕
tourniquet	駆血帯	くけつたい
tourniquet paralysis	駆血帯麻痺	くけつたいまひ
toxic tremor	中毒性振戦	ちゅうどくせいしんせん
toxoplasmic encephalitis	トキソプラズマ脳炎	ときそぷらずまのうえん
toxoplasmosis	トキソプラズマ症	ときそぷらずましょう
trabecular bone structure	骨梁構造	こつりょうこうぞう
tracheal cannula	気管カニューレ	きかんかにゅーれ
tracheoesophageal diversion (TED)	気管食道分離術（喉頭気管分離術）	きかんしょくどうぶんりじゅつ（こうとうきかんぶんりじゅつ）
tracheoesophageal fissure (tracheoesophageal fistula)	気管食道瘻	きかんしょくどうろう
tracheo[s]tomy	気管切開〔術〕	きかんせっかい〔じゅつ〕
tracheostomy positive pressure ventilation (TPPV)	気管切開下陽圧換気療法	きかんせっかいかようあつかんきりょうほう
traction	牽引	けんいん
traction bronchiectasis	牽引性気管支拡張	けんいんせいきかんしかくちょう
traction headache	牽引性頭痛	けんいんせいずつう
traction orthosis	牽引装具	けんいんそうぐ
traction treatment	牽引療法	けんいんりょうほう
trail making test (TMT)		
train of stimuli	連発刺激	れんぱつしげき
training robot	訓練ロボット	くんれんろぼっと
training room	訓練室	くんれんしつ
tranquilizer	精神安定薬	せいしんあんていやく
transcarpal amputation	手根切断〔術〕	しゅこんせつだん〔じゅつ〕
transcelomic dissemination	腔内播種	くうないはしゅ
transcondylar fracture	通顆骨折	つうかこっせつ
transcortical aphasia	超皮質性失語	ちょうひしつせいしつご
transcortical motor aphasia	超皮質性運動性失語	ちょうひしつせいうんどうせいしつご
transcortical sensory aphasia	超皮質性感覚性失語	ちょうひしつせいかんかくせいしつご
transcranial alternating current stimulation (tACS)	経頭蓋交流電気刺激	けいずがいこうりゅうでんきしげき
transcranial direct current stimulation (tDCS)	経頭蓋直流電気刺激	けいずがいちょくりゅうでんきしげき
transcranial magnetic stimulation (TMS)	経頭蓋磁気刺激	けいずがいじきしげき
transcranial ultrasonography	経頭蓋超音波検査	けいずがいちょうおんぱけんさ
transcutaneous electrical nerve stimulation (TENS)	経皮的電気神経刺激	けいひてきでんきしんけいしげき
transfemoral (above knee) amputation	大腿切断〔術〕	だいたいせつだん〔じゅつ〕

tran		tran
transfemoral (above knee) prosthesis	大腿義足	だいたいぎそく
transfemoral (above knee) prosthesis (microprocessor controlled knee joints)	インテリジェント義足(マイコン制御式膝継手大腿義足)	いんてりじぇんとぎそく(まいこんせいぎょしきひざつぎてだいたいぎそく)
transfemoral socket	大腿ソケット	だいたいそけっと
transfer	移乗	いじょう
transfer activity	移乗動作	いじょうどうさ
transfer aid	移乗補助具	いじょうほじょぐ
transfer exercise	移乗訓練	いじょうくんれん
transhumeral (above elbow) amputation	上腕切断〔術〕	じょうわんせつだん〔じゅつ〕
transhumeral (above elbow) harness〔chest strap〕	胸郭バンド式上腕ハーネス	きょうかくばんどしきじょうわんはーねす
transhumeral (above elbow) prosthesis	上腕義手	じょうわんぎしゅ
transhumeral (above elbow) socket	上腕ソケット	じょうわんそけっと
transient global amnesia	一過性全健忘	いっかせいぜんけんぼう
transient ischemic attack (TIA)	一過性脳虚血発作	いっかせいのうきょけつほっさ
transient monocular blindness	一過性単眼盲	いっかせいたんがんもう
transitional syndrome	通過症候群	つうかしょうこうぐん
transitional vertebra (neutral vertebra)	移行椎	いこうつい
transitory postepileptic paralysis (Todd paralysis)	てんかん後一過性麻痺(Todd麻痺)	てんかんごいっかせいまひ(とっどまひ)
translumbar amputation (pelvic amputation)	骨盤切断〔術〕	こつばんせつだん〔じゅつ〕
transmetatarsal amputation	中足骨切断	ちゅうそくこつせつだん
transmission	伝達	でんたつ
transplantation(graft〔ting〕)	移植〔術〕	いしょく〔じゅつ〕
transportation	輸送	ゆそう
transportation accessibility improvement law	交通バリアフリー法	こうつうばりあふりーほう
transposition (-posing) operation	移動(所)術	いどう(しょ)じゅつ
transradial (below elbow) amputation	前腕切断〔術〕	ぜんわんせつだん〔じゅつ〕
transradial (below elbow) prosthesis	前腕義手	ぜんわんぎしゅ
transradial (below elbow) socket	前腕ソケット	ぜんわんそけっと
transtentorial (incisural) herniation	テント切痕ヘルニア	てんとせっこんへるにあ
transtibial (below knee) amputation	下腿切断〔術〕	かたいせつだん〔じゅつ〕
transtibial (below knee) amputee	下腿切断者	かたいせつだんしゃ

194

transtibial (below knee) prosthesis	下腿義足	かたいぎそく
transtibial adjustable leg	下腿切断用アジャスタブルレッグ	かたいせつだんようあじゃすたぶるれっぐ
transtibial caliper	下腿用キャリパー	かたいようきゃりぱー
transtibial casting apparatus	下腿ソケット採型用ジグ	かたいそけっとさいけいようじぐ
transtibial socket	下腿ソケット	かたいそけっと
transverse arch	横アーチ	よこあーち
transverse foramen	横突孔	おうとつこう
transverse fracture	横骨折	おうこっせつ
transverse lesion	横断性障害	おうだんせいしょうがい
transverse myelitis	横断性脊髄炎	おうだんせいせきずいえん
transverse myelopathy	横断性脊髄症	おうだんせいせきずいしょう
transverse plane	横断面	おうだんめん
transverse process	横突起	おうとっき
transverse retinacular ligament	横支靱帯	おうしじんたい
transverse rupture	横断裂	おうだんれつ
transverse sinusitis	横静脈洞炎	おうじょうみゃくどうえん
transverse study	横断的研究	おうだんてきけんきゅう
trauma	外傷	がいしょう
traumatic amputation	外傷性切断	がいしょうせいせつだん
traumatic arthritis	外傷性関節炎	がいしょうせいかんせつえん
traumatic brain injury (TBI)	〔外傷性〕脳損傷（頭部外傷、脳外傷）	〔がいしょうせい〕のうそんしょう（とうぶがいしょう、のうがいしょう）
traumatic cerebral contusion	外傷性脳挫傷	がいしょうせいのうざしょう
traumatic dislocation	外傷性脱臼	がいしょうせいだっきゅう
traumatic neuroma	外傷性神経腫	がいしょうせいしんけいしゅ
traumatic neurosis	外傷性神経〔症〕	がいしょうせいしんけい〔しょう〕
traumatic psychosis	外傷性精神病	がいしょうせいせいしんびょう
treadmill	トレッドミル	とれっどみる
treadmill testing	トレッドミル負荷試験	とれっどみるふかしけん
Treat to Target (T2T)	目標達成に向けた治療	もくひょうたっせいにむけたちりょう
treatment and education of autistic and related communication handicapped children (TEACCH)	TEACCH プログラム	てぃーちぷろぐらむ
treatment effect	治療効果	ちりょうこうか
treatment material	治療材料	ちりょうざいりょう
treatment plan	治療方針	ちりょうほうしん
treatment pool	治療プール	ちりょうぷーる
trembling (shaking) palsy	振戦麻痺	しんせんまひ
tremor	振戦	しんせん
tremulous movement	振戦様運動	しんせんよううんどう
Trendelenburg sign	Trendelenburg 徴候	とれんでれんぶるぐちょうこう

tria		turn
triangular fibrocartilage complex injury (TFCC injury)	三角線維軟骨複合体損傷	さんかくせんいなんこつふくごうたいそんしょう
triceps muscle of arm	上腕三頭筋	じょうわんさんとうきん
triceps 〔muscle〕of calf	下腿三頭筋	かたいさんとうきん
triceps reflex	上腕三頭筋反射	じょうわんさんとうきんはんしゃ
triceps surae reflex	下腿三頭筋反射	かたいさんとうきんはんしゃ
trick motion (movement)	トリックモーション	とりっくもーしょん
tricyclic antidepressive agent	三環系抗うつ薬	さんかんけいこううつやく
tridactylia	三指(趾)症	さんし(し)しょう
trigeminal paralysis	三叉神経麻痺	さんさしんけいまひ
trigger finger (snapping finger)	ばね(弾発)指	ばね(だんぱつ)ゆび
trigger point	トリガーポイント(誘発点)	とりがーぽいんと(ゆうはつてん)
trigger point block	トリガーポイントブロック	とりがーぽいんとぶろっく
trim line	トリムライン	とりむらいん
triphasic	三相〔性〕	さんそう〔せい〕
triphasic wave	三相波	さんそうは
triple arthrodesis	三関節固定〔術〕	さんかんせつこてい〔じゅつ〕
triplegia	三肢麻痺	さんしまひ
triplet	三重放電	さんじゅうほうでん
tri〔pod〕cane (stick with three legs)	三点(脚)杖	さんてん(きゃく)づえ
tripod gait	三脚歩行	さんきゃくほこう
trismus	開口不能	かいこうふのう
trocar	外套針	がいとうしん
trochanteric fracture (intertrochanteric femoral fracture)	大腿骨転子部骨折(転子部骨折)	だいたいこつてんしぶこっせつ(てんしぶこっせつ)
Trömner reflex	Trömner 反射	とれむなーはんしゃ
trophic ulcer	栄養障害性潰瘍	えいようしょうがいせいかいよう
trophoneurotic atrophy	栄養神経性萎縮	えいようしんけいせいいしゅく
Trousseau sign	Trousseau 徴候	とるそーちょうこう
truncal asynergy	体幹筋協働収縮不能	たいかんきんきょうどうしゅうしゅくふのう
truncal ataxia	体幹(運動)失調	たいかん(うんどう)しっちょう
trunk	体(躯)幹	たい(く)かん
trunk impairment	体幹機能障害	たいかんきのうしょうがい
trunk muscle	体幹筋	たいかんきん
tube feeding	〔経鼻胃〕経管栄養	〔けいびい〕けいかんえいよう
tuberculous arthritis	結核性関節炎	けっかくせいかんせつえん
tuberculous meningitis	結核性髄膜炎	けっかくせいずいまくえん
tuberculous spondylitis	結核性脊椎炎	けっかくせいせきついえん
tuberous sclerosis	結節性硬化症	けっせつせいこうかしょう
tumor	腫瘍(腫瘤)	しゅよう(しゅりゅう)
tumor suppressor gene	がん抑制遺伝子	がんよくせいいでんし
turn buckle	ターンバックル	たーんばっくる
turn table	ターンテーブル(回転板)	たーんてーぶる(かいてんばん)
Turner syndrome	Turner 症候群	たーなーしょうこうぐん
turnover	代謝回転	たいしゃかいてん

turn		unde

turnover muscle flap	反転筋弁	はんてんきんべん
tweezers (forceps)	ピンセット	ぴんせっと
twitch	単収縮	たんしゅうしゅく
twitch〔ing〕(spasm)	攣縮	れんしゅく
two point discrimination	二点識別〔感〕覚	にてんしきべつ〔かん〕かく
two point gait	二点歩行	にてんほこう
two stage operation	二期的手術	にきてきしゅじゅつ
two word sentences	二語文	にごぶん
type1 muscle fiber	type1 線維	たいぷいちせんい
type2 diabetes	2型糖尿病	にがたとうにょうびょう
type2A fiber	type2A 線維	たいぷにえーせんい
type2B fiber	type2B 線維	たいぷにびーせんい
typical antipsychotic drug	定型抗精神病薬	ていけいこうせいしんびょうやく

U

U fiber	U 線維	ゆーせんい
U-shaped pad	U 字パッド	ゆーじぱっど
Uhthoff phenomenon	Uhthoff 徴候	うーとほふちょうこう
ulcer (sore)	潰瘍	かいよう
ulcerative colitis (UC)	潰瘍性大腸炎	かいようせいだいちょうえん
ulcus cruris varicosum	下腿潰瘍	かたいかいよう
ulnar abduction	尺側外転	しゃくそくがいてん
ulnar adduction	尺側内転	しゃくそくないてん
ulnar deviation (drift)	尺側偏位	しゃくそくへんい
ulnar deviation (flexion)	尺屈	しゃっくつ
ulnar gutter splint	ulnar gutter 型スプリント	あるなーがたーがたすぷりんと
ulnar nerve palsy	尺骨神経麻痺	しゃっこつしんけいまひ
ulnar ray	尺側列	しゃくそくれつ
ulnar tunnel	尺骨管	しゃっこつかん
ulnar tunnel syndrome	尺骨神経管症候群	しゃっこつしんけいかんしょうこうぐん
ultra short wave diathermy	超短波療法	ちょうたんぱりょうほう
ultrasonography	超音波検査	ちょうおんぱけんさ
ultrasound densitometry	超音波骨密度測定〔法〕	ちょうおんぱこつみつどそくてい〔ほう〕
ultrasound therapy	超音波療法(治療)	ちょうおんぱりょうほう(ちりょう)
ultraviolet therapy	紫外線療法	しがいせんりょうほう
unaffected side	健側	けんそく
unconstrained knee prosthesis	非拘束式人工膝関節	ひこうそくしきじんこうひざ(しつ)かんせつ
unconstrained prosthesis	非拘束式人工関節	ひこうそくしきじんこうかんせつ
under arm orthosis for scoliosis	アンダーアーム型側弯症装具	あんだーあーむがたそくわんしょうそうぐ
underarm brace	アンダーアームブレース	あんだーあーむぶれーす
underlying disease	基礎疾患	きそしっかん

U

unde		uppe
undermining	皮下組織剥離	ひかそしきはくり
undernutrition (malnutrition)	低栄養	ていえいよう
underwater exercise (exercise in water)	水中運動	すいちゅううんどう
underwater walking	水中歩行	すいちゅうほこう
uneven heel raise	けり上げの不同	けりあげのふどう
uneven length of step	歩幅不同	ほはばふどう
uniaxial joint	一軸(単軸)〔性〕関節	いちじく(たんじく)〔せい〕かんせつ
unilateral spatial agnosia (hemispatial agnosia)	半側空間失認	はんそくくうかんしつにん
unilateral spatial neglect (hemispatial neglect)	半側空間無視	はんそくくうかんむし
uninhibited bladder	無抑制膀胱	むよくせいぼうこう
unipolar electrode	単極電極	たんきょくでんきょく
unit (joint)	継手	つぎて
unit care	ユニットケア	ゆにっとけあ
universal alignment fixture for knee	膝軸アライメント設定ジグ	ひざじくあらいめんとせっていじぐ
universal design	ユニバーサルデザイン	ゆにばーさるでざいん
universal joint	ユニバーサルジョイント	ゆにばーさるじょいんと
universal shoulder joint	ユニバーサル肩継手	ゆにばーさるかたつぎて
universal wrist unit	ユニバーサル手継手	ゆにばーさるてつぎて
unruptured cerebral aneurysm	未破裂脳動脈瘤	みはれつのうどうみゃくりゅう
unstable angina	不安定狭心症	ふあんていきょうしんしょう
unstable patella	不安定膝蓋骨	ふあんていしつがいこつ
unsteady gait	不安定歩行	ふあんていほこう
untethering	脊髄係留解除術	せきずいけいりゅうかいじょじゅつ
up regulation	アップレギュレーション(発現上昇、上向き調節)	あっぷれぎゅれーしょん(はつげんじょうしょう、うわむきちょうせつ)
upper arm	上腕	じょうわん
upper arm circumference	上腕周囲長	じょうわんしゅういちょう
upper esophageal sphincter	上部食道括約筋	じょうぶしょくどうかつやくきん
upper esophagostenosis	上部食道狭窄	じょうぶしょくどうきょうさく
upper extremity (limb)	上肢	じょうし
upper extremity (limb) amputation	上肢切断〔術〕	じょうしせつだん〔じゅつ〕
upper extremity (limb) amputee	上肢切断者	じょうしせつだんしゃ
upper extremity (limb) orthosis (upper limb orthotic systems (body worn))	上肢装具	じょうしそうぐ
upper extremity (limb) paresis	上肢麻痺	じょうしまひ
upper limb (extremity) function	上肢機能	じょうしきのう
upper limb prosthesis	義手	ぎしゅ
upper motor neuron (UMN) syndrome	上位運動ニューロン症候群	じょういうんどうにゅーろんしょうこうぐん

upper thoracic spinal cord injury	上部胸髄損傷	じょうぶきょうずいそんしょう
upright	支柱	しちゅう
upward gaze palsy	上方注視麻痺	じょうほうちゅうしまひ
urethral pressure profile	尿道内圧曲線	にょうどうないあつきょくせん
urethral sphincter	尿道括約筋	にょうどうかつやくきん
urethrography (UG)	尿道造影法	にょうどうぞうえいほう
urinalysis (urine examination (analysis))	尿検査	にょうけんさ
urinary catheter (urethral catheter)	尿道留置カテーテル	にょうどうりゅうちかてーてる
urinary disorder (dysuria, urinary disturbance, urination disorder)	排尿障害	はいにょうしょうがい
urinary hesitancy	排尿開始困難	はいにょうかいしこんなん
urinary incontinence	尿失禁	にょうしっきん
urinary (tract) management	尿路管理	にょうろかんり
urinary management (care)	排尿管理	はいにょうかんり
urinary retention	尿閉	にょうへい
urinary stones	尿路結石	にょうろけっせき
urinary storage dysfunction	蓄尿障害	ちくにょうしょうがい
urinary stress incontinence	腹圧性尿失禁	ふくあつせいにょうしっきん
urinary tract infection (UTI)	尿路感染症	にょうろかんせんしょう
urinary urge incontinence (urge urinary incontinence)	切迫性尿失禁	せっぱくせいにょうしっきん
urination (voiding, micturition)	排尿	はいにょう
urine collecting device	集(収)尿器	しゅう(しゅう)にょうき
urine collection bag (body worn)	装着式蓄尿袋	そうちゃくしきちくにょうぶくろ
urine collection bag (non body worn)	ベッド取付け式蓄尿袋	べっどとりつけしきちくにょうぶくろ
urine diverter	採尿器	さいにょうき
urine examination (analysis) (urinalysis)	尿検査	にょうけんさ
urodynamic〔s〕study	尿流動態検査	にょうりゅうどうたいけんさ
uroflowmetrogram	尿流曲線	にょうりゅうきょくせん
user adjustable	調整式	ちょうせいしき
utility hand	能動ハンド	のうどうはんど
utility (split) hook	能動フック	のうどうふっく
uveitis	ぶどう膜炎	ぶどうまくえん
uveitis associated spondyloarthritis	ぶどう膜炎関連脊椎関節炎	ぶどうまくえんかんれんせきついかんせつえん
uveoencephalitis	ぶどう膜脳炎	ぶどうまくのうえん

V

V-P (ventriclo-peritoneal) shunt	V-P（脳室腹腔）シャント	ぶいぴー（のうしつふくくう）しゃんと
vacuolation	空胞形成	くうほうけいせい
vacuum casting	吸引採型	きゅういんさいけい
vacuum pump	吸引ポンプ	きゅういんぽんぷ
vagal reflex	迷走神経反射	めいそうしんけいはんしゃ
vagotonia	迷走神経緊張状態	めいそうしんけいきんちょうじょうたい
vagus nerve	迷走神経	めいそうしんけい
valgus	外反	がいはん
valgus orthosis	外反矯正装具	がいはんきょうせいそうぐ
valgus osteotomy	外反骨切り術	がいはんこつきりじゅつ
valgus position	外反位	がいはんい
valgus torque	外反トルク	がいはんとるく
validity	妥当性	だとうせい
vallecula	喉頭蓋谷	こうとうがいこく
Valleix points	Valleix 疼痛点	ばれーとうつうてん
Valsalva maneuver	Valsalva 手技	ぶぁるさるぶぁしゅぎ
Valsalva sinus	Valsalva 洞	ぶぁるさるぶぁどう
Valsalva test	Valsalva 試験	ぶぁるさるぶぁしけん
variable friction joint	可変摩擦継手	かへんまさつつぎて
variable friction knee joint	可変摩擦膝継手	かへんまさつひざつぎて
variable MP extension stop	調節式 MP 伸展制限装置	ちょうせつしきえむぴーしんてんせいげんそうち
variable MP extension stop with IP extension assist	IP 伸展補助付き MP 伸展制限装置	あいぴーしんてんほじょつきえむぴーしんてんせいげんそうち
variance	バリアンス	ばりあんす
variegate porphyria	異型ポルフィリン症	いけいぽるふぃりんしょう
varix	静脈瘤	じょうみゃくりゅう
varus	内反	ないはん
varus deformation	内反変形	ないはんへんけい
varus elbow (cubitus varus)	内反肘	ないはんちゅう
varus knee (genu varum)	内反膝	ないはんしつ
varus position	内反位	ないはんい
varus valgus braking effect	内外反制動効果	ないがいはんせいどうこうか
vasa nervorum	神経栄養血管	しんけいえいようけっかん
vascular anastomosis	血管吻合〔術〕	けっかんふんごう〔じゅつ〕
vascular dementia	血管性認知症	けっかんせいにんちしょう
vascular parkinsonism	脳血管性パーキンソン症候群	のうけっかんせいぱーきんそんしょうこうぐん
vascularization	血管新生	けっかんしんせい
vascularized flap	血管柄付き皮弁	けっかんへいつきひべん
vasculitis	血管炎	けっかんえん

vaso		vert

vasoconstriction	血管収縮	けっかんしゅうしゅく
vasodepressor syncope	血管緊張低下性失神	けっかんきんちょうていかせいしっしん
vasodila[ta]tion	血管拡張	けっかんかくちょう
vasomotor	血管運動神経	けっかんうんどうしんけい
vasomotor center [in medulla]	血管運動中枢[延髄の]	けっかんうんどうちゅうすう
vasomotor reflex	血管運動反射	けっかんうんどうはんしゃ
vasomotor regulation	血管運動外神経調節	けっかんうんどうしんけいちょうせつ
vasospasm (angiospasm)	血管攣縮	けっかんれんしゅく
vasovagal reflex	血管迷走神経反射	けっかんめいそうしんけいはんしゃ
vasovagal syncope	血管迷走神経性失神	けっかんめいそうしんけいせいしっしん
Vater-Pacini corpuscle	Vater-Pacini 小体	ふぁーたーぱちにしょうたい
vaulting	伸び上がり歩行	のびあがりほこう
vegetative state	植物状態	しょくぶつじょうたい
venography (phlebography)	静脈造影[法]	じょうみゃくぞうえい[ほう]
venous compliance	静脈コンプライアンス	じょうみゃくこんぷらいあんす
venous return	静脈還流[量]	じょうみゃくかんりゅう[りょう]
venous sinus	静脈洞	じょうみゃくどう
venous stasis ulcer	静脈うっ滞性潰瘍	じょうみゃくうったいせいかいよう
venous thrombosis	静脈血栓[症]	じょうみゃくけっせん[しょう]
ventilation perfusion ratio	換気血流比	かんきけつりゅうひ
ventilator (mechanical ventilator, respirator)	人工呼吸器	じんこうこきゅうき
ventilator associated lung injury (VALI)	人工呼吸器関連肺傷害	じんこうこきゅうきかんれんはいしょうがい
ventilatory insufficiency	換気不全	かんきふぜん
ventricular dilatation	脳室拡大	のうしつかくだい
ventricular fibrillation	心室細動	しんしつさいどう
ventricular hypertrophy	心室肥大	しんしつひだい
ventricular pacing	心室ペーシング	しんしつぺーしんぐ
ventricular premature beat	心室性期外収縮	しんしつせいきがいしゅうしゅく
ventricular puncture	脳室穿刺	のうしつせんし
ventriculography	脳室造影[法]	のうしつぞうえい[ほう]
verbal amnesia	語健忘[症]	ごけんぼう[しょう]
verbal apraxia (apraxia of speech)	発語失行	はつごしっこう
verbal disorder (speech disturbance)	言語障害	げんごしょうがい
verbal instruction	言語命令	げんごめいれい
verbal paraphasia	語性錯語	ごせいさくご
verbal stimulation	言語性刺激	げんごせいしげき
Verga ventricle	Verga 脳室	ぶぇるがのうしつ
Vernet syndrome	Vernet 症候群	ぐぇるねしょうこうぐん
vertebra	椎骨	ついこつ
vertebral arch	椎弓	ついきゅう
vertebral artery	椎骨動脈	ついこつどうみゃく

vert		Virc
vertebral (spinal) column (dorsal spine)	脊柱	せきちゅう
vertebral fracture	脊椎骨折	せきついこっせつ
vertebral osteochondrosis	脊椎骨軟骨症	せきついこつなんこつしょう
vertebral osteomyelitis (pyogenic spondylitis, infectious spondylitis)	化膿性脊椎炎	かのうせいせきついえん
vertebrobasilar insufficiency	椎骨脳底動脈循環不全〔症〕	ついこつのうていどうみゃくじゅんかんふぜん〔しょう〕
vertical eye movement disorder	垂直性眼球運動障害	すいちょくせいがんきゅううんどうしょうがい
vertical inheritance	垂直遺伝	すいちょくいでん
vertical nystagmus	垂直性眼振	すいちょくせいがんしん
vertical talus	垂直距骨	すいちょくきょこつ
vertical transmission	垂直性伝播	すいちょくせいでんぱ
vertigo	めまい	めまい
very premature infant	極低出生体重児	ごくていしゅっせいたいじゅうじ
vesical fistula	膀胱瘻	ぼうこうろう
vesicoureteral reflex	膀胱尿管逆流現象	ぼうこうにょうかんぎゃくりゅうげんしょう
vestibular ataxia	前庭性運動失調	ぜんていせいうんどうしっちょう
vestibular function test	前庭機能検査	ぜんていきのうけんさほう
vestibular nystagmus	前庭性眼振	ぜんていせいがんしん
vestibular postural reflex	前庭姿勢反射	ぜんていしせいはんしゃ
vestibular reflex	前庭反射	ぜんていはんしゃ
vestibular rehabilitation	平衡訓練	へいこうくんれん
vestibular sensation	前庭感覚	ぜんていかんかく
vestibular vertigo	前庭性めまい	ぜんていせいめまい
vestibulocerebellar ataxia	前庭小脳性運動失調	ぜんていしょうのうせいうんどうしっちょう
vestibulospinal reflex	前庭脊髄反射	ぜんていせきずいはんしゃ
vibration	振動	しんどう
vibratory nystagmus	振動眼振(振子〔様〕眼振)	しんどうがんしん(ふりこ〔よう〕がんしん)
vibratory sense (sensibility)	振動〔感〕覚	しんどう〔かん〕かく
videoendoscopic evaluation of swallowing (VE) (videoendoscopy)	嚥下内視鏡検査	えんげないしきょうけんさ
videofluoroscopic examination of swallowing (VF)	嚥下造影検査	えんげぞうえいけんさ
videofluoroscopic swallowing study	嚥下内視鏡	えんげないしきょう
vigilance (arousal, wakefulness)	覚醒状態	かくせいじょうたい
Vineland-Ⅱ	Vineland-Ⅱ	ゔぁいんらんどつー
viral encephalitis	ウイルス性脳炎	ういるすせいのうえん
viral meningitis	ウイルス性髄膜炎	ういるすせいずいまくえん
Virchow-Robin space	Virchow-Robin 腔	ういるひょーろびんくう

virtual reality (VR)	ヴァーチャルリアリティ	ヴぁーちゃるりありてい
visceral fat	内臓脂肪	ないぞうしぼう
visceral nerve	内臓神経	ないぞうしんけい
visceral obesity	内臓脂肪型肥満	ないぞうしぼうがたひまん
visceral pain	内臓痛	ないぞうつう
visceromotor nerve	内臓運動神経	ないぞううんどうしんけい
viscerosensory nerve	内臓感覚神経	ないぞうかんかくしんけい
vise grip plier	バイスグリップ	ばいすぐりっぷ
visible rays therapy	可視光線療法	かしこうせんりょうほう
visited medical care	訪問診療	ほうもんしんりょう
visual acuity	視力	しりょく
visual agnosia	視覚失認	しかくしつにん
visual analogue scale (VAS)	視覚アナログ尺度	しかくあなろぐしゃくど
visual angle	視角	しかく
visual aphasia (optic aphasia)	視覚失語	しかくしつご
visual axis	視軸	しじく
visual center	視覚中枢	しかくちゅうすう
visual cortex	視覚皮質	しかくひしつ
visual disorder	視覚障害	しかくしょうがい
visual disorientation	視覚性定位障害	しかくせいていいしょうがい
visual evoked potential (VEP)	視覚誘発電位	しかくゆうはつでんい
visual evoked response (VER)	視覚誘発反応	しかくゆうはつはんのう
visual extinction	視覚消去現象	しかくしょうきょげんしょう
visual feedback	視覚フィードバック	しかくふぃーどばっく
visual field defect	視野欠損	しやけっそん
visual function	視機能	しきのう
visual hallucination	幻視	げんし
visual image	視覚〔的〕イメージ	しかく〔てき〕いめーじ
visual information	視覚情報	しかくじょうほう
visual loss	視力低下	しりょくていか
visual memory	視覚〔性〕記憶	しかく〔せい〕きおく
visual pathway	視覚路	しかくろ
visual perception	視知覚	しちかく
visual perception test for agnosia (VPTA)	標準高次視知覚検査	ひょうじゅんこうじしちかくけんさ
visual sense (sensation)	視覚	しかく
visual spatial agnosia	視空間失認	しくうかんしつにん
visual spatial disorientation	視空間定位障害	しくうかんていいしょうがい
visuospatial neglect	視空間無視	しくうかんむし
vital capacity (VC)	肺活量	はいかつりょう
vital prognosis	生命予後	せいめいよご
vital sign	バイタルサイン(生命徴候)	ばいたるさいん(せいめいちょうこう)
vitamin D deficiency rickets	ビタミンD欠乏性くる病	びたみんでぃーけつぼうせいくるびょう
vitamin D pseudodeficiency rickets	ビタミンD偽欠乏性くる病	びたみんでぃーぎけつぼうせいくるびょう

vitamin D resistant rickets	ビタミンD抵抗性くる病	びたみんでぃーていこうせいくるびょう
vitamin deficiency (hypovitaminosis)	ビタミン欠乏〔症〕	びたみんけつぼう〔しょう〕
vocal cord	声帯	せいたい
vocational counseling	職業カウンセリング	しょくぎょうかうんせりんぐ
vocational evaluation	職業能力評価	しょくぎょうのうりょくひょうか
vocational rehabilitation	職業〔的〕リハビリテーション	しょくぎょう〔てき〕りはびりてーしょん
vocational training	職業訓練	しょくぎょうくんれん
Vogt-Koyanagi-Harada disease	Vogt・小柳・原田症候群	ふぉーくとこやなぎはらだしょうこうぐん
voice function	音声機能	おんせいきのう
voice output communication aid	携帯会話補助装置	けいたいかいわほじょそうち
voice prosthesis	ヴォイスプロステーシス	ゔぉいすぷろすてーしす
voice therapy	音声治療	おんせいちりょう
voice training	発声訓練	はっせいくんれん
voice tremor	音声振戦	おんせいしんせん
voiding (urination, micturition)	排尿	はいにょう
voiding difficulty (dysuria)	排尿困難	はいにょうこんなん
voiding test	排尿機能検査	はいにょうきのうけんさ
Vojta method	Vojta法	ぼいたほう
volition	意思(意欲)	いし(いよく)
volitional disorder	意欲障害	いよくしょうがい
volitional movement	意図運動	いとうんどう
volitional tremor	意図振戦	いとしんせん
Volkmann contracture	Volkmann拘縮	ふぉるくまんこうしゅく
Volkmann ischemic paralysis	Volkmann虚血性麻痺	ふぉるくまんきょけつせいまひ
volume conduction	容積伝導	ようせきでんどう
voluntary closing hand	随意閉じ式ハンド	ずいいとじしきはんど
voluntary closing hook	随意閉じ式フック	ずいいとじしきふっく
voluntary contraction	随意収縮	ずいいしゅうしゅく
voluntary control of knee	膝の随意制御	ひざのずいいせいぎょ
voluntary dislocation	随意〔性〕脱臼	ずいい〔せい〕だっきゅう
voluntary hyperventilation	随意的過換気	ずいいてきかかんき
voluntary micturition	随意排尿	ずいいはいにょう
voluntary movement	随意運動	ずいいうんどう
voluntary muscle	随意筋	ずいいきん
voluntary nystagmus	随意性眼振	ずいいせいがんしん
voluntary opening hand	随意開き式ハンド	ずいいひらきしきはんど
voluntary opening hook	随意開き式フック	ずいいひらきしきふっく
voluntary training	自主訓練	じしゅくんれん
volunteer	ボランティア	ぼらんてぃあ
volunteer coordinator	ボランティアコーディネーター	ぼらんてぃあこーでぃねーたー
von Hippel-Lindau disease	von Hippel-Lindau病	ふぉんひっぺるりんだうびょう
von Recklinghausen disease	von Recklinghausen病	ふぉんれっくりんぐはうぜんびょう

von		waxi
von Rosen line	von Rosen 線	ふぉんろーぜんせん
von Rosen splint	von Rosen 副子〔装具〕	ふぉんろーぜんふくし〔そうぐ〕
vowel	母音	ぼいん

W

W-sitting (split sitting)	割り座	わりざ
waddling gait	あひる歩行	あひるほこう
waisting (atrophy (-phia))	萎縮〔症〕	いしゅく〔しょう〕
waiter's tip position		
wakefulness (arousal, vigilance)	覚醒状態	かくせいじょうたい
walk with support	つたい歩き	つたいあるき
walk without help	ひとり歩き	ひとりあるき
walker	歩行器(車)	ほこうき(しゃ)
walking ability	歩行能力	ほこうのうりょく
walking aid	歩行補助具	ほこうほじょぐ
walking cast	歩行ギプス包帯	ほこうぎぷすほうたい
walking cycle (gait cycle)	歩行周期	ほこうしゅうき
walking frame	歩行〔用〕フレーム	ほこう〔よう〕ふれーむ
walking rate (cadence)	歩調(歩行率)	ほちょう(ほこうりつ)
walking speed (gait velocity)	歩行速度	ほこうそくど
walking stick (cane)	杖	つえ
Wallenberg syndrome	Wallenberg 症候群	わーれんべるぐしょうこうぐん
Wallerian degeneration	Waller 変性	わーらーへんせい
wandering behavior	徘徊	はいかい
waning 〔phenomenon〕	漸減〔現象〕	ぜんげん〔げんしょう〕
waning phenomenon	waning 現象	うぇーにんぐげんしょう
ward	病棟	びょうとう
ward for persons with disabilities	障害者病棟	しょうがいしゃびょうとう
warfarin	ワルファリン	わるふぁりん
warm compress	温湿布	おんしっぷ
warm up	ウォームアップ	うぉーむあっぷ
warming up	準備運動	じゅんびうんどう
warm〔th〕sensation (thermesthesia)	温感覚	おんかんかく
Wartenberg reflex	Wartenberg 反射	わるてんべるくはんしゃ
Wartenberg sign	Wartenberg 徴候	わるてんべるくちょうこう
wasting (emaciation)	るいそう	るいそう
water aspiration	水分誤嚥	すいぶんごえん
water intake	水分摂取	すいぶんせっしゅ
water swallowing test 〔modified〕(MWST)	水飲みテスト〔改訂版〕	みずのみてすと〔かいていばん〕
watershed infarction	分水嶺(界)梗塞	ぶんすいれい(かい)こうそく
waxing discharge	漸増発射	ぜんぞうはっしゃ

205

waxi		welf
waxing 〔phenomenon〕	漸増〔現象〕	ぜんぞう〔げんしょう〕
waxing phenomenon	waxing 現象	わきしんぐげんしょう
weakness	脱力	だつりょく
weaning period	離乳期	りにゅうき
wearing off phenomenon	wearing off 現象	うぇありんぐおふげんしょう
web space contracture	指間拘縮	しかんこうしゅく
Weber syndrome	Weber 症候群	うぇーばーしょうこうぐん
Weber test 〔for hearing〕	Weber〔聴覚〕試験	うぇーばー〔ちょうかく〕しけん
Wechsler adult intelligence scale-fourth edition (WAIS-IV)	Wechsler 成人知能検査第Ⅳ版	うぇくすらーせいじんちのうけんさだいよんはん
Wechsler intelligence scale for children-fourth edition (WISC-IV)	Wechsler 小児知能検査法第Ⅳ版	うぇくすらーしょうにちのうけんさほうだいよんはん
Wechsler memory scale 〔revised〕(WMS〔-R〕)	Wechsler 記憶検査〔改訂版〕	うぇくすらーきおくけんさ〔かいていばん〕
Wechsler preschool and primary scale of intelligence-third edition (WPPSI-Ⅲ)	WPPSI-Ⅲ知能検査	うぃぷしすりーちのうけんさ
Wechsler-Bellevue scale	Wechsler-Bellevue 知能評価尺度	うぇくすらーべるぶゅーちのうひょうかしゃくど
Wedensky like neuromuscular failure	Wedensky 様神経節不全	うぇでんすきーようしんけいせつふぜん
Wedensky phenomenon	Wedensky 現象	うぇでんすきーげんしょう
wedge	くさび	くさび
wedge heel	ウエッジヒール	うえっじひーる
wedged insole	楔状足底板	けつじょうそくていばん
Wegener granulomatosis (granulomatosis with polyangiitis) (GPA)	Wegener 肉芽腫症（多発血管炎性肉芽腫症）	うぇげなーにくげしゅ（たはつけっかんえんせいにくげしゅしょう）
weight	重錘	じゅうすい
weight-bearing	荷重、体重支持、体重負荷	かじゅう、たいじゅうしじ、たいじゅうふか
weight-bearing gait	荷重歩行	かじゅうほこう
weight-bearing joint	荷重関節	かじゅうかんせつ
weight-bearing line	荷重線	かじゅうせん
weight-load	重錘負荷	じゅうすいふか
Weil disease	Weil 病	わいるびょう
welfare	福祉	ふくし
welfare allowance for disabled children	障害児福祉手当	しょうがいじふくしてあて
welfare device (equipment) (technical aid for the disabled)	福祉機器（用具）	ふくしきき（ようぐ）
welfare facility for physically disabled	身体障害者福祉センター	しんたいしょうがいしゃふくしせんたー
welfare facility for the elderly	介護老人福祉施設	かいごろうじんふくししせつ

welf		wing
welfare law for the aged	老人福祉法	ろうじんふくしほう
welfare office	福祉事務所	ふくしじむしょ
welfare system	福祉制度	ふくしせいど
Wenckebach type	Wenckebach 型	うぇんけばっはがた
Werdnig-Hoffmann muscular atrophy	Werdnig-Hoffmann 筋萎縮症	うぇるどにっひほふまんきんいしゅくしょう
Wernicke aphasia	Wernicke 失語〔症〕	うぇるにっけしつご〔しょう〕
Wernicke area	Wernicke 野	うぇるにっけや
Wernicke center	Wernicke 中枢	うぇるにっけちゅうすう
Wernicke encephalopathy	Wernicke 脳症	うぇるにっけのうしょう
Wernicke-Korsakoff syndrome	Wernicke-Korsakoff 症候群	うぇるにっけこるさこふしょうこうぐん
Wernicke-Mann posture	Wernicke-Mann 肢位	うぇるにっけまんしい
West syndrome	West 症候群	うぇすとしょうこうぐん
Western aphasia battery (WAB)	WAB 失語症総合検査	わぶしつごしょうそうごうけんさ
Westphal phenomenon	Westphal 現象	うぇすとふぁるげんしょう
Westphal sign	Westphal 徴候	うぇすとふぁるちょうこう
wheel	駆動輪	くどうりん
wheelchair	車いす	くるまいす
wheelchair activity	車いす動作	くるまいすどうさ
wheelchair for sports	スポーツ用車いす	すぽーつようくるまいす
wheelchair sports	車いすスポーツ	くるまいすすぽーつ
wheelchair with a lifting seat	座席昇降式車いす	ざせきしょうこうしきくるまいす
wheelchair with a reclining backrest	リクライニング式車いす	りくらいにんぐしきくるまいす
wheezing	喘鳴	ぜいめい
whiplash injury	むち打ち損傷	むちうちそんしょう
whirl pool bath	渦流浴	かりゅうよく
white matter (substantia alba)	白質	はくしつ
white muscle	白筋	はくきん
white muscle fiber	白筋線維	はっきんせんい
white walking stick	白杖	はくじょう
whiteout	ホワイトアウト	ほわいとあうと
whole blood viscosity	全血粘度	ぜんけつねんど
whole brain radiotherapy (WBRT)	全脳照射	ぜんのうしょうしゃ
whole neck dissection	全頚部郭清術	ぜんけいぶかくせいじゅつ
whole organ magnetic resonance imaging score (WORMS)		
wig	かつら	かつら
Williams flexion exercise	Williams 体操	うぃりあむずたいそう
Williams type lumbosacral orthosis	Williams 型腰仙椎装具	うぃりあむずがたこしせんついそうぐ
Wilson disease	Wilson 病	うぃるそんびょう
wind blown (swept) deformity	風に吹かれた変形	かぜにふかれたへんけい
wing beating	羽ばたき運動	はばたきうんどう

W

wiping reflex	払いのけ反射	はらいのけはんしゃ
wire cable elbow hinge	硬性たわみ肘継手	こうせいたわみひじつぎて
wire traction	鋼線牽引	こうせんけんいん
Wisconsin card sorting test (WCST)		
withdrawal	離脱	りだつ
withdrawal symptom	離脱症状	りだつしょうじょう
witzelsucht (moria)	ふざけ症	ふざけしょう
Wolff's law	Wolff の法則	うぉるふのほうそく
Wollenberg line	Wollenberg 線	うぉれんべるくせん
word blindness	語盲	ごもう
word dumbness	語唖	ごあ
word finding	喚語、迂言	かんご、うげん
word finding difficulty	喚語困難	かんごこんなん
word fluency	言語流暢性	げんごりゅうちょうせい
word intelligibility	言語明瞭性	げんごめいりょうせい
word recall	語想起	ごそうき
work adjustment	作業調整	さぎょうちょうせい
work arm prosthesis	作業用義手	さぎょうようぎしゅ
work capacity (ability to work)	作業能〔力〕	さぎょうのう〔りょく〕
work place	作業所	さぎょうじょ
work table	作業テーブル	さぎょうてーぶる
work tolerance	作業耐性	さぎょうたいせい
worker's accident compensation insurance law	労働者災害補償保険法	ろうどうしゃさいがいほしょうほけんほう
worker's accident compensation system	労働者災害補償制度	ろうどうしゃさいがいほしょうせいど
working device (tool)	作業用手先具	さぎょうようてさきぐ
working memory	作業記憶（ワーキングメモリー）	さぎょうきおく（わーきんぐめもりー）
World health organization (WHO)	世界保健機関	せかいほけんきかん
Wright test	Wright テスト	らいとてすと
Wrisberg ligament	Wrisberg 靱帯	りすばーぐじんたい
wrist (wrist joint)	手関節	て(しゅ)かんせつ
wrist disarticulation	手関節離断〔術〕	て(しゅ)かんせつりだん〔じゅつ〕
wrist disarticulation prosthesis	手〔部〕義手	て〔ぶ〕ぎしゅ
wrist disarticulation socket	手関節離断用ソケット	て(しゅ)かんせつりだんようそけっと
wrist driven prehension orthosis	手関節駆動式把持装具	て(しゅ)かんせつくどうしきはじそうぐ
wrist hand immobilization orthosis	手関節指固定装具	て(しゅ)かんせつゆびこていそうぐ
wrist hand orthosis	手関節装具	て(しゅ)かんせつそうぐ
wrist immobilization orthosis	手関節固定装具	て(しゅ)かんせつこていそうぐ
wrist rotation (rotational wrist) unit	手部回旋用手継手	しゅぶかいせんようてつぎて
wrist unit	手部コネクター	しゅぶこねくたー

wrist unit (joint)	手継手	てつぎて
writer's cramp (graphospasm)	書痙(吃書)	しょけい(きっしょ)
writing exercise	書字訓練	しょじくんれん
writing motion	書字動作	しょじどうさ
wrong sided (wrong way) deviation		

X

X-linked inheritance	X染色体連鎖遺伝	えっくすせんしょくたいれんさいでん
X-ray	単純X線像	たんじゅんえっくすせんぞう
xanthochromia	黄色調(キサントクロミー)	おうしょくちょう(きさんとくろみー)
xanthofibroma	黄色線維腫	おうしょくせんいしゅ
xeroderma	乾皮症	かんぴしょう
xerosis	乾燥〔症〕	かんそう〔しょう〕
xiphisternum	剣状突起	けんじょうとっき

Y

Y cartilage	Y軟骨	わいなんこつ
Y strap	Yストラップ	わいすとらっぷ
Yakovlev circuit	Yakovlevの回路	やこぶれふのかいろ
Yatabe-Guilford〔personality〕test	YG性格検査	わいじーせいかくけんさ
yawning center	あくび中枢	あくびちゅうすう
yellow ligament	黄〔色〕靱帯	おう〔しょく〕じんたい
yellow spot (macula)	黄斑	おうはん
Yergason test	Yergasonテスト	やーがそんてすと
yielding mechanism	イールディング機構	いーるでぃんぐきこう
young adult mean (YAM)	若年成人平均値〔骨密度検査の〕	じゃくねんせいじんへいきんち
yubi-wakka (finger-ring) test	指輪っかテスト	ゆびわっかてすと

Z

Z band	Z帯	ぜっとたい
Z plasty	Z形成術	ぜっとけいせいじゅつ
Zancolli classification	Zancolli分類	ざんこりーぶんるい
zero position	ゼロポジション	ぜろぽじしょん

Zuri		zygo
Zurich claudication questionnaire	チューリッヒ跛行質問票	ちゅーりっひはこうしつもんひょう
zygapophyseal joint	椎間関節	ついかんかんせつ
zygomatic nerve	頬骨神経	きょうこつしんけい

和欧編

Argyll Robertson 瞳孔	あーがいるろばーとそんどうこう	Argyll Robertson pupil
アーチ(踏まず)支え	あーち(ふまず)ささえ	arch support
アーチサポート	あーちさぽーと	arch support
アームサポート(肘置き、アームレスト)	あーむさぽーと(ひじおき、あーむれすと)	arm support (arm rest)
アームスリング(腕吊り)	あーむすりんぐ(うでつり)	arm sling
アームレスト(肘置き、アームサポート)	あーむれすと(ひじおき、あーむさぽーと)	arm rest (arm support)
RI 脊髄脳槽シンンチグラフィー	あーるあいせきずいのうそうしんちぐらふぃー	radioisotope cisternography
ROM 運動(訓練)	あーるおーえむうんどう(くんれん)	range of motion (ROM) exercise
ROM テスト	あーるおーえむてすと	range of motion (ROM) test
IL(自立生活)運動	あいえる(じりつせいかつ)うんどう	independent living (IL) movement
ICF コアセット	あいしーえふこあせっと	ICF core set
ICU 関連筋力低下	あいしーゆーかんれんきんりょくていか	ICU-acquired weakness (ICU-AW)
アイシング	あいしんぐ	icing
アイス(氷)パック	あいす(こおり)ぱっく	ice pack
アイスマッサージ	あいすまっさーじ	ice massage
アイソメトリックポイント	あいそめとりっくぽいんと	isometric point
I-D 曲線(強さ時間曲線)	あいでぃーきょくせん(つよさじかんきょくせん)	intensity (strength)-duration (I-D) curve
ITB(髄腔内バクロフェン)療法	あいてぃーびー(ずいくうないばくろふぇん)りょうほう	intrathecal baclofen (ITB) therapy
iPS 細胞	あいぴーえすさいぼう	iPS cell
IP 屈曲補助装具	あいぴーくっきょくほじょそうぐ	IP flexion assist orthosis
IP 伸展補助装具	あいぴーしんてんほじょそうぐ	IP extension assist orthosis
IP 伸展補助付き MP 伸展制限装置	あいぴーしんてんほじょつきえむぴーしんてんせいげんそうち	variable MP extension stop with IP extension assist
Auerbach 神経叢	あうえるばっはしんけいそう	Auerbach plexus
アウトリガー	あうとりがー	outrigger
亜急性壊死性脊髄炎	あきゅうせいえしせいせきずいえん	subacute necrotizing myelitis
亜急性壊死性脳症	あきゅうせいえしせいのうしょう	subacute necrotizing encephalopathy
亜急性壊死性脳脊髄症	あきゅうせいえしせいのうせきずいしょう	subacute necrotizing encephalomyelopathy
亜急性海綿状脳症	あきゅうせいかいめんじょうのうしょう	subacute spongiform encephalopathy
亜急性期	あきゅうせいき	subacute phase

あきゅう		あしかん
亜急性硬化性全脳炎	あきゅうせいこうかせいぜんのうえん	subacute sclerosing panencephalitis
亜急性硬化性白質脳炎	あきゅうせいこうかせいはくしつのうえん	subacute sclerosing leukoencephalitis
亜急性小脳変性症	あきゅうせいしょうのうへんせいしょう	subacute cerebellar degeneration
亜急性脊髄視神経ニューロパチー	あきゅうせいせきずいししんけいにゅーろぱちー	subacute myelo-optic neuropathy (SMON)
亜急性脊髄連合変性症	あきゅうせいせきずいれんごうへんせいしょう	subacute combined degeneration of spinal cord
亜急性封入体脳炎	あきゅうせいふうにゅうたいのうえん	subacute inclusion body encephalitis
アキレス腱	あきれすけん	Achilles tendon (calcaneus tendon)
アキレス腱延長術	あきれすけんえんちょうじゅつ	Achilles tendon lengthening
アキレス腱滑液包炎	あきれすけんかつえきほうえん	achillobursitis
アキレス腱切り術	あきれすけんきりじゅつ	achillotenotomy
アキレス腱周囲炎	あきれすけんしゅういえん	calcaneal paratendinitis
アキレス腱断裂	あきれすけんだんれつ	Achilles tendon rupture
アキレス腱反射	あきれすけんはんしゃ	Achilles tendon reflex (ATR)
悪液質	あくえきしつ	cachexia
アクションリサーチアームテスト	あくしょんりさーちあーむてすと	action research arm test (ARAT)
悪性関節リウマチ	あくせいかんせつりうまち	malignant rheumatoid arthritis
悪性高血圧〔症〕	あくせいこうけつあつ〔しょう〕	malignant hypertension
悪性高熱〔症〕	あくせいこうねつ〔しょう〕	malignant hyperthermia
悪性黒色腫	あくせいこくしょくしゅ	malignant melanoma
悪性疾患	あくせいしっかん	malignant disease
悪性腫瘍（がん）	あくせいしゅよう（がん）	malignant tumor (cancer)
悪性腫瘍随伴症候群（傍腫瘍症候群）	あくせいしゅようずいはんしょうこうぐん（ぼうしゅようしょうこうぐん）	paraneoplastic syndrome
悪性症候群	あくせいしょうこうぐん	malignant syndrome
悪性リンパ腫	あくせいりんぱしゅ	malignant lymphoma
アクセシビリティ	あくせしびりてぃ	accessibility
アクチン	あくちん	actin
アクチン細線維	あくちんさいせんい	actin filament
あくび中枢	あくびちゅうすう	yawning center
あぐら座位	あぐらざい	crossed leg sitting
握力	あくりょく	grip strength
握力計	あくりょくけい	hand dynamometer
朝のこわばり	あさのこわばり	morning stiffness
あざらし肢症	あざらしししょう	phocomelia
あし（脚）	あし（きゃく）	leg
足アーチ	あしあーち	arch of foot
足関節	あし（そく）かんせつ	ankle〔joint〕
足関節炎	あし（そく）かんせつえん	podarthritis
足関節外果骨折	あし（そく）かんせつがいかこっせつ	lateral malleolus fracture

あしかん		あっつう
足関節くずれ	あし（そく）かんせつくずれ	giving way of the ankle
足関節固定〔術〕	あし（そく）かんせつこてい〔じゅつ〕	ankle arthrodesis
足関節上腕血圧比	あし（そく）かんせつじょうわんけつあつひ	ankle brachial index (ABI)
足関節靱帯損傷	あし（そく）かんせつじんたいそんしょう	ankle ligament injury
足関節全置換	あし（そく）かんせつぜんちかん	total ankle arthroplasty (replacement)
足関節装具	あし（そく）かんせつそうぐ	ankle prosthesis
足関節底背屈訓練	あし（そく）かんせつていはいくつくんれん	ankle planter flexion and dorsiflexion training
足関節内果骨折	あし（そく）かんせつないかこっせつ	medial malleolus fracture
足関節離断〔術〕	あし（そく）かんせつりだん〔じゅつ〕	ankle disarticulation
足駆動式車いす	あしくどうしきくるまいす	foot driven wheelchair
足欠損〔症〕	あしけっそん〔しょう〕	ectropody
足（足底）装具	あし（そくてい）そうぐ	foot orthosis
足継手	あしつぎて	ankle joint (unit)
足継手付きプラスチック短下肢装具	あしつぎてつきぷらすちっくたんかしそうぐ	articulated plastic ankle foot orthosis
足踏み検査	あしぶみけんさ	stepping test
足踏み反射	あしぶみはんしゃ	stepping reflex
足踏み反応	あしぶみはんのう	stepping response
アジュバント関節炎	あじゅばんとかんせつえん	adjuvant arthritis
足ゆび（指、趾）	あしゆび（そくし）	toe
足趾反射	あしゆびはんしゃ	toe reflex
Ashworth 尺度	あしゅわーすしゃくど	Ashworth scale
Ashworth 尺度改訂版	あしゅわーすしゃくどかいていばん	Ashworth scale modified
Asperger 障害	あすぺるがーしょうがい	Asperger disorder
Asperger 症候群	あすぺるがーしょうこうぐん	Asperger syndrome
アスレティックリハビリテーション	あすれてぃっくりはびりてーしょん	athletic rehabilitation
アセチルコリン受容体	あせちるこりんじゅようたい	acetylcholine receptor (AChR, AchR)
アセチルコリン小胞	あせちるこりんしょうほう	acetylcholine vesicle
亜脱臼	あだっきゅう	incomplete dislocation
Adamkiewicz 動脈	あだむきーづぃっつどうみゃく	Adamkiewicz artery
Adams 弓（アーチ）	あだむすきゅう（あーち）	Adams arch
Adams-Stokes 症候群	あだむすすとーくすしょうこうぐん	Adams-Stokes syndrome
圧潰	あっかい	collapse
圧壊骨折	あっかいこっせつ	crush fracture
圧〔感〕覚	あつ〔かん〕かく	baresthesia
圧〔感〕覚消失	あつ〔かん〕かくしょうしつ	pressure anesthesia
圧痕（陥凹）	あっこん（かんおう）	impression
圧挫（挫滅）症候群	あつざ（ざめつ）しょうこうぐん	crush syndrome
圧受容器	あつじゅようき	baroreceptor
圧受容器神経	あつじゅようきしんけい	pressoreceptor nerve
圧受容器反射	あつじゅようきはんしゃ	pressoreceptor reflex
圧痛	あっつう	tenderness

214

圧痛点	あっつうてん	tender point
圧迫骨折	あっぱくこっせつ	compression fracture
圧迫骨梁	あっぱくこつりょう	compressive trabeculae
圧迫〔性〕神経障害	あっぱく〔せい〕しんけいしょうがい	compression neuropathy
圧迫〔性〕脊髄症	あっぱく〔せい〕せきずいしょう	compression myelopathy
圧迫〔性〕麻痺	あっぱく〔せい〕まひ	pressure paralysis (palsy)
圧迫被覆(包帯)	あっぱくひふく(ほうたい)	compression dressing
圧迫療法	あっぱくりょうほう	compression therapy
アップレギュレーション(発現上昇、上向き調節)	あっぷれぎゅれーしょん(はつげんじょうしょう、うわむきちょうせつ)	up regulation
圧容積関係	あつようせきかんけい	pressure volume relation
アテトーゼ	あてとーぜ	athetosis
アテトーゼ型脳性麻痺	あてとーぜがたのうせいまひ	athetosis type cerebral palsy
アテトーゼ様運動	あてとーぜよううんどう	athetoid movement
アデノシン三リン酸	あでのしんさんりんさん	adenosine triphosphate (ATP)
アデノシン三リン酸分解酵素	あでのしんさんりんさんぶんかいこうそ	adenosine triphosphatase
アテローム(粉瘤)	あてろーむ(ふんりゅう)	atheroma
アテローム血栓症	あてろーむけっせんしょう	atherothrombosis
アテローム血栓性脳梗塞	あてろーむけっせんせいのうこうそく	atherothrombotic cerebral infarction
アテローム性動脈硬化〔症〕	あてろーむせいどうみゃくこうか〔しょう〕	atherosclerosis
アテロコラーゲン	あてろこらーげん	atelocollagen
Adson テスト	あどそんてすと	Adson test
アドヒアランス	あどひあらんす	adherence
アドレナリン作動遮断薬	あどれなりんさどうしゃだんやく	adrenergic blockade
アドレナリン作動性受容体	あどれなりんさどうせいじゅようたい	adrenergic receptor
アドレナリン作動性神経	あどれなりんさどうせいしんけい	adrenergic nerve
アドレナリン作動性線維	あどれなりんさどうせいせんい	adrenergic fiber
アドレナリン作動性伝達	あどれなりんさどうせいでんたつ	adrenergic transmission
アドレナリン作動性ニューロン	あどれなりんさどうせいにゅーろん	adrenergic neuron
アドレナリン作動物質(薬)	あどれなりんさどうぶっしつ(やく)	adrenergic agent
アトロピン試験	あとろぴんしけん	atropine test
アナルトリー(構音不能)	あなるとりー(こうおんふのう)	anarthria
アパシー	あぱしー	apathy
アパシースコア(やる気スコア)	あぱしーすこあ(やるきすこあ)	apathy score
あひる歩行	あひるほこう	waddling gait

Apgar スコア	あぷがーすこあ	Apgar score
あぶみ	あぶみ	stirrup
あぶみ骨筋神経	あぶみこつきんしんけい	nerve to stapedius muscle
Apley テスト	あぷりーてすと	Apley test
アプリヘンションテスト（脱臼不安感テスト）	あぷりへんしょんてすと（だっきゅうふあんかんてすと）	apprehension test
アポトーシス（細胞死）	あぽとーしす（さいぼうし）	apoptosis
編上靴（半長靴）	あみあげぐつ（はんちょうか）	high quarter shoe〔s〕
アミロイド	あみろいど	amyloid
アミロイドーシス	あみろいどーしす	amyloidosis
アミロイド血管症	あみろいどけっかんしょう	amyloid angiopathy
アミロイド小体	あみろいどしょうたい	amyloid body
アミロイド沈着	あみろいどちんちゃく	amyloid deposition
アミロイドニューロパチー	あみろいどにゅーろぱちー	amyloid neuropathy
アミロイド変性	あみろいどへんせい	amyloid degeneration
アメーバ髄膜脳炎	あめーばずいまくのうえん	amebic meningoencephalitis
アメリカ脊髄損傷協会（ASIA）機能障害尺度	あめりかせきずいそんしょうきょうかいきのうしょうがいしゃくど	american spinal injury association impairment scale (ASIA impairment scale)
アライメント	あらいめんと	alignment
アライメントカップリング	あらいめんとかっぷりんぐ	alignment coupling
アライメント調節部品	あらいめんとちょうせいぶひん	alignment component
アライメント不良	あらいめんとふりょう	malalignment
Aran-Duchenne 筋萎縮症	あらんでゅしぇんぬきんいしゅくしょう	Aran-Duchenne muscular atrophy
Allis 徴候	ありすちょうこう	Allis sign
アルカプトン尿症	あるかぷとんにょうしょう	alkaptonuria
アルカプトン尿性関節炎（症）	あるかぷとんにょうせいかんせつえん（しょう）	alkaptonuric arthropathy (arthritis)
アルコール依存症	あるこーるいぞんしょう	alcoholism
アルコール性運動失調〔症〕	あるこーるせいうんどうしっちょう〔しょう〕	alcoholic ataxia
アルコール性幻覚症	あるこーるせいげんかくしょう	alcoholic hallucinosis
アルコール性弱視	あるこーるせいじゃくし	alcoholic amblyopia
アルコール性神経炎	あるこーるせいしんけいえん	alcoholic neuritis
アルコール性精神病	あるこーるせいせいしんびょう	alcoholic psychosis
アルコール性せん妄	あるこーるせいせんもう	alcoholic delirium
アルコール性多発ニューロパチー	あるこーるせいたはつにゅーろぱちー	alcoholic polyneuropathy
アルコール性てんかん	あるこーるせいてんかん	alcoholic epilepsy
アルコール性脳症	あるこーるせいのうしょう	alcoholic encephalopathy
アルコール性ミオパチー	あるこーるせいみおぱちー	alcoholic myopathy
アルコール中毒〔症〕	あるこーるちゅうどく〔しょう〕	alcoholic intoxication (alcoholism)

あるこー		あんじゅ

アルコール離脱性痙攣発作	あるこーるりだつせいけいれんほっさ	alcohol withdrawal seizure
Alzheimer 型認知症	あるつはいまーがたにんちしょう	dementia of Alzheimer type
Alzheimer 型老年認知症	あるつはいまーがたろうねんにんちしょう	senile dementia of Alzheimer type
Alzheimer 病	あるつはいまーびょう	Alzheimer disease
Alzheimer 病の機能的段階評価	あるつはいまーびょうのきのうてきだんかいひょうか	functional assessment staging of Alzheimer disease
ulnar gutter 型スプリント	あるなーがたーがたすぷりんと	ulnar gutter splint
Arnold-Chiari 症候群(奇形)	あるのるどきありしょうこうぐん(きけい)	Arnold-Chiari syndrome (malformation)
アルファ(α)アドレナリン作動性受容体	あるふぁあどれなりんさどうせいじゅようたい	alpha (α) adrenergic receptor
アルファ(α)運動ニューロン	あるふぁうんどうにゅーろん	alpha (α) motoneuron
アルファ(α)固縮	あるふぁこしゅく	alpha (α) rigidity
アルファ(α)昏睡	あるふぁこんすい	alpha (α) coma
アルファ(α)遮断薬	あるふぁしゃだんやく	alpha (α) blocker
アルファ(α)波	あるふぁは	alpha (α) wave
アルファ(α)波抑制	あるふぁはよくせい	alpha (α) blocking
アルファ(α)律動	あるふぁりつどう	alpha (α) rhythm
アルファ(α)1 受容体作動薬	あるふぁわんじゅようたいさどうやく	alpha (α) 1 adrenergic receptor agonist
アルファ(α)1 受容体遮断薬	あるふぁわんじゅようたいしゃだんやく	alpha (α) 1 adrenergic blocking agent
アルボウイルス脳炎	あるぼういるすのうえん	arboviral encephalitis
亜鈴	あれい	dumbbell
アレルギー性血管炎	あれるぎーせいけっかんえん	allergic vasculitis
アレルギー性肉芽腫性血管炎(好酸球性多発血管炎性肉芽腫症、Churg Strauss 症候群)	あれるぎーせいにくげしゅせいけっかんえん(こうさんきゅうせいたはつけっかんえんせいにくげしゅしょう、ちゃーぐすとらうすしょうこうぐん)	eosinophilic granulomatosis with polyangiitis (EGPA) (Churg Strauss syndrome)
アレルギー性ニューロパチー	あれるぎーせいにゅーろぱちー	allergic neuropathy
Allen テスト	あれんてすと	Allen test
アロディニア(異痛症)	あろでぃにあ(いつうしょう)	allodynia
アンカードラッグ	あんかーどらっぐ	anchor drug
鞍関節	あんかんせつ	saddle joint
アンジオテンシンⅡ受容体拮抗薬	あんじおてんしんつーじゅようたいきっこうやく	angiotensin Ⅱ receptor antagonist (ARB)
アンジオテンシン変換酵素	あんじおてんしんへんかんこうそ	angiotensin converting enzyme (ACE)
アンジオテンシン変換酵素阻害薬(ACE 阻害薬)	あんじおてんしんへんかんこうそがいやく(えーしーいーそがいやく)	angiotensin converting enzyme (ACE) inhibitor
暗順応	あんじゅんのう	dark adaptation

217

	あんじょ		いけいぽ

鞍上部髄膜腫	あんじょうぶずいまくしゅ	suprasellar meningioma
安静臥床	あんせいがしょう	bed rest
安静呼気位	あんせいこきい	resting expiratory level
安静時自発放電	あんせいじじはつほうでん	spontaneous discharge
安静時心拍数	あんせいじしんぱくすう	resting heart rate
安静時代謝	あんせいじたいしゃ	resting metabolism
安静副子	あんせいふくし	rest splint
安全管理	あんぜんかんり	safety management
安全膝継手	あんぜんひざつぎて	safety knee
アンダーアーム型側弯症装具	あんだーあーむがたそくわんしょうそうぐ	under arm orthosis for scoliosis
アンダーアームブレース	あんだーあーむぶれーす	underarm brace
Anderson 分類	あんだーそんぶんるい	Anderson classification
安定性	あんていせい	stability
暗点	あんてん	scotoma
Anton 症候群	あんとんしょうこうぐん	Anton syndrome
Anthonsen 撮影	あんとんせんさつえい	Anthonsen view
鞍鼻	あんび	saddle nose
安楽死	あんらくし	euthanasia

い

EMG（筋電）フィードバック	いーえむじー（きんでん）ふぃーどばっく	electromyographic (EMG) biofeedback
EBM（エビデンス医療、根拠に基づく医療）	いーびーえむ（えびでんすいりょう、こんきょにもとづくいりょう）	evidence-based medicine (EBM)
イールディング機構	いーるでぃんぐきこう	yielding mechanism
イオンチャネル型受容体	いおんちゃねるがたじゅようたい	ionotropic receptor
異化期	いかき	catabolic state
医学的リハビリテーション	いがくてきりはびりてーしょん	medical rehabilitation
異化〔作用〕	いか〔さよう〕	catabolism (dissimilation)
胃管形成	いかんけいせい	gastric tube reconstruction
易感染性宿主	いかんせんせいしゅくしゅ	compromised host
息こらえ嚥下〔法〕	いきこらええんげ〔ほう〕	supraglottic swallow
息こらえ試験	いきこらえしけん	breath holding test
閾値	いきち	threshold
閾値下刺激	いきちかしげき	subthreshold stimulus
育成医療	いくせいいりょう	medical aid for children with potential disability
異型狭心症	いけいきょうしんしょう	atypical angina
異形成〔症〕	いけいせい〔しょう〕	dysplasia
異型ポルフィリン症	いけいぽるふぃりんしょう	variegate porphyria

	いこうつ		いぞんし

移行椎	いこうつい	neutral vertebra (transitional vertebra)
異骨症	いこつしょう	dysostosis
遺残亜脱臼	いざんあだっきゅう	residual subluxation
意思（意欲）	いし（いよく）	volition
意識混濁	いしきこんだく	clouding of consciousness
意識障害	いしきしょうがい	disturbance of consciousness
意識消失	いしきしょうしつ	loss of consciousness
意識〔性〕	いしき〔せい〕	awareness (consciousness)
意識清明期	いしきせいめいき	lucid interval
維持期リハビリテーション	いじきりはびりてーしょん	rehabilitation in chronic phase
易刺激性	いしげきせい	irritability
意思決定	いしけってい	decision making
異肢症	いししょう	dysmelia
意志障害	いししょうがい	dysbulia
意思疎通	いしそつう	communication
意思伝達装置	いしでんたつそうち	computer based communication system
異種移植〔術〕	いしゅいしょく〔じゅつ〕	heterotransplantation
萎縮〔症〕	いしゅく〔しょう〕	atrophy (-phia) (waisting)
萎縮性偽関節	いしゅくせいぎかんせつ	atrophic nonunion
移乗	いじょう	transfer
異常感覚性上腕痛	いじょうかんかくせいじょうわんつう	brachialgia paraesthetica
異常感覚性大腿神経痛	いじょうかんかくせいだいたいしんけいつう	meralgia par〔a〕esthetica
移乗訓練	いじょうくんれん	transfer exercise
異常姿勢	いじょうしせい	abnormal posture
異常神経支配	いじょうしんけいしはい	anomalous innervation
異常石灰化	いじょうせっかいか	abnormal calcification
異常痛覚	いじょうつうかく	painful paresthesia (paralgia)
移乗動作	いじょうどうさ	transfer activity
異常歩行	いじょうほこう	abnormal gait
移乗補助具	いじょうほじょぐ	transfer aid
移植骨片	いしょくこっぺん	bone graft
移植〔術〕	いしょく〔じゅつ〕	graft〔ting〕(transplantation)
胃食道逆流〔症〕	いしょくどうぎゃくりゅう〔しょう〕	gastroesophageal reflux disease (GERD)
移植片対宿主病	いしょくへんたいしゅくしゅびょう	graft versus host disease
異所〔性〕骨化	いしょ〔せい〕こつか	heterotopic ossification
異所〔性〕骨形成	いしょ〔せい〕こつけいせい	ectopic bone formation
異所〔性〕石灰化	いしょ〔せい〕せっかいか	ectopic calcification
椅子座位	いすざい	chair sitting
異染性白質ジストロフィー	いせんせいはくしつじすとろふぃー	metachromatic leukodystrophy
位相逆転	いそうぎゃくてん	phase reversal
依存〔症〕	いぞん〔しょう〕	dependence

依存的行動	いぞんてきこうどう	anaclitic (dependent) behavior
Ⅰa群線維	いちえーぐんせんい	group Ia fiber
位置〔感〕覚	いち〔かん〕かく	position sense (sense of position)
一次運動野	いちじうんどうや	primary motor cortex
一次記憶	いちじきおく	primary memory
一次救命処置	いちじきゅうめいしょち	basic life support (BLS)
一軸(単軸)〔性〕関節	いちじく(たんじく)〔せい〕かんせつ	uniaxial joint
一次修復	いちじしゅうふく	primary repair
一次性治癒	いちじせいちゆ	primary healing
位置失認	いちしつにん	position agnosia
一次予防	いちじよぼう	primary prophylaxis (prevention)
Ⅰ度熱傷	いちどねっしょう	first-degree burn
Ⅰb群線維	いちびーぐんせんい	group Ib fiber
1秒率	いちびょうりつ	rate of forced expiratory volume (1 second) to forced vital capacity (FEV1.0%)
1秒量	いちびょうりょう	forced expiratory volume in 1 second (FEV1.0)
異痛症(アロディニア)	いつうしょう(あろでぃにあ)	allodynia
一回換気量	いっかいかんきりょう	tidal volume (VT)
一回心拍出量	いっかいしんはくしゅつりょう	cardiac output
一過性全健忘	いっかせいぜんけんぼう	transient global amnesia
一過性単眼盲	いっかせいたんがんもう	transient monocular blindness
一過性伝導遮断(ニューラプラキシア)	いっかせいでんどうしゃだん(にゅーらぷらきしあ)	neurapraxia
一過性脳虚血発作	いっかせいのうきょけつほっさ	transient ischemic attack (TIA)
一酸化炭素中毒	いっさんかたんそちゅうどく	carbon monoxide poisoning
一般感覚	いっぱんかんかく	general sensation
溢流性尿失禁	いつりゅうせいにょうしっきん	overflow incontinence
遺伝子組換え	いでんしくみかえ	genetic recombination
遺伝子治療	いでんしちりょう	gene therapy
遺伝性運動感覚〔性〕ニューロパチー	いでんせいうんどうかんかく〔せい〕にゅーろぱちー	hereditary motor sensory neuropathy
遺伝性家族性振戦	いでんせいかぞくせいしんせん	heredofamilial tremor
遺伝性痙性対麻痺	いでんせいけいせいついまひ	hereditary spastic paraplegia
遺伝相談	いでんそうだん	genetic counseling
易転倒性	いてんとうせい	tendency to fall
移動	いどう	ambulation (locomotion)
移動機器	いどうきき	aid for personal mobility
移動(所)術	いどう(しょ)じゅつ	transposition (-posing) operation
移動性(移動能力)	いどうせい(いどうのうりょく)	mobility
胃疼痛発作	いとうつうほっさ	gastric crisis
移動動作	いどうどうさ	locomotion activity
移動能力(移動性)	いどうのうりょく(いどうせい)	mobility

移動用バー（つかまり棒）	いどうようばー（つかまりぼう）	grab bar
意図運動	いとうんどう	volitional movement
意図振戦	いとしんせん	volitional tremor
意図的行動	いとてきこうどう	intentional behavior
異軟骨骨症	いなんこつこつしょう	dyschondrosteosis
遺尿症	いにょうしょう	enuresis
いびき	いびき	snore
いびき呼吸	いびきこきゅう	stertorous respiration
易疲労性	いひろうせい	easy fatigability
意味記憶	いみきおく	semantic memory
意味性失語	いみせいしつご	semantic aphasia
意味素	いみそ	semanteme
異名〔性〕半盲	いめい〔せい〕はんもう	heteronymous hemianopsia
医薬品医療機器等法	いやくひんいりょうききとうほう	regulation for products including pharmaceuticals and medical devices
医用工学	いようこうがく	medical engineering
意欲（意思）	いよく（いし）	volition
意欲減退	いよくげんたい	hypobulia
意欲障害	いよくしょうがい	volitional disorder
Ilizarov 法	いりざろふほう	Ilizarov method (technique)
医療過誤	いりょうかご	malpractice
医療ソーシャルワーカー	いりょうそーしゃるわーかー	medical social worker (MSW)
医療費	いりょうひ	medical cost
医療費控除	いりょうひこうじょ	tax reduction for medical expenses
医療保険	いりょうほけん	medical insurance
医療面接	いりょうめんせつ	medical interview
胃瘻	いろう	gastric fistula (gastrostoma)
胃瘻栄養	いろうえいよう	gastrostomy nutrition
陰圧式人工呼吸器	いんあつしきじんこうこきゅうき	negative pressure ventilator
陰圧閉鎖療法	いんあつへいさりょうほう	negative pressure wound therapy (NPWT)
陰萎（インポテンス）	いんい（いんぽてんす）	impotence
インスリン抵抗性	いんすりんていこうせい	insulin resistance
陰性〔ギプス〕モデル	いんせい〔ぎぷす〕もでる	negative plaster cast
インセンティブスパイロメーター	いんせんてぃぶすぱいろめーたー	incentive spirometer
インターバルトレーニング	いんたーばるとれーにんぐ	interval training
インチング法	いんちんぐほう	inching method
インテリジェント義足（マイコン制御式膝継手大腿義足）	いんてりじぇんとぎそく（まいこんせいぎょしきひざつぎてだいたいぎそく）	transfemoral (above knee) prosthesis (microprocessor controlled knee joints)
咽頭	いんとう	pharynx
咽頭感覚消失	いんとうかんかくしょうしつ	pharyngeal anesthesia

咽頭期[摂食嚥下の]	いんとうき	pharyngeal stage
咽頭筋攣縮	いんとうきんれんしゅく	pharyngismus
咽頭後隙	いんとうこうげき	retropharyngeal space
咽頭残留	いんとうざんりゅう	pharyngeal residue
咽頭相[摂食嚥下の]	いんとうそう	pharyngeal phase
咽頭痛	いんとうつう	pharyngodynia
咽頭通過時間	いんとうつうかじかん	pharyngeal passage time
咽頭反射	いんとうはんしゃ	pharyngeal reflex
インナーグラブ	いんなーぐらぶ	inner glove
インナーマッスル訓練	いんなーまっするくんれん	inner core muscle training
院内学級	いんないがっきゅう	hospital classroom
院内(病院)感染	いんない(びょういん)かんせん	hospital acquired infection (nosocomial infection)
インピンジメント(衝突、はさみ込み)	いんぴんじめんと(しょうとつ、はさみこみ)	impingement
インピンジメント症候群	いんぴんじめんとしょうこうぐん	impingement syndrome
インフォームドコンセント(説明と同意)	いんふぉーむどこんせんと(せつめいとどうい)	informed consent
インフルエンザ性髄膜炎	いんふるえんざせいずいまくえん	influenza meningitis
インフルエンザ性脳炎	いんふるえんざせいのうえん	influenza encephalitis
インポテンス(陰萎)	いんぽつんす(いんい)	impotence
韻律(プロソディー)	いんりつ(ぷろそでぃー)	prosody
韻律障害	いんりつしょうがい	dysprosody

ヴァーチャルリアリティ	ゔぁーちゃるりありてい	virtual reality (VR)
WeeFIM(子どものための機能的自立度評価法)	うぃーふぃむ	functional independence measure for children (WeeFIM)
WPPSI-Ⅲ知能検査	うぃぷしすりーちのうけんさ	Wechsler preschool and primary scale of intelligence-third edition (WPPSI-Ⅲ)
Williams型腰仙椎装具	うぃりあむずがたこしせんついそうぐ	Williams type lumbosacral orthosis
Williams体操	うぃりあむずたいそう	Williams flexion exercise
Willis[動脈]輪	うぃりす〔どうみゃく〕りん	circle of Willis
ウイルス性髄膜炎	うぃるすせいずいまくえん	viral meningitis
ウイルス性脳炎	うぃるすせいのうえん	viral encephalitis
Wilson病	うぃるそんびょう	Wilson disease
Virchow-Robin腔	うぃるひょーろびんくう	Virchow-Robin space
Uhthoff徴候	うーとほふちょうこう	Uhthoff phenomenon
wearing off現象	うぇありんぐおふげんしょう	wearing off phenomenon

waning 現象	うぇーにんぐげんしょう	waning phenomenon
Weber 症候群	うぇーばーしょうこうぐん	Weber syndrome
Weber〔聴覚〕試験	うぇーばー〔ちょうかく〕しけん	Weber test〔for hearing〕
Wechsler 記憶検査〔改訂版〕	うぇくすらーきおくけんさ〔かいていばん〕	Wechsler memory scale〔revised〕(WMS〔-R〕)
Wechsler 小児知能検査法第IV版	うぇくすらーしょうにちのうけんさほうだいよんはん(ういすくふぉー)	Wechsler intelligence scale for children-fourth edition (WISC-IV)
Wechsler 成人知能検査第IV版	うぇくすらーせいじんちのうけんさだいよんはん	Wechsler adult intelligence scale-fourth edition (WAIS-IV)
Wechsler-Bellevue 知能評価尺度	うぇくすらーべるぶゅーちのうひょうかしゃくど	Wechsler-Bellevue scale
Wegener 肉芽腫症(多発血管炎性肉芽腫症)	うぇげなーにくげしゅ(たはつけっかんえんせいにくげしゅしょう)	Wegener granulomatosis (granulomatosis with polyangiitis) (GPA)
West 症候群	うぇすとしょうこうぐん	West syndrome
Westphal 現象	うぇすとふぁるげんしょう	Westphal phenomenon
Westphal 徴候	うぇすとふぁるちょうこう	Westphal sign
ウエッジヒール	うえっじひーる	wedge heel
Wedensky 現象	うぇでんすきーげんしょう	Wedensky phenomenon
Wedensky 様神経節不全	うぇでんすきーようしんけいせつふぜん	Wedensky like neuromuscular failure
上半盲	うえはんもう	superior hemianopsia
Werdnig-Hoffmann 筋萎縮症	うぇるどにっひほふまんきんいしゅくしょう	Werdnig-Hoffmann muscular atrophy
Wernicke-Korsakoff 症候群	うぇるにっけこるさこふしょうこうぐん	Wernicke-Korsakoff syndrome
Wernicke 失語〔症〕	うぇるにっけしつご〔しょう〕	Wernicke aphasia
Wernicke 中枢	うぇるにっけちゅうすう	Wernicke center
Wernicke 脳症	うぇるにっけのうしょう	Wernicke encephalopathy
Wernicke-Mann 肢位	うぇるにっけまんしい	Wernicke-Mann posture
Wernicke 野	うぇるにっけや	Wernicke area
Vernet 症候群	ゔぇるねしょうこうぐん	Vernet syndrome
Wenckebach 型	うぇんけばっはがた	Wenckebach type
ヴォイスプロステーシス	ゔぉいすぷろすてーしす	voice prosthesis
ウォームアップ	うぉーむあっぷ	warm up
うおのめ(鶏眼)	うおのめ(けいがん)	corn
Wolff の法則	うぉるふのほうそく	Wolff's law
Wollenberg 線	うぉれんべるくせん	Wollenberg line
受け皿式股義足	うけざらしきこぎそく	saucer type hip disarticulation prosthesis
受け皿式股ソケット	うけざらしきこそけっと	saucer type hip disarticulation socket
迂言(喚語)	うげん(かんご)	word finding
うさぎ跳び	うさぎとび	bunny hopping
内がえし	うちがえし	inversion

うちぬき		うんどう
打ち抜き〔像〕	うちぬき〔ぞう〕	punched out
うちわ歩行	うちわほこう	toe〔ing〕in gait
うっ血	うっけつ	congestion
うっ血性心不全	うっけつせいしんふぜん	congestive heart failure
うっ血乳頭	うっけつにゅうとう	papillary stasis
うっ滞	うったい	stasis
うつ病	うつびょう	depression
うつ病(抑うつ状態)自己評価尺度	うつびょう(よくうつじょうたい)じこひょうかしゃくど	center for epidemiologic studies depression scale (CES-D)
腕吊り(アームスリング)	うでつり(あーむすりんぐ)	arm sling
腕落下テスト	うでらっかてすと	drop arm test
うなじ(項)	うなじ(うなじ)	nape
唸り(貝殻雑音)	うなり(かいがらざつおん)	sea shell noise (roar)
植込み型除細動器	うめこみがたじょさいどうき	implantable cardioverter defibrillator (ICD)
上向き調節(アップレギュレーション、発現上昇)	うわむきちょうせつ(あっぷれぎゅれーしょん、はつげんじょうしょう)	up regulation
運転経歴証明書	うんてんけいれきしょうめいしょ	certificate of driving history
運転補助装置	うんてんほじょそうち	driving assistant device
運動(訓練)	うんどう(くんれん)	exercise (training)
運動維持困難症	うんどういじこんなんしょう	motor impersistence
運動異常〔症〕	うんどういじょう〔しょう〕	movement disorder
運動回復	うんどうかいふく	motor recovery
運動学	うんどうがく	kinematics
運動学習	うんどうがくしゅう	motor learning
運動学的分析	うんどうがくてきぶんせき	kinematic analysis
運動課題	うんどうかだい	movement task
運動過多〔症〕	うんどうかた〔しょう〕	hyperkinesia (-sis)
運動感覚	うんどうかんかく	kinesthesia
運動感覚消失	うんどうかんかくしょうしつ	kinanesthesia
運動感覚性幻覚	うんどうかんかくせいげんかく	kinesthetic hallucination
運動感覚性反射性てんかん	うんどうかんかくせいはんしゃせいてんかん	kinesthetic reflex epilepsy
運動緩慢	うんどうかんまん	bradykinesia
運動関連電位	うんどうかんれんでんい	movement related potential
運動器(筋骨格系)	うんどうき(きんこっかくけい)	musculoskeletal system
運動器疾患	うんどうきしっかん	musculoskeletal disorder
運動器症候群(ロコモティブシンドローム)	うんどうきしょうこうぐん(ろこもていぶしんどろーむ)	locomotive syndrome
運動機能	うんどうきのう	motor function
運動技能	うんどうぎのう	motor skill
運動器不安定症	うんどうきふあんていしょう	musculoskeletal ambulation disability symptom complex
運動強度	うんどうきょうど	exercise strength
運動恐怖〔症〕	うんどうきょうふ〔しょう〕	kinesophobia
運動系	うんどうけい	motor system
運動減少〔症〕	うんどうげんしょう〔しょう〕	hypokinesia

運動錯覚	うんどうさっかく	kinesthetic illusion
運動軸	うんどうじく	motion axis
運動時最大心拍数	うんどうじさいだいしんぱくすう	maximum heart rate during exercise
運動時振戦	うんどうじしんせん	kinetic tremor
運動失行〔症〕	うんどうしっこう〔しょう〕	motor apraxia
運動(体幹)失調	うんどう(たいかん)しっちょう	truncal ataxia
運動失調〔症〕	うんどうしっちょう〔しょう〕	ataxia
運動失調性眼振	うんどうしっちょうせいがんしん	ataxic nystagmus
運動失調性構音障害	うんどうしっちょうせいこうおんしょうがい	ataxic dysarthria
運動失調性歩行	うんどうしっちょうせいほこう	ataxic gait
運動指導	うんどうしどう	exercise instruction
運動終板	うんどうしゅうばん	motor endplate
運動主体感	うんどうしゅたいかん	sense of agency
運動障害	うんどうしょうがい	motor impairment
運動処方	うんどうしょほう	exercise prescription
運動神経	うんどうしんけい	motor nerve
運動神経活動電位	うんどうしんけいかつどうでんい	motor nerve action potential
運動神経根	うんどうしんけいこん	motor root
運動神経細胞	うんどうしんけいさいぼう	motor nerve cell
運動神経伝導速度	うんどうしんけいでんどうそくど	motor nerve conduction velocity (MNCV, MCV)
運動神経麻痺	うんどうしんけいまひ	motor nerve palsy
運動性(可動性)	うんどうせい(かどうせい)	motility
運動制御	うんどうせいぎょ	motor control
運動性言語障害	うんどうせいげんごしょうがい	dysarthria (motor speech disorder)
運動性言語中枢	うんどうせいげんごちゅうすう	motor speech center
運動性失韻律	うんどうせいしついんりつ	motor aprosodia
運動〔性〕失音楽〔症〕	うんどう〔せい〕しつおんがく〔しょう〕	motor amusia
運動性失語〔症〕	うんどうせいしつご〔しょう〕	motor aphasia
運動性ニューロパチー	うんどうせいにゅーろぱちー	motor neuropathy
運動生理	うんどうせいり	exercise physiology
運動潜時	うんどうせんじ	motor latency
運動前皮質	うんどうぜんひしつ	premotor cortex
運動前野	うんどうぜんや	premotor area
運動耐容能	うんどうたいようのう	exercise capacity
運動単位	うんどうたんい	motor unit
運動単位〔活動〕電位	うんどうたんい〔かつどう〕でんい	motor unit〔action〕potential (MUAP, MUP)
運動単位領域	うんどうたんいりょういき	motor unit territory
運動中枢	うんどうちゅうすう	motor center
運動点	うんどうてん	motor point
運動電位	うんどうでんい	motor potential
運動点ブロック	うんどうてんぶろっく	motor point block
運動ニューロン	うんどうにゅーろん	motor neuron

うんどう		えいよう

運動ニューロン疾患	うんどうにゅーろんしっかん	motor neuron disease
運動年齢	うんどうねんれい	motor age
運動能力	うんどうのうりょく	motor ability
運動(動作)の自由度	うんどう(どうさ)のじゆうど	degree of freedom of motion
運動発達	うんどうはったつ	motor development
運動発達遅滞	うんどうはったつちたい	delayed motor development
運動発達評価	うんどうはったつひょうか	motor developmental evaluation
運動皮質	うんどうひしつ	motor cortex
運動評価	うんどうひょうか	motor assessment
運動負荷	うんどうふか	exercise load
運動負荷試験	うんどうふかしけん	exercise test〔ing〕
運動分解	うんどうぶんかい	decomposition of movement
運動麻痺	うんどうまひ	motor paralysis
運動野	うんどうや	motor area
運動誘発性不整脈	うんどうゆうはつせいふせいみゃく	exercise induced arrhythmia
運動誘発電位	うんどうゆうはつでんい	motor evoked potential (MEP)
運動力学(速度論)	うんどうりきがく(そくどろん)	kinetics
運動療法(治療体操)	うんどうりょうほう(ちりょうたいそう)	therapeutic exercise
運動連鎖	うんどうれんさ	kinetic chain
運動路	うんどうろ	motor tract

え

エアーバッグ〔訓練用〕義足	えあーばっぐ〔くんれんよう〕ぎそく	air bag prosthesis
鋭徐波複合	えいじょはふくごう	sharp and slow wave complex
HIV(ヒト免疫不全症ウイルス)脳症	えいちあいづい(ひとめんえきふぜんしょうういるす)のうしょう	human immunodeficiency virus (HIV) encephalopathy
HTLV-1 関連脊髄症	えいちてぃーえるづぃわんかんれんせきずいしょう	HTLV-I associated myelopathy (HAM)
H 波	えいちは	H wave
H 反射	えいちはんしゃ	H reflex
鋭痛	えいつう	sharp pain
鋭波	えいは	sharp wave
栄養管理	えいようかんり	nutrition management
栄養サポートチーム	えいようさぽーとちーむ	nutritious support team (NST)
栄養失調(障害)〔症〕	えいようしっちょう(しょうがい)〔しょう〕	malnutrition
栄養障害性潰瘍	えいようしょうがいせいかいよう	trophic ulcer
栄養状態	えいようじょうたい	nutritional status
栄養神経性萎縮	えいようしんけいせいいしゅく	trophoneurotic atrophy
栄養スクリーニングツール	えいようすくりーにんぐつーる	nutrition screening tool
栄養動脈	えいようどうみゃく	feeding artery
栄養補給	えいようほきゅう	nutrition supply

226

えいよう		えぷすた
栄養療法	えいようりょうほう	nutritional therapy
Evans 分類	えゔぁんすぶんるい	Evans〔fracture〕classification
A 型ボツリヌス毒素	えーがたほつりぬすどくそ	botulinum toxin type A (BoNT-A)
A 線維	えーせんい	A fiber
ADL 訓練	えーでぃーえるくんれん	activities of daily living exercise
Ehlers-Danlos 症候群	えーらーすだんろすしょうこうぐん	Ehlers-Danlos syndrome
腋窩(わきのした)	えきか(わきのした)	axillary cavity (axilla)
疫学	えきがく	epidemiology
疫学調査	えきがくちょうさ	epidemiologic research
腋窩神経	えきかしんけい	axillary nerve
腋窩吊り	えきかつり	axillary sling
エクステンションラグ	えくすてんしょんらぐ	extension lag
壊死	えし	necrosis
壊死性筋膜炎	えしせいきんまくえん	necrotizing fasciitis
エジプト型足	えじぷとがたあし	Egyptian foot
S-S 法国リハ式言語発達遅滞検査	えすえすほうこくりはげんごはったつちたいけんさ	S-S test for language retarded children
SLR(下肢伸展挙上)テスト	えすえるあーる(かししんてんきょじょう)てすと	straight leg raising (SLR) test
S 状静脈洞	えすじょうじょうみゃくどう	sigmoid sinus
壊疽	えそ	gangrene
X 脚	えっくすきゃく	knock knee
X 染色体連鎖遺伝	えっくすせんしょくたいれんさいでん	X-linked inheritance
NMDA 受容体拮抗薬	えぬえむでぃーえーじゅようたいきっこうやく	N-methyl-D-aspartic acid (NMDA) receptor antagonist
NGSP 値	えぬじーえすぴーち	determined by the NGSP (National glycohemoglobin standardization program)
NYHA 心機能分類	えぬわいえいちえーしんきのうぶんるい	NYHA (New York heart association) functional classification
エネルギー消費	えねるぎーしょうひ	energy expenditure
エネルギー消費量	えねるぎーしょうひりょう	energy consumption
エネルギー摂取量	えねるぎーせっしゅりょう	energy intake
エネルギー代謝	えねるぎーたいしゃ	energy metabolism
エネルギー蓄積足部	えねるぎーちくせきそくぶ	energy storing prosthetic foot
エネルギー蓄積量	えねるぎーちくせきりょう	energy storage
エネルギー必要量(必要エネルギー量)	えねるぎーひつようりょう(ひつようえねるぎーりょう)	energy requirement
エピソード記憶(生活記憶)	えぴそーどきおく(せいかつきおく)	episodic memory
エピソード(出来事)記憶	えぴそーど(できごと)きおく	episode (episodic) memory
エビデンス医療(根拠に基づく医療、EBM)	えびでんすいりょう(こんきょにもとづくいりょう、いーびーえむ)	evidence-based medicine (EBM)
Epstein 分類	えぷすたいんぶんるい	Epstein classification

F波	えふは	F wave
F波伝導速度	えふはでんどうそくど	F wave conduction velocity
MRC息切れスケール	えむあーるしーいきぎれすけーる	medical research council dyspnea scale (MRC dyspnea scale)
M波	えむは	M wave
MP屈曲補助装具(ナックルベンダ)	えむぴーくっきょくほじょそうぐ(なっくるべんだ)	MP flexion assist hand orthosis (knuckle bender)
MP固定装具	えむぴーこていそうぐ	MP immobilization orthosis
MP伸展補助装具	えむぴーしんてんほじょそうぐ	MP extension assist hand orthosis
エリテマトーデス(紅斑性狼瘡)	えりてまとーです(こうはんせいろうそう)	lupus erythematosus
襟巻徴候	えりまきちょうこう	scarf sign
エルゴメーター	えるごめーたー	cycle ergometer
L字型杖	えるじがたつえ	offset cane
L-P(腰髄腹腔)シャント	えるぴー(ようずいふくこう)しゃんと	L-P (lumbo-peritoneal) shunt
Erb-Westphal徴候	えるぶうぇすとふぁるちょうこう	Erb-Westphal sign
Erb-Duchenne麻痺	えるぶでゅしぇんぬまひ	Erb-Duchenne paralysis
Erb麻痺	えるぶまひ	Erb paralysis (palsy)
遠位	えんい	distal
遠位型	えんいがた	distal form
遠位型筋ジストロフィー	えんいがたきんじすとろふぃー	distal muscular dystrophy
遠位型ミオパチー	えんいがたみおぱちー	distal myopathy
遠位筋	えんいきん	distal muscle
遠位指(趾)節間関節	えんいし(し)せつかんかんせつ	distal interphalangeal (DIP) joint
遠位指皮線	えんいしひせん	distal finger crease
遠位手掌皮線	えんいしゅしょうひせん	distal palmar crease
遠位潜時	えんいせんじ	distal latency
遠位(下)橈尺関節	えんい(か)とうしゃくかんせつ	distal radioulnar joint
遠位橈尺関節円板	えんいとうしゃくかんせつえんばん	radioulnar triangular cartilage
円回内筋	えんかいないきん	pronator teres muscle
円回内筋症候群	えんかいないきんしょうこうぐん	pronator teres syndrome
遠隔記憶	えんかくきおく	remote memory
遠隔刺激	えんかくしげき	telestimulation
遠隔受容感覚	えんかくじゅようかんかく	teleceptive sensation
遠隔制御装置	えんかくせいぎょそうち	remote control systems
遠隔測定装置(テレメータ)	えんかくそくていそうち(てれめーた)	telemeter
遠隔〔電場〕電位	えんかく〔でんば〕でんい	far field potential
鉛管現象	えんかんげんしょう	lead pipe phenomenon
鉛管様強剛	えんかんようきょうごう	lead pipe rigidity
嚥下	えんげ	swallowing (deglutition)
嚥下圧	えんげあつ	swallowing pressure
園芸療法	えんげいりょうほう	horticultural therapy

嚥下音	えんげおん	swallowing sound
嚥下機能	えんげきのう	swallowing function
嚥下訓練	えんげくんれん	swallowing training
嚥下困難	えんげこんなん	difficulty in swallowing
嚥下障害	えんげしょうがい	swallowing (deglutition) disorder (dysphagia)
嚥下造影検査	えんげぞうえいけんさ	videofluoroscopic examination of swallowing (VF)
嚥下体操	えんげたいそう	swallowing exercise
嚥下中枢	えんげちゅうすう	swallowing center
嚥下調整食分類	えんげちょうせいしょくぶんるい	dysphagia diet classification
嚥下内視鏡	えんげないしきょう	videofluoroscopic swallowing study
嚥下内視鏡検査	えんげないしきょうけんさ	videoendoscopic evaluation of swallowing (VE) (videoendoscopy)
嚥下の意識化	えんげのいしきか	think swallow
嚥下反射	えんげはんしゃ	swallowing reflex
嚥下反射中枢	えんげはんしゃちゅうすう	swallowing center (swallowing pattern generator)
嚥下補助床(嚥下補助装置)	えんげほじょしょう(えんげほじょそうち)	palatal lift prosthesis
嚥下補助装置(嚥下補助床)	えんげほじょそうち(えんげほじょしょう)	palatal lift prosthesis
炎症	えんしょう	inflammation
遠城寺式乳幼児分析的発達検査	えんじょうじしきにゅうようじぶんせきてきはったつけんさ	Enjoji scale of infant analytical development (ESID)
炎症性関節炎	えんしょうせいかんせつえん	inflammatory arthritis
炎症性筋障害	えんしょうせいきんしょうがい	inflammatory myopathy
炎症性斜頸	えんしょうせいしゃけい	inflammatory torticollis
炎症性脱髄性多発神経炎	えんしょうせいだつずいせいたはつしんけいえん	inflammatory demyelinating polyradiculoneuropathy
炎症性腸疾患関連関節炎	えんしょうせいちょうしっかんかんれんかんせつえん	inflammatory bowel disease associated spondyloarthritis
遠心(伸張)性収縮	えんしん(しんちょう)せいしゅうしゅく	eccentric contraction
遠心性神経	えんしんせいしんけい	efferent nerve
遠心性線維	えんしんせいせんい	efferent fiber
遠心性ニューロン	えんしんせいにゅーろん	efferent neuron
延髄	えんずい	medulla oblongata
延髄外側症候群	えんずいがいそくしょうこうぐん	lateral medullary syndrome
延髄空洞症	えんずいくうどうしょう	syringobulbia
円錐疾患	えんすいしっかん	conus affection
延髄出血	えんずいしゅっけつ	hematobulbia
円錐部損傷	えんすいぶそんしょう	conus medullaris syndrome
延長〔術〕	えんちょう〔じゅつ〕	elongation (lengthening)
延長〔性〕紡錘波	えんちょう〔せい〕ぼうすいは	prolonged spindle
エンドオブライフケア	えんどおぶらいふけあ	end of life care

エンドポイント	えんどぽいんと	endpoint
円背	えんぱい	humpback (round back)
エンパワメント	えんぱわめんと	empowerment
円板	えんばん	disc
円板電極	えんばんでんきょく	disc electrode

お

凹円背	おうえんぱい	swayback
横隔膜呼吸	おうかくまくこきゅう	diaphragmatic respiration
横骨折	おうこっせつ	transverse fracture
横支靱帯	おうしじんたい	transverse retinacular ligament
凹手	おうしゅ	manus cava
横静脈洞炎	おうじょうみゃくどうえん	transverse sinusitis
黄〔色〕靱帯	おう〔しょく〕じんたい	yellow ligament
黄色靱帯骨化〔症〕	おうしょくじんたいこつか〔しょう〕	ossification of yellow ligament
黄色靱帯石灰化〔症〕	おうしょくじんたいせっかいか〔しょう〕	calcification of ligamentum flavum
黄色線維腫	おうしょくせんいしゅ	xanthofibroma
黄色調(キサントクロミー)	おうしょくちょう(きさんとくろみー)	xanthochromia
横束	おうそく	fasciculi transversi
凹足	おうそく	pes cavus
横断性障害	おうだんせいしょうがい	transverse lesion
横断性脊髄炎	おうだんせいせきずいえん	transverse myelitis
横断性脊髄症	おうだんせいせきずいしょう	transverse myelopathy
横断的研究	おうだんてきけんきゅう	transverse study
横断面	おうだんめん	transverse plane
横断裂	おうだんれつ	transverse rupture
応答	おうとう	response
横突起	おうとっき	transverse process
横突起間固定〔術〕	おうとっきかんこてい〔じゅつ〕	intertransverse fusion
横突孔	おうとつこう	transverse foramen
凹背	おうはい	hollow back
黄斑	おうはん	yellow spot (macula)
黄斑回避	おうはんかいひ	macular sparing
黄斑障害	おうはんしょうがい	maculopathy
黄斑変性	おうはんへんせい	macular degeneration
黄斑領域	おうはんりょういき	macular area
横紋筋	おうもんきん	striated muscle
横紋筋腫	おうもんきんしゅ	rhabdomyoma
横紋筋肉腫	おうもんきんにくしゅ	rhabdomyosarcoma
応用的 ADL	おうようてきえーでぃーえる	applied activities of daily living (AADL)
応用歩行	おうようほこう	practical gait
応力(ストレス)	おうりょく(すとれす)	stress

おうりょ		おんがく
応力遮蔽	おうりょくしゃへい	stress shielding
応力集中	おうりょくしゅうちゅう	stress concentration
大浦・堀田(OH)スケール	おおうらほった(おーえいち)すけーる	OH scale
O脚	おーきゃく	bowleg
オートファジー	おーとふぁじー	autophagy
オートラジオグラム	おーとらじおぐらむ	autoradiogram
オーバーユース(過用)	おーばーゆーす(かよう)	overuse
オーバーユース症候群	おーばーゆーすしょうこうぐん	overuse syndrome
大振り歩行	おおぶりほこう	swing through gait
オープンウェッジ法	おーぷんうぇっじほう	open wedge technique
オープンショルダー式上腕ソケット	おーぷんしょるだーしきじょうわんそけっと	open shoulder trans-humeral (above elbow) socket
オーラルフレイル	おーらるふれいる	oral frailty
起き上がり動作	おきあがりどうさ	rising from supine
オキシヘモグロビン	おきしへもぐろびん	oxyhemoglobin
汚言	おげん	coprolalia
押しボタン	おしぼたん	push button
悪心	おしん	nausea
Osgood-Schlatter病	おずぐっどしゅらったーびょう	Osgood-Schlatter disease
Ottawaアンクルルール	おたわあんくるるーる	Ottawa ankle rules (OAR)
Oppenheimer型装具	おっぺんはいまーがたそうぐ	Oppenheimer type MP extension assist wrist hand orthosis
Oppenheim反射	おっぺんはいむはんしゃ	Oppenheim reflex
音運動応答	おとうんどうおうとう	sonomotor response
オトガイ帽	おとがいぼう	chin cap
オペラグラス手	おぺらぐらすて	opera glass hand
オペラント技法	おぺらんとぎほう	operant technique
おむつ	おむつ	diaper
親指しゃぶり	おやゆびしゃぶり	thumb sucking
オリーブ核	おりーぶかく	dentoliva (olivary nucleus)
オリーブ橋小脳萎縮〔症〕	おりーぶきょうしょうのういしゅく〔しょう〕	olivopontocerebellar atrophy (OPCA)
Ollier病(内軟骨腫症)	おりえーるびょう(ないなんこつしゅしょう)	Ollier disease (enchondromatosis)
折りたたみ式乳母車(バギー)	おりたたみしきうばぐるま(ばぎー)	stroller
折りたたみナイフ現象	おりたたみないふげんしょう	clasp knife phenomenon
折りたたみナイフ様痙縮	おりたたみないふようけいしゅく	clasp knife spasticity
折りたたみナイフ様硬直	おりたたみないふようこうちょく	clasp knife rigidity
オルソクラッチ	おるそくらっち	ortho crutche〔s〕
音韻性錯語	おんいんせいさくご	phonemic paraphasia
オンオフ現象	おんおふげんしょう	on-off phenomenon
音楽誘発性てんかん	おんがくゆうはつせいてんかん	musicogenic epilepsy
音楽療法	おんがくりょうほう	music therapy

おんがく		がいか
音楽療法士	おんがくりょうほうし	music therapist
温感覚	おんかんかく	warm〔th〕sensation (thermesthesia)
温湿布	おんしっぷ	warm compress
温水洗浄便座	おんすいせんじょうべんざ	douche and air dryer for attachment to a toilet
音声機能	おんせいきのう	voice function
音声言語訓練用具	おんせいげんごくんれんようぐ	aid for voice and speech training
音声合成装置	おんせいごうせいそうち	device for synthetic speech
音声振戦	おんせいしんせん	voice tremor
音声治療	おんせいちりょう	voice therapy
温泉療法	おんせんりょうほう	balneotherapy
温度〔感〕覚	おんど〔かん〕かく	temperature sensation
温〔度感〕覚過敏〔症〕	おん〔どかん〕かくかびん〔しょう〕	hypertherm〔o〕esthesia (thermohyperesthesia)
温〔度感〕覚消(脱)失	おん〔どかん〕かくしょう(だっ)しつ	thermal (thermic) anesthesia
温〔度感〕覚鈍麻	おん〔どかん〕かくどんま	thermohypo〔a〕esthesia
温度感受性チャネル	おんどかんじゅせいちゃねる	thermosensitive transient receptor potential (TRP) channel
温度受容器	おんどじゅようき	thermo〔re〕cepter
温度(体温)調節	おんど(たいおん)ちょうせつ	thermoregulation
温熱性痛覚過敏	おんねつせいつうかくかびん	therm〔o〕algesia
温熱性発汗	おんねつせいはっかん	thermal sweating
温熱中枢	おんねつちゅうすう	heat center
温熱療法	おんねつりょうほう	heat therapy (thermotherapy)
温冷交代浴	おんれいこうたいよく	succession bath

か

カーテン徴候	かーてんちょうこう	curtain sign
Garden 分類	がーでんぶんるい	Garden〔fracture〕classification
カービング	かーびんぐ	carving
カービングマシン	かーびんぐましん	carver
カーフレイズ	かーふれいず	calf raise
カーボン製長下肢装具	かーぼんせいちょうかしそうぐ	carbon composite knee ankle foot orthosis
臥位(床)	がい(しょう)	recumbency (recumbent position)
外因感覚	がいいんかんかく	external sensation
外因性	がいいんせい	extrinsic
下位運動ニューロン	かいうんどうにゅーろん	lower motor neuron (LMN)
下位運動ニューロン疾患	かいうんどうにゅーろんしっかん	lower motor neuron disease
外果	がいか	lateral malleolus

回外	かいがい	supination
回外筋	かいがいきん	supinator muscle
回外筋反射	かいがいきんはんしゃ	supinator reflex (jerk)
回外足	かいがいそく	pes supinatus
絵画語彙発達検査	かいがごいはったつけんさ	picture vocabulary test
貝殻雑音(唸り)	かいがらざつおん(うなり)	sea shell noise (roar)
外眼筋	がいがんきん	extraocular muscles
外眼筋麻痺	がいがんきんまひ	external ophthalmoplegia
開眼失行	かいがんしっこう	apraxia of lid opening
回帰	かいき	regression
回帰分析	かいきぶんせき	regression analysis
開脚起立	かいきゃくきりつ	broad based stance
開脚歩行	かいきゃくほこう	broad (wide) based gait
外筋周膜	がいきんしゅうまく	epimysium
外脛骨	がいけいこつ	accessory navicular bone
外頚静脈	がいけいじょうみゃく	external jugular vein
外頚動脈	がいけいどうみゃく	external carotid artery
壊血病	かいけつびょう	scurvy
外言語化	がいげんごか	overtverbal mediation
介護	かいご	care
開咬	かいこう	open bite (apertognathia)
開口訓練	かいこうくんれん	jaw opening exercise
開口障害	かいこうしょうがい	lock jaw
開口不能	かいこうふのう	trismus
外呼吸	がいこきゅう	external respiration
介護サービス事業所	かいごさーびすじぎょうしょ	care service business provider
介護支援計画	かいごしえんけいかく	care support plan
介護支援サービス	かいごしえんさーびす	care support service
介護支援専門員(ケアマネジャー)	かいごしえんせんもんいん(けあまねじゃー)	care manager
介護施設	かいごしせつ	care facility
介護者	かいごしゃ	care giver
外固定〔法〕	がいこてい〔ほう〕	external fixation
介護福祉士	かいごふくしし	certified care worker
介護保険	かいごほけん	long-term care insurance (nursing care insurance)
介護保険施設	かいごほけんしせつ	long-term care insurance facility
介護保険制度	かいごほけんせいど	long-term care insurance system
介護保険法	かいごほけんほう	long-term care insurance act
介護用機器	かいごようきき	technical aid to care
介護予防	かいごよぼう	care prevention
介護療養型医療施設	かいごりょうようがたいりょうせつ	sanatorium medical facility for the elderly requing long-term care
介護老人福祉施設	かいごろうじんふくししせつ	welfare facility for the elderly
介護老人保健施設	かいごろうじんほけんしせつ	long-term care health facility

介護ロボット	かいごろぼっと	care robot
外在筋	がいざいきん	extrinsic muscle
介在ニューロン	かいざいにゅーろん	internuncial (intercalated) neuron (interneuron)
開散麻痺	かいさんまひ	divergence paralysis
外仕事量	がいしごとりょう	external cardiac work
外斜視	がいしゃし	external strabismus
外受容	がいじゅよう	exteroception
外受容感覚	がいじゅようかんかく	exteroceptive sensation
外受容反射	がいじゅようはんしゃ	exteroceptive reflex
介助	かいじょ	assistance
外傷	がいしょう	trauma
外傷後頚部症候群	がいしょうごけいぶしょうこうぐん	posttraumatic neck syndrome
外傷後健忘〔症〕	がいしょうごけんぼう〔しょう〕	posttraumatic amnesia
外傷後ストレス障害	がいしょうごすとれすしょうがい	posttraumatic stress disorder (PTSD)
外傷後脊髄空洞症	がいしょうごせきずいくうどうしょう	posttraumatic syringomyelia
外傷後遅発性脳卒中	がいしょうごちはつせいのうそっちゅう	delayed posttraumatic apoplexy
外傷後てんかん	がいしょうごてんかん	posttraumatic epilepsy
外傷後脳症	がいしょうごのうしょう	posttraumatic encephalopathy
外傷後慢性頭痛	がいしょうごまんせいずつう	chronic posttraumatic headache
外傷性関節炎	がいしょうせいかんせつえん	traumatic arthritis
外傷性神経腫	がいしょうせいしんけいしゅ	traumatic neuroma
外傷性神経〔症〕	がいしょうせいしんけい〔しょう〕	traumatic neurosis
外傷性精神病	がいしょうせいせいしんびょう	traumatic psychosis
外傷性切断	がいしょうせいせつだん	traumatic amputation
外傷性脱臼	がいしょうせいだっきゅう	traumatic dislocation
外傷性頭部外傷(脳損傷)	がいしょうせいとうぶがいしょう(のうそんしょう)	traumatic brain injury (TBI)
外傷性脳挫傷	がいしょうせいのうざしょう	traumatic cerebral contusion
外傷性脳損傷(頭部外傷)	がいしょうせいのうそんしょう(とうぶがいしょう)	traumatic brain injury (TBI)
介助運動(訓練)	かいじょうんどう(くんれん)	assistive exercise
介助犬	かいじょけん	assistant (service) dog
介助用車いす	かいじょようくるまいす	manual attendant controlled wheelchair (manual wheelchair with attendant)
外水頭症	がいすいとうしょう	external hydrocephalus
疥癬	かいせん	scabies
外旋	がいせん	external rotation
回旋〔運動〕	かいせん〔うんどう〕	rotation
回旋(転)骨切り術	かいせん(てん)こつきりじゅつ	rotation〔al〕osteotomy
回旋性眼振	かいせんせいがんしん	rotatory nystagmus
開扇徴候	かいせんちょうこう	fan〔ning〕sign
回旋不安定性	かいせんふあんていせい	rotatory instability

開窓	かいそう	exteriorization of pouch
外装（フォームカバー）	がいそう（ふぉーむかばー）	foam cover
階層構造	かいそうこうぞう	layered structure
咳〔嗽性〕失神	がい〔そうせい〕しっしん	cough syncope
咳嗽性頭痛	がいそうせいずつう	cough headache
咳〔嗽〕反射	がい〔そう〕はんしゃ	cough reflex
回想法	かいそうほう	life review (reminiscence therapy)
外側ウエッジ	がいそくうえっじ	lateral wedge
外側溝（シルヴィウス裂）	がいそくこう（しるづぃうすれつ）	lateral sulcus (Sylvian fissure)
外側膝状体核	がいそくしつじょうたいかく	nucleus corporis geniculati lateralis
外側上顆炎	がいそくじょうかえん	lateral epicondylitis
外側大腿皮神経	がいそくだいたいひしんけい	lateral femoral cutaneous nerve
外側皮質脊髄路	がいそくひしつせきずいろ	lateral corticospinal tract
外側ホイップ（踵の外振り）	がいそくほいっぷ（かかとのそとぶり）	lateral whip
介達牽引	かいたつけんいん	skin traction
介達骨折	かいたつこっせつ	indirect fracture
階段昇降	かいだんしょうこう	stairs climbing
階段昇降介助機	かいだんしょうこうかいじょき	stairs climber
階段昇降機	かいだんしょうこうき	stairs lift
階段昇降訓練	かいだんしょうこうくんれん	stair climbing exercise
階段用滑り止め	かいだんようすべりどめ	non-slip materials for stairs
開張足	かいちょうそく	spread foot
改訂水飲みテスト	かいていみずのみてすと	modified water swallowing test (MWST)
外転	がいてん	abduction
回転（旋）異常	かいてん（せん）いじょう	malrotation
外転肩継手	がいてんかたつぎて	abduction shoulder joint
外転筋	がいてんきん	abductor
外転筋力	がいてんきんりょく	abductor muscle strength
回転形成術	かいてんけいせいじゅつ	rotation plasty
回転後眼振	かいてんごがんしん	postrotary nystagmus
回転軸	かいてんじく	rotation axis
外転神経麻痺	がいてんしんけいまひ	abducens paralysis
回転性てんかん発作	かいてんせいてんかんほっさ	rotatory epileptic seizure
回転性めまい	かいてんせいめまい	rotatory vertigo
回転性めまい発作	かいてんせいめまいほっさ	tornado fit
外転装具	がいてんそうぐ	abduction brace
外転足	がいてんそく	pes abductus
回転チック	かいてんちっく	rotatory tic
回転ノブ	かいてんのぶ	rotating knob
回転板（ターンテーブル）	かいてんばん（たーんてーぶる）	turn table
回転皮弁	かいてんひべん	rotation〔al〕flap
外転副子	がいてんふくし	abduction splint

外転防止サポート（ブロック）	がいてんぼうしさぽーと（ぶろっく）	abduction support (block) (lateral upper leg support)
外転歩行	がいてんほこう	abduction gait
外転枕	がいてんまくら	abduction pillow
回転モーメント	かいてんもーめんと	moment of rotation
回転力（トルク）	かいてんりょく（とるく）	torque
解糖系酵素	かいとうけいこうそ	glycolytic enzyme
開頭〔術〕	かいとう〔じゅつ〕	craniotomy
外套針	がいとうしん	trocar
ガイドヘルプ	がいどへるぷ	guide help
ガイドライン	がいどらいん	guideline
回内	かいない	pronation
回内位	かいないい	pronation position
回内回外試験	かいないかいがいしけん	supination pronation test
回内筋徴候	かいないきんちょうこう	pronator sign
回内筋反射	かいないきんはんしゃ	pronator reflex
回内足	かいないそく	pes pronatus
介入	かいにゅう	intervention
外尿道括約筋	がいにょうどうかつやくきん	external urinary sphincter
外尿道括約筋筋電図	がいにょうどうかつやくきんきんでんず	external sphincter electromyogram
概念形成	がいねんけいせい	concept formation
海馬	かいば	hippocampus
開排	かいはい	abduction in flexion
灰白質	かいはくしつ	gray matter
灰白質ジストロフィー	かいはくしつじすとろふぃー	poliodystrophy (-phia)
灰白質軟化〔症〕	かいはくしつなんか〔しょう〕	tephromalacia
海馬傍回	かいばぼうかい	parahippocampal gyrus
外反	がいはん	valgus
外反位	がいはんい	valgus position
外反矯正装具	がいはんきょうせいそうぐ	valgus orthosis
外反股	がいはんこ	coxa valga
外反骨切り術	がいはんこつきりじゅつ	valgus osteotomy
外反膝	がいはんしつ	genu valgum
外反手	がいはんしゅ	manus valga
外反踵足	がいはんしょうそく	talipes calcaneovalgus
外反尖足	がいはんせんそく	talipes equinovalgus
外反足	がいはんそく	pes valgus
外反大腿	がいはんだいたい	femur valgum
外反肘	がいはんちゅう	cubitus valgus
外反トルク	がいはんとるく	valgus torque
外反扁平足	がいはんへんぺいそく	talipes planovalgus
外反母趾	がいはんぼし	hallux valgus
開鼻声	かいびせい	rhinolalia aperta
回避反射	かいひはんしゃ	avoiding reflex
回避反応	かいひはんのう	avoiding reaction
回復	かいふく	recovery
回復期	かいふくき	convalescent phase

回復期心臓リハビリテーション	かいふくきしんぞうりはびりてーしょん	convalescent cardiac rehabilitation
回復曲線	かいふくきょくせん	recovery curve
回復期リハビリテーション医学	かいふくきりはびりてーしょんいがく	rehabilitation medicine in convalescent phase (comprehensive inpatient rehabilitation)
回復期リハビリテーション病棟	かいふくきりはびりてーしょんびょうとう	convalescent rehabilitation ward
外腹斜筋反射	がいふくしゃきんはんしゃ	external oblique reflex
回復性虚血性神経脱落症候	かいふくせいきょけつせいしんけいだつらくしょうこう	reversible ischemic neurological deficit〔s〕(RIND)
解剖学的関節軸	かいぼうがくてきかんせつじく	anatomical joint axis
解剖学的肢位	かいぼうがくてきしい	anatomical position
解剖学的変異（破格）	かいぼうがくてきへんい（はかく）	anatomical variation
解剖頚	かいぼうけい	anatomical neck
解放現象	かいほうげんしょう	release phenomenon
開放骨折	かいほうこっせつ	open fracture
解剖軸	かいぼうじく	anatomical axis
開放性運動連鎖	かいほうせいうんどうれんさ	open kinetic chain (OKC)
開放性頭部損傷	かいほうせいとうぶそんしょう	open head injury
開放性二分脊椎	かいほうせいにぶんせきつい	spina bifida aperta
開放切断〔術〕	かいほうせつだん〔じゅつ〕	open amputation
開放脱臼	かいほうだっきゅう	open dislocation
開放的運動連鎖	かいほうてきうんどうれんさ	open kinetic chain (OKC)
臥位保持装置	がいほじそうち	lying system
海綿骨	かいめんこつ	cancellous bone
海綿状血管腫	かいめんじょうけっかんしゅ	cavernous angioma
海綿状硬化	かいめんじょうこうか	spongy sclerosis
海綿状態	かいめんじょうたい	spongiosis
海綿状脳症	かいめんじょうのうしょう	spongiform encephalopathy
海綿状変性	かいめんじょうへんせい	spongy degeneration
海綿静脈洞炎	かいめんじょうみゃくどうえん	sinusitis cavernosus
海綿静脈洞症候群	かいめんじょうみゃくどうしょうこうぐん	cavernous sinus syndrome
海綿静脈洞部頚動脈瘤	かいめんじょうみゃくどうぶけいどうみゃくりゅう	cavernous carotid aneurysm
潰瘍	かいよう	ulcer (sore)
潰瘍性大腸炎	かいようせいだいちょうえん	ulcerative colitis (UC)
外用療法	がいようりょうほう	topical therapy
外来患者	がいらいかんじゃ	outpatient
外来通院	がいらいつういん	outpatient visit
外来リハビリテーション	がいらいりはびりてーしょん	ambulatory rehabilitation
解離〔術〕	かいり〔じゅつ〕	dissociation (release)
解離性感覚障害	かいりせいかんかくしょうがい	dissociated sensory loss
解離性眼振	かいりせいがんしん	dissociated nystagmus
解離性障害	かいりせいしょうがい	dissociative disorder
解離性大動脈瘤	かいりせいだいどうみゃくりゅう	dissecting aortic aneurysm

解離性脳動脈瘤	かいりせいのうどうみゃくりゅう	dissecting cerebral aneurysm
カウザルギー(灼熱痛)	かうざるぎー(しゃくねつつう)	causalgia
カウンセリング	かうんせりんぐ	counseling
蛙足肢位	かえるあししい	frog leg position
家屋(住宅)改造(改修)	かおく(じゅうたく)かいぞう(かいしゅう)	house modification
家屋評価	かおくひょうか	house evaluation
過外転症候群	かがいてんしょうこうぐん	hyperabduction syndrome
過外転テスト	かがいてんてすと	hyperabduction test
下顎顔面異骨症	かがくがんめんいこつしょう	mandibulo facial dysostosis
下顎骨延長術	かがくこつえんちょうじゅつ	mandibular distraction osteogenesis
化学受容器	かがくじゅようき	chemoreceptor
下顎瞬目症候群	かがくしゅんもくしょうこうぐん	jaw winking syndrome
化学伝達物質	かがくでんたつぶっしつ	chemical transmitter (mediator)
下顎反射	かがくはんしゃ	chin (jaw) reflex
化学療法	かがくりょうほう	chemotherapy
過活動性膀胱	かかつどうせいぼうこう	overactive bladder
踵ウエッジ	かかとうえっじ	heel wedge
踵挙上(持ち上げ)	かかときょじょう(もちあげ)	heel lift
踵接地	かかとせっち	heel contact
踵の外振り(外側ホイップ)	かかとのそとぶり	lateral whip
踵の離床(踵離地)	かかとのりしょう(かかとりっち)	heel off
踵バンパー	かかとばんぱー	heel bumper
踵膝試験	かかとひざしけん	heel knee test
踵歩行	かかとほこう	heel (calcaneal) gait
踵歩行ギプス	かかとほこうぎぷす	heel gait cast
かがみ肢位	かがみしい	crouching posture
かかりつけ医	かかりつけい	family physician
過換気症候群	かかんきしょうこうぐん	hyperventilation syndrome
過換気テタニー	かかんきてたにー	hyperventilation tetany
下眼瞼向き眼振	かがんけんむきがんしん	down[-]beat nystagmus
鍵つまみ	かぎつまみ	key pinch
鉤爪変形	かぎつめへんけい	claw deformity
過矯正	かきょうせい	overcorrection
核黄疸	かくおうだん	nuclear jaundice (kernicterus)
角回	かくかい	angular gyrus
角回症候群	かくかいしょうこうぐん	angular gyrus syndrome
角回動脈	かくかいどうみゃく	artery of angular gyrus
核下型神経因性膀胱	かくかがたしんけいいんせいぼうこう	infranucler neurogenic urinary bladder
核下性麻痺	かくかせいまひ	infranuclear paralysis
核間性眼筋麻痺	かくかんせいがんきんまひ	internuclear ophthalmoplegia
顎関節強直症	がくかんせつきょうちょくしょう	temporomandibular ankylosis
顎関節症	がくかんせつしょう	temporomandibular joint disorder

顎関節症候群	がくかんせつしょうこうぐん	temporomandibular joint syndrome
殻構造義肢	かくこうぞうぎし	exoskeletal prosthesis
顎コントロール式電動車いす	がくこんとろーるしきでんどうくるまいす	chin control power wheelchair
拡散強調画像	かくさんきょうちょうがぞう	diffusion weighted image (DWI)
拡散障害	かくさんしょうがい	diffusion impairment
核磁気共鳴	かくじききょうめい	nuclear magnetic resonance
学習	がくしゅう	learning
学習された不使用	がくしゅうされたふしよう	learned non-use
学習障害	がくしゅうしょうがい	learning disorder (impairment)
学習能力	がくしゅうのうりょく	learning ability
学習理論	がくしゅうりろん	learning theory
核上性眼筋麻痺	かくじょうせいがんきんまひ	supranuclear ophthalmoplegia
核上性麻痺	かくじょうせいまひ	supranuclear paralysis
隔世遺伝	かくせいいでん	atavism
覚醒応答（反応）	かくせいおうとう（はんのう）	arousal (alerting) response (reaction)
核性眼筋麻痺	かくせいがんきんまひ	nuclear ophthalmoplegia
覚醒期幻覚〔症〕	かくせいきげんかく〔しょう〕	hypnopompic hallucination
覚醒状態	かくせいじょうたい	arousal (wakefulness, vigilance)
覚醒水準	かくせいすいじゅん	arousal level
角速度	かくそくど	angular velocity
拡大 ADL	かくだいえーでぃーえる	extended activities of daily living (EADL)
拡大代替コミュニケーション	かくだいだいたいこみゅにけーしょん	augmentative and alternative communication
拡大読書器	かくだいどくしょき	image enlarging video system
家具高さ調節装置	かぐたかさちょうせつそうち	aid for height adjustment of furniture
喀痰排泄（去痰）	かくたんはいせつ（きょたん）	expectoration
拡張期血圧	かくちょうきけつあつ	diastolic blood pressure
拡張現実感	かくちょうげんじつかん	augmented reality (AR)
過屈曲	かくっきょく	hyperflexion
学童期〔脊柱〕側弯〔症〕	がくどうき〔せきちゅう〕そくわん〔しょう〕	juvenile scoliosis
隔板肩継手	かくばんかたつぎて	shoulder joint [sectional plate]
楽譜失読〔症〕	がくふしつどく〔しょう〕	musical alexia
楽譜盲	がくふもう	music blindness
角膜下顎反射	かくまくかがくはんしゃ	corneo mandibular reflex
角膜反射	かくまくはんしゃ	corneal reflex
隔離	かくり	isolation
家系図	かけいず	pedigree
過形成	かけいせい	hyperplasia
過牽引	かけんいん	overtraction
下行性	かこうせい	descending
下行性眼筋ミオパチー	かこうせいがんきんみおぱちー	descending ocular myopathy

下行性疼痛抑制系	かこうせいとうつうよくせいけい	descending pain inhibitory system
下行性網様賦活系	かこうせいもうようふかつけい	descending reticular activating system
過高熱	かこうねつ	hyperpyrexia
下行路	かこうろ	descending tract
過呼吸	かこきゅう	hyperpnea
過誤支配	かごしはい	misdirection
仮骨	かこつ	callus
仮骨延長〔術〕	かこつえんちょう〔じゅつ〕	callotasis
仮骨形成	かこつけいせい	callus formation
過骨症(骨肥厚症)	かこつしょう(こつひこうしょう)	hyperostosis
Kasabach-Merritt 症候群	かさばっはめりっとしょうこうぐん	Kasabach-Merritt syndrome
加算平均	かさんへいきん	averaging
下肢	かし	lower extremity
家事	かじ	homemaking
下肢運動	かしうんどう	lower limb movement
下肢機能	かしきのう	lower limb function
下肢血管性間欠性跛行	かしけっかんせいかんけつせいはこう	intermittent claudication of peripheral artery
可視光線療法	かしこうせんりょうほう	visible rays therapy
下肢伸展挙上テスト	かししんてんきょじょうてすと	straight leg raising (SLR) test
下肢静止不能症候群	かしせいしふのうしょうこうぐん	restless legs syndrome
下肢切断者	かしせつだんしゃ	lower extremity (limb) amputee
下肢切断〔術〕	かしせつだん〔じゅつ〕	lower extremity (limb) amputation
下肢装具	かしそうぐ	lower extremity (limb) orthosis
下肢帯	かしたい	pelvic (hip) girdle
下肢痛	かしつう	lower limb pain
家事動作	かじどうさ	home making activity
下肢麻痺	かしまひ	lower extremity (limb) paresis
下斜視	かしゃし	hypotropia
荷重	かじゅう	weight-bearing
荷重関節	かじゅうかんせつ	weight-bearing joint
荷重線	かじゅうせん	weight-bearing line
下縦束	かじゅうそく	inferior longitudinal fasciculus
荷重負荷	かじゅうふか	weight-bearing
荷重変形曲線	かじゅうへんけいきょくせん	load deformation curve
荷重歩行	かじゅうほこう	weight-bearing gait
荷重面	かじゅうめん	bearing surface
火傷(熱傷)	かしょう(ねっしょう)	burn
過剰仮骨	かじょうかこつ	callus luxurians
顆状(楕円)関節	かじょう(だえん)かんせつ	condylar joint
過剰骨	かじょうこつ	supernumerary bone
顆上部支持自己懸垂式前腕ソケット	かじょうぶしじじこけんすいしきぜんわんそけっと	supracondylar self-suspension trans-radial (below elbow) socket

かしんて		かたい
過伸展母指	かしんてんぼし	pollex extensus
下垂手	かすいしゅ	drop hand
下垂足	かすいそく	drop foot
下垂体	かすいたい	hypophysis
下垂体機能亢進〔症〕	かすいたいきのうこうしん〔しょう〕	hyperpituitarism
下垂体機能低下〔症〕	かすいたいきのうていか〔しょう〕	hypopituitarism
下垂体腫瘍	かすいたいしゅよう	pituitary tumor
下垂体性小児(幼稚)症	かすいたいせいしょうに(ようち)しょう	hypophyseal infantilism
下垂体腺腫	かすいたいせんしゅ	pituitary adenoma
下垂体前葉	かすいたいぜんよう	anterior pituitary
下垂体卒中	かすいたいそっちゅう	pituitary apoplexy
ガス壊疽	がすえそ	gas gangrene
ガス希釈法	がすきしゃくほう	gas dilution method
ガス交換	がすこうかん	gas exchange
下制(引き下げ、うつ病、陥没、抑うつ)	かせい(ひきさげ、うつびょう、かんぽつ、よくうつ)	depression
化生	かせい	metaplasia
仮性球麻痺	かせいきゅうまひ	pseudobulbar palsy (paralysis)
仮性麻痺[Porrot の]	かせいまひ	pseudoparalysis
下赤核症候群	かせきかくしょうこうぐん	inferior red nucleus syndrome
風に吹かれた変形	かぜにふかれたへんけい	wind blown (swept) deformity
下前腸骨棘	かぜんちょうこつきょく	anterior inferior iliac spine
過前弯[脊柱の]	かぜんわん[せきちゅうの]	hyperlordosis
鷲足	がそく	goose foot
家族指導	かぞくしどう	family education
家族性アミロイド症	かぞくせいあみろいどしょう	familial amyloidosis
家族性アミロイドポリニューロパチー	かぞくせいあみろいどぽりにゅーろぱちー	familial amyloid polyneuropathy
家族性痙性対(脊髄)麻痺	かぞくせいけいせいつい(せきずい)まひ	familial spastic paraplegia (spainal paralysis)
家族性高コレステロール血症	かぞくせいこうこれすてろーるけっしょう	familial hypercholesterolemia
家族性周期性四肢麻痺	かぞくせいしゅうきせいししまひ	familial periodic paralysis
家族性自律神経異常症	かぞくせいじりつしんけいいじょうしょう	familial dysautonomia
家族性振戦	かぞくせいしんせん	familial tremor
家族性脊髄性筋萎縮症	かぞくせいせきずいせいきんいしゅくしょう	familial spinal muscular atrophy
加速度	かそくど	acceleration
加速度計	かそくどけい	accelerometer
下側(荷重側)肺障害	かそく(かじゅうそく)はいしょうがい	dependent lung disease
加速歩行	かそくほこう	festinating gait
可塑性	かそせい	plasticity
片足立ち(片脚立位)	かたあしだち(へんきゃくりつい)	standing on one leg
片足跳び	かたあしとび	hop on one foot (leg)
下腿	かたい	lower leg (crus)

241

下腿外捻〔症〕	かたいがいねん〔しょう〕	laterotorsio cruris
下腿外反〔症〕	かたいがいはん〔しょう〕	crus valgum
下腿潰瘍	かたいかいよう	ulcus cruris varicosum
下腿義足	かたいぎそく	transtibial (below knee) prosthesis
下腿筋膜	かたいきんまく	crural fascia
下腿交差皮弁	かたいこうさひべん	cross leg flap
下腿交差有茎植皮	かたいこうさゆうけいしょくひ	cross leg pedicle graft
下腿後弯〔症〕	かたいこうわん〔しょう〕	posterior bowing of lower leg (crus recurvatum)
下腿三頭筋	かたいさんとうきん	triceps 〔muscle〕of calf
下腿三頭筋反射	かたいさんとうきんはんしゃ	triceps surae reflex
課題遂行	かだいすいこう	task performance
課題遂行能力	かだいすいこうのうりょく	task performance ability
下腿切断者	かたいせつだんしゃ	transtibial (below knee) amputee
下腿切断〔術〕	かたいせつだん〔じゅつ〕	transtibial (below knee) amputation
下腿切断用アジャスタブルレッグ	かたいせつだんようあじゃすたぶるれっぐ	transtibial adjustable leg
下腿前弯〔症〕	かたいぜんわん〔しょう〕	anterior bowing of lower leg (crus antecurvatum)
下腿ソケット	かたいそけっと	transtibial socket
下腿ソケット採型用ジグ	かたいそけっとさいけいようじぐ	transtibial casting apparatus
課題調整	かだいちょうせい	task modification
下腿内捻〔症〕	かたいないねん〔しょう〕	mediotorsio cruris
下腿内反〔症〕	かたいないはん〔しょう〕	crus varum
下腿用キャリパー	かたいようきゃりぱー	transtibial caliper
下腿弯曲〔症〕	かたいわんきょく〔しょう〕	crus curvatum
肩インピンジメント症候群	かたいんぴんじめんとしょうこうぐん	shoulder impingement syndrome
肩〔回旋筋〕腱板	かた〔かいせんきん〕けんばん	rotator cuff
肩〔回旋筋〕腱板損傷	かた〔かいせんきん〕けんばんそんしょう	rotator cuff injury
肩外転装具	かたがいてんそうぐ	shoulder abduction orthosis (airplane splint)
肩関節	かたかんせつ	shoulder joint
肩関節亜脱臼	かたかんせつあだっきゅう	shoulder subluxation
肩関節炎	かたかんせつえん	shoulder arthritis (omarthritis)
肩関節周囲炎	かたかんせつしゅういえん	frozen shoulder (adhesive capsulitis)
肩関節唇	かたかんせつしん	glenoid labrum
肩関節全置換術	かたかんせつぜんちかんじゅつ	total shoulder arthroplasty (replacement)
肩関節脱臼	かたかんせつだっきゅう	shoulder dislocation
肩関節痛	かたかんせつつう	omalgia

肩関節離断〔術〕	かたかんせつりだん〔じゅつ〕	shoulder disarticulation (complete arm amputation)
肩義手	かたぎしゅ	shoulder disarticulation prosthesis
肩駆動式把持装具	かたくどうしきはじそうぐ	shoulder driven prehension orthosis
肩装具	かたそうぐ	shoulder orthosis
肩ソケット	かたそけっと	shoulder socket
形色分類検査	かたちいろぶんるいしけん	form color sorting test
肩継手	かたつぎて	shoulder unit (shoulder joint)
肩吊り帯	かたつりたい	shoulder suspension system
片手駆動式車いす	かたてくどうしきくるまいす	single side arm driven wheelchair
肩手症候群	かたてしょうこうぐん	shoulder hand syndrome
片手動作	かたてどうさ	one-handed activity
型どり(モデリング)	かたどり(もでりんぐ)	model〔l〕ing
肩ハーネス	かたはーねす	shoulder harness
片麻痺	かたまひ	hemiplegia
片麻痺後アテトーゼ	かたまひごあてとーぜ	posthemiplegic athetosis
肩ゆさぶり試験	かたゆさぶりしけん	shoulder shaking test
肩リング	かたりんぐ	shoulder ring
肩輪転器	かたりんてんき	shoulder wheel
カタレプシー(強硬症)	かたれぷしー(きょうこうしょう)	catalepsy
可聴閾値	かちょういいち	auditory threshold
可聴範囲	かちょうはんい	auditory sensation area
滑液(関節液)	かつえき(かんせつえき)	joint fluid (synovial fluid)
滑液包	かつえきほう	〔synovial〕bursa
滑液包炎	かつえきほうえん	bursitis
滑液包切開〔術〕	かつえきほうせっかい〔じゅつ〕	bursotomy
滑液包穿刺	かつえきほうせんし	bursocentesis
脚気	かっけ	beriberi
脚気ニューロパチー	かっけにゅーろぱちー	beriberi neuropathy
顎骨壊死	がっこつえし	osteonecrosis of the jaw
滑車(プーリー)	かっしゃ(ぷーりー)	pulley
滑車訓練	かっしゃくんれん	pulley exercise
渇酒症(癖)	かっしゅしょう(へき)	dipsomania
褐色細胞腫	かっしょくさいぼうしゅ	pheochromocytoma
活性電極	かっせいでんきょく	active electrode
滑走説	かっそうせつ	sliding〔filament〕theory
Katz ADL インデックス	かっつえーでぃーえるいんでっくす	Katz index of independence in ADL (Katz ADL index)
滑動(平面)関節	かつどう(へいめん)かんせつ	arthrodial (plane, gliding) joint
活動亢進(多動〔症〕)	かつどうこうしん(たどう〔しょう〕)	hyperactivity
活動〔性〕	かつどう〔せい〕	activity
活動制限	かつどうせいげん	activities limitation
滑動性追従眼球運動	かつどうせいついじゅうがんきゅううんどう	smooth pursuit eye movement
活動電位	かつどうでんい	action potential

活動分析	かつどうぶんせき	activity analysis
カップリングモーション	かっぷりんぐもーしょん	coupling motion
合併症	がっぺいしょう	complication
滑膜	かつまく	synovial membrane
滑膜炎	かつまくえん	synovitis
滑膜骨軟骨腫症	かつまくこつなんこつしゅしょう	synovial osteochondromatosis
滑膜腫	かつまくしゅ	synovioma
滑膜浄化〔術〕	かつまくじょうか〔じゅつ〕	synoviorthesis
滑膜〔性〕関節	かつまく〔せい〕かんせつ	synovial joint
滑膜切除〔術〕	かつまくせつじょ〔じゅつ〕	synovectomy
滑膜肉腫	かつまくにくしゅ	synovial sarcoma
滑膜嚢胞(腫)	かつまくのうほう(しゅ)	synovial cyst
滑膜ひだ障害	かつまくひだしょうがい	plica syndrome
滑面小胞体	かつめんしょうほうたい	smooth surfaced endoplasmic reticulum
括約筋	かつやくきん	sphincter muscle
括約筋障害	かつやくきんしょうがい	sphincter disturbance
かつら	かつら	wig
割裂骨折	かつれつこっせつ	split fracture
家庭看護	かていかんご	nursing home
カテーテルアブレーション	かてーてるあぶれーしょん	catheter ablation
可動域	かどういき	excursion, range of motion (ROM)
可動指鉤	かどうしこう	hook
可撓性(柔軟性)	かとうせい(じゅうなんせい)	flexibility
可動性(運動性)	かどうせい(うんどうせい)	motility
過度可動性	かどかどうせい	hypermobility
カナダ式股義足	かなだしきこぎぞく	Canadian-type hip disarticulation prosthesis
カナダ式股ソケット	かなだしきこそけっと	Canadian-type hip disarticulation socket
カナダ式股継手	かなだしきこつぎて	Canadian-type hip joint
カナディアンクラッチ	かなでぃあんくらっち	Canadian (triceps) crutch
仮名ひろいテスト	かなひろいてすと	Kana-hiroi test
化膿性関節炎	かのうせいかんせつえん	septic arthritis (pyogenic arthritis, suppurative arthritis)
化膿性筋炎	かのうせいきんえん	purulent myositis (pyogenic myositis)
化膿性硬膜炎	かのうせいこうまくえん	pyogenic pachymeningitis
化膿性髄膜炎	かのうせいずいまくえん	purulent meningitis
化膿性脊椎炎	かのうせいせきついえん	pyogenic spondylitis (infectious spondylitis, vertebral osteomyelitis)
化膿性軟膜炎	かのうせいなんまくえん	purulent leptomeningitis
化膿性脳炎	かのうせいのうえん	purulent encephalitis

過敏性	かびんせい	hypersensitivity
過敏性血管炎	かびんせいけっかんえん	hypersensitivity angiitis (vasculitis)
過敏性膀胱	かびんせいぼうこう	irritable bladder
カフ（半月）	かふ（はんげつ）	cuff
過負荷	かふか	overload
果部骨折	かぶこっせつ	malleolar fracture
過分極	かぶんきょく	hyperpolarization
可変摩擦継手	かへんまさつつぎて	variable friction joint
可変摩擦膝継手	かへんまさつひざつぎて	variable friction knee joint
下方注視麻痺	かほうちゅうしまひ	downward gaze palsy
過眠〔症〕	かみん〔しょう〕	hypersomnia
仮面うつ病	かめんうつびょう	masked depression
仮面様顔貌	かめんようがんぼう	mask like face (masked face)
痒み	かゆみ	itch〔ing〕
過用（オーバーユース）	かよう（おーばーゆーす）	overuse
過用（使いすぎ）症候群	かよう（つかいすぎ）しょうこうぐん	overuse syndrome
過用性筋力低下	かようせいきんりょくていか	overwork weakness
カラードップラー心エコー法	からーどっぷらーしんえこーほう	color Doppler echocardiography
仮合わせ（適合）	かりあわせ（てきごう）	fitting
カリエス	かりえす	caries
仮（偽）関節	かり（ぎ）かんせつ	pseudoarthrosis
仮義手	かりぎしゅ	temporary upper limb prosthesis
仮義足	かりぎそく	temporary lower limb prosthesis
渦流浴	かりゅうよく	whirl pool bath
カルシウム（Ca）代謝	かるしうむたいしゃ	calcium metabolism
カルシウム（Ca）チャネル	かるしうむちゃねる	calcium channel
カルシトリオール	かるしとりおーる	calcitriol
カルブンケル（よう、癰）	かるぶんける（よう、よう）	carbuncle
Karvonen 係数	かるぼーねんけいすう	Karvonen coefficient (k)
Karvonen の式	かるぼーねんのしき	Karvonen formula
Galeazzi 骨折	がれあっちこっせつ	Galeazzi fracture
加齢（老化）	かれい（ろうか）	aging
カロリー（熱量）	かろりー（ねつりょう）	calorie
Gowers 徴候（登攀性起立）	がわーずちょうこう（とうはんせいきりつ）	Gowers sign (climbing up own trunk, climb own body)
革細工	かわざいく	leather work
がん（悪性腫瘍）	がん（あくせいしゅよう）	cancer (malignant tumor)
簡易型電動車いす	かんいがたでんどうくるまいす	simple type electric wheelchair
簡易上肢機能検査	かんいじょうしきのうけんさ	simple test for evaluating hand function (STEF)
簡易ポータブル知的状態質問表	かんいぽーたぶるちてきじょうたいしつもんひょう	short portable mental status questionnaire

眼咽頭筋ジストロフィー	がんいんとうきんじすとろふぃー	oculopharyngeal muscular dystrophy
陥凹（圧痕）	かんおう（あっこん）	impression
感音〔性〕難聴	かんおん〔せい〕なんちょう	sensorineural hearing loss
眼窩	がんか	orbit
寛解	かんかい	remission
寛解導入	かんかいどうにゅう	remission induction
感覚	かんかく	esthesia (sensation)
感覚閾値	かんかくいきち	sensory threshold
感覚運動野	かんかくうんどうや	sensorimotor area
感覚解離	かんかくかいり	sensory dissociation
感覚過敏（触覚過敏）	かんかくかびん（しょっかくかびん）	hyperesthesia
感覚過敏帯	かんかくかびんたい	hyperesthetic zone
感覚器	かんかくき	sense organ
感覚機構	かんかくきこう	sensory mechanism
感覚計	かんかくけい	esthesiometer
感覚根	かんかくこん	sensory root
感覚受容器	かんかくじゅようき	sensory receptor
感覚障害	かんかくしょうがい	sensory disturbance
感覚消去	かんかくしょうきょ	sensory extinction (loss)
感覚神経（ニューロン）	かんかくしんけい（にゅーろん）	sensory nerve (neuron)
感覚神経活動電位	かんかくしんけいかつどうでんい	sensory nerve action potential (SNAP)
感覚神経伝導速度	かんかくしんけいでんどうそくど	sensory nerve conduction velocity (SNCV)
感覚神経麻痺	かんかくしんけいまひ	sensory nerve paralysis
感（知）覚神経誘発電位	かん（ち）かくしんけいゆうはつでんい	sensory nerve evoked potential
間隔伸張法	かんかくしんちょうほう	spaced retrieval technique
感覚性インパルス	かんかくせいいんぱるす	sensory impulse
感覚性運動失調	かんかくせいうんどうしっちょう	sensory ataxia
感覚性言語中枢	かんかくせいげんごちゅうすう	sensory speech center
感覚性失韻律	かんかくせいしついんりつ	sensory aprosodia (aprosody)
感覚性失音楽〔症〕	かんかくせいしつおんがく〔しょう〕	sensory amusia
感覚〔性〕失語〔症〕	かんかく〔せい〕しつご〔しょう〕	sensory aphasia
感覚性多発性末梢神経炎	かんかくせいたはつせいまっしょうしんけいえん	sensory polyneuropathy
感覚性てんかん	かんかくせいてんかん	sensory epilepsy
感覚測定〔法〕	かんかくそくてい〔ほう〕	esthesiometry
感覚遅延	かんかくちえん	bradyesthesia
感覚中枢	かんかくちゅうすう	sensory center
感覚点	かんかくてん	sense spot
感覚統合	かんかくとうごう	sensory integration
感覚統合療法	かんかくとうごうりょうほう	sensory integration therapy
感覚鈍麻	かんかくどんま	hyp〔o〕esthesia
感（知）覚能	かん（ち）かくのう	sensibility
感覚皮質	かんかくひしつ	sensory cortex
感覚野	かんかくや	sensorial (sensory) area

感覚誘発応答	かんかくゆうはつおうとう	sensory evoked response
感覚誘発電位	かんかくゆうはつでんい	sensory evoked potential
感覚路	かんかくろ	sensory tract
眼窩上神経	がんかじょうしんけい	supraorbital nerve
眼窩上神経痛	がんかじょうしんけいつう	supraorbital neuralgia
換気血流比	かんきけつりゅうひ	ventilation perfusion ratio
換気不全	かんきふぜん	ventilatory insufficiency
眼球運動	がんきゅううんどう	external ocular movement
眼球運動失行	がんきゅううんどうしっこう	oculomotor apraxia
眼球運動失調	がんきゅううんどうしっちょう	ocular ataxia
眼球運動障害	がんきゅううんどうしょうがい	disturbance of ocular motility (ocular motility disorder)
眼球下斜位	がんきゅうかしゃい	hypophoria
眼球陥凹	がんきゅうかんおう	enophthalmos
眼球共同運動	がんきゅうきょうどううんどう	conjugate movement of eyes
眼球共同運動麻痺	がんきゅうきょうどううんどうまひ	conjugate paralysis
眼球クローヌス	がんきゅうくろーぬす	opsoclonus
眼球後退	がんきゅうこうたい	bulbar retraction
眼球固定	がんきゅうこてい	eye fixation
眼球斜位	がんきゅうしゃい	heterophoria
眼球上斜位	がんきゅうじょうしゃい	hyperphoria
眼球正位	がんきゅうせいい	orthophoria
眼球〔頭部〕共同偏倚	がんきゅう〔とうぶ〕きょうどうへんい	conjugate deviation of eyes 〔and head〕
眼球突出	がんきゅうとっしゅつ	exophthalmos (-mus)
眼球突出性眼筋麻痺	がんきゅうとっしゅつせいがんきんまひ	exophthalmic ophthalmoplegia
環境因子	かんきょういんし	environmental factors
眼鏡形補聴器	がんきょうがたほちょうき	spectacle hearing aid
環境制御システム	かんきょうせいぎょしすてむ	environmental control system
環境調整	かんきょうちょうせい	environmental improvement
換気量	かんきりょう	minute volume
眼筋	がんきん	ocular muscle
眼筋麻痺	がんきんまひ	ophthalmoplegia
眼筋ミオパチー	がんきんみおぱちー	ocular myopathy
ガングリオシド蓄積症	がんぐりおしどちくせきしょう	gangliosidosis
ガングリオン	がんぐりおん	ganglion
関係妄想	かんけいもうそう	delusion of reference
間欠牽引	かんけつけんいん	intermittent traction
間欠性眼球突出〔症〕	かんけつせいがんきゅうとっしゅつ〔しょう〕	intermittent exophthalmos
間欠性関節水症(腫)	かんけつせいかんせつすいしょう(しゅ)	intermittent hydrarthrosis
間欠性斜頚	かんけつせいしゃけい	intermittent torticollis
間欠的空気圧迫治療	かんけつてきくうきあっぱくちりょう	intermittent pneumatic compression
間欠的経管栄養法	かんけつてきけいかんえいようほう	intermittent tube feeding

かんけつ		かんしつ
間欠的経口(口腔)食道経管法	かんけつてきけいこう(こうくう)しょくどうけいかんほう	intermittent oroesophageal tube feeding
間欠的シータバースト刺激	かんけつてきしーたばーすとしげき	intermittent theta burst stimulation (iTBS)
観血的整復術	かんけつてきせいふくじゅつ	open reduction
間欠導尿	かんけつどうにょう	intermittent urethral catheterization
間欠跛行	かんけつはこう	intermittent claudication
間欠光刺激	かんけつひかりしげき	intermittent photic stimulation
間欠陽圧換気	かんけつようあつかんき	intermittent positive pressure ventilation
肝血流量	かんけつりゅうりょう	hepatic blood flow
眼瞼下垂	がんけんかすい	ptosis
眼瞼後退	がんけんこうたい	lid retraction
眼瞼麻痺	がんけんまひ	blepharoplegia
眼瞼攣縮	がんけんれんしゅく	blepharospasm
看護	かんご	nursing
喚語(迂言)	かんご(うげん)	word finding
看護過程	かんごかてい	nursing process
看護基準	かんごきじゅん	nursing standard
看護計画	かんごけいかく	nursing〔care〕plan
喚語困難	かんごこんなん	word finding difficulty
看護診断	かんごしんだん	nursing diagnosis
看護単位	かんごたんい	nursing unit
寛骨	かんこつ	coxal bone (innominate bone, hip bone)
寛骨臼(股臼)	かんこつきゅう(こきゅう)	acetabulum
寛骨臼回転(回旋)骨切り術	かんこつきゅうかいてん(かいせん)こつきりじゅつ	rotation acetabular osteotomy
寛骨臼カップ	かんこつきゅうかっぷ	acetabular cup
寛骨臼形成〔術〕	かんこつきゅうけいせい〔じゅつ〕	acetabular arthroplasty (acetabuloplasty)
寛骨臼形成不全	かんこつきゅうけいせいふぜん	acetabular dysplasia
寛骨臼ソケット	かんこつきゅうそけっと	acetabular socket
寛骨骨切り術	かんこつこつきりじゅつ	innominate osteotomy
幹細胞	かんさいぼう	stem cell
幹細胞移植	かんさいぼういしょく	stem cell transplantation
がんサバイバー	がんさばいばー	cancer survivor
環指	かんし	ring finger
患肢(四肢)温存	かんし(しし)おんぞん	limb salvage
環軸関節	かんじくかんせつ	atlantoaxial joint
環軸関節亜脱臼	かんじくかんせつあだっきゅう	atlantoaxial subluxation
環軸関節回旋位固定	かんじくかんせつかいせんいこてい	rotatory fixation of atlantoaxial joint
環軸脱臼	かんじくだっきゅう	atlantoaxial dislocation
カンジダ症	かんじだしょう	candidiasis
間質性筋炎	かんしつせいきんえん	interstitial myositis
間質性神経炎	かんしつせいしんけいえん	interstitial neuritis

かんしつ		かんせつ
間質性肺炎	かんしつせいはいえん	interstitial pneumonia (IP)
患者介護継続	かんじゃかいごけいぞく	continuity of patient care
患者教育	かんじゃきょういく	patient education
患者立脚型評価法（患者報告アウトカム）	かんじゃりっきゃくがたひょうかほう	patient-reported outcome (PRO)
感受性	かんじゅせい	impressibility
感情失禁	かんじょうしっきん	emotional incontinence
干渉性	かんしょうせい	coherence
干渉波型（干渉パターン）	かんしょうはけい（かんしょうぱたーん）	interference pattern
緩徐眼球運動	かんじょがんきゅううんどう	slow eye movement
緩徐進行性失語	かんじょしんこうせいしつご	slowly progressive aphasia
緩徐性棘徐波複合	かんじょせいきょくじょはふくごう	slow spike and wave complex
緩徐相	かんじょそう	slow phase
緩徐脱分極	かんじょだつぶんきょく	slow depolarization
緩徐追従〔眼球〕運動	かんじょついじゅう〔がんきゅう〕うんどう	slow pursuit 〔eye〕movement
緩徐変動電位	かんじょへんどうでんい	slowly changing potential
眼振	がんしん	nystagmus
眼振計	がんしんけい	nystagmograph
眼神経痛	がんしんけいつう	ophthalmic neuralgia
眼振方向優位性	がんしんほうこうゆういせい	directional preponderance of nystagmus
関心領域	かんしんりょういき	region of interest (ROI)
乾性温熱	かんせいおんねつ	dry heat
乾性咳嗽	かんせいがいそう	dry cough
眼性眼振	がんせいがんしん	ocular nystagmus
肝性昏睡	かんせいこんすい	hepatic coma
眼性斜頚	がんせいしゃけい	ocular torticollis
肝性脊髄症	かんせいせきずいしょう	hepatic myelopathy
肝性脳症	かんせいのうしょう	hepatic encephalopathy
眼精疲労	がんせいひろう	asthenopia
関節	かんせつ	joint
関節異形成〔症〕	かんせつついけいせい〔しょう〕	arthrodysplasia
関節液（滑液）	かんせつえき（かつえき）	joint fluid (synovial fluid)
関節炎	かんせつえん	arthritis
関節縁（唇）切除〔術〕	かんせつえん（しん）せつじょ〔じゅつ〕	ch〔e〕ilectomy
関節円板	かんせつえんばん	articular disc
関節温存手術	かんせつおんぞんしゅじゅつ	joint preserving surgery (operation)
関節外〔関節〕固定〔術〕	かんせつがい〔かんせつ〕こてい〔じゅつ〕	extra-articular arthrodesis
関節外骨折	かんせつがいこっせつ	extra-articular fracture
関節解離〔術〕	かんせつかいり〔じゅつ〕	arthrolysis
関節顆切除（切離）〔術〕	かんせつかせつじょ（かいり）〔じゅつ〕	condylectomy
関節可動域	かんせつかどういき	range of motion (ROM)

249

かんせつ   かんせつ

関節可動域運動(訓練)	かんせつかどういきうんどう(くんれん)	range of motion exercise (ROM exercise)
関節可動域テスト	かんせつかどういきてすと	range of motion test (ROM test)
関節可動性	かんせつかどうせい	joint mobility
関節〔感〕覚	かんせつ〔かん〕かく	joint sensation
関節鏡	かんせつきょう	arthroscope
関節鏡検査〔法〕	かんせつきょうけんさ〔ほう〕	arthroscopy
関節鏡視下手術	かんせつきょうしかしゅじゅつ	arthroscopic surgery
関節強直	かんせつきょうちょく	ankylosis
関節腔	かんせつくう	joint cavity (articular cavity)
間接(基礎)訓練〔摂食嚥下の〕	かんせつ(きそ)くんれん	indirect therapy
関節形成(置換)〔術〕	かんせつけいせい(ちかん)〔じゅつ〕	joint replacement (arthroplasty)
関節結核	かんせつけっかく	joint tuberculosis
関節血症	かんせつけっしょう	hemarthrosis
関節拘縮〔症〕	かんせつこうしゅく〔しょう〕	arthrogryposis
関節合力	かんせつごうりょく	joint resultant force
関節骨端切除〔術〕	かんせつこったんせつじょ〔じゅつ〕	oste〔o〕arthrotomy
関節固定〔術〕	かんせつこてい〔じゅつ〕	arthrodesis
関節弛緩〔性〕〔症〕	かんせつしかん〔せい〕〔しょう〕	joint laxity
関節周囲炎	かんせつしゅういえん	periarthritis
関節潤滑	かんせつじゅんかつ	joint lubrication
関節症	かんせつしょう	arthrosis (-pathy)
関節唇	かんせつしん	articular lip
関節水症(腫)	かんせつすいしょう(しゅ)	hydrarthrosis
関節制動〔術〕	かんせつせいどう〔じゅつ〕	arthrorisis
関節切開〔術〕	かんせつせっかい〔じゅつ〕	arthrotomy
関節接合術	かんせつせつごうじゅつ	arthrosynthesis
関節切除〔術〕	かんせつせつじょ〔じゅつ〕	arthrectomy
関節〔線維性〕癒着	かんせつ〔せんいせい〕ゆちゃく	arthrofibrosis
関節穿刺	かんせつせんし	arthrocentesis
関節造影〔法〕	かんせつぞうえい〔ほう〕	arthrography
関節置換(形成)〔術〕	かんせつちかん(けいせい)〔じゅつ〕	arthroplasty (joint replacement)
関節痛	かんせつつう	arthralgia
関節適合性	かんせつてきごうせい	joint congruency
間接瞳孔反応	かんせつどうこうはんのう	indirect pupillary reaction
関節突起	かんせつとっき	articular process
関節突起間部(椎間関節部)	かんせつとっきかんぶ(ついかんかんせつぶ)	pars interarticularis (zygapophyseal joint, facet joint)
関節内関節固定〔術〕	かんせつないかんせつこてい〔じゅつ〕	intraarticular arthrodesis
関節内骨折	かんせつないこっせつ	intraarticular fracture
関節内注射	かんせつないちゅうしゃ	intraarticular injection
関節軟骨	かんせつなんこつ	articular cartilage
関節軟骨損傷	かんせつなんこつそんしょう	articular cartilage injury
関節ねずみ	かんせつねずみ	joint mouse
関節半月	かんせつはんげつ	articular meniscus
関節半月板〔症〕	かんせつはんげつばん〔しょう〕	meniscopathy

250

かんせつ		かんたい
関節反力	かんせつはんりょく	joint reaction force
関節不安定〔性〕	かんせつふあんてい〔せい〕	joint instability
関節変形	かんせつへんけい	joint deformity
関節包	かんせつほう	joint capsule
関節包炎	かんせつほうえん	capsulitis
関節包滑膜切除〔術〕	かんせつほうかつまくせつじょ〔じゅつ〕	capsulosynovectomy
関節包関節形成〔術〕	かんせつほうかんせつけいせい〔じゅつ〕	capsular arthroplasty
関節包形成〔術〕	かんせつほうけいせい〔じゅつ〕	capsuloplasty
関節包固定〔術〕	かんせつほうこてい〔じゅつ〕	capsulodesis
関節包靱帯	かんせつほうじんたい	capsular ligament
関節包切開〔術〕	かんせつほうせっかい〔じゅつ〕	caps〔ul〕otomy
関節包切除〔術〕	かんせつほうせつじょ〔じゅつ〕	capsulectomy
関節面	かんせつめん	articular surface
関節面再建挿入物	かんせつめんさいけんそうにゅうぶつ	resurfacing implant
関節面掻爬	かんせつめんそうは	arthroxesis
関節面置換〔術〕	かんせつめんちかん〔じゅつ〕	surface replacement
関節モーメント	かんせつもーめんと	joint moment
関節リウマチ	かんせつりうまち	rheumatoid arthritis (RA)
関節離断〔術〕	かんせつりだん〔じゅつ〕	disarticulation
関節裂隙	かんせつれつげき	joint space
汗腺	かんせん	sweat (perspiratory) gland
完全寛解	かんぜんかんかい	complete remission
完全干渉波型(干渉パターン)	かんぜんかんしょうはけい(かんしょうぱたーん)	full interference pattern
感染後脳炎	かんせんごのうえん	post infectious encephalitis
感染〔症〕	かんせん〔しょう〕	infection
完全静脈栄養〔法〕	かんぜんじょうみゃくえいよう〔ほう〕	total parenteral nutrition (TPN)
感染性関節炎	かんせんせいかんせつえん	infectious arthritis
乾癬性関節炎	かんせんせいかんせつえん	psoriatic arthritis (PsA)
感染性偽関節	かんせんせいぎかんせつ	infected nonunion
感染性筋炎	かんせんせいきんえん	infectious myositis
感染性塞栓症	かんせんせいそくせんしょう	infective embolism
完全切除	かんぜんせつじょ	ablation
感染創	かんせんそう	infected wound
完全脱臼	かんぜんだっきゅう	complete dislocation
完全治癒	かんぜんちゆ	complete cure
感染徴候	かんせんちょうこう	infection sign
完全麻痺	かんぜんまひ	paralysis
乾燥〔症〕	かんそう〔しょう〕	xerosis
乾燥症候群	かんそうしょうこうぐん	sicca syndrome
患側	かんそく	affected side
間代(クロ〔ー〕ヌス)	かんたい(くろ〔ー〕ぬす)	clonus
間代〔性〕痙攣	かんたい〔せい〕けいれん	clonic convulsion
間代〔性〕攣縮	かんたい〔せい〕れんしゅく	clonic spasm

灌注	かんちゅう	irrigation
浣腸	かんちょう	enema
環椎	かんつい	atlas
環椎後頭関節	かんついこうとうかんせつ	atlanto-occipital joint
環椎後頭関節脱臼	かんついこうとうかんせつだっきゅう	atlanto-occipital dislocation
環椎後頭骨癒合	かんついこうとうこつゆごう	atlanto-occipital assimilation (synostosis)
環椎歯突起間距離	かんついしとっきかんきょり	atlantodental distance interval (ADI)
環椎歯突起関節	かんついしとっきかんせつ	atlantodental joint
環椎頭蓋癒合〔症〕	かんついとうがいゆごう〔しょう〕	atlas assimilation
環椎癒合	かんついゆごう	assimilation of atlas
眼底	がんてい	ocular fundus
眼底出血	がんていしゅっけつ	fundus bleeding
関電極	かんでんきょく	different electrode
眼電図検査〔法〕	がんでんずけんさ〔ほう〕	electrooculography
感度	かんど	sensitivity
眼動脈	がんどうみゃく	ophthalmic artery
冠動脈形成術	かんどうみゃくけいせいじゅつ	coronary angioplasty
冠動脈血管造影	かんどうみゃくけっかんぞうえい	coronary angiography
冠動脈硬化〔症〕	かんどうみゃくこうか〔しょう〕	coronary arteriosclerosis
冠動脈疾患	かんどうみゃくしっかん	coronary artery disease
冠動脈バイパス術	かんどうみゃくばいぱすじゅつ	coronary artery bypass grafting
陥入爪	かんにゅうそう	ingrown nail
観念	かんねん	idea
観念運動失行	かんねんうんどうしっこう	ideomotor apraxia
観念失行	かんねんしっこう	ideational apraxia
観念奔逸	かんねんほんいつ	flight of ideas
還納〔術〕	かんのう〔じゅつ〕	reduction
間脳症候群	かんのうしょうこうぐん	diencephalic syndrome
肝脳症候群	かんのうしょうこうぐん	hepatocerebral syndrome
間脳性健忘	かんのうせいけんぼう	diencephalic amnesia
間脳性てんかん	かんのうせいてんかん	diencephalic epilepsy
間脳性るいそう	かんのうせいるいそう	diencephalic wasting
がん〔の〕リハビリテーション医療	がん〔の〕りはびりてーしょんいりょう	cancer rehabilitation medicine
乾皮症	かんぴしょう	xeroderma
肝不全	かんふぜん	hepatic failure
鑑別診断	かんべつしんだん	differential diagnosis
顔貌	がんぼう	countenance
漢方薬	かんぽうやく	Kampo formula
陥没（下制、引き下げ、うつ病、抑うつ）	かんぽつ（かせい、ひきさげ、うつびょう、よくうつ）	depression
陥没骨折	かんぽつこっせつ	depressed fracture
ガンマ（γ）アミノ酪酸	がんまあみのらくさん	gamma（γ）-amino butyric acid (GABA)
ガンマ（γ）運動系	がんまうんどうけい	gamma（γ）motoneuron system

ガンマ（γ）運動ニューロン	がんまうんどうにゅーろん	gamma（γ）motor neuron
ガンマ（γ）ナイフ	がんまないふ	gamma（γ）knife
顔面筋反射	がんめんきんはんしゃ	facial reflex
顔面筋麻痺	がんめんきんまひ	prosopoplegia
顔面筋攣縮	がんめんきんれんしゅく	prosopospasm
顔面肩甲上腕型筋ジストロフィー	がんめんけんこうじょうわんがたきんじすとろふぃー	facioscapulohumeral muscular dystrophy
顔面口部両麻痺	がんめんこうぶりょうまひ	facio pharyngo glosso masticatory diplegia
顔面失行	がんめんしっこう	facial apraxia
顔面神経現象（Chvostek徴候）	がんめんしんけいげんしょう（くゔぉすてっくちょうこう）	facialis phenomenon（Chvostek sign）
顔面神経交差移植術	がんめんしんけいこうさいしょくじゅつ	cross face nerve graft
顔面神経ブロック	がんめんしんけいぶろっく	facial nerve block
顔面〔神経〕麻痺	がんめん〔しんけい〕まひ	facial paralysis
顔面チック	がんめんちっく	facial tic
顔面痛	がんめんつう	prosopalgia
顔面頭部痛	がんめんとうぶつう	faciocephalalgia
顔面非対称	がんめんひたいしょう	facial asymmetry
顔面部神経痛	がんめんぶしんけいつう	facial neuralgia
顔面片側萎縮〔症〕	がんめんへんそくいしゅく〔しょう〕	facial hemiatrophy
顔面片側攣縮	がんめんへんそくれんしゅく	facial hemispasm
顔面片麻痺	がんめんへんまひ	facial hemiplegia
顔面両麻痺	がんめんりょうまひ	facial diplegia
顔面裂	がんめんれつ	facial cleft
顔面攣縮	がんめんれんしゅく	facial spasm
関門制御説	かんもんせいぎょせつ	gate control theory
間葉系幹細胞	かんようけいかんさいぼう	mesenchymal stem cell（MSC）
寛容社会	かんようしゃかい	inclusive society
がん抑制遺伝子	がんよくせいいでんし	tumor suppressor gene
管理栄養士	かんりえいようし	registered dietitian
灌流	かんりゅう	perfusion
眼輪筋徴候	がんりんきんちょうこう	sign of orbicularis
眼輪筋反射	がんりんきんはんしゃ	orbicularis oculi reflex
寒冷過敏症	かんれいかびんしょう	cryesthesia
寒冷昇圧試験	かんれいしょうあつしけん	cold pressor test
寒冷麻痺	かんれいまひ	cold paresis
寒冷療法	かんれいりょうほう	cold therapy
関連感覚	かんれんかんかく	referred sensation
肝レンズ核変性症	かんれんずかくへんせいしょう	hepato lenticular degeneration
関連痛	かんれんつう	referred pain
緩和ケア	かんわけあ	palliative care
緩和リハビリテーション	かんわりはびりてーしょん	palliative rehabilitation

き

Chiari 奇形	きありきけい	Chiari malformation
Chiari 骨盤骨切り術	きありこつばんこつきりじゅつ	Chiari pelvic osteotomy
偽アルドステロン症	ぎあるどすてろんしょう	pseudoaldosteronism
Keegan 型神経根症	きーがんがたしんけいこんしょう	Keegan radiculopathy
奇異性呼吸	きいせいこきゅう	paradoxical respiration
奇異〔性〕塞栓症	きい〔せい〕そくせんしょう	paradoxical embolism
キーパーソン	きーぱーそん	key person
奇異反復電位	きいはんぷくでんい	bizarre repetitive potential
キーマッスル	きーまっする	key muscles
キールヒール	きーるひーる	keel heel
Kienböck 病（月状骨軟化症）	きーんべっくびょう（げつじょうこつなんかしょう）	Kienböck disease
記憶	きおく	memory
記憶減退	きおくげんたい	hypomnesia
記憶亢進	きおくこうしん	hypermnesia
記憶痕跡	きおくこんせき	engram
記憶錯誤	きおくさくご	paramnesia
記憶障害	きおくしょうがい	memory disorder (impairment)
記憶想起	きおくそうき	mental recall
記憶変容	きおくへんよう	allomnesia
機械受容器	きかいじゅようき	mechano〔re〕ceptor
機械的刺激	きかいてきしげき	mechanical stimulation
機械的疲労〔限界〕	きかいてきひろう〔げんかい〕	mechanical fatigue〔limit〕
飢餓症候群	きがしょうこうぐん	inanition syndrome
飢餓〔性〕骨症	きが〔せい〕こつしょう	hunger osteopathy
義眼	ぎがん	ocular prosthesis
気管カニューレ	きかんかにゅーれ	tracheal cannula
気管支拡張症	きかんしかくちょうしょう	bronchiectasis
気管支喘息	きかんしぜんそく	bronchial asthma
気管食道分離術（喉頭気管分離術）	きかんしょくどうぶんりじゅつ（こうとうきかんぶんりじゅつ）	tracheoesophageal diversion (TED)
気管食道瘻	きかんしょくどうろう	tracheoesophageal fissure (tracheoesophageal fistula)
偽（仮）関節	ぎ（かり）かんせつ	pseudoarthrosis
気管切開下陽圧換気療法	きかんせっかいかようあつかんきりょうほう	tracheostomy positive pressure ventilation (TPPV)
気管切開〔術〕	きかんせっかい〔じゅつ〕	tracheo〔s〕tomy
利き手	ききて	handedness
利き手交換	ききてこうかん	handedness exchange
利き目	ききめ	eyedness
気胸	ききょう	pneumothorax

ききょど		ぎそくほ
起居動作	ききょどうさ	activity by changing body position or transferring bed and transfer activities
奇形	きけい	anomaly, malformation
奇形腫	きけいしゅ	teratoma
奇形頭蓋〔体〕	きけいずがい〔たい〕	teratencephalus
危険因子	きけんいんし	risk factor
キサントクロミー(黄色調)	きさんとくろみー(おうしょくちょう)	xanthochromia
起始〔筋の〕	きし	muscle origin
義歯	ぎし	denture
義耳	ぎじ	ear prosthesis
義肢、人工挿入物	ぎし、じんこうそうにゅうぶつ	〔limb〕prosthesis
既視感	きしかん	déjà vu
義肢基準軸	ぎしきじゅんじく	prothesenachse
既視現象	きしげんしょう	déjà vu phenomenon
義肢装具学	ぎしそうぐがく	prosthetics and orthotics
義肢装具士	ぎしそうぐし	prosthetist and orthotist (PO)
義肢装着〔訓練〕	ぎしそうちゃく〔くんれん〕	prosthetic training
義肢装着〔法〕	ぎしそうちゃく〔ほう〕	prosthetic fitting
義肢装着前訓練	ぎしそうちゃくまえくんれん	preprosthetic training
基質	きしつ	matrix
基質小胞	きしつしょうほう	matrix vesicle
器質性健忘症候群	きしつせいけんぼうしょうこうぐん	organic amnestic disorder
器質性精神障害	きしつせいせいしんしょうがい	organic mental disorder
器質性精神病	きしつせいせいしんびょう	organic psychosis
器質的病変	きしつてきびょうへん	organic lesion
希死念慮	きしねんりょ	suicide feeling
義手	ぎしゅ	upper limb prosthesis
基準(不関)電極	きじゅん(ふかん)でんきょく	indifferent electrode
基準電極	きじゅんでんきょく	reference electrode
基準導出	きじゅんどうしゅつ	referential derivation
義肢用水準器	ぎしようすいじゅんき	devil level
偽性クローヌス	ぎせいくろーぬす	pseudoclonus
偽〔性〕動脈瘤	ぎ〔せい〕どうみゃくりゅう	false aneurysm
偽〔性〕肥大性筋ジストロフィー(Duchenne〔型〕筋ジストロフィー)	ぎ〔せい〕ひだいせいきんじすとろふぃー(でゅしえんぬ〔がた〕きんじすとろふぃー)	Duchenne muscular dystrophy
偽性舞踏運動	ぎせいぶとううんどう	pseudochorea
基節骨	きせつこつ	proximal phalanx
基線	きせん	baseline
蟻走感	ぎそうかん	formication
基礎エネルギー消費量	きそえねるぎーしょうひりょう	basal energy expenditure (BEE)
義足	ぎそく	lower extremity (limb) prosthesis
義足歩行	ぎそくほこう	prosthesis gait

基礎(間接)訓練[摂食嚥下の]	きそ(かんせつ)くんれん	indirect therapy
基礎疾患	きそしっかん	underlying disease
基礎代謝率(量)	きそたいしゃりつ(りょう)	basal metabolic rate (BMR)
期待波	きたいは	expectancy wave
偽痛風	ぎつうふう	pseudogout
吃音	きつおん	stuttering (stammering)
吃音[症]	きつおん[しょう]	dysphemia
吃逆(しゃっくり)	きつぎゃく(しゃっくり)	hiccup (hiccough)
拮抗筋	きっこうきん	antagonist
拮抗筋反射	きっこうきんはんしゃ	antagonistic reflex
吃書(書痙)	きっしょ(しょけい)	writer's cramp (graphospasm)
KIDS 乳幼児発達スケール	きっずにゅうようじはったつすけーる	kinder infant development scale (KIDS)
基底角	きていかく	basilar angle
基底点	きていてん	basion
基底膜	きていまく	basement membrane
基電流	きでんりゅう	rheobase
起動電位	きどうでんい	generator potential
気道熱傷	きどうねっしょう	inhalation injury
気道閉塞	きどうへいそく	airway obstruction
企図運動	きとうんどう	intentional movement
企図時振戦	きとじしんせん	intention tremor
企図時ミオクローヌス	きとじみおくろーぬす	intention myoclonus
偽乳房	ぎにゅうぼう	mammary prosthesis
機能	きのう	function
技能	ぎのう	skill
機能異常	きのういじょう	dysfunction
機能回復	きのうかいふく	functional recovery
機能解離	きのうかいり	diaschisis
機能局在	きのうきょくざい	functional localization
機能訓練	きのうくんれん	functional exercise
機能再建	きのうさいけん	functional reconstruction
機能肢位(良肢位)	きのうしい(りょうしい)	functional position
機能軸	きのうじく	mechanical axis
機能障害・形態異常	きのうしょうがい・けいたいいじょう	impairment
機能性失語[症]	きのうせいしつご[しょう]	functional aphasia
機能性失声[症]	きのうせいしっせい[しょう]	functional aphonia
機能性終末神経支配比	きのうせいしゅうまつしんけいしはいひ	functional terminal innervation ratio
機能性尿失禁	きのうせいにょうしっきん	functional incontinence
機能性攣縮	きのうせいれんしゅく	functional spasm
機能的 MRI	きのうてきえむあーるあい	functional magnetic resonance imaging (fMRI)
機能的義手	きのうてきぎしゅ	functional upper extremity prosthesis (functional arm)
機能的結合性	きのうてきけつごうせい	functional connectivity

きのうて		ぎゃくて
機能的骨折装具	きのうてきこっせつそうぐ	functional fracture orthosis
機能的再構築	きのうてきさいこうちく	functional reorganization
機能的作業療法	きのうてきさぎょうりょうほう	functional occupational therapy
機能的残気量	きのうてきざんきりょう	functional residual capacity (FRC)
機能的死腔	きのうてきしくう	functional dead space
機能的上肢装具	きのうてきじょうしそうぐ	functional arm orthosis
機能的自立	きのうてきじりつ	functional independence
機能的自立度評価法	きのうてきじりつどひょうかほう	functional independence measure (FIM)
機能的〔脊柱〕側弯〔症〕	きのうてき〔せきちゅう〕そくわん〔しょう〕	functional scoliosis
機能〔的〕装具	きのう〔てき〕そうぐ	functional orthosis (brace) (dynamic orthosis)
機能的電気刺激	きのうてきでんきしげき	functional electrical stimulation (FES)
機能的マッピング	きのうてきまっぴんぐ	functional mapping
機能的利得	きのうてきりとく	functional gain
機能評価	きのうひょうか	functional assessment (functional evaluation)
機能不全	きのうふぜん	insufficiency (dysfunction)
機能予後	きのうよご	functional prognosis
亀(突)背	き(とつ)はい	gibbus
気晴し的作業療法	きばらしてきさぎょうりょうほう	diversional occupational therapy
義鼻	ぎび	nasal prosthesis
ギプス	ぎぷす	plaster
ギプスシーネ	ぎぷすしーね	plaster slab
ギプスシャーレ	ぎぷすしゃーれ	plaster shell
ギプス泥	ぎぷすでい	plaster sludge
ギプス副子	ぎぷすふくし	plaster splint
ギプス包帯	ぎぷすほうたい	cast
気分障害	きぶんしょうがい	mood disorders
気泡浴	きほうよく	bubble bath
基本肢位	きほんしい	fundamental position
基本的 ADL	きほんてきえーでぃーえる	basic ADL (BADL)
記銘	きめい	memorization
記銘〔力〕障害	きめい〔りょく〕しょうがい	encoding disturbance
脚(あし)	きゃく(あし)	leg
脚間槽	きゃくかんそう	cisterna interpeduncularis
脚長	きゃくちょう	leg length
脚長差	きゃくちょうさ	leg length discrepancy
脚長不等	きゃくちょうふとう	leg length inequality
逆転アキレス腱反射	ぎゃくてんあきれすけんはんしゃ	inverted Achilles tendon reflex
逆転膝蓋腱反射	ぎゃくてんしつがいけんはんしゃ	inverted patellar tendon reflex
逆転〔上腕〕三頭筋反射	ぎゃくてん〔じょうわん〕さんとうきんはんしゃ	inverted triceps reflex

逆転〔上腕〕二頭筋反射	ぎゃくてん〔じょうわん〕にとうきんはんしゃ	inverted biceps reflex
逆転足根反射	ぎゃくてんそっこんはんしゃ	inverted ankle reflex
逆転橈骨反射	ぎゃくてんとうこつはんしゃ	inverted radial reflex
逆転反射	ぎゃくてんはんしゃ	inverted reflex
逆転腹皮反射	ぎゃくてんふくひはんしゃ	inverted abdominal reflex
逆トーマスヒール	ぎゃくとーますひーる	reversed Thomas heel
逆ナックルベンダー	ぎゃくなっくるべんだー	reverse knuckle bender
脚ブロック	きゃくぶろっく	bundle branch block
逆流	ぎゃくりゅう	backflow
キャスタ	きゃすた	caster aseembly
客観的 QOL	きゃっかんてききゅーおーえる	objective quality of life (QOL)
逆行	ぎゃっこう	retrograde
逆向性記憶	ぎゃっこうせいきおく	retrograde memory
逆向〔性〕健忘	ぎゃっこう〔せい〕けんぼう	retrograde amnesia
逆行性射精	ぎゃっこうせいしゃせい	retrograde ejaculation
逆向性伝導(逆行性伝導)	ぎゃっこうせいでんどう（ぎゃっこうせいでんどう）	antidromic conduction (retrograde conduction)
逆行性変性	ぎゃっこうせいへんせい	retrograde degeneration
逆行性膀胱造影法	ぎゃっこうせいぼうこうぞうえいほう	retrograde cystography
Gatch ベッド	ぎゃっちべっど	Gatch bed
キャリパー	きゃりぱー	caliper
キャリパーブレーキ	きゃりぱーぶれーき	caliper brake
ギャンブリング課題	ぎゃんぶりんぐかだい	gambling task
灸	きゅう	cauterization
Q アングル	きゅーあんぐる	Q angle
吸引	きゅういん	suction
吸引器	きゅういんき	aspirator
キューイング	きゅーいんぐ	cueing
吸引採型	きゅういんさいけい	vacuum casting
吸引生検	きゅういんせいけん	aspiration biopsy
吸引排液〔法〕	きゅういんはいえき〔ほう〕	suction drainage
吸引(飲)反射	きゅういん(いん)はんしゃ	sucking reflex
吸引ポンプ	きゅういんぽんぷ	vacuum pump
臼蓋形成〔術〕	きゅうがいけいせい〔じゅつ〕	acetabuloplasty
臼蓋形成不全〔症〕	きゅうがいけいせいふぜん〔しょう〕	acetabular dysplasia
臼蓋骨切り術	きゅうがいこつきりじゅつ	shelf osteotomy
球海綿体反射	きゅうかいめんたいはんしゃ	bulbocavernous reflex
嗅覚異常(障害)	きゅうかくいじょう(しょうがい)	dysosmia
球型ポリオ	きゅうがたぽりお	bulbar poliomyelitis
球関節	きゅうかんせつ	ball-and-socket joint
吸気筋(吸息筋)	きゅうききん(きゅうそくきん)	inspiratory muscle
急降下爆撃音	きゅうこうかばくげきおん	dive bomber sound
球後視神経炎	きゅうごししんけいえん	retrobulbar neuritis
救済手術	きゅうさいしゅじゅつ	salvage operation
休止期	きゅうしき	resting stage

吸収不全症候群	きゅうしゅうふぜんしょうこうぐん	malabsorption syndrome
球状足関節	きゅうじょうあし(そく)かんせつ	ball-and-socket ankle joint
臼(球)状関節	きゅう(きゅう)じょうかんせつ	spheroidal joint
弓状線維	きゅうじょうせんい	arcuate fiber
弓状束	きゅうじょうそく	arcuate fasciculus
球状足関節	きゅうじょうそく(あし)かんせつ	ball-and-socket ankle joint
球状握り	きゅうじょうにぎり	spherical grip
球状ニューロパチー	きゅうじょうにゅーろぱちー	globular neuropathy
嗅神経	きゅうしんけい	olfactory nerve
求心性経路	きゅうしんせいけいろ	afferent pathway
求心性収縮	きゅうしんせいしゅうしゅく	concentric contraction
求心性神経	きゅうしんせいしんけい	afferent nerve
求心性線維	きゅうしんせいせんい	afferent fiber
急性アルコール〔中毒〕症	きゅうせいあるこーる〔ちゅうどく〕しょう	acute alcoholism
急性壊死性脳炎	きゅうせいえしせいのうえん	acute necrotizing encephalitis
急性炎症性脱髄性多発根ニューロパチー	きゅうせいえんしょうせいだつずいせいたはつこんにゅーろぱちー	acute inflammatory demyelinating polyradiculoneuropathy
急性炎症性多発神経根ニューロパチー	きゅうせいえんしょうせいたはつしんけいこんにゅーろぱちー	acute inflammatory polyradiculoneuropathy
急性横断性脊髄炎	きゅうせいおうだんせいせきずいえん	acute transverse myelitis
急性灰白髄炎(脊髄性小児麻痺)	きゅうせいかいはくずいえん(せきずいせいしょうにまひ)	spinal infantile paralysis
急性間欠性ポルフィリン症	きゅうせいかんけつせいぽるふぃりんしょう	acute intermittent porphyria
急性期	きゅうせいき	acute phase (stage)
〔急性期入院医療に係る〕診断群分類	〔きゅうせいきにゅういんいりょうにかかる〕しんだんぐんぶんるい	diagnosis procedure combination (DPC)
急性期反応	きゅうせいきはんのう	acute phase reaction (response)
急性期病院	きゅうせいきびょういん	acute care hospital
急性虚血性脳血管障害	きゅうせいきょけつせいのうけっかんしょうがい	acute ischemic cerebrovascular disease
急性血管周囲性髄鞘崩壊	きゅうせいけっかんしゅういせいずいしょうほうかい	acute perivascular myelinoclasis
急性硬膜外血腫	きゅうせいこうまくがいけっしゅ	acute epidural hematoma
急性硬膜下血腫	きゅうせいこうまくかけっしゅ	acute subdural hematoma
急性再発性横紋筋融解症	きゅうせいさいはつせいおうもんきんゆうかいしょう	acute recurrent rhabdomyolysis
急性錯乱状態	きゅうせいさくらんじょうたい	acute confusional state
急性散在性脳脊髄炎	きゅうせいさんざいせいのうせきずいまくえん	acute disseminated encephalomyelitis
急性出血性脳炎	きゅうせいしゅっけつせいのうえん	acute hemorrhagic encephalitis
急性出血性白質脳炎	きゅうせいしゅっけつせいはくしつのうえん	acute hemorrhagic leukoencephalitis
急性上行性脊髄麻痺	きゅうせいじょうこうせいせきずいまひ	acute ascending spinal paralysis

急性小脳性運動失調症	きゅうせいしょうのうせいうんどうしっちょうしょう	acute cerebellar ataxia
急性心筋梗塞	きゅうせいしんきんこうそく	acute myocardial infarction
急性腎不全	きゅうせいじんふぜん	acute renal failure
急性水頭症	きゅうせいすいとうしょ	acute hydrocephalus
急性脊髄前角炎(ポリオ)	きゅうせいせきずいぜんかくえん(ぽりお)	acute anterior poliomyelitis (polio)
急性増悪	きゅうせいぞうあく	acute exacerbation
急性動脈閉塞症	きゅうせいどうみゃくへいそくしょう	acute arterial occlusive disease
急性特発性汎自律神経異常症	きゅうせいとくはつせいはんじりつしんけいいじょうしょう	acute idiopathic pandysautonomia
急性脳梗塞	きゅうせいのうこうそく	acute brain infarction
急性汎自律神経異常症	きゅうせいはんじりつしんけいいじょうしょう	acute pandysautonomia
急性腹症	きゅうせいふくしょう	acute abdomen
急性迷路炎	きゅうせいめいろえん	acute labyrinthitis
急性腰痛症	きゅうせいようつうしょう	acute low back pain
急性流行性白質脳炎	きゅうせいりゅうこうせいはくしつのうえん	acute epidemic leukoencephalitis
球脊髄性筋萎縮症(Kennedy-Alter-Sung病)	きゅうせきずいせいきんいしゅくしょう(けねでぃーあるたーさんぐびょう)	bulbospinal muscular atrophy (Kennedy-Alter-Sung disease)
吸息	きゅうそく	inspiration
吸息筋(吸気筋)	きゅうそくきん(きゅうききん)	inspiratory muscle
吸息性呼吸困難	きゅうそくせいこきゅうこんなん	inspiratory dyspnea
吸息中枢	きゅうそくちゅうすう	inspiratory center
吸息攣縮	きゅうそくれんしゅく	inspiratory spasm
吸着〔式〕ソケット	きゅうちゃく〔しき〕そけっと	suction socket
吸着用バルブ	きゅうちゃくようばるぶ	suction valve
吸入 N-アセチルシステイン療法	きゅうにゅうえぬあせちるしすていんりょうほう	inhaled N-acetylcysteine therapy
吸入器	きゅうにゅうき	inhalation equipment
吸乳反射	きゅうにゅうはんしゃ	suckling reflex
吸入麻酔〔法〕	きゅうにゅうますい〔ほう〕	inhalation anesthesia
吸入療法	きゅうにゅうりょうほう	inhalation therapy
9 の法則	きゅうのほうそく	rule of nines
吸盤	きゅうばん	suction cup
球麻痺	きゅうまひ	bulbar palsy (paralysis)
休薬日	きゅうやくび	drug holiday
Küntscher 髄内釘	きゅんちゃーずいないてい	Küntscher nail
距	きょ	calcar
橋	きょう	pons
教育的リハビリテーション	きょういくてきりはびりてーしょん	educational rehabilitation
仰(背)臥位	ぎょう(はい)がい	supine〔position〕
境界領域梗塞	きょうかいりょういきこうそく	borderzone infarction
胸郭	きょうかく	thorax (chest)

胸郭ストレッチ	きょうかくすとれっち	respiratory muscle stretching
胸郭出口症候群	きょうかくでぐちしょうこうぐん	thoracic outlet syndrome (TOS)
驚愕てんかん	きょうがくてんかん	startle epilepsy
驚愕反射	きょうがくはんしゃ	startle reflex
驚愕反射聴力検査	きょうがくはんしゃちょうりょくけんさ	startle response audiometry
胸郭バンド	きょうかくばんど	chest strap
胸郭バンド式上腕ハーネス	きょうかくばんどしきじょうわんはーねす	transhumeral (above elbow) harness〔chest strap〕
胸郭バンド式前腕ハーネス	きょうかくばんどしきぜんわんはーねす	forearm harness〔chest style〕
驚愕反応	きょうがくはんのう	startle reaction
強化訓練	きょうかくんれん	strength training (strengthening exercise)
共感覚	きょうかんかく	synesthesia
共感性光覚	きょうかんせいこうかく	photic synesthesia
共感性対光反射	きょうかんせいたいこうはんしゃ	consensual light reflex
共感性瞳孔反応	きょうかんせいどうこうはんのう	consensual pupillary reaction
頬筋	きょうきん	buccinator muscle
胸腔鏡下手術	きょうくうきょうかしゅじゅつ	thoracoscopic surgery
狂犬病	きょうけんびょう	rabies
強剛(固縮)	きょうごう(こしゅく)	rigidity
強硬症(カタレプシー)	きょうこうしょう(かたれぷしー)	catalepsy
競合阻害	きょうごうそがい	competitive inhibition
強剛母趾	きょうごうぼし	hallux rigidus
強剛母指	きょうごうぼし	pollex rigidus
胸骨	きょうこつ	sternum
頬骨神経	きょうこつしんけい	zygomatic nerve
胸骨脊椎基準	きょうこつせきついきじゅん	sternospinal reference
胸鎖関節	きょうさかんせつ	sternoclavicular joint
狭窄〔症〕	きょうさく〔しょう〕	stenosis
狭窄性腱鞘炎	きょうさくせいけんしょうえん	stenosing tenosynovitis
胸鎖乳突筋	きょうさにゅうとつきん	sternocleidomastoid muscle
凝視	ぎょうし	stare
鏡視下足関節固定術	きょうしかあし(そく)かんせつこていじゅつ	arthroscopic ankle arthrodesis
鏡視下手術	きょうしかしゅじゅつ	endoscopic surgery
鏡視下足関節固定術	きょうしかそく(あし)かんせつこていじゅつ	arthroscopic ankle arthrodesis
鏡手	きょうしゅ	mirror hand
強縮性痙攣	きょうしゅくせいけいれん	tetanic convulsion
強縮性刺激	きょうしゅくせいしげき	tetanic stimulation
強縮性収縮	きょうしゅくせいしゅうしゅく	tetanic contraction
橋出血	きょうしゅっけつ	pontine hemorrhage
狭心症	きょうしんしょう	angina
共心電極	きょうしんでんきょく	stigmatic electrode
強心薬	きょうしんやく	cardiotonic agent
胸水	きょうすい	pleural effusion

胸髄	きょうずい	thoracic cord
胸髄損傷	きょうずいそんしょう	thoracic spinal cord injury
恐水病	きょうすいびょう	hydrophobia
強制位撮影〔像〕	きょうせいいさつえい〔ぞう〕	stress view
矯正器	きょうせいき	redresseur
矯正靴	きょうせいぐつ	corrective shoe〔s〕
矯正〔術〕	きょうせい〔じゅつ〕	correction
強制泣き	きょうせいなき	forced crying
強制把握〔反射〕	きょうせいはあく〔はんしゃ〕	forced grasping〔reflex〕
強制排便	きょうせいはいべん	forced evacuation
矯正骨切り術	きょうせいほねきりじゅつ	corrective osteotomy
強制模索	きょうせいもさく	forced groping
矯正用装具	きょうせいようそうぐ	corrective orthosis
強制笑い	きょうせいわらい	forced laughing
胸腺腫	きょうせんしゅ	thymoma
胸腺摘除〔術〕	きょうせんてきじょ〔じゅつ〕	thymectomy
橋槽	きょうそう	cisterna pontis
鏡像運動	きょうぞううんどう	mirror movement
鏡像書字	きょうぞうしょじ	mirror writing
鏡像発語	きょうぞうはつご	mirror speech
協調〔運動〕	きょうちょう〔うんどう〕	coordination
協調(働)運動障害	きょうちょう(どう)うんどうしょうがい	coordination disorder
協調性訓練	きょうちょうせいくんれん	coordination training
強直	きょうちょく	ankylosis
強直性(緊張性)	きょうちょくせい(きんちょうせい)	tonic
強直〔性〕痙攣	きょうちょく〔せい〕けいれん	tonic convulsion
強直性脊椎炎	きょうちょくせいせきついえん	ankylosing spondylitis
強直性脊椎骨増殖(肥厚)症	きょうちょくせいせきついこつぞうしょく(ひこう)しょう	ankylosing spinal hyperostosis
強直性発作	きょうちょくせいほっさ	tonic seizure
強直性攣縮	きょうちょくせいれんしゅく	tonic spasm
胸椎	きょうつい	thoracic vertebra
胸椎椎間板ヘルニア	きょうついついかんばんへるにあ	thoracic disc herniation
胸椎パッド	きょうついぱっど	thoracic pad
胸椎バンド	きょうついばんど	thoracic band
共通基準電極	きょうつうきじゅんでんきょく	common reference electrode
共通基準モンタージュ	きょうつうきじゅんもんたーじゅ	common reference montage
共同運動(パターン)	きょうどううんどう(ぱたーん)	synergy
共動(同)筋	きょうどう(どう)きん	synergist
共同住居	きょうどうじゅうきょ	community house
共同収縮(運動)	きょうどうしゅうしゅく(うんどう)	synergy (-gia)
協働収縮異常〔症〕	きょうどうしゅうしゅくいじょう〔しょう〕	dyssynergia
狭頭症	きょうとうしょう	stenocephaly
共同性眼球運動	きょうどうせいがんきゅううんどう	conjugate eye movement
共同性眼振	きょうどうせいがんしん	conjugate nystagmus
共動性斜視	きょうどうせいしゃし	concomitant strabismus

共同〔性〕注視	きょうどう〔せい〕ちゅうし	conjugate gaze
共同偏視	きょうどうへんし	conjugate deviation
強迫観念	きょうはくかんねん	compulsive idea
強迫行為	きょうはくこうい	compulsive act
強迫行動	きょうはくこうどう	compulsive behavior
強迫衝動	きょうはくしょうどう	compulsion
強迫神経症	きょうはくしんけいしょう	compulsive neurosis
強迫笑い	きょうはくわらい	compulsive laughter
強皮症	きょうひしょう	scleroderma
胸〔部〕	きょう〔ぶ〕	chest
胸腹部大動脈瘤	きょうふくぶだいどうみゃくりゅう	thoraco abdominal aortic aneurysm
胸部脊柱	きょうぶせきちゅう	thoracic spinal column
胸部大動脈瘤	きょうぶだいどうみゃくりゅう	thoracic aortic aneurysm
強膜炎	きょうまくえん	pleuritis (pleurisy)
胸膜播種	きょうまくはしゅ	pleural dissemination
興味	きょうみ	interests
業務災害保険制度	ぎょうむさいがいほけんせいど	employment injury insurance
共鳴	きょうめい	resonance
共鳴器官	きょうめいきかん	resonator
胸腰移行部	きょうよういこうぶ	thoracolumbar spine
胸腰仙椎装具	きょうようせんついそうぐ	thoraco lumbo sacral orthosis
強力矯正	きょうりょくきょうせい	brisement force
強力精神安定薬	きょうりょくせいしんあんていやく	major tranquilizer
胸肋関節	きょうろくかんせつ	sternocostal joint
胸肋鎖骨肥厚症	きょうろくさこつひこうしょう	sternocostoclavicular hyperostosis
胸肋軟骨形成〔術〕	きょうろくなんこつけいせい〔じゅつ〕	chondrosternoplasty
巨脚症	きょきゃくしょう	macroscelia
局在	きょくざい	localization
局在症状	きょくざいしょうじょう	focal symptom
局在性アミロイド症	きょくざいせいあみろいどしょう	localized amyloidosis
局在性チック	きょくざいせいちっく	local tic
局在性てんかん	きょくざいせいてんかん	localized epilepsy
局所圧迫	きょくしょあっぱく	local compression
局所性血管拡張	きょくしょせいけっかんかくちょう	local vasodilation
局所性ジストニア	きょくしょせいじすとにあ	focal dystonia
局所脳血液量	きょくしょのうけつえきりょう	local cerebral blood volume
局所脳酸素消費量	きょくしょのうさんそしょうひりょう	local cerebral metabolic rate of oxygen
局所脳ブドウ糖消費	きょくしょのうぶどうとうしょうひ	local cerebral glucose utilization
局所脳ブドウ糖代謝率	きょくしょのうぶどうとうたいしゃりつ	local cerebral metabolic rate for glucose
棘徐波複合	きょくじょはふくごう	spike and slow wave complex
局所皮弁	きょくしょひべん	local flap
局所麻酔〔法〕	きょくしょますい〔ほう〕	local anesthesia
局所麻酔薬	きょくしょますいやく	local analgesic

極度紡錘波	きょくどぼうすいは	extreme spindles
棘波(スパイク)	きょくは(すぱいく)	spike
虚血(阻血)	きょけつ(そけつ)	ischemia
虚血性疾患	きょけつせいしっかん	ischemic disease
虚血性心疾患	きょけつせいしんしっかん	ischemic heart disease
虚血性脳血管障害	きょけつせいのうけっかんしょうがい	ischemic cerebrovascular disorder
虚血性脳浮腫	きょけつせいのうふしゅ	ischemic brain edema
虚血性ペナンブラ	きょけつせいぺなんぶら	ischemic penumbra
虚血性麻痺	きょけつせいまひ	ischemic paralysis
虚言〔症〕	きょげん〔しょう〕	pseudologia
挙睾筋反射	きょこうきんはんしゃ	cremasteric reflex
魚口状切断〔術〕	ぎょこうじょうせつだん〔じゅつ〕	fishmouth amputation
魚口状〔端々〕縫合	ぎょこうじょう〔たんたん〕ほうごう	fishmouth end to end suture
距骨	きょこつ	talus
距骨下関節	きょこつかかんせつ	subtalar joint
距骨下関節固定〔術〕	きょこつかかんせつこてい〔じゅつ〕	subtalar arthrodesis
距骨傾斜	きょこつけいしゃ	talar tilt
距骨傾斜角	きょこつけいしゃかく	talar tilt angle
距骨摘出〔術〕	きょこつてきしゅつ〔じゅつ〕	talectomy
巨細胞〔性〕動脈炎	きょさいぼう〔せい〕どうみゃくえん	giant cell arteritis
鋸歯状活動電位	きょしじょうかつどうでんい	serrated action potential
鋸歯状徐波	きょしじょうじょは	serrated slow wave
虚実	きょじつ	deficiency and excess
鋸歯(のこぎり)波	きょし(のこぎり)は	saw tooth wave
虚弱高齢者	きょじゃくこうれいしゃ	frail elderly
居住環境	きょじゅうかんきょう	residential environment
挙上	きょじょう	elevation
挙上運動	きょじょううんどう	raising exercise
距踵舟関節	きょしょうしゅうかんせつ	talocalcaneonavicular joint
巨人症	きょじんしょう	giantism
拒絶症	きょぜつしょう	negativism
拒絶脳症	きょぜつのうしょう	rejection encephalopathy
拒絶〔反応〕	きょぜつ〔はんのう〕	rejection
巨大運動単位活動電位	きょだいうんどうたんいかつどうでんい	giant motor unit action potential
距腿関節	きょたいかんせつ	talocrural joint
距腿関節窩	きょたいかんせつか	ankle mortise
巨大棘波(スパイク)	きょだいきょくは(すぱいく)	giant spike
巨大児	きょだいじ	excessively large fetus
巨大軸索ニューロパチー	きょだいじくさくにゅーろぱちー	giant axonal neuropathy
巨大錐体細胞	きょだいすいたいさいぼう	giant pyramidal cell
巨大舌	きょだいぜつ	megaglossia
巨大電位	きょだいでんい	giant potential
虚脱	きょだつ	collapse
去痰(喀痰排泄)	きょたん(かくたんはいせつ)	expectoration
魚椎	ぎょつい	fish vertebra

ぎょらい		きんかん
魚雷像	ぎょらいぞう	torpedo
Guyon 管	ぎょんかん	Guyon canal
Guillain-Barré 症候群	ぎらんばれーしょうこうぐん	Guillain-Barré syndrome
起立	きりつ	standing
起立(立位)訓練	きりつ(りつい)くんれん	standing exercise
起立時振戦	きりつじしんせん	orthostatic tremor
起立時動揺	きりつじどうよう	standing instability
起立障害	きりつしょうがい	dysstasia
起立性調節障害	きりつせいちょうせつしょうがい	orthostatic dysregulation (OD)
起立性低血圧	きりつせいていけつあつ	orthostatic hypotension
起立台	きりつだい	standing table
起立着座補助機構付き座及びいす	きりつちゃくざほじょきこうつきざおよびいす	chair and seat with a special mechanism to assist standing up or sitting down
起立反射	きりつはんしゃ	standing reflex
Killip の分類	きりっぷのぶんるい	Killip classification
気流閉塞	きりゅうへいそく	air-flow obstruction
Kirschner 鋼線	きるしゅなーこうせん	Kirschner wire
亀裂筋線維	きれつきんせんい	splitting muscle fibers
亀裂骨折	きれつこっせつ	fissure fracture
記録電極	きろくでんきょく	recording electrode
近位	きんい	proximal
近位筋	きんいきん	proximal muscle
筋異形成〔症〕	きんいけいせい〔しょう〕	myodysplasia
筋移行〔術〕	きんいこう〔じゅつ〕	muscle transfer
近位指節間関節	きんいしせつかんかんせつ	proximal interphalangeal (PIP) joint
近位指皮線	きんいしひせん	proximal finger crease
筋萎縮〔症〕	きんいしゅく〔しょう〕	muscular atrophy (amyotrophy)
筋萎縮性側索硬化症	きんいしゅくせいそくさくこうかしょう	amyotrophic lateral sclerosis
近位手掌皮線	きんいしゅしょうひせん	proximal palmar crease
近位性脊髄性筋萎縮症	きんいせいせきずいせいきんいしゅくしょう	proximal spinal muscular atrophy
近位潜時	きんいせんじ	proximal latency
近位爪郭	きんいそうかく	eponychium
近位爪郭炎	きんいそうかくえん	eponychia
近位(上)橈尺関節	きんい(じょう)とうしゃくかんせつ	proximal radioulnar joint
筋運動痛	きんうんどうつう	kinesalgia
筋壊死	きんえし	myonecrosis
筋炎	きんえん	myositis
筋解離術	きんかいりじゅつ	muscle release
筋覚	きんかく	muscular sense
筋活動	きんかつどう	muscle activity
筋活動電位	きんかつどうでんい	muscle action potential
筋管	きんかん	myotube
筋感覚消失	きんかんかくしょうしつ	amyoesthesia (-sis)

筋強化訓練(運動)(筋力増強訓練)	きんきょうかくんれん(うんどう)(きんりょくぞうきょうくんれん)	muscle strengthening training (exercise)
筋強剛	きんきょうごう	muscle rigidity
筋強直〔症〕	きんきょうちょく〔しょう〕	myotonia (-ny)
筋強直症候群	きんきょうちょくしょうこうぐん	myotonic syndrome
筋強直性瞳孔	きんきょうちょくせいどうこう	myotonic pupil
筋強直性反応	きんきょうちょくせいはんのう	myotonic reaction
筋切り〔術〕	きんきり〔じゅつ〕	myotomy
筋緊張	きんきんちょう	myotonus (muscle tonus)
筋緊張異常	きんきんちょういじょう	myodystonia
筋緊張緩和装具	きんきんちょうかんわそうぐ	tone reducing orthosis
筋緊張亢進〔症〕	きんきんちょうこうしん〔しょう〕	hypertonia
筋緊張症	きんきんちょうしょう	myotonia
筋緊張性ジストロフィー	きんきんちょうせいじすとろふぃー	myotonic dystrophy
筋緊張性攣縮	きんきんちょうせいれんしゅく	myotonus
筋緊張低下	きんきんちょうていか	hypotonus
筋緊張低下児(フロッピーインファント)	きんきんちょうていかじ(ふろっぴーいんふぁんと)	floppy infant
筋緊張低下症	きんきんちょうていかしょう	hypotonia
筋筋膜炎	きんきんまくえん	myofascitis
筋筋膜性疼痛	きんきんまくせいとうつう	myofascial pain
筋クローヌス(ミオクローヌス)	きんくろーぬす(みおくろーぬす)	myoclonus
筋形質	きんけいしつ	sarcoplasm
筋形成術	きんけいせいじゅつ	myoplasty
筋形成切断〔術〕	きんけいせいせつだん〔じゅつ〕	myoplastic amputation
筋形成断端	きんけいせいだんたん	myoplastic stump
筋形成不全	きんけいせいふぜん	amyoplasia
筋腱移行術	きんけんいこうじゅつ	muscle tendon transfer
筋腱移行部	きんけんいこうぶ	musculotendinous junction
筋腱形成〔術〕	きんけんけいせい〔じゅつ〕	myoteno〔nto〕plasty
筋原性萎縮電位	きんげんせいいしゅくでんい	myogenic atrophy potential
筋原性筋萎縮	きんげんせいきんいしゅく	myogenic muscle atrophy
筋原性斜頚	きんげんせいしゃけい	myogenic torticollis
筋原性変化	きんげんせいへんか	myogenic change
筋腱接合部	きんけんせつごうぶ	muscle tendon junction
筋腱切離〔術〕	きんけんせつり〔じゅつ〕	myotenotomy
筋原線維	きんげんせんい	muscle fibril
近見反射	きんけんはんしゃ	near reflex
近見反応	きんけんはんのう	near reaction
筋腱付着部	きんけんふちゃくぶ	muscle tendon attachment
筋硬化症	きんこうかしょう	myosclerosis
筋交感神経活動	きんこうかんしんけいかつどう	muscle sympathetic nerve activity
金工細工	きんこうざいく	metal craft
筋硬症	きんこうしょう	myogelosis
筋硬直	きんこうちょく	stiffness of muscle

筋硬度	きんこうど	muscle hardness
筋興奮薬	きんこうふんやく	muscle stimulant
筋固縮	きんこしゅく	muscular rigidity
筋骨格系（運動器）	きんこっかくけい（うんどうき）	musculoskeletal system
筋固定〔術〕	きんこてい〔じゅつ〕	myodesis
筋細管	きんさいかん	myotubule
筋細管ミオパチー	きんさいかんみおぱちー	sarcotubular myopathy
筋再教育	きんさいきょういく	muscle reeducation
筋細線維	きんさいせんい	myofibril
筋挫傷	きんざしょう	muscular strain
筋枝	きんし	ramus muscularis
筋弛緩	きんしかん	muscular relaxation
筋弛緩薬	きんしかんやく	muscle relaxant
近時記憶	きんじきおく	recent memory
筋持久力	きんじきゅうりょく	muscle endurance
筋刺激装置	きんしげきそうち	muscle stimulators
筋ジストロフィー症	きんじすとろふぃーしょう	muscular dystrophy
筋疾患	きんしっかん	myopathy
筋〔支配〕神経切除〔術〕	きん〔しはい〕しんけいせつじょ〔じゅつ〕	myoneurectomy
禁止薬物	きんしやくぶつ	banned drug
筋収縮	きんしゅうしゅく	muscle contraction
筋収縮性頭痛	きんしゅうしゅくせいずつう	muscle contraction headache
筋周膜	きんしゅうまく	perimysium
筋出力	きんしゅつりょく	muscle power output
筋障害（ミオパチー）	きんしょうがい（みおぱちー）	myopathy
筋小胞体	きんしょうほうたい	sarcoplasmic reticulum
筋神経痛	きんしんけいつう	myoneuralgia
筋伸張反射	きんしんちょうはんしゃ	muscle stretch reflex
筋性萎縮	きんせいいしゅく	myopathic atrophy
筋生検	きんせいけん	muscle biopsy
筋〔性〕拘縮〔症〕	きん〔せい〕こうしゅく〔しょう〕	muscle (muscular) contracture
近赤外線	きんせきがいせん	near infrared
近赤外線分光法	きんせきがいせんぶんこうほう	near infrared spectroscopy
筋節	きんせつ	sarcomere
筋切除〔術〕	きんせつじょ〔じゅつ〕	myectomy
近接電場電位	きんせつでんばでんい	near field potential
筋線維	きんせんい	muscle fiber
筋線維型群集	きんせんいがたぐんしゅう	fiber type grouping
筋線維型優位	きんせんいがたゆうい	fiber type predominancy
筋線維活動電位	きんせんいかつどうでんい	muscle fiber action potential
筋線維亀裂	きんせんいきれつ	muscle fiber splitting
筋線維持続性活動症候群	きんせんいじぞくせいかつどうしょうこうぐん	continuous muscle fiber activity syndrome
筋線維症	きんせんいしょう	myofibrosis
筋線維タイプ	きんせんいたいぷ	muscle fiber type
筋線維伝導速度	きんせんいでんどうそくど	muscle fiber conduction velocity

きんせん		きんにく
筋線維伝播速度	きんせんいでんぱそくど	propagation velocity of a muscle fiber
筋線維膜炎	きんせんいまくえん	myofibrositis
筋束	きんそく	muscle fascicle
金属症	きんぞくしょう	metallosis
金属疲労	きんぞくひろう	metal fatigue
金属枠装具	きんぞくわくそうぐ	metal frame orthosis
金ゾル反応	きんぞるはんのう	gold sol reaction
筋単位	きんたんい	muscle unit
筋単収縮	きんたんしゅうしゅく	muscle twitch
筋短縮性拘縮	きんたんしゅくせいこうしゅく	myostatic contracture
禁断症状	きんだんしょうじょう	abstinence symptom
筋断面積	きんだんめんせき	cross sectional area of muscle
筋断裂	きんだんれつ	myorrhexis
緊張(張力)	きんちょう(ちょうりょく)	tension
緊張型頭痛	きんちょうがたずつう	tension type headache
緊張性(強直性)	きんちょうせい(きょうちょくせい)	tonic
緊張性アテトーゼ	きんちょうせいあてとーぜ	tension athetosis
緊張性収縮(持続性収縮)	きんちょうせいしゅうしゅく(じぞくせいしゅうしゅく)	tonic contraction
緊張性伸張反射	きんちょうせいしんちょうはんしゃ	tonic stretch reflex
緊張性振動反射	きんちょうせいしんどうはんしゃ	tonic vibration reflex
緊張性頭痛	きんちょうせいずつう	tension headache
緊張性足底反射	きんちょうせいそくていはんしゃ	tonic plantar reflex
緊張性ハムストリング〔ス〕	きんちょうせいはむすとりんぐ〔す〕	tight hamstring〔s〕
緊張低下	きんちょうていか	hypotonus
緊張度(トーヌス)	きんちょうど(とーぬす)	tonus
筋電義手	きんでんぎしゅ	myoelectric upper limb prosthesis
筋電計	きんでんけい	electromyograph
筋電検査法	きんでんけんさほう	electromyography
筋電図	きんでんず	electromyogram (EMG)
筋電制御システム	きんでんせいぎょしすてむ	myoelectric control system
筋電フィードバック	きんでんふぃーどばっく	electromyographic (EMG) biofeedback
筋動力学	きんどうりきがく	myodynamics
筋トーヌス	きんとーぬす	muscle tonus
筋内圧	きんないあつ	intramuscular pressure
筋内電極	きんないでんきょく	intramuscular electrode
筋内膜	きんないまく	endomysium
筋肉化学受容器	きんにくかがくじゅようき	muscle chemoreceptor
筋肉学	きんにくがく	myology
筋肉系	きんにくけい	musculature
筋〔肉〕痙攣	きん〔にく〕けいれん	muscle spasm
筋肉痛	きんにくつう	muscle ache
筋〔肉付き〕皮弁	きん〔にくつき〕ひべん	musculocutaneous flap
筋肉内出血	きんにくないしゅっけつ	muscular hemorrhage

筋肉内神経(モーターポイント)ブロック	きんにくないしんけい(もーたーぽいんと)ぶろっく	intramuscular nerve (motor point) block
筋肉縫合固定法	きんにくほうごうこていほう	myoplastic myodesis
筋肥大	きんひだい	muscle hypertrophy
筋病性顔貌	きんびょうせいがんぼう	myopathic facies
筋疲労	きんひろう	muscle fatigue
筋腹	きんぷく	muscle belly
筋縫合〔術〕	きんほうごう〔じゅつ〕	myorrhaphy
筋紡錘	きんぼうすい	muscle spindle
筋膨隆現象	きんぼうりゅうげんしょう	myoedema
筋膜	きんまく	fascia
筋膜炎	きんまくえん	fasci〔i〕tis
筋膜切開(切離)〔術〕	きんまくせっかい(せつり)〔じゅつ〕	fasciotomy
筋無緊張〔症〕	きんむきんちょう〔しょう〕	amyotonia
筋無力症候群	きんむりょくしょうこうぐん	myasthenic syndrome
筋無力症性急性悪化	きんむりょくしょうせいきゅうせいあっか	myasthenic crisis
筋力	きんりょく	muscle strength
筋力計	きんりょくけい	dynamometer
筋力増強〔訓練〕	きんりょくぞうきょう〔くんれん〕	muscle strengthening training (exercise)
筋力測定	きんりょくそくてい	muscle strength measurement
筋力低下	きんりょくていか	muscle weakness
筋力評価	きんりょくひょうか	muscle testing
筋力不均衡	きんりょくふきんこう	muscle imbalance

く

クイックチェンジ手継手(迅速交換式手継手)	くいっくちぇんじてつぎて(じんそくこうかんしきてつぎて)	quick disconnect wrist unit
空(油)圧制御膝継手	くう(ゆ)あつせいぎょひざつぎて	pneumatically (hydraulically) controlled knee
Chvostek徴候(顔面神経現象)	くゔぉすてっくちょうこう(がんめんしんけいげんしょう)	Chvostek sign (facialis phenomenon)
空間感覚	くうかんかんかく	space sense
空間情報処理	くうかんじょうほうしょり	spatial processing
空間視力	くうかんしりょく	spatial visual acuity
空間定位	くうかんていい	spatial localization
空間的加重	くうかんてきかじゅう	spatial summation
空間分解能	くうかんぶんかいのう	spatial resolution
空気圧遊脚相制御膝継手	くうきあつゆうきゃくそうせいぎょひざつぎて	knee joint with pneumatic swing phase control
空気止血帯	くうきしけつたい	pneumatic tourniquet
空気弁	くうきべん	pneumatic valve
Kugelberg-Welander病	くーげるべるくうぇらんだーびょう	Kugelberg-Welander disease

空洞状脊髄瘤	くうどうじょうせきずいりゅう	syringomyelocele
腔内播種	くうないはしゅ	transcelomic dissemination
空腹時血糖値	くうふくじけっとうち	fasting plasma (blood) glucose (level)
空胞形成	くうほうけいせい	vacuolation
クーリングダウン(整理運動)	くーりんぐだうん(せいりうんどう)	cooling down
Queckenstedt 試験	くえっけんしゅてっとしけん	Queckenstedt test
クオリティーオブライフ(生活の質、QOL)	くおりてぃーおぶらいふ(せいかつのしつ、きゅーおーえる)	quality of life (QOL)
駆血帯	くけつたい	tourniquet
駆血帯麻痺	くけつたいまひ	tourniquet paralysis
くさび	くさび	wedge
駆出率	くしゅつりつ	ejection fraction
口(唇)すぼめ呼吸	くち(くちびる)すぼめこきゅう	pursued lip breathing
口尖らし反射	くちとがらしはんしゃ	snout reflex
唇(口)すぼめ呼吸	くちびる(くち)すぼめこきゅう	pursued lip breathing
靴	くつ	shoe[s]
靴型装具	くつがたそうぐ	orthop[a]edic shoe[s]
屈曲	くっきょく	flexion
屈曲〔位〕	くっきょく〔い〕	flexed position
屈曲拘縮	くっきょくこうしゅく	flexion contracture
屈曲姿勢	くっきょくしせい	crouch[ing]posture
屈曲性対麻痺	くっきょくせいついまひ	paraplegia in flexion
屈曲反射	くっきょくはんしゃ	flexion reflex
屈筋	くっきん	flexor
屈筋支帯	くっきんしたい	flexor retinaculum
屈筋攣縮	くっきんれんしゅく	flexor spasm
靴下状感(知)覚消(脱)失	くつしたじょうかん(ち)かくしょう(だつ)しつ	stocking anesthesia
クッション	くっしょん	cushion
靴底	くつぞこ	sole
靴底ウエッジ	くつぞこうえっじ	sole wedge
靴べら式装具	くつべらしきそうぐ	shoe horn brace
駆動輪	くどうりん	wheel
首下がり	くびさがり	head drop
首すわり(頚定)	くびすわり(けいてい)	head control
組立式装具	くみたてしきそうぐ	constructable orthosis
くも膜	くもまく	arachnoid
くも膜炎	くもまくえん	arachn[oid]itis
くも膜下腔	くもまくかくう	subarachnoid space
くも膜下出血	くもまくかしゅっけつ	subarachnoidal hemorrhage
くも膜下脊髄麻酔	くもまくかせきずいますい	spinal anesthesia
くも膜嚢胞	くもまくのうほう	arachnoid cyst
グライディング(すべり)	ぐらいでぃんぐ(すべり)	gliding
グラスゴー昏睡尺度	ぐらすごーこんすいしゃくど	Glasgow coma scale (GCS)
グラスゴー予後尺度	ぐらすごーよごしゃくど	Glasgow outcome scale (GOS)

クラッチ	くらっち	crutch
Crutchfield 牽引	くらっちふぃーるどけんいん	Crutchfield traction
クラッチ(松葉杖)歩行	くらっち(まつばづえ)ほこう	crutch gait
クリオグロブリン血症	くりおぐろぶりんけっしょう	cryoglobulinemia
繰り返し刺激(反復刺激)	くりかえししげき(はんぷくしげき)	repetitive stimulation
グリコーゲン	ぐりこーげん	glycogen
グリコーゲン分解	ぐりこーげんぶんかい	glycogenolysis
Glisson 係蹄	ぐりそんけいてい	Glisson sling
クリック徴候	くりっくちょうこう	click sign
Klippel-Feil 症候群	くりっぺるふぁいるしょうこうぐん	Klippel-Feil syndrome
クリティカルパス	くりてぃかるぱす	critical pathway
クリニカルパス	くりにかるぱす	clinical pathway
くりぬきかかと	くりぬきかかと	cut off heel
グループ萎縮(群集萎縮)	ぐるーぷいしゅく(ぐんしゅういしゅく)	group atrophy
グループ(集団)訓練	ぐるーぷ(しゅうだん)くんれん	group exercise
グループホーム	ぐるーぷほーむ	group home
グルコース	ぐるこーす	glucose
くる病	くるびょう	rickets
車いす	くるまいす	wheelchair
車いす[手動チェーン式](手駆動式三輪自動車)	くるまいす(しゅくどうしきさんりんじどうしゃ)	hand propelled tricycles
車いすスポーツ	くるまいすすぽーつ	wheelchair sports
車いす動作	くるまいすどうさ	wheelchair activity
車いす用テーブル	くるまいすようてーぶる	lapboard
Klumpke 麻痺	くるんぷけまひ	Klumpke paralysis
クレアチンキナーゼ	くれあちんきなーぜ	creatinine kinase
クレンザック足継手	くれんざっくあしつぎて	Klenzak ankle joint
クレンザック型短下肢装具	くれんざっくがたたんかしそうぐ	Klenzak ankle-foot orthosis
Creutzfeldt-Jakob 病	くろいつふぇるとやこぶびょう	Creutzfeldt-Jakob disease
グロインペイン(鼠径部痛)症候群	ぐろいんぺいん(そけいぶつう)しょうこうぐん	groin pain syndrome
closing wedge 法	くろーじんぐうぇっじほう	closing wedge technique
クロ[ー]ヌス(間代)	くろ[ー]ぬす(かんたい)	clonus
クロナキシー(時値)	くろなきしー(じち)	chronaxie
クロナキシメータ(時値計)	くろなきしめーた(じちけい)	chronaximeter
群集萎縮(グループ萎縮)	ぐんしゅういしゅく(ぐるーぷいしゅく)	group atrophy
群発頭痛	ぐんぱつずつう	cluster headache
訓練(運動)	くんれん(うんどう)	exercise (training)
訓練室	くんれんしつ	training room
訓練用仮義肢	くんれんようかりぎし	temporary prosthesis
訓練用仮ソケット	くんれんようかりそけっと	temporary socket
訓練用固定自転車	くんれんようこていじてんしゃ	stationary bicycle

くんれん		けいたい
訓練ロボット	くんれんろぼっと	training robot

け

ケアハウス	けあはうす	care house
ケアプラン	けあぷらん	care plan
ケアマネージメント	けあまねーじめんと	care management
ケアマネージャー(介護支援専門員)	けあまねーじゃー(かいごしえんせんもんいん)	care manager
鶏眼(うおのめ)	けいがん(うおのめ)	corn
頚胸椎装具	けいきょうついそうぐ	cervico thoracic orthosis
頚肩腕症候群	けいけいわんしょうこうぐん	cervico shoulder brachial syndrome
経口摂取	けいこうせっしゅ	oral feeding
脛骨近位端骨折	けいこつきんいたんこっせつ	proximal tibia fracture
脛骨神経	けいこつしんけい	tibialis nerve
脛骨天蓋骨折	けいこつてんがいこっせつ	tibial plafond fracture
傾斜台	けいしゃだい	tilt table
痙縮	けいしゅく	spasticity
痙〔縮〕性麻痺	けい〔しゅく〕せいまひ	spastic palsy
芸術療法	げいじゅつりょうほう	art therapy
茎状突起	けいじょうとっき	styloid process
経静脈栄養	けいじょうみゃくえいよう	intravenous alimentation
経静脈高カロリー輸液〔法〕	けいじょうみゃくこうかろりーゆえき〔ほう〕	intravenous hyperalimentation (IVH)
経静脈的局所神経ブロック	けいじょうみゃくてききょくしょしんけいぶろっく	intravenous regional neural block
頚髄	けいずい	cervical 〔spinal〕cord
頚髄症	けいずいしょう	cervical myelopathy
頚髄損傷	けいずいそんしょう	cervical cord injury
経頭蓋交流電気刺激	けいずがいこうりゅうでんきしげき	transcranial alternating current stimulation (tACS)
経頭蓋磁気刺激	けいずがいじきしげき	transcranial magnetic stimulation (TMS)
経頭蓋超音波検査	けいずがいちょうおんぱけんさ	transcranial ultrasonography
経頭蓋直流電気刺激	けいずがいちょくりゅうでんきしげき	transcranial direct current stimulation (tDCS)
痙性片麻痺	けいせいかたまひ	spastic hemiplegia
形成外科	けいせいげか	plastic surgery
痙性斜頚	けいせいしゃけい	spastic torticollis
形成手術	けいせいしゅじゅつ	plastic operation
形成〔術〕	けいせい〔じゅつ〕	plasty
痙性対麻痺	けいせいついまひ	spastic paraplegia
形成不全〔症〕	けいせいふぜん〔しょう〕	dysplasia
痙性歩行	けいせいほこう	spastic gait
形態異常	けいたいいじょう	malformation

携帯会話補助装置	けいたいかいわほじょそうち	voice output communication aid
形態〔学〕	けいたい〔がく〕	morphology
頚体角	けいたいかく	collodiaphyseal angle
形態計測	けいたいけいそく	morphometry
形態失認〔症〕	けいたいしつにん〔しょう〕	amorphagnosia
経腸栄養	けいちょうえいよう	intestinal tube feeding
痙直型四肢麻痺	けいちょくがたししまひ	spastic quadriplegia
痙直型両麻痺	けいちょくがたりょうまひ	spastic diplegia
頚椎	けいつい	cervical vertebra
頚椎カラー	けいついからー	cervical collar
頚椎牽引	けいついけんいん	cervical traction
頚椎後縦靱帯骨化〔症〕	けいついこうじゅうじんたいこっか〔しょう〕	ossification of posterior longitudinal ligament in the cervical spine
頚椎後方固定術	けいついこうほうこていじゅつ	cervical posterior fusion
頚椎症	けいついしょう	cervical spondylosis
頚椎症性筋萎縮〔症〕	けいついしょうせいきんいしゅく〔しょう〕	cervical spondylotic amyotrophy
頚椎症性神経根症	けいついしょうせいしんけいこんしょう	cervical spondylotic radiculopathy
頚椎症性脊髄症	けいついしょうせいせきずいしょう	cervical spondylotic myelopathy
頚椎前方固定術	けいついぜんぽうこていじゅつ	cervical anterior fusion
頚椎装具	けいついそうぐ	cervical orthosis
頚椎椎間板ヘルニア	けいついついかんばんへるにあ	herniated disc of the cervical spine
頚椎捻挫	けいついねんざ	cervical sprain (strain)
頚定(首すわり)	けいてい(くびすわり)	head control
頚動脈エコー	けいどうみゃくえこー	carotid echo
軽度外傷性脳損傷	けいどがいしょうせいのうそんしょう	mild traumatic brain injury (MTBI)
軽度認知障害	けいどにんちしょうがい	mild cognitive impairment (MCI)
経皮	けいひ	percutaneous
経鼻胃経管栄養	けいびいけいかんえいよう	〔nasogastric〕tube feeding
経皮経食道胃管挿入術	けいひけいしょくどういかんそうにゅうじゅつ	percutaneous trans-esophageal gastrostomy (PTEG)
経皮酸素分圧	けいひさんそぶんあつ	percutaneous oxygen pressure
経皮的埋め込み電極	けいひてきうめこみでんきょく	percutaneous implantable electrode
経皮的椎間板切除〔術〕	けいひてきついかんばんせつじょ〔じゅつ〕	percutaneous discectomy
経皮的電気神経刺激	けいひてきでんきしんけいしげき	transcutaneous electrical nerve stimulation (TENS)
経皮的内視鏡下椎間板摘出術	けいひてきないしきょうかついかんばんてきしゅつじゅつ	percutaneous micro endoscopic discectomy
経皮内視鏡的胃瘻造設術	けいひないしきょうてきいろうぞうせつじゅつ	percutaneous endoscopic gastrostomy (PEG)
頚部郭清術	けいぶかくせいじゅつ	cervical dissection

頚部ジストニア	けいぶじすとにあ	cervical dystonia
頚部脊柱管拡大術	けいぶせきちゅうかんかくだいじゅつ	cervical laminoplasty
頚部痛	けいぶつう	neck pain
鶏歩	けいほ	steppage gait
傾眠	けいみん	drowsiness (somnolence (-cy))
係留解除術	けいりゅうかいじょじゅつ	detention surgery
痙攣	けいれん	convulsion
痙攣発作	けいれんほっさ	convulsive seizure
経路	けいろ	pathway
頚肋	けいろく	cervical rib
頚腕症候群	けいわんしょうこうぐん	cervicobrachial syndrome
ケースカンファレンス	けーすかんふぁれんす	case conference
ケースマネージメント	けーすまねーじめんと	case management
ケース（ソーシャル）ワーカー	けーす（そーしゃる）わーかー	case (social) worker
ケースワーク	けーすわーく	case work
KBM 式下腿義足	けーびーえむしきかたいぎそく	Kondylen Bettung Münster (KBM) trans tibial (below knee) prosthesis
外科頚	げかけい	surgical neck
外科開き	げかびらき	surgical convalescent
外科療法	げかりょうほう	surgical treatment
血圧計	けつあつけい	blood pressure meters
血液ガス	けつえきがす	blood gas
血液ガス分析	けつえきがすぶんせき	blood gas analysis
血液脳関門	けつえきのうかんもん	blood brain barrier
結核性関節炎	けっかくせいかんせつえん	tuberculous arthritis
結核性髄膜炎	けっかくせいずいまくえん	tuberculous meningitis
結核性脊椎炎	けっかくせいせきついえん	tuberculous spondylitis
欠陥	けっかん	defect
血管運動神経	けっかんうんどうしんけい	vasomotor
血管運動神経調節	けっかんうんどうしんけいちょうせつ	vasomotor regulation
血管運動中枢［延髄の］	けっかんうんどうちゅうすう	vasomotor center [in medulla]
血管運動反射	けっかんうんどうはんしゃ	vasomotor reflex
血管炎	けっかんえん	vasculitis
血管拡張	けっかんかくちょう	vasodila〔ta〕tion
血管緊張低下性失神	けっかんきんちょうていかせいしっしん	vasodepressor syncope
血管形成術	けっかんけいせいじゅつ	angioplasty
血管原性切断	けっかんげんせいせつだん	amputation for peripheral vascular disease
血管腫	けっかんしゅ	angioma
血管収縮	けっかんしゅうしゅく	vasoconstriction
血（脈）管障害	けっ（みゃく）かんしょうがい	angiopathy
血管新生	けっかんしんせい	vascularization
血管性認知症	けっかんせいにんちしょう	vascular dementia

血管造(撮)影〔法〕	けっかんぞう(さつ)えい〔ほう〕	angiography
血管吻合〔術〕	けっかんふんごう〔じゅつ〕	vascular anastomosis
血管柄付き皮弁	けっかんへいつきひべん	vascularized flap
血管迷走神経性失神	けっかんめいそうしんけいせいしっしん	vasovagal syncope
血管迷走神経反射	けっかんめいそうしんけいはんしゃ	vasovagal reflex
血管攣縮	けっかんれんしゅく	angiospasm (vasospasm)
月経異常	げっけいいじょう	menstrual disorder
月経過少	げっけいかしょう	hypomenorrhea
血行再建〔術〕	けっこうさいけん〔じゅつ〕	revascularization
血行障害	けっこうしょうがい	hematogenous disorder
結合〔組〕織	けつごう〔そ〕しき	connective tissue
結合組織病	けつごうそしきびょう	connective tissue diseases
血行動態(力学)	けっこうどうたい(りきがく)	hemodynamics
欠指〔症〕	けっし〔しょう〕	ectrodactylia (-ly)
欠肢〔症〕	けっし〔しょう〕	ectromely
欠(無)肢症	けっ(む)ししょう	amelia
血腫	けっしゅ	hematoma
血漿グロブリン	けっしょうぐろぶりん	plasma globulin
血漿交換療法	けっしょうこうかんりょうほう	plasma exchange therapy
月状骨軟化症(Kienböck病)	げつじょうこつなんかしょう(きーんべっくびょう)	Kienböck disease
楔状足底板	けつじょうそくていばん	wedged insole
結晶〔誘発〕性関節炎	けっしょう〔ゆうはつ〕せいかんせつえん	crystal arthropathy
欠神発作	けっしんほっさ	absence seizure
血清アルブミン	けっせいあるぶみん	serum albumin
血清マーカー	けっせいまーかー	serum marker
結節	けっせつ	knot
結節間溝	けっせつかんこう	bicipital groove
結節性硬化症	けっせつせいこうかしょう	tuberous sclerosis
結節性多発動脈炎	けっせつせいたはつどうみゃくえん	polyarteritis nodosa
血栓	けっせん	thrombus
血栓性静脈炎	けっせんせいじょうみゃくえん	thrombophlebitis
血栓塞栓症	けっせんそくせんしょう	thromboembolism
血栓溶解療法	けっせんようかいりょうほう	thrombolytic therapy
欠損〔症〕	けっそん〔しょう〕	deficiency (deficit)
血糖降下薬	けっとうこうかやく	hypoglycemic agent
結膜反射	けつまくはんしゃ	conjunctival reflex
血友病 A	けつゆうびょうえー	hemophilia A
血友病関節	けつゆうびょうかんせつ	bleeders joint
血友病性関節症	けつゆうびょうせいかんせつしょう	hemophilic arthropathy
血友病 B	けつゆうびょうびー	hemophilia B
ケトアシドーシス	けとあしどーしす	ketoacidosis
Kennedy-Alter-Sung 病(球脊髄性筋萎縮症)	けねでぃーあるたーさんぐびょう(きゅうせきずいせいきんいしゅくしょう)	Kennedy-Alter-Sung disease (bulbospinal muscular atrophy)
下痢	げり	diarrhea

けり上げの不同	けりあげのふどう	uneven heel raise
蹴り出し	けりだし	kicking
Kellgren Lawrence 分類	けるぐれんろーれんすぶんるい	Kellgren-Lawrence grading
Gerstmann 症候群	げるすとまんしょうこうぐん	Gerstmann syndrome
Kernig 徴候	けるにっひちょうこう	Kernig sign
ケロイド	けろいど	keloid
腱	けん	tendon
減圧〔術〕	げんあつ〔じゅつ〕	decompression
腱移行〔術〕	けんいこう〔じゅつ〕	tendon transfer
腱移植	けんいしょく	tendon graft
牽引	けんいん	traction
牽引性気管支拡張	けんいんせいきかんしかくちょう	traction bronchiectasis
牽引性頭痛	けんいんせいずつう	traction headache
牽引装具	けんいんそうぐ	traction orthosis
牽引療法	けんいんりょうほう	traction treatment
減塩食	げんえんしょく	low salt diet
腱延長〔術〕	けんえんちょう〔じゅつ〕	tendon lengthening
幻覚	げんかく	hallucination
嫌気性解糖	けんきせいかいとう	anaerobic glycolysis
嫌気的(性)代謝	けんきてき(せい)たいしゃ	anaerobic metabolism
腱切り(切離)〔術〕	けんきり(せつり)〔じゅつ〕	tenotomy
言語	げんご	language
健康	けんこう	health
肩甲関節窩	けんこうかんせつか	glenoid cavity
肩甲間バンド	けんこうかんばんど	interscapular band
健康関連 QOL	けんこうかんれんきゅーおーえる	health related QOL (HRQOL)
肩甲胸郭間切断〔術〕（フォークオーター切断〔術〕）	けんこうきょうかかんせつだん〔じゅつ〕（ふぉーくおーたーせつだん〔じゅつ〕）	interscapulothoracic (forequarter) amputation
肩甲胸郭間切断用義手	けんこうきょうかくかんせつだんようぎしゅ	forequarter amputation prosthesis
肩甲胸郭間切断用ソケット	けんこうきょうかくかんせつだんようそけっと	forequarter socket
肩甲挙筋	けんこうきょきん	levator scapulae muscle
肩甲棘	けんこうきょく	scapular spine
肩甲骨高位〔症〕	けんこうこつこうい〔しょう〕	elevated scapula
健康寿命	けんこうじゅみょう	healthy life expectancy
健康状態	けんこうじょうたい	health condition
肩甲上腕型筋萎縮症	けんこうじょうわんがたきんいしゅくしょう	scapulohumeral atrophy
肩甲上腕関節	けんこうじょうわんかんせつ	glenohumeral joint
肩甲上腕反射	けんこうじょうわんはんしゃ	scapulohumeral reflex
肩甲上腕リズム	けんこうじょうわんりずむ	scapulo humeral rhythm
肩甲切痕	けんこうせっこん	scapular notch
肩甲帯(上肢帯)	けんこうたい(じょうしたい)	shoulder girdle
肩甲帯離断〔術〕	けんこうたいりだん〔じゅつ〕	forequarter amputation
肩甲腓骨型筋萎縮症	けんこうひこつがたきんいしゅくしょう	scapuloperoneal amyotrophy

肩甲腓骨型筋ジストロフィー	けんこうひこつがたきんじすとろふぃー	scapuloperoneal dystrophy
言語機能	げんごきのう	language function
言語訓練	げんごくんれん	speech and language training
言語障害	げんごしょうがい	speech disturbance (verbal disorder)
言語性刺激	げんごせいしげき	verbal stimulation
言語中枢	げんごちゅうすう	speech center
言語聴覚士	げんごちょうかくし	speech language hearing therapist (ST)
言語聴覚療法	げんごちょうかくりょうほう	speech language hearing therapy (ST)
腱固定	けんこてい	tenodesis
言語発達	げんごはったつ	language development
言語発達遅滞	げんごはったつちたい	delayed language
言語明瞭性	げんごめいりょうせい	word intelligibility
言語命令	げんごめいれい	verbal instruction
言語野	げんごや	speech area
言語流暢性	げんごりゅうちょうせい	word fluency
腱再建術	けんさいけんじゅつ	tendon reconstruction
幻肢	げんし	phantom limb sensation
幻視	げんし	visual hallucination
幻肢痛	げんしつう	phantom limb pain
現実見当識法	げんじつけんとうしきほう	reality orientation
原始反射	げんしはんしゃ	primitive reflex
検者内信頼性	けんじゃないしんらいせい	intrarater reliability
腱周囲炎	けんしゅういえん	peritendinitis
腱鞘	けんしょう	tendon sheath
腱鞘炎	けんしょうえん	tendovaginitis (tenosynovitis)
腱鞘滑膜炎	けんしょうかつまくえん	tenosynovitis
剣状突起	けんじょうとっき	xiphisternum
懸垂	けんすい	suspension
懸垂〔式〕ソケット	けんすい〔しき〕そけっと	suspension socket
顕性アルブミン尿	けんせいあるぶみんにょう	overt albuminuria
腱性部分	けんせいぶぶん	part of the tendon
腱切離(切り)術	けんせつり(きり)じゅつ	tenotomy
健側	けんそく	unaffected side
減速動作	げんそくどうさ	deceleration
腱損傷	けんそんしょう	tendon injuries
倦怠感	けんたいかん	malaise
腱短縮〔術〕	けんたんしゅく〔じゅつ〕	tendon shortening
腱断裂	けんだんれつ	tendon rupture
幻聴	げんちょう	auditory hallucination
減張切開〔術〕〔法〕	げんちょうせっかい〔じゅつ〕〔ほう〕	relaxation incision
見当識	けんとうしき	orientation
見当識〔障害〕	けんとうしき〔しょうがい〕	disorientation
減捻	げんねん	derotation
減捻骨切り術	げんねんこつきりじゅつ	derotation osteotomy

腱剥離〔術〕	けんはくり〔じゅつ〕	tenolysis
原発性骨粗鬆症	げんぱつせいこつそしょうしょう	primary osteoporosis
原発性肥満	げんぱつせいひまん	primary obesity
腱反射	けんはんしゃ	tendon reflex
腱板収縮力	けんばんしゅうしゅくりょく	cuff contraction force
腱板断裂	けんばんだんれつ	rotator cuff tear
顕微鏡視下椎間板摘出術	けんびきょうしかついかんばんてきしゅつじゅつ	microscopic discectomy
肩峰	けんぽう	acromion
肩峰下インピンジメント症候群	けんぽうかいんぴんじめんとしょうこうぐん	subacromial impingement syndrome
肩峰下〔滑液〕包	けんぽうか〔かつえき〕ほう	subacromial bursa
腱縫合〔術〕	けんほうごう〔じゅつ〕	tenorrhaphy
健忘〔症〕	けんぼう〔しょう〕	amnesia
肩峰上腕骨骨頭距離	けんぽうじょうわんこっとうきょり	acromiohumeral interval (AHI)
腱紡錘	けんぼうすい	tendon spindle
健忘〔性〕失語	けんぼう〔せい〕しつご	amnesic aphasia

こ

語唖	ごあ	word dumbness
語唖性失語	ごあせいしつご	aphemia
降圧薬	こうあつやく	antihypertensive drug
行為	こうい	act
更衣	こうい	dressing
高位脛骨骨切り術	こういけいこつこつきりじゅつ	high tibial osteotomy (HTO)
後遺症	こういしょう	sequela
行為障害	こういしょうがい	conduct disorder
高位診断	こういしんだん	segment diagnosis
抗うつ薬	こううつやく	antidepressant
抗エストロゲン作用	こうえすとろげんさよう	antiestrogen effect
抗 NMDA 受容体脳炎	こうえぬえむでぃーえーじゅようたいのうえん	anti-N-methyl-D-aspartate (NMDA) receptor encephalitis
高エネルギー外傷	こうえねるぎーがいしょう	high energy trauma
抗炎症薬	こうえんしょうやく	anti-inflammatory drug
構音	こうおん	articulation
構音異常	こうおんいじょう	articulation disorder
構音器官	こうおんきかん	articulation organ
構音訓練	こうおんくんれん	articulation (dysarthria) training
構音障害	こうおんしょうがい	dysarthria
構音障害手不器用症候群	こうおんしょうがいてぶきようしょうこうぐん	dysarthria clumsy hand syndrome
構音不能(アナルトリー)	こうおんふのう(あなるとりー)	anarthria

こうがい   こうけつ

口蓋化構音	こうがいかこうおん	palatalized articulation
口蓋接触時間	こうがいせっしょくじかん	palate contact time
口蓋ミオクローヌス	こうがいみおくろーぬす	palatal myoclonus
口蓋裂	こうがいれつ	cleft palate
効果器	こうかき	effector
光覚	こうかく	light sensation
口角下垂	こうかくかすい	sagging of oral commissure
抗核抗体	こうかくこうたい	antinuclear antibody
光覚弁	こうかくべん	light perception
膠芽腫	こうがしゅ	glioblastoma
後下小脳動脈	こうかしょうのうどうみゃく	posterior inferior cerebellar artery
高カリウム血症	こうかりうむけっしょう	hyperkalemia (hyperpotassemia)
高カルシウム血症	こうかるしうむけっしょう	hypercalcemia
交感神経活動	こうかんしんけいかつどう	sympathetic nerve activity
交感神経幹	こうかんしんけいかん	gangliated cord
交感神経系	こうかんしんけいけい	sympathetic nervous system
交感神経性皮膚反応	こうかんしんけいせいひふはんのう	sympathetic skin response
交感神経節	こうかんしんけいせつ	sympathetic ganglion
交感神経切除〔術〕	こうかんしんけいせつじょ〔じゅつ〕	sympathetectomy
交感神経ブロック	こうかんしんけいぶろっく	sympathetic block
高〔気〕圧酸素療法	こう〔き〕あつさんそりょうほう	hyperbaric oxygenation
後期応答	こうきおうとう	late response
好気的運動	こうきてきうんどう	aerobic exercise
抗凝固薬	こうぎょうこやく	anticoagulant
抗凝固療法	こうぎょうこりょうほう	anticoagulant therapy
公共職業安定所（ハローワーク）	こうきょうしょくぎょうあんていじょ（はろーわーく）	public employment security office
高強度負荷	こうきょうどふか	high intensity load
口峡反射	こうきょうはんしゃ	faucial reflex
口腔衛生	こうくうえいせい	mouth hygiene
口腔汚染	こうくうおせん	oral contamination
口腔乾燥	こうくうかんそう	dry mouth
口腔期	こうくうき	oral (propulsive) stage (phase)
口腔機能	こうくうきのう	oral function
口腔ケア	こうくうけあ	oral health care
口腔準備期	こうくうじゅんびき	oral preparation phase
口腔清掃	こうくうせいそう	oral hygiene
口腔内乾燥症	こうくうないかんそうしょう	oral dryness
口腔内搬送	こうくうないはんそう	intraoral delivery
口腔粘膜症状	こうくうねんまくしょうじょう	oral mucosa symptom
後脛骨筋	こうけいこつきん	tibialis posterior muscle
抗痙縮薬	こうけいしゅくやく	antispastic drug
抗痙攣薬	こうけいれんやく	anticonvulsant drug
攻撃性	こうげきせい	aggression
硬結	こうけつ	induration

こうけつ		こうじゅ
高血圧〔症〕	こうけつあつ〔しょう〕	high blood pressure (hypertension)
高血圧性出血	こうけつあつせいしゅっけつ	hypertensive bleeding
高血圧性脳出血	こうけつあつせいのうしゅっけつ	hypertensive cerebral hemorrhage
高血圧性脳症	こうけつあつせいのうしょう	hypertensive encephalopathy
抗血小板薬	こうけっしょうばんやく	antiplatelet drug
高血糖	こうけっとう	hyperglycemia
高血糖状態	こうけっとうじょうたい	hyperglycemic condition
膠原線維	こうげんせんい	collagenic fiber
膠原病	こうげんびょう	collagen disease
咬合	こうごう	occlusion
後交通動脈	こうこうつうどうみゃく	posterior communicating artery
交互嚥下	こうごえんげ	alternative swallowing
交互〔式〕三脚（三点）歩行	こうご〔しき〕さんきゃく（さんてん）ほこう	alternate tripod (three point) gait
交互式歩行器	こうごしきほこうき	reciprocal walking frame
後骨間神経	こうこっかんしんけい	posterior interosseous nerve
交互歩行装具	こうごほこうそうぐ	reciprocating gait orthosis (RGO)
抗コリン薬	こうこりんやく	anticholinergic drug
高コレステロール血症	こうこれすてろーるけっしょう	hypercholester〔ol〕emia
後根神経節	こうこんしんけいせつ	dorsal root ganglion
後索	こうさく	dorsal column
後索障害	こうさくしょうがい	posterior funiculus dysfunction
交差（叉）性遠隔性小脳機能障害	こうさ（さ）せいえんかくせいしょうのうきのうしょうがい	crossed cerebellar diaschisis
交差（叉）性片麻痺	こうさ（さ）せいかたまひ	crossed hemiplegia
交差（叉）性失語	こうさ（さ）せいしつご	crossed aphasia
交差（叉）〔性〕伸展反射	こうさ（さ）〔せい〕しんてんはんしゃ	crossed extension (extensor) reflex
交差法	こうさほう	crossover method
好酸球性多発血管炎性肉芽腫症（アレルギー性肉芽腫性血管炎、Churg Strauss 症候群）	こうさんきゅうせいたはつけっかんえんせいにくげしゅしょう（あれるぎーせいにくげしゅせいけっかんえん、ちゃーぐすとらうすしょうこうぐん）	eosinophilic granulomatosis with polyangiitis (EGPA) (Churg Strauss syndrome)
抗 CCP 抗体	こうしーしーぴーこうたい	anti cyclic citrullinated peptide (CCP) antibody
高脂血症	こうしけっしょう	hyperlip〔id〕emia
高次脳機能	こうじのうきのう	higher brain function
高次脳機能検査	こうじのうきのうけんさ	higher brain function test
高次脳機能障害	こうじのうきのうしょうがい	higher brain dysfunction (disorder of higher brain function)
後斜角筋	こうしゃかくきん	scalenus posterior muscle
後十字靭帯	こうじゅうじじんたい	posterior cruciate ligament (PCL)
後縦靭帯	こうじゅうじんたい	posterior longitudinal ligament

こうじゅ		こうだい
後縦靱帯骨化〔症〕	こうじゅうじんたいこつか〔しょう〕	ossification of posterior longitudinal ligament (OPLL)
高周波パルス	こうしゅうはぱるす	high frequency pulse
抗重力位	こうじゅうりょくい	antigravity position
抗重力筋	こうじゅうりょくきん	antigravity muscle
拘縮	こうしゅく	contracture
恒常性	こうじょうせい	homeostasis
甲状腺機能低下症	こうじょうせんきのうていかしょう	hypothyroidism
甲状腺機能低下性ミオパチー	こうじょうせんきのうていかせいみおぱちー	hypothyroid myopathy
甲状腺刺激ホルモン放出ホルモン	こうじょうせんしげきほるもんほうしゅつほるもん	thyrotropin releasing hormone (TRH)
口唇音	こうしんおん	labial
口唇閉鎖不全	こうしんへいさふぜん	incompetent lip
較正	こうせい	calibration
更生医療	こうせいいりょう	medical rehabilitation service
更生施設	こうせいしせつ	rehabilitation facility
構成失行	こうせいしっこう	constructional apraxia
構成失書〔症〕	こうせいしっしょ〔しょう〕	constructional agraphia
構成障害	こうせいしょうがい	constructive disability
抗精神病薬	こうせいしんびょうやく	antipsychotics
硬性装具	こうせいそうぐ	rigid orthosis
硬性たわみ肘継手	こうせいたわみひじつぎて	wire cable elbow hinge
構成能力	こうせいのうりょく	constitutive ability
更生用装具	こうせいようそうぐ	permanent orthosis
厚生労働省特定疾患	こうせいろうどうしょうとくていしっかん	Ministry of health, labour and welfare specified disease
後脊髄小脳路	こうせきずいしょうのうろ	dorsal spinocerebellar tract
後脊髄動脈	こうせきずいどうみゃく	posterior spinal artery
口舌顔面失行	こうぜつがんめんしっこう	buccal lingual facial apraxia
口舌ジスキネジア	こうぜつじすきねじあ	buccolingual dyskinesia
抗線維化薬	こうせんいかやく	antifibrotic drug
鋼線牽引	こうせんけんいん	wire traction
光線療法	こうせんりょうほう	actinotherapy
高線量率小線源遠隔照射	こうせんりょうりつしょうせんげんえんかくしょうしゃ	high dose rate remote brachytherapy
拘束	こうそく	confinement
梗塞	こうそく	infarct (infarction)
拘束性換気障害	こうそくせいかんきしょうがい	restrictive ventilatory impairment
後足部	こうそくぶ	hindfoot
後側方固定術	こうそくほうこていじゅつ	posterolateral fusion (PLF)
後側弯症[脊柱の]	こうそくわんしょう	kyphoscoliosis
硬ソケット	こうそけっと	rigid socket
後退	こうたい	retraction
交代性片麻痺	こうたいせいかたまひ	alternate (-ting) hemiplegia
後大脳動脈	こうだいのうどうみゃく	posterior cerebral artery

281

こうたい		
交代浴	こうたいよく	contrast bath (heat and cold therapy)
後脱分極	こうだつぶんきょく	after depolarization
叩打排尿	こうだはいにょう	beating urination
叩打（打診）〔法〕	こうだ（だしん）〔ほう〕	percussion
高炭酸ガス血症	こうたんさんがすけっしょう	hypercapnia
高炭酸ガス血性昏睡	こうたんさんがすけっせいこんすい	hypercapnic coma
抗男性ホルモン薬	こうだんせいほるもんやく	antiandrogenic drug
巧緻運動	こうちうんどう	elaborate movement
巧緻運動訓練	こうちうんどうくんれん	manual dexterity exercise
構築性〔脊柱〕側弯〔症〕	こうちくせい〔せきちゅう〕そくわん〔しょう〕	structural scoliosis
巧緻性	こうちせい	precision (dexterity)
巧緻つまみ	こうちつまみ	precision pinch
巧緻握り	こうちにぎり	precision grip
硬直	こうちょく	rigor
交通バリアフリー法	こうつうばりあふりーほう	transportation accessibility improvement law
工程分析	こうていぶんせき	process analysis
鉱泥療法	こうでいりょうほう	fango therapy
公的給付	こうてききゅうふ	public benefit
公的支援	こうてきしえん	public support
後電位	こうでんい	after potential
抗てんかん薬	こうてんかんやく	antiepileptic drug
後天性免疫不全症候群	こうてんせいめんえきふぜんしょうこうぐん	acquired immunodeficiency syndrome (AIDS)
行動	こうどう	behavior
喉頭蓋谷	こうとうがいこく	vallecula
後頭下開頭〔術〕	こうとうかかいとう〔じゅつ〕	suboccipital craniotomy
行動科学	こうどうかがく	behavior science
後頭下減圧〔術〕	こうとうかげんあつ〔じゅつ〕	suboccipital decompression
後頭下神経炎	こうとうかしんけいえん	suboccipital neuritis
後頭下神経痛	こうとうかしんけいつう	suboccipital neuralgia
後頭下穿刺	こうとうかせんし	suboccipital puncture
行動観察	こうどうかんさつ	behavioral observation
喉頭気管分離・気管食道吻合術	こうとうきかんぶんりきかんしょくどうふんごうじゅつ	tracheoesophageal diversion (TED)
喉頭気管分離術（気管食道分離術）	こうとうきかんぶんりじゅつ（きかんしょくどうぶんりじゅつ）	laryngeal diversion (tracheo-esophageal diversion)
喉頭挙上	こうとうきょじょう	laryngeal elevation
後頭頚椎固定術	こうとうけいついこていじゅつ	occipito cervical fusion
喉頭痙攣	こうとうけいれん	laryngeal spasm
行動障害	こうどうしょうがい	behavior disorders (disturbance, disability)
喉頭侵入	こうとうしんにゅう	laryngeal penetration
行動性無視検査	こうどうせいむしけんさ	behavioral inattention test (BIT)
喉頭〔舌骨〕挙上術	こうとう〔ぜっこつ〕きょじょうじゅつ	laryngeal suspension

こうどう		こうほう
行動的アプローチ	こうどうてきあぷろーち	behavioral approach
喉頭摘出術	こうとうてきしゅつじゅつ	laryngectomy
喉頭反射	こうとうはんしゃ	laryngeal reflex
行動評価〔法〕	こうどうひょうか〔ほう〕	behavioral assessment
行動分析	こうどうぶんせき	behavioral analysis
喉頭閉鎖	こうとうへいさ	laryngeal atresia
行動変容療法	こうどうへんようりょうほう	behavior modification
喉頭麻痺	こうとうまひ	laryngoparalysis
後頭葉	こうとうよう	occipital lobe
行動療法	こうどうりょうほう	behavior therapy
抗ドパミン薬	こうどぱみんやく	antidopaminergic agent
高ナトリウム血症	こうなとりうむけっしょう	hypernatremia
高尿酸血症	こうにょうさんけっしょう	hyperuricemia
後捻	こうねん	retroversion
効能	こうのう	efficacy
抗パーキンソン病薬	こうぱーきんそんびょうやく	antiparkinsonian drug
広背筋	こうはいきん	latissimus dorsi muscle
後発射	こうはっしゃ	after discharge
広汎性発達障害	こうはんせいはったつしょうがい	pervasive developmental disorder
紅斑性狼瘡（エリテマトーデス）	こうはんせいろうそう（えりてまとーです）	lupus erythematosus
抗ヒスタミン薬	こうひすたみんやく	histamine antagonist
高頻度反復刺激	こうひんどはんぷくしげき	high frequent repetitive stimulation
高頻度放電	こうひんどほうでん	high frequency discharge
抗不安薬	こうふあんやく	antianxiety agent
後負荷	こうふか	afterload
抗副交感神経作動様薬	こうふくこうかんしんけいさどうようやく	antiparasympathomimetic drug
項部硬直	こうぶこうちょく	nuchal rigidity
口部ジスキネジア	こうぶじすきねじあ	oral dyskinesia
口部失行	こうぶしっこう	oral apraxia
抗不整脈薬	こうふせいみゃくやく	antiarrythymia agent
高分解能 CT	こうぶんかいのうしーてぃー	high resolution computed tomography (HRCT)
興奮期	こうふんき	excitement stage
興奮収縮連関	こうふんしゅうしゅくれんかん	excitation-contraction coupling
興奮性	こうふんせい	excitability
興奮性シナプス後電位	こうふんせいしなぷすこうでんい	excitatory postsynaptic potential
興奮性接合部電位	こうふんせいせつごうぶでんい	excitatory junction potential
後方板ばね支柱付き短下肢装具	こうほういたばねしちゅうつきたんかしそうぐ	posterior flexible upright ankle foot orthosis
後方固定	こうほうこてい	posterior fusion
後方支柱	こうほうしちゅう	posterior upright
後方除圧術	こうほうじょあつじゅつ	posterior decompression

こうほう		ごーどん
後方進入椎体間固定術	こうほうしんにゅうついたいかんこていじゅつ	posterior lumbar interbody fusion (PLIF)
後方突進〔現象〕	こうほうとっしん〔げんしょう〕	retropulsion
後方バンパー	こうほうばんぱー	posterior bumper
後方引き出しテスト	こうほうひきだしてすと	posterior drawer test
硬膜	こうまく	dura〔mater〕
硬膜外腔	こうまくがいくう	epidural space
硬膜外血腫	こうまくがいけっしゅ	epidural hematoma
硬膜外自家血パッチ	こうまくがいじかけつばっち	autologous epidural blood patch
硬膜外出血	こうまくがいしゅっけつ	epidural hemorrhage
硬膜外腫瘍	こうまくがいしゅよう	extradural tumor
硬膜外電極	こうまくがいでんきょく	epidural electrode
硬膜外ブロック	こうまくがいぶろっく	epidural block
硬膜外麻酔〔法〕	こうまくがいますい〔ほう〕	epidural anesthesia
硬膜下腔	こうまくかくう	subdural space
硬膜下血腫	こうまくかけっしゅ	subdural hematoma
硬膜下出血	こうまくかしゅっけつ	subdural hemorrhage
硬膜内髄外腫瘍	こうまくないずいがいしゅよう	intradural extramedullary tumor
抗ムスカリン作用	こうむすかりんさよう	antimuscarinic action
後迷路性難聴	こうめいろせいなんちょう	retrocochlear deafness
肛門括約筋	こうもんかつやくきん	anal sphincter
肛門反射	こうもんはんしゃ	anal reflex
絞扼	こうやく	entrapment
絞扼性ニューロパチー	こうやくせいにゅーろぱちー	entrapment neuropathy
絞扼輪	こうやくりん	constriction ring
抗 RANKL 抗体	こうらんくるこうたい	anti-RANKL antibody
抗リウマチ薬	こうりうまちやく	antirheumatic agent
効率	こうりつ	efficiency
抗利尿ホルモン	こうりにょうほるもん	antidiuretic hormone (ADH)
後療法	こうりょうほう	after care
後輪	こうりん	rear wheel
高齢	こうれい	elderly
高齢者うつスケール	こうれいしゃうつすけーる	geriatric depression scale
高齢社会	こうれいしゃかい	aging society
高齢者総合的機能評価	こうれいしゃそうごうてききのうひょうか	comprehensive geriatric assessment
高齢者福祉事業	こうれいしゃふくしじぎょう	elderly welfare service
後弯	こうわん	kyphosis
後弯矯正固定術	こうわんきょうせいこていじゅつ	dekyphotic corrective fusion
後弯症[脊柱の]	こうわんしょう〔せきちゅうの〕	kyphosis
誤嚥	ごえん	aspiration
誤嚥性肺炎	ごえんせいはいえん	aspiration pneumonia
Gaucher 病	ごーしぇびょう	Gaucher disease
コース立方体組み合わせテスト	こーすりっぽうたいくみあわせてすと	Kohs block design test
コーチング	こーちんぐ	coaching
ゴードン反射	ごーどんはんしゃ	Gordon reflex

284

こーねる		こきゅう
コーネル健康調査指数	こーねるけんこうちょうさしすう	Cornell medical index
コーピング(対処)	こーぴんぐ(たいしょ)	coping behavior
氷(アイス)パック	こおり(あいす)ぱっく	ice pack
ゴール(目標)	ごーる(もくひょう)	goal
ゴールデンタイム(最適期)	ごーるでんたいむ(さいてきき)	golden time
ゴールマネジメント訓練	ごーるまねじめんとくんれん	goal management training
語音聴力検査〔法〕	ごおんちょうりょくけんさ〔ほう〕	speech audiometry
語音聴力図	ごおんちょうりょくず	speech audiogram
語音明瞭度	ごおんめいりょうど	phone definition
股関節	こかんせつ	hip joint
股関節炎	こかんせつえん	coxitis
股関節筋〔腱〕解離術	こかんせつきん〔けん〕かいりじゅつ	hanging hip operation
股関節症	こかんせつしょう	coxarthrosis
股関節全置換術	こかんせつぜんちかんじゅつ	total hip arthroplasty (THA) (replacement) (THR)
股関節痛	こかんせつつう	coxalgia
股関節離断〔術〕	こかんせつりだん〔じゅつ〕	hip disarticulation (complete thigh amputation)
呼気	こき	exhalation
呼気介助法	こきかいじょほう	squeezing
呼気ガス分析	こきがすぶんせき	expired gas analysis
小刻み歩行	こきざみほこう	brachybasia
股義足	こぎそく	hip disarticulation prosthesis
5期モデル[摂食嚥下の]	ごきもでる	five stage model
呼吸	こきゅう	respiration
股臼(寛骨臼)	こきゅう(かんこつきゅう)	acetabulum
呼吸運動	こきゅううんどう	respiratory motion
呼吸音	こきゅうおん	respiratory sound
呼吸管理	こきゅうかんり	respiratory care
呼吸器合併症	こきゅうきがっぺいしょう	respiratory complication
呼吸機能	こきゅうきのう	respiratory function
呼吸機能検査	こきゅうきのうけんさ	respiratory function test
呼吸機能障害	こきゅうきのうしょうがい	respiratory impairment (respiratory dysfunction)
呼吸(肺容量)曲線(スパイログラム)	こきゅう(はいようりょう)きょくせん(すぱいろぐらむ)	spirogram
呼吸筋	こきゅうきん	respiratory muscle
呼吸筋麻痺	こきゅうきんまひ	respiratory paralysis
呼吸訓練	こきゅうくんれん	breathing exercise
呼吸交換比	こきゅうこうかんひ	respiratory exchange ratio
呼吸困難	こきゅうこんなん	dyspnea
呼吸商	こきゅうしょう	respiratory quotient (RQ)
呼吸障害	こきゅうしょうがい	respiratory disorder
呼吸性アシドーシス	こきゅうせいあしどーしす	respiratory acidosis
呼吸性アルカローシス	こきゅうせいあるかろーしす	respiratory alkalosis
呼吸〔性〕代謝	こきゅう〔せい〕たいしゃ	respiratory metabolism

呼吸促進薬	こきゅうそくしんやく	anapnoic
呼吸中枢	こきゅうちゅうすう	respiratory center
呼吸停止(無呼吸)	こきゅうていし(むこきゅう)	apnea
呼吸不全	こきゅうふぜん	respiratory failure (insufficiency)
呼吸補助筋	こきゅうほじょきん	accessory respiratory muscle
呼吸理学療法	こきゅうりがくりょうほう	respiratory physiotherapy
呼吸リハビリテーション	こきゅうりはびりてーしょん	pulmonary (respiratory) rehabilitation
呼吸療法	こきゅうりょうほう	respiratory therapy
呼気予備量(予備呼気量)	こきよびりょう(よびこきりょう)	expiratory reserve volume (ERV)
国際疾病分類	こくさいしっぺいぶんるい	International classification of diseases (ICD-10)
国際 10-20 電極法	こくさいじゅうにじゅうでんきょくほう	International 10-20 system
国際障害分類	こくさいしょうがいぶんるい	International classification of impairments, disabilities and handicaps (ICIDH)
国際生活機能分類	こくさいせいかつきのうぶんるい	International classification of functioning, disability and health (ICF)
国際標準化機構	こくさいひょうじゅんかきこう	International organization for standardization (ISO)
国際標準化比	こくさいひょうじゅんかひ	International normalized ratio (INR)
黒質線条体系	こくしつせんじょうたいけい	nigrostriatal system
告知	こくち	announcement
小口(ストーマ)	こぐち(すとーま)	stoma
極超短波	ごくちょうたんぱ	microwave
極超短波療法	ごくちょうたんぱりょうほう	microwave therapy
極低出生体重児	ごくていしゅっせいたいじゅうじ	very premature infant
固形がん	こけいがん	solid cancer
固痙縮	こけいしゅく	rig〔id〕ospasticity
語健忘〔症〕	ごけんぼう〔しょう〕	verbal amnesia
後効果	ごこうか	after effect
腰折れ(腰曲がり)	こしおれ(こしまがり)	camptocormia
腰革	こしかわ	quarter
腰曲がり(腰折れ)	こしまがり(こしおれ)	camptocormia
固執(保続)	こしゅう(こしつ)(ほぞく)	perseveration
五十肩(凍結肩)	ごじゅうかた(とうけつかた)	frozen shoulder
固縮(強剛)	こしゅく(きょうごう)	rigidity
呼称	こしょう	naming
呼称困難	こしょうこんなん	naming difficulty
古小脳	こしょうのう	archicerebellum
個人因子	こじんいんし	personal factors
語新作	ごしんさく	neologism
語性錯語	ごせいさくご	verbal paraphasia

ごそうき		こつさい
語想起	ごそうき	word recall
股装具	こそうぐ	hip orthosis
呼息筋	こそくきん	expiratory muscle
呼息中枢	こそくちゅうすう	expiratory center
誇大妄想	こだいもうそう	delusion of grandeur (megalomania)
骨	こつ	bone
骨異栄養〔症〕	こついえいよう〔しょう〕	osteodystrophy
骨萎縮	こついしゅく	bone atrophy
骨移植〔術〕	こついしょく〔じゅつ〕	bone graft
骨壊死	こつえし	osteonecrosis
骨炎	こつえん	ost〔e〕itis
骨延長〔術〕	こつえんちょう〔じゅつ〕	bone elongation
骨〔塩〕密度	こつ〔えん〕みつど	bone〔mineral〕density
骨化	こっか	ossification
骨格	こっかく	skeleton
骨格異常	こっかくいじょう	skeletal abnormality
骨格筋	こっかくきん	skeletal muscle
骨格筋量	こっかくきんりょう	skeletal muscle mass
骨格構造義肢	こっかくこうぞうぎし	endoskeletal prosthesis
骨格構造義足	こっかくこうぞうぎそく	endoskeletal lower limb prosthesis
骨芽細胞	こつがさいぼう	osteoblast
骨化性筋炎	こつかせいきんえん	myositis ossificans
骨幹	こっかん	diaphysis
骨間筋	こっかんきん	interosseous muscle
骨関節症	こつかんせつしょう	osteoarthritis (ropathy) (osteoarthrosis)
骨幹端	こっかんたん	metaphysis
股継手	こつぎて	hip joint
骨吸収	こつきゅうしゅう	bone resorption
骨吸収速度	こつきゅうしゅうそくど	bone resorption rate
骨吸収マーカー	こつきゅうしゅうまーかー	bone resorption marker
骨棘	こつきょく	spur (osteophyte)
骨切り術	こつきりじゅつ	osteotomy
骨形成	こつけいせい	osteogenesis (bone formation)
骨形成術	こつけいせいじゅつ	osteoplasty
骨形成促進薬	こつけいせいそくしんやく	bone anabolic agent
骨形成蛋白〔質〕	こつけいせいたんぱく〔しつ〕	bone morphogenetic protein
骨形成不全症	こつけいせいふぜんしょう	osteogenesis imperfecta (brittle bones)
骨形成マーカー	こつけいせいまーかー	bone formation marker
骨系統疾患	こつけいとうしっかん	bone (skeletal) dysplasia
骨減少〔症〕	こつげんしょう〔しょう〕	osteopenia
ごっこ遊び	ごっこあそび	pretending play
骨硬化〔症〕	こつこうか〔しょう〕	osteosclerosis
コツコツ音(捻髪音)	こつこつおん（ねんぱつおん）	crepitation
骨再構築	こつさいこうちく	bone remodeling

287

こつさい		こつなん
骨再生	こつさいせい	bone regeneration
骨細胞	こつさいぼう	osteocyte
骨挫傷	こつざしょう	bone bruise
骨腫	こつしゅ	osteoma
骨腫瘍	こつしゅよう	bone tumor
骨症	こつしょう	osteopathy
骨シンチグラフィー	こつしんちぐらふぃー	bone scintigraphy
骨髄	こつずい	bone marrow
骨髄移植	こつずいいしょく	bone marrow transplantation
骨髄炎	こつずいえん	osteomyelitis
骨髄抑制	こつずいよくせい	bone marrow suppression
骨スキャン	こつすきゃん	bone scan〔ning〕
骨性アライメント	こつせいあらいめんと	bony alignment
骨性強直	こつせいきょうちょく	bony ankylosis
骨脆弱性骨折	こつぜいじゃくせいこっせつ	fragility fracture
骨性斜頚	こつせいしゃけい	osseous torticollis
骨成熟度	こつせいじゅくど	skeletal maturation
骨折	こっせつ	fracture
骨接合〔術〕	こつせつごう〔じゅつ〕	osteosynthesis
骨切除〔術〕	こつせつじょ〔じゅつ〕	ostectomy
骨折線	こっせつせん	fracture line
骨セメント	こつせめんと	bone cement
骨増殖症	こつぞうしょくしょう	osteophytosis
骨粗鬆症	こつそしょうしょう	osteoporosis
骨粗鬆症性骨折	こつそしょうしょうせいこっせつ	osteoporotic fracture
骨代謝	こつたいしゃ	bone metabolism
骨代謝マーカー	こつたいしゃまーかー	biochemical marker of bone turnover
骨端骨折	こったんこっせつ	epiphyseal fracture
骨端症	こったんしょう	epi (apo-) physitis
骨端線	こったんせん	epiphyseal line
骨端〔線〕離開	こったん〔せん〕りかい	epiphyse (-i-) olysis
骨端〔部〕	こったん〔ぶ〕	apophysis
骨端〔部〕壊死	こったん〔ぶ〕えし	epiphyseal necrosis
骨直達牽引〔法〕	こつちょくたつけんいん〔ほう〕	skeletal traction
骨痛	こつつう	bone pain
骨転移	こつてんい	bone metastasis
Codman 三角	こっどまんさんかく	Codman triangle
Codman 体操	こっどまんたいそう	Codman exercise
Cotton 骨折	こっとんこっせつ	Cotton fracture
骨内膜	こつないまく	endosteum
骨軟化症	こつなんかしょう	osteomalacia
骨軟骨異形成〔症〕	こつなんこついけいせい〔しょう〕	osteochondrodysplasia
骨軟骨移植	こつなんこついしょく	osteochondral graft
骨軟骨炎	こつなんこつえん	osteochondritis
骨軟骨骨折	こつなんこつこっせつ	osteochondral fracture
骨軟骨腫	こつなんこつしゅ	osteochondroma
骨軟骨腫症	こつなんこつしゅしょう	osteochondromatosis

こつなん		こべつか
骨軟骨症	こつなんこつしょう	osteochondrosis
骨軟骨損傷	こつなんこつそんしょう	osteochondral lesion
骨・軟部腫瘍	こつなんぶしゅよう	bone and soft tissue tumor
骨肉腫	こつにくしゅ	osteosarcoma
骨年齢	こつねんれい	bone age
骨嚢腫	こつのうしゅ	bone cyst
骨 Paget 病	こつぱじぇっとびょう	Paget disease of bone
骨発生	こつはっせい	osteogenesis
骨盤回旋	こつばんかいせん	pelvic rotation
骨盤傾斜	こつばんけいしゃ	pelvic tilt
骨盤牽引	こつばんけんいん	pelvic traction
骨盤骨切り術	こつばんこつきりじゅつ	pelvic osteotomy
骨盤切断〔術〕	こつばんせつだん〔じゅつ〕	pelvic amputation (translumbar amputation)
骨盤前傾	こつばんぜんけい	anterior pelvic inclination
骨盤帯	こつばんたい	pelvic band
骨盤帯長下肢装具	こつばんたいちょうかしそうぐ	hip knee ankle foot orthosis
骨盤帯膝装具	こつばんたいひざそうぐ	hip knee orthosis
骨盤底筋群	こつばんていきんぐん	pelvic floor muscle group
骨盤半截術	こつばんはんせつじゅつ	hemipelvectomy (hindquarter amputation)
骨肥厚症(過骨症)	こつひこうしょう(かこつしょう)	hyperostosis
骨びらん	こつびらん	bone erosion
骨片	こっぺん	bone fragment
骨膜炎	こつまくえん	periostitis
骨膜反応	こつまくはんのう	periosteal reaction
骨癒合	こつゆごう	bone union
骨溶解	こつようかい	osteolysis
骨梁	こつりょう	bone trabeculae
骨梁構造	こつりょうこうぞう	trabecular bone structure
固定筋	こていきん	fixator
固定式継手	こていしきつぎて	joint (unit) with motion hold
固定自転車	こていじてんしゃ	stationary bicycle
固定〔術〕	こてい〔じゅつ〕	fusion
固定足部	こていそくぶ	solid ankle foot
固定膝継手	こていひざつぎて	fixed knee joint
子どものための機能的自立度評価法	こどものためのきのうてきじりつどひょうかほう	functional independence measure for children (WeeFIM)
子どもの能力低下評価法	こどものうりょくていかひょうかほう	pediatric evaluation of disability inventory (PEDI)
Conners 成人期 ADHD 評価尺度	こなーずせいじんきえーでぃーえいちでぃーひょうかしゃくど	CAARS (Conners' adult ADHD rating scale)
CONUT スコア	こにゅーとすこあ	controlling nutrition status (CONUT)
古皮質	こひしつ	archicortex
Cobb 角	こぶかく	Cobb angle
小振り歩行	こぶりほこう	swing to gait
個別化医療	こべつかいりょう	personalized medicine

289

こべつく		こんごう

個別訓練	こべつくんれん	personal training
コホート研究	こほーとけんきゅう	cohort study
コミュニケーションエイド	こみゅにけーしょんえいど	communication aid
コミュニケーション障害	こみゅにけーしょんしょうがい	communicative disorder
コミュニケーション能力	こみゅにけーしょんのうりょく	communicative ability
コミュニケーションボード	こみゅにけーしょんぼーど	augmentative communication board
コミュニティーオーガニゼーション	こみゅにてぃーおーがにぜーしょん	community organization
こむら返り(腓腹筋痙攣)	こむらがえり(ひふくきんけいれん)	calf cramps
呼名障害	こめいしょうがい	dysnomia
語盲	ごもう	word blindness
コモードチェア[排泄用いす]	こもーどちぇあー	commode chair
固有感覚	こゆうかんかく	proprioception (proprioceptive sensation)
固有受容覚性神経促通法	こゆうじゅようかくせいしんけいそくつうほう	proprioceptive neuromuscular facilitation (PNF)
固有受容器	こゆうじゅようき	proprioceptor
固有反射	こゆうはんしゃ	proprioceptive reflex
誤用	ごよう	misuse
誤用症候群	ごようしょうこうぐん	misuse syndrome
コリンエステラーゼ阻害薬	こりんえすてらーぜそがいやく	cholinesterase inhibitor
コリン作動遮断〔薬〕	こりんさどうしゃだん〔やく〕	cholinergic blockade
コリン作動性受容体	こりんさどうせいじゅようたい	cholinergic receptor
コリン作動性神経	こりんさどうせいしんけい	cholinergic nerve
コリン作動性線維	こりんさどうせいせんい	cholinergic fiber
コリン作動薬	こりんさどうやく	cholinergic agent
Korsakoff 症候群	こるさこふしょうこうぐん	Korsakoff syndrome
ゴルジ腱器官	ごるじけんきかん	Golgi tendon organ
ゴルジ装置	ごるじそうち	Golgi apparatus
コルセット	こるせっと	corset
Goldenhar 症候群(第 1 鰓弓症候群)	ごるどぅなーしょうこうぐん(だいいちさいきゅうしょうこうぐん)	Goldenhar syndrome (oculo auriculo vertebral dysostosis)
Collet-Sicard 症候群	これしかーるしょうこうぐん	Collet-Sicard syndrome
Colles 骨折	これすこっせつ	Colles fracture
ころがり運動	ころがりうんどう	rolling motion
こわばり	こわばり	stiffness
根	こん	〔nerve〕root
根拠に基づく医療(エビデンス医療、EBM)	こんきょにもとづくいりょう(えびでんすいりょう、いーびーえむ)	evidence-based medicine (EBM)
混合神経	こんごうしんけい	mixed nerve
混合神経活動電位	こんごうしんけいかつどうでんい	mixed nerve action potential

290

根治手術	こんじ(ち)しゅじゅつ	radical operation
根症状	こんしょうじょう	root sign
根治療法	こんじ(ち)りょうほう	radical cure (radical treatment)
根神経炎	こんしんけいえん	radiculoneuritis
昏睡	こんすい	coma
根治的切除〔術〕	こんちてきせつじょ〔じゅつ〕	radical excision
コントロールケーブル	こんとろーるけーぶる	control cable
コントロールケーブルシステム	こんとろーるけーぶるしすてむ	control cable system
コンパートメント(区画)症候群	こんぱーとめんと(くかく)しょうこうぐん	compartment syndrome
コンピュータシュミレーション	こんぴゅーたしゅみれーしょん	computer simulation
コンピュータ制御膝	こんぴゅーたせいぎょひざ	computer controlled knee
コンピュータ制御膝継手	こんぴゅーたせいぎょひざつぎて	computer controlled knee joint
コンピュータ断層撮影	こんぴゅーただんそうさつえい	comput〔eriz〕ed tomography (CT)
コンプライアンス〔伸展性〕	こんぷらいあんす	compliance
コンプレッションヒップスクリュー	こんぷれっしょんひっぷすくりゅー	compression hip screw (CHS)
昏眠	こんみん	sopor
昏迷	こんめい	stupor

サービス付高齢者向け住宅	さーびすつきこうれいしゃむけじゅうたく	residences with health and welfare services for the elderly
サーモグラフィー(皮膚温図検査〔法〕)	さーもぐらふぃー(ひふおんずけんさ〔ほう〕)	thermography
座位	ざい	sitting〔position〕
在院日数(入院期間)	ざいいんにっすう(にゅういんきかん)	length of stay
災害医療	さいがいいりょう	disaster medicine
災害派遣医療チーム	さいがいはけんいりょうちーむ	disaster medical assistance team (DMAT)
災害リハビリテーション	さいがいりはびりてーしょん	disaster rehabilitation
災害リハビリテーション支援コーディネーター	さいがいりはびりてーしょんしえんこーでぃねーたー	disaster rehabilitation assistance coordinator
細菌性髄膜炎	さいきんせいずいまくえん	bacterial meningitis
座位訓練	ざいくんれん	sitting exercise
採型	さいけい	casting (model〔l〕ing)

採型手技	さいけいしゅぎ	casting technique
再建〔術〕	さいけん〔じゅつ〕	reconstruction
再現性	さいげんせい	reproducibility
再構築	さいこうちく	reorganization
採寸	さいすん	measurement
再生	さいせい	regeneration
再生医学	さいせいいがく	reproduction medicine
再生医療	さいせいいりょう	regenerative medicine
再切断	さいせつだん	reamputation
再接着〔術〕	さいせっちゃく〔じゅつ〕	replantation
最大下刺激	さいだいかしげき	submaximal stimulus
最大吸気圧	さいだいきゅうきあつ	maximal inspiratory pressure
最大吸気位	さいだいきゅうきい	maximal inspiratory position
最大吸気内圧	さいだいきゅうきないあつ	maximal inspiratory pressure (PImax)
最大吸気量	さいだいきゅうきりょう	inspiratory capacity
最大筋力	さいだいきんりょく	maximum muscle strength
最大呼気位	さいだいこきい	maximal expiratory position
最大呼気〔内〕圧	さいだいこき〔ない〕あつ	maximal expiratory pressure (PEmax)
最大酸素消費量	さいだいさんそしょうひりょう	maximum oxygen consumption
最大酸素摂取量	さいだいさんそせっしゅりょう	maximum oxygen intake (uptake) (VO$_2$max)
最大上刺激	さいだいじょうしげき	supramaximal stimulus
最大心拍数	さいだいしんぱくすう	maximal heart rate
最大随意収縮	さいだいずいいしゅうしゅく	maximum voluntary contraction
最大尿意	さいだいにょうい	maximum desire to void
最大反復回数	さいだいはんぷくかいすう	repetition maximum
最大歩行速度	さいだいほこうそくど	maximal gait velocity
在宅医療	ざいたくいりょう	home based medical care
在宅介護(ケア)	ざいたくかいご(けあ)	home care
在宅介護支援センター	ざいたくかいごしえんせんたー	in-home care support center
在宅看護	ざいたくかんご	home health care
在宅酸素療法	ざいたくさんそりょうほう	home oxygen therapy
在宅リハビリテーション	ざいたくりはびりてーしょん	
再置換〔術〕	さいちかん〔じゅつ〕	revision surgery
最適期(ゴールデンタイム)	さいてきき(ごーるでんたいむ)	golden time
細動(線維自発収縮、線維攣縮)	さいどう(せんいじはつしゅうしゅく、せんいれんしゅく)	fibrillation
細動電位(線維自発電位)	さいどうでんい(せんいじはつでんい)	fibrillation potential
サイドガード	さいどがーど	clothing guard
サイトカイン	さいとかいん	cytokine
催吐反射	さいとはんしゃ	gag reflex
採尿器	さいにょうき	urine diverter

さいにん		ざこつし
再認（認識）	さいにん（にんしき）	recognition
再燃	さいねん	recrudescence
再発	さいはつ	relapse (recurrence)
再発予防	さいはつよぼう	recurrence prevention
座位バランス	ざいばらんす	sitting balance
再評価	さいひょうか	reevaluation
再分極	さいぶんきょく	repolarization
細胞死（アポトーシス）	さいぼうし（あぽとーしす）	apoptosis
細胞内電極	さいぼうないでんきょく	intracellular electrode
座位保持装置	ざいほじそうち	seating system
催眠	さいみん	hypnosis
サイム義足	さいむぎそく	Syme prosthesis
サイム切断〔術〕	さいむせつだん〔じゅつ〕	Syme amputation
在来型	ざいらいがた	conventional
在来式膝離断用ソケット	ざいらいしきひざりだんようそけっと	conventional knee disarticulation socket
さきたま	さきたま	toe cap
作業	さぎょう	occupation
作業記憶（ワーキングメモリー）	さぎょうきおく（わーきんぐめもりー）	working memory
作業行為	さぎょうこうい	occupational performance
作業行動	さぎょうこうどう	occupational behavior
作業所	さぎょうじょ	work place
作業耐性	さぎょうたいせい	work tolerance
作業調整	さぎょうちょうせい	work adjustment
作業テーブル	さぎょうてーぶる	work table
作業適応	さぎょうてきおう	occupational adaptation
作業能〔力〕	さぎょうのう〔りょく〕	work capacity (ability to work)
作業分析	さぎょうぶんせき	occupational analysis
作業用義手	さぎょうようぎしゅ	work arm prosthesis
作業用手先具	さぎょうようてさきぐ	working device (tool)
作業療法	さぎょうりょうほう	occupational therapy (OT)
作業療法	さぎょうりょうほうし	occupational therapist (OT)
錯語	さくご	paraphasia
錯行為	さくこうい	parapraxis
錯書	さくしょ	paragraphia
錯知覚症	さくちかくしょう	paresthesia
錯発語	さくはつご	paralalia
錯乱	さくらん	confusion
作話〔症〕	さくわ〔しょう〕	confabulation
座高	ざこう	sitting height
坐骨	ざこつ	ischium
鎖骨下動脈盗血症候群	さこつかどうみゃくとうけつしょうこうぐん	subclavian steal syndrome
坐骨結節	ざこつけっせつ	ischial tuberosity
坐骨支持	ざこつしじ	ischial weight bearing
坐骨支持長下肢装具	ざこつしじちょうかしそうぐ	ischial weight bearing knee ankle foot orthosis

坐骨収納〔型〕ソケット	ざこつしゅうのう〔がた〕そけっと	ischial 〔ramal〕 containment socket
坐骨神経	ざこつしんけい	sciatic nerve
坐骨神経炎	ざこつしんけいえん	sciatic neuritis
坐骨神経痛	ざこつしんけいつう	ischialgia (sciatic neuralgia)
坐骨切痕	ざこつせっこん	sciatic notch
坐剤	ざざい	suppository
差込みソケット	さしこみそけっと	plug fit socket
差込み便器	さしこみべんき	bed pan
挫傷	ざしょう	contusion
嗄声	させい	hoarseness
座席昇降式車いす	ざせきしょうこうしきくるまいす	wheelchair with a lifting seat
錯覚	さっかく	illusion
擦〔過〕傷	さっ〔か〕しょう	abrasion (excoriation)
SACH 足	さっちそく	solid ankle cushion heel (SACH) foot
作動筋	さどうきん	agnosia
作動薬	さどうやく	agonist
サドル状感覚脱失	さどるじょうかんかくだっしつ	saddle anesthesia
サドルブロック	さどるぶろっく	saddle block 〔anesthesia〕
砂嚢	さのう	sand bag
詐病	さびょう	malingering
挫滅 (圧挫) 症候群	ざめつ(あつざ)しょうこうぐん	crush syndrome
挫滅創	ざめつそう	contused (crushed) wound
左右識別障害	さゆうしきべつしょうがい	right left disorientation
左右分化	さゆうぶんか	lateralization
サリドマイド児	さりどまいどじ	thalidomide baby
サルコイドーシス	さるこいどーしす	sarcoidosis
サルコイドミオパチー	さるこいどみおぱちー	sarcoid myopathy
サルコペニア	さるこぺにあ	sarcopenia
猿手	さるて	ape hand
参加	さんか	participation
産科医の手	さんかいのて	accoucheur's hand
三角筋	さんかくきん	deltoid muscle
三角筋反射	さんかくきんはんしゃ	deltoid reflex
三角線維軟骨複合体損傷	さんかくせんいなんこつふくごうたいそんしょう	triangular fibrocartilage complex injury (TFCC injury)
参加制約	さんかせいやく	participation restriction
酸化的リン酸化〔反応〕	さんかてきりんさんか〔はんのう〕	oxidative phosphorylation
三環系抗うつ薬	さんかんけいこううつやく	tricyclic antidepressive agent
三関節固定〔術〕	さんかんせつこてい〔じゅつ〕	triple arthrodesis
三脚歩行	さんきゃくほこう	tripod gait
産業医	さんぎょうい	industrial (occupational health) physician
残気量	ざんきりょう	residual volume (RV)
Zancolli 分類	ざんこりーぶんるい	Zancolli classification
三叉神経節ブロック	さんさしんけいせつぶろっく	gasserian ganglion block
三叉神経痛	さんさしんけいつう	tic douloureux

さんさし		しーてぃ
三叉神経麻痺	さんさしんけいまひ	trigeminal paralysis
三軸加速度計	さんじくかそくどけい	three-dimensional accelerometer
三次元空間知覚	さんじげんくうかんちかく	perception of three dimensional space
三次元 CT(3D-CT)	さんじげんしーてぃー	three-dimensional (3D) CT
三次元動作解析	さんじげんどうさかいせき	three-dimensional motion analysis
三指(趾)症	さんし(し)しょう	tridactylia
三指つまみ	さんしつまみ	three jaw chuck pinch
三肢麻痺	さんしまひ	triplegia
三重放電	さんじゅうほうでん	triplet
三相〔性〕	さんそう〔せい〕	triphasic
三相波	さんそうは	triphasic wave
酸素解離曲線	さんそかいりきょくせん	oxygen dissociation curve
酸素吸入〔療法〕	さんそきゅうにゅう〔りょうほう〕	oxygen inhalation〔therapy〕
酸素消費〔量〕	さんそしょうひ〔りょう〕	oxygen consumption
酸素摂取〔量〕	さんそせっしゅ〔りょう〕	oxygen uptake (intake)
酸素飽和度	さんそほうわど	saturation of hemoglobin with oxygen (SaO$_2$)
残存機能	ざんぞんきのう	residual function
Sunderland 分類	さんだーらんどぶんるい	Sunderland classification
サンディング	さんでぃんぐ	sanding
三点(脚)杖	さんてん(きゃく)づえ	tri〔pod〕cane (stick with three legs)
3点歩行	さんてんほこう	three point gait
散瞳	さんどう	mydriasis
Ⅲ度熱傷	さんどねっしょう	third-degree burns
残尿	ざんにょう	residual urine
残余潜時	ざんよせんじ	residual latency

し

肢	し	extremity (limb)
ジアテルミー	じあてるみー	diathermy
肢位	しい	position
CI 療法	しーあいりょうほう	constraint induced movement therapy
CO$_2$ ナルコーシス	しーおーつーなるこーしす	CO$_2$ narcosis
シーソー眼振	しーそーがんしん	seesaw nystagmus
シータ(θ)波	しーたは	theta (θ) wave
シータ(θ)バースト刺激	しーたばーすとしげき	theta (θ) burst stimulation (TBS)
シーティング	しーてぃんぐ	seating
シーティングクリニック	しーてぃんぐくりにっく	seating clinic

シーネ（副子、スプリント）	しーね（ふくし、すぷりんと）	splint
C バー	しーばー	C bar
C 反応性蛋白	しーはんのうせいたんぱく	c-reactive protein (CRP)
シールドルーム（遮蔽室）	しーるどるーむ（しゃへいしつ）	shield room
Sjögren 症候群	しぇーぐれんしょうこうぐん	Sjögren syndrome
ジェスチャー（身振り）	じぇすちゃー（みぶり）	gesture
Jefferson 骨折	じぇふぁーそんこっせつ	Jefferson fracture
指（趾）炎	し（し）えん	dactylitis
支援技術	しえんぎじゅつ	assistive technology
肢延長〔術〕	しえんちょう〔じゅつ〕	limb lengthening
Shenton 線	しぇんとんせん	Shenton line
歯科医	しかい	dentist
紫外線療法	しがいせんりょうほう	ultraviolet therapy
歯科衛生士	しかえいせいし	dental hygienist
自家嗅粘膜組織移植	じかきゅうねんまくそしきいしょく	olfactory mucosa autograft transplantation
自家筋芽細胞シート	じかきんがさいぼうしーと	autologous myoblast sheet
視角	しかく	visual angle
視覚	しかく	visual sense (sensation)
視覚アナログ尺度	しかくあなろぐしゃくど	visual analogue scale (VAS)
視覚失語	しかくしつご	visual aphasia (optic aphasia)
視覚失認	しかくしつにん	visual agnosia
視覚障害	しかくしょうがい	visual disorder
視覚障害者用触地図	しかくしょうがいしゃようしょくちず	relief map
視覚消去現象	しかくしょうきょげんしょう	visual extinction
自覚症状	じかくしょうじょう	subjective symptom
視覚情報	しかくじょうほう	visual information
視覚〔性〕記憶	しかく〔せい〕きおく	visual memory
視覚性失認	しかくせいしつにん	optic agnosia
視覚性定位障害	しかくせいていいしょうがい	visual disorientation
視覚中枢	しかくちゅうすう	visual center
視覚〔的〕イメージ	しかく〔てき〕いめーじ	visual image
視覚皮質	しかくひしつ	visual cortex
視覚フィードバック	しかくふぃーどばっく	visual feedback
視覚誘発電位	しかくゆうはつでんい	visual evoked potential (VEP)
視覚誘発反応	しかくゆうはつはんのう	visual evoked response (VER)
視覚路	しかくろ	visual pathway
自家培養軟骨	じかばいようなんこつ	autologous cultured cartilage
しかめ顔	しかめがお	grimacing
弛緩（リラクゼーション）	しかん（りらくぜーしょん）	relaxation
時間因子	じかんいんし	time factor
弛緩型	しかんがた	flaccid type
指間拘縮	しかんこうしゅく	web space contracture
弛緩症	しかんしょう	laxity

弛緩性	しかんせい	flaccidity
弛緩性麻痺	しかんせいまひ	flaccid paralysis
時間測定異常	じかんそくていいじょう	dyschronometria
時間的加重	じかんてきかじゅう	temporal summation
時間的分散	じかんてきぶんさん	temporal dispersion
色覚	しきかく	color sensation
磁気共鳴画像（磁気共鳴像）	じききょうめいがぞう（じききょうめいぞう）	magnetic resonance image (MRI)
磁気共鳴血管造影〔法〕	じききょうめいけっかんぞうえい〔ほう〕	magnetic resonance angiography (MRA)
磁気共鳴スペクトロスコピー	じききょうめいすぺくとろすこぴー	magnetic resonance spectroscopy (MRS)
色彩失認	しきさいしつにん	color agnosia
磁気刺激〔法〕	じきしげき〔ほう〕	magnetic stimulation
視機能	しきのう	visual function
識別覚	しきべつかく	tactile gnosis
持久性	じきゅうせい	endurance
持久性訓練	じきゅうせいくんれん	endurance training
糸球体濾過量	しきゅうたいろかりょう	glomerular filtration rate (GFR)
ジグ（治具）	じぐ（じぐ）	jig
軸圧	じくあつ	axial pressure
死腔	しくう	dead space
視空間失認	しくうかんしつにん	visual spatial agnosia
視空間定位障害	しくうかんていいしょうがい	visual spatial disorientation
視空間認知障害	しくうかんにんちしょうがい	impaired visuospatial ability
視空間無視	しくうかんむし	visuospatial neglect
軸索	じくさく	axon
軸索〔原形質〕流	じくさく〔げんけいしつ〕りゅう	axoplasmic flow
軸索終末	じくさくしゅうまつ	axon terminal
軸索鞘	じくさくしょう	axolemma
軸索障害	じくさくしょうがい	axonopathy
軸索切断	じくさくせつだん	axotomy
軸索断裂	じくさくだんれつ	axonotmesis
軸索電位	じくさくでんい	axon potential
軸索〔内〕輸送	じくさく〔ない〕ゆそう	axonal transport
軸索ニューロパチー	じくさくにゅーろぱちー	axon neuropathy
軸索反射	じくさくはんしゃ	axon reflex
軸索変性	じくさくへんせい	axonal degeneration
軸索融解	じくさくゆうかい	axolysis
軸射〔像〕	じくしゃ〔ぞう〕	axial view
軸性健忘	じくせいけんぼう	axial amnesia
軸椎	じくつい	axis
軸摩擦式手継手	じくまさつしきてつぎて	axial friction type wrist unit
刺激	しげき	stimulus (stimulation)
刺激作用	しげきさよう	irritant action
刺激装置	しげきそうち	stimulator
刺激電極	しげきでんきょく	stimulating electrode
自己効力感	じここうりょくかん	self-efficacy

	じこうし	ししょう
自咬症	じこうしょう	autophagia
自己管理	じこかんり	self-care (self-health care)
自己教示法	じこきょうじほう	self-instruction training
自己訓練	じこくんれん	self-exercise
自己抗体	じhere	autoantibody
自己固有受容器	じここゆうじゅようき	proprioceptor
自己固有体性感覚	じここゆうたいせいかんかく	proprioceptive somatosensory
自己固有反射	じここゆうはんしゃ	proprioceptive reflex
自己像	じこぞう	self-image
自己調節能(自動調節)	じこちょうせつのう(じどうちょうせつ)	autoregulation
指固定装具	しこていそうぐ	finger immobilization orthosis
自己洞察	じこどうさつ	self-insight
自己導尿	じこどうにょう	self-catheterization
自己の治療的利用	じこのちりょうてきりよう	therapeutic use of self
自己評価式抑うつ性尺度	じこひょうかしきよくうつせいしゃくど	self-rating depression scale
自己免疫疾患	じこめんえきしっかん	autoimmune disease
自殺	じさつ	suicide
四肢	しし	four extremities
示指	じし	index
四肢(患肢)温存	しし(かんし)おんぞん	limb salvage
支持基底面	しじきていめん	base of support
視軸	しじく	visual axis
四指(趾)症	しし(し)しょう	tetradactylia
脂質	ししつ	lipid
脂質異常〔症〕	ししついじょう〔しょう〕	dyslipidemia
脂質症(リピドーシス)	ししつしょう(りぴどーしす)	lipidosis
支持〔的作業〕療法	しじ〔てきさぎょう〕りょうほう	supportive occupational therapy
支持反応	しじはんのう	supporting reaction
四肢麻痺	ししまひ	quadri (tetra) plegia
歯周病	ししゅうびょう	periodontal disease
自主訓練	じしゅくんれん	voluntary training
思春期	ししゅんき	puberty
思春期〔脊柱〕側弯〔症〕	ししゅんき〔せきちゅう〕そくわん〔しょう〕	adolescent scoliosis
視床	ししょう	thalamus
歯状核	しじょうかく	dentatum
視床下部	ししょうかぶ	hypothalamus
指床間距離	ししょうかんきょり	finger floor distance
事象関連電位	じしょうかんれんでんい	event related potential (ERP)
事象記憶	じしょうきおく	fact memory
自傷行為	じしょうこうい	self-mutilation
視床症候群	ししょうしょうこうぐん	thalamic syndrome
矢状静脈洞	しじょうじょうみゃくどう	sagittal sinus
矢状断	しじょうだん	sagittal section
矢状断〔面〕像	しじょうだん〔めん〕ぞう	sagittal image
視床痛	ししょうつう	thalamic pain

視床手	ししょうて	thalamic hand
視床破壊〔術〕	ししょうはかい〔じゅつ〕	thalamotomy
矢状面	しじょうめん	sagittal plane
自助具	じじょぐ	self-help device
視診	ししん	inspection
指伸筋	ししんきん	extensor digitorum muscle
視神経	ししんけい	optic nerve
視神経萎縮	ししんけいいしゅく	optic atrophy
視神経炎	ししんけいえん	optic neuritis
視〔神経〕交叉	し〔しんけい〕こうさ	optic chiasma
視神経脊髄炎 (Devic 病)	ししんけいせきずいえん(でびっくびょう)	neuromyelitis optica (Devic disease)
視神経乳頭炎	ししんけいにゅうとうえん	papillitis
支靱帯	しじんたい	retinacular ligament
指数弁	しすうべん	counting fingers
ジスキネジア	じすきねじあ	dyskinesia
ジストニア(ジストニー)	じすとにあ(じすとにー)	dystonia
ジストロフィー	じすとろふぃー	dystrophy
ジストロフィン	じすとろふぃん	dystrophin
ジストロフィン関連蛋白	じすとろふぃんかんれんたんぱく	dystrophin-associated protein
姿勢	しせい	posture (attitude)
姿勢異常	しせいいじょう	postural abnormality
姿勢〔矯正〕訓練	しせい〔きょうせい〕くんれん	postural exercise
姿勢緊張	しせいきんちょう	postural tone
姿勢時振戦	しせいじしんせん	postural tremor
姿勢制御	しせいせいぎょ	postural control
姿勢性〔脊柱〕側弯〔症〕	しせいせい〔せきちゅう〕そくわん〔しょう〕	postural scoliosis
視性立ち直り反射	しせいたちなおりはんしゃ	optical righting reflex
姿勢調節	しせいちょうせつ	postural adjustment
姿勢調節障害	しせいちょうせつしょうがい	postural control disturbance
姿勢動揺	しせいどうよう	postural sway
姿勢動揺検査〔法〕	しせいどうようけんさ〔ほう〕	stabilography
姿勢動揺図	しせいどうようず	stabilogram
姿勢反射	しせいはんしゃ	postural reflex
姿勢反射障害	しせいはんしゃしょうがい	postural reflex disturbance
姿勢反応	しせいはんのう	postural reaction
肢節運動失行	しせつうんどうしっこう	limb kinetic apraxia
肢節運動失調	しせつうんどうしっちょう	limb ataxia
施設介護	しせつかいご	institution care
指節間関節	しせつかんかんせつ	interphalangeal (IP) joint
施設ケア	しせつけあ	institutional care
指(趾)節骨	し(し)せつこつ	phalanx
施設サービス	しせつさーびす	institution service
指尖	しせん	fingertip
自然回復	しぜんかいふく	spontaneous recovery

指尖切断〔術〕	しせんせつだん〔じゅつ〕	fingertip amputation
指尖つまみ	しせんつまみ	tip pinch
指装具	しそうぐ	finger orthosis
自走用車いす（手動車い す）	じそうようくるまいす（しゅどうくる まいす）	manual wheelchair
持続陰圧閉鎖療法	じぞくいんあつへいさりょうほう	negative pressure wound therapy (NPWT)
持続牽引	じぞくけんいん	continuous traction
持続時間	じぞくじかん	duration
持続伸張	じぞくしんちょう	prolonged stretching
持続性	じぞくせい	prolonged
持続性収縮（緊張性収 縮）	じぞくせいしゅうしゅく（きんちょう せいしゅうしゅく）	tonic contraction
持続性心室頻拍	じぞくせいしんしつひんぱく	sustained ventricular tachycardia
持続性注意	じぞくせいちゅうい	sustained attention
持続他動運動	じぞくたどううんどう	continuous passive motion (CPM)
持続的気道陽圧法	じぞくてききどうようあつほう	continuous positive airway pressure (CPAP)
持続的携帯型腹膜透析	じぞくてきけいたいがたふくまくと うせき	continuous peritoneal dialysis
持続的シータバースト 刺激	じぞくてきしーたばーすとしげき	continuous theta burst stimula- tion (cTBS)
耳側半盲	じそくはんもう	temporal hemianopsia
肢帯	したい	limb girdle
支帯	したい	retinaculum
肢帯型筋ジストロ フィー	したいがたきんじすとろふぃー	limb girdle type progressive muscular dystrophy
肢体不自由	したいふじゆう	physical disabled
肢体不自由児	したいふじゆうじ	children with physical disabili- ties (handicapped children, disabled children)
肢体不自由児施設	したいふじゆうじしせつ	rehabilitation center for chil- dren with physical disabilities
肢体不自由児通園施設	したいふじゆうじつうえんしせつ	day care center for children with physical disabilities
肢体不自由者	したいふじゆうしゃ	persons with physical disabili- ties (disabled persons)
肢体不自由者更生施設	したいふじゆうしゃこうせいしせつ	person of limbs inconvenience rehabilitation facilities
肢体不自由児養護学校	したいふじゆうじようごがっこう	special school for physically handicapped children
下半盲	したはんもう	inferior hemianopsia
肢（先）端異常感覚	し（せん）たんいじょうかんかく	acrodysesthesia (paresthesia)
肢（先）端感覚過敏	し（せん）たんかんかくかびん	acroesthesia
肢（先）端感覚消失	し（せん）たんかんかくしょうしつ	acroanesthesia
指端距離	したんきょり	arm span

肢(先)端チアノーゼ	し(せん)たんちあのーぜ	acrocyanosis
時値(クロナキシー)	じち(くろなきしー)	chronaxie
視知覚	しちかく	visual perception
時値計(クロナキシメータ)	じちけい(くろなきしめーた)	chronaximeter
支柱	しちゅう	upright
失韻律	しついんりつ	aprosody (-dia)
肢痛	しつう	melalgia
膝窩	しつか	popliteal fossa
膝蓋腱	しつがいけん	patellar tendon
膝蓋腱反射	しつがいけんはんしゃ	patellar tendon reflex (PTR)
膝蓋骨	しつがいこつ	patella
膝蓋大腿関節	しつがいだいたいかんせつ	patellofemoral (PF) joint
膝蓋跳動	しつがいちょうどう	ballottement of patella
失外套症候群	しつがいとうしょうこうぐん	apallic syndrome
膝窩動脈	しつかどうみゃく	popliteal artery
疾患	しっかん	disease
膝関節	しつ(ひざ)かんせつ	knee joint
膝関節症	しつ(ひざ)かんせつしょう	gonarthrosis
膝関節全置換	しつ(ひざ)かんせつぜんちかん	total knee arthroplasty (TKA) (replacement) (TKR)
膝関節痛	しつ(ひざ)かんせつつう	gonalgia (knee pain)
失禁	しっきん	incontinence
失〔計〕算〔症〕	しつ〔けい〕さん〔しょう〕	dyscalculia (acalculia)
失見当識〔障害〕	しつけんとうしき〔しょうがい〕	disorientation
実行機能(遂行機能)	じっこうきのう(すいこうきのう)	executive function
失行失認〔症〕	しっこうしつにん〔しょう〕	apractognosia
失行〔症〕	しっこう〔しょう〕	apraxia (dyspraxia)
実行状況	じっこうじょうきょう	performance
失行性失書	しっこうせいしっしょ	apraxic agraphia
失語〔症〕	しつご〔しょう〕	dysphasia (aphasia)
失語性失書	しつごせいしっしょ	aphasic agraphia
失語発作	しつごほっさ	aphasic seizure
失書〔症〕	しっしょ〔しょう〕	agraphia
失神	しっしん	syncope
湿性温熱	しっせいおんねつ	moist heating
湿性嗄声	しっせいさせい	gargley voice
失声〔症〕	しっせい〔しょう〕	aphonia
疾走発作	しっそうほっさ	running fit
失調型脳性麻痺	しっちょうがたのうせいまひ	ataxic type cerebral palsy
失調性片麻痺	しっちょうせいかたまひ	ataxic hemiparesis
失調性歩行	しっちょうせいほこう	ataxic gait
失読失書	しつどくしっしょ	alexia with agraphia
失読症	しつどくしょう	alexia (dyslexia)
シットスキー	しっとすきー	sit ski
嫉妬妄想	しっともうそう	delusion of jealousy
失認〔症〕	しつにん〔しょう〕	agnosia
失文法	しつぶんぽう	agrammatism

しっぺい		
疾病	しっぺい	disease (illness, sickness)
疾病否認	しっぺいひにん	denial of illness
疾病（病態）無関心	しっぺい（びょうたい）むかんしん	anosodiaphoria
失明（盲）	しつめい（もう）	blindness
失名詞失語	しつめいししつご	anomic aphasia
失名詞〔症〕	しつめいし〔しょう〕	anomia
質問紙表	しつもんしひょう	questionnaire
失立	しつりつ	astasia
失立失歩	しつりつしっぽ	astasia-abasia
失立発作	しつりつほっさ	astatic seizure
時定数	じていすう	time constant
している ADL	しているえーでぃーえる	activities of daily living that he/she actually does
自転車エルゴメーター	じてんしゃえるごめーたー	bicycle ergometer
自動運動（訓練）	じどううんどう（くんれん）	active exercise
自（能）動運動	じ（のう）どううんどう	active movement
自動運動発作	じどううんどうほっさ	automatic seizure
自動介助運動	じどうかいじょうんどう	active assistive movement
児童憲章	じどうけんしょう	children charter
自動車運転	じどうしゃうんてん	automobile driving
自動車運転〔用〕補助装置	じどうしゃうんてん〔よう〕ほじょそうち	control adaptation and control system for car
自動車用車いすリフト	じどうしゃようくるまいすりふと	car lift
自動症	じどうしょう	automatism
自動随意運動解離	じどうずいいうんどうかいり	automatico voluntary dissociation
自動〔性〕膀胱	じどう〔せい〕ぼうこう	automatic bladder
児童相談所	じどうそうだんじょ	child guidance center
自動調節（自己調節能）	じどうちょうせつ（じこちょうせつのう）	autoregulation
児童の権利擁護	じどうのけんりようご	child advocacy
児童福祉	じどうふくし	child welfare
児童福祉法	じどうふくしほう	child welfare law
自動歩行	じどうほこう	automatic walking
児童養護施設	じどうようごしせつ	orphanage
シナプス	しなぷす	synapse
シナプス間隙	しなぷすかんげき	synaptic cleft
シナプス後過敏	しなぷすこうかびん	postsynaptic supersensitivity
シナプス後電位	しなぷすこうでんい	postsynaptic potential
シナプス後抑制	しなぷすこうよくせい	postsynaptic inhibition
シナプス終末	しなぷすしゅうまつ	synaptic ending
シナプス小胞	しなぷすしょうほう	synaptic vesicle
シナプス前抑制	しなぷすぜんよくせい	presynaptic inhibition
シナプス長期増強	しなぷすちょうきぞうきょう	long-term potentiation (LTP)
シナプス長期抑制	しなぷすちょうきよくせい	long-term depression (LTD)
シナプス電位	しなぷすでんい	synaptic potential
シニアカー	しにあかー	mobility scooter
刺入時活動延長	しにゅうじかつどうえんちょう	prolonged insertion activity

刺入時活動過多	しにゅうじかつどうかた	increased insertion activity
刺入時活動減少	しにゅうじかつどうげんしょう	reduced insertion activity
刺入時電位	しにゅうじでんい	insertion activity
自発活動	じはつかつどう	spontaneous activity
自発〔言〕語	じはつ〔げん〕ご	spontaneous speech
自発呼吸	じはつこきゅう	spontaneous respiration
自発性眼振	じはつせいがんしん	spontaneous nystagmus
自発性ミオクローヌス	じはつせいみおくろーぬす	spontaneous myoclonus
自発痛	じはつつう	spontaneous pain
四半盲(四分盲)	しはんもう(しぶんもう)	quadrantanopsia
指標追跡検査	しひょうついせきけんさ	eye tracking test
しびれ〔感〕	しびれ〔かん〕	numbness
指腹	しふく	finger pulp
指腹手掌間距離	しふくしゅしょうかんきょり	pulp palm distance
指腹つまみ	しふくつまみ	pulp pinch
ジフテリア後麻痺	じふてりあごまひ	post diphtheritic paralysis
ジフテリア性神経炎	じふてりあせいしんけいえん	diphther〔it〕ic neuritis
ジフテリア性ニューロパチー	じふてりあせいにゅーろぱちー	diphther〔it〕ic neuropathy
四分盲(四半盲)	しぶんもう(しはんもう)	quadrantanopsia
自閉症	じへいしょう	autism
自閉症スペクトラム障害	じへいしょうすぺくとらむしょうがい	autism spectrum disorder
自閉性障害	じへいせいしょうがい	autistic disorder
四辺形ソケット	しへんけいそけっと	quadrilateral socket
視放線	しほうせん	optic radiation
脂肪塞栓	しぼうそくせん	fat embolism
死亡率	しぼうりつ	mortality
Simmonds 病	しもんずびょう	Simmonds disease
視野	しや	field of vision
シャープ角	しゃーぷかく	Sharp angle
Shy-Drager 症候群	しゃいどれーがーしょうこうぐん	Shy-Drager syndrome
視野外幻視	しやがいげんし	extracampine vision
社会資源	しゃかいしげん	community (social) resource
社会性	しゃかいせい	sociability (sociality)
社会生活技能訓練	しゃかいせいかつぎのうくんれん	social skill training (SST)
社会適応障害	しゃかいてきおうしょうがい	social maladjustment
社会的行動障害	しゃかいてきこうどうしょうがい	social behavior disorder
社会的不利	しゃかいてきふり	handicap
社会認知機能	しゃかいにんちきのう	
社会福祉	しゃかいふくし	social welfare
社会福祉士	しゃかいふくしし	social welfare worker
社会保険制度	しゃかいほけんせいど	
社会保障	しゃかいほしょう	social security
斜角筋症候群	しゃかくきんしょうこうぐん	scalenus〔anticus〕syndrome
斜角筋ブロック	しゃかくきんぶろっく	scalene block
Shaker 訓練	しゃきあくんれん	Shaker exercise
視野狭窄	しやきょうさく	constriction of visual field

尺側外転	しゃくそくがいてん	ulnar abduction
尺側手根屈筋	しゃくそくしゅこんくっきん	flexor carpi ulnaris muscle
尺側手根伸筋	しゃくそくしゅこんしんきん	extensor carpi ulnaris muscle
尺側内転	しゃくそくないてん	ulnar adduction
尺側偏位	しゃくそくへんい	ulnar deviation (drift)
尺側列	しゃくそくれつ	ulnar ray
ジャクソン痙攣	じゃくそんけいれん	Jacksonian seizure
ジャクソンテスト	じゃくそんてすと	Jackson test
ジャクソンてんかん	じゃくそんてんかん	Jacksonian epilepsy
尺度	しゃくど	measure
灼熱感	しゃくねつかん	burning sensation (ardor)
灼熱痛(カウザルギー)	しゃくねつつう(かうざるぎー)	burning pain (causalgia)
若年性一側上肢筋萎縮症(平山病)	じゃくねんせいいっそくじょうしきんいしゅくしょう(ひらやまびょう)	juvenile muscular atrophy of unilateral upper extremity (Hirayama disease)
若年性関節リウマチ	じゃくねんせいかんせつりうまち	juvenile rheumatoid arthritis
若年成人平均値[骨密度検査の]	じゃくねんせいじんへいきんち	young adult mean (YAM)
若年性特発性関節炎	じゃくねんせいとくはつせいかんせつえん	juvenile idiopathic arthritis
斜頚	しゃけい	torticollis
視野欠損	しやけっそん	visual field defect
斜視	しゃし	squint
車軸関節	しゃじくかんせつ	pivot joint
遮断	しゃだん	blockade
尺屈	しゃっくつ	ulnar deviation (flexion)
しゃっくり(吃逆)	しゃっくり(きつぎゃく)	hiccup (hiccough)
尺骨管	しゃっこつかん	ulnar tunnel
尺骨神経管症候群	しゃっこつしんけいかんしょうこうぐん	ulnar tunnel syndrome
尺骨神経麻痺	しゃっこつしんけいまひ	ulnar nerve palsy
シャトルウォーキングテスト	しゃとるうぉーきんぐてすと	shuttle walking test
遮蔽室(シールドルーム)	しゃへいしつ(しーるどるーむ)	shield room
斜面台	しゃめんだい	tilting table
Sharrard 分類	しゃらーどぶんるい	Sharrard classification
Charcot 関節	しゃるこーかんせつ	Charcot joint
Charcot 症候群	しゃるこーしょうこうぐん	Charcot syndrome
Charcot の三徴	しゃるこーのさんちょう	Charcot triad
Charcot 病	しゃるこーびょう	Charcot disease
Charcot 歩行	しゃるこーほこう	Charcot gait
Charcot-Marie-Tooth 病	しゃるこーまりーとぅーすびょう	Charcot-Marie-Tooth disease
ジャルゴン	じゃるごん	jargon
ジャルゴン失語〔症〕	じゃるごんしつご〔しょう〕	jargon aphasia
ジャルゴン失書	じゃるごんしっしょ	jargon agraphia
シャワー用車いす	しゃわーようくるまいす	bath shower chair with wheel
シャント	しゃんと	shunt

じゃんぱ		しゅうだ
ジャンパー膝	じゃんぱーひざ	jumper's knee
集学的治療	しゅうがくてきちりょう	multidisciplinary (multimodal) therapy
習慣	しゅうかん	habits
周期性運動失調症	しゅうきせいうんどうしっちょうしょう	periodic ataxia
周期性嘔吐〔症〕	しゅうきせいおうと〔しょう〕	cyclic〔al〕vomiting
周期性四肢麻痺	しゅうきせいししまひ	periodic paralysis
集合反射	しゅうごうはんしゃ	mass reflex
周産期	しゅうさんき	perinatal period
収縮	しゅうしゅく	contraction
収縮期血圧	しゅうしゅくきけつあつ	systolic blood pressure
周術期	しゅうじゅつき	perioperative
重症筋無力症	じゅうしょうきんむりょくしょう	myasthenia gravis
舟状骨[足の]	しゅうじょうこつ	navicular 〔bone〕
舟状骨[手の]	しゅうじょうこつ	scaphoid 〔bone〕
舟状骨パッド	しゅうじょうこつぱっど	navicular pad
重症疾患多発ニューロパチー	じゅうしょうしっかんたはつにゅーろぱちー	critical illness polyneuropathy (CIP)
重症疾患ミオパチー	じゅうしょうしっかんみおぱちー	critical illness myopathy (CIM)
重症心身障害	じゅうしょうしんしんしょうがい	severe motor and intellectual disabilities (severely mentally and physically handicap)
重症心身障害児	じゅうしょうしんしんしょうがいじ	children with severe motor and intellectual disabilities
重症心身障害児施設	じゅうしょうしんしんしょうがいじしせつ	hospital home for severely mentally and physically handicapped children
重症度	じゅうしょうど	〔disease〕severity
重心	じゅうしん	center of gravity
終神経	しゅうしんけい	terminal nerve
自由神経終末	じゆうしんけいしゅうまつ	free nerve ending
重心図	じゅうしんず	locus of center of gravity
重心動揺	じゅうしんどうよう	sway paths of the center of gravity
重心動揺検査	じゅうしんどうようけんさ	stabilometry
重錘	じゅうすい	weight
重錘負荷	じゅうすいふか	weight-load
修正 MRC 息切れスケール	しゅうせいえむあーるしーいきぎれすけーる	modified Medical research council dyspnea scale (mMRC dyspnea scale)
修正ランキンスケール	しゅうせいらんきんすけーる	modified Rankin scale (mRS)
収束	しゅうそく	convergence
住宅改善	じゅうたくかいぜん	improvement of housing
住宅(家屋)改造	じゅうたく(かおく)かいぞう	house modification
集団(グループ)訓練	しゅうだん(ぐるーぷ)くんれん	group exercise
縦断研究	じゅうだんけんきゅう	longitudinal study
集団療法	しゅうだんりょうほう	group therapy

しゅうち		しゅかん

集中治療室	しゅうちゅうちりょうしつ	intensive care unit (ICU)
集中力	しゅうちゅうりょく	concentration power
自由度［運動の］	じゆうど	degree of freedom [of motion]
終動脈	しゅうどうみゃく	end artery
重度身体障害者	じゅうどしんたいしょうがいしゃ	severely physically handicapped
重度身体障害者更生援護施設	じゅうどしんたいしょうがいしゃこうせいえんごしせつ	rehabilitation homes for the severely physically handicapped
重度身体障害者授産施設	じゅうどしんたいしょうがいしゃじゅさんしせつ	sheltered workshop for severely physically handicapped
柔軟性（可撓性）	じゅうなんせい（かとうせい）	flexibility
柔軟体操	じゅうなんたいそう	setting-up exercise
集（収）尿器	しゅう（しゅう）にょうき	urine collecting device
周波数	しゅうはすう	frequency
周波数解析	しゅうはすうかいせき	frequency analysis
終板	しゅうばん	end plate
終板活動	しゅうばんかつどう	end plate activity
終板雑音	しゅうばんざつおん	end plate noise
終板帯	しゅうばんたい	end plate zone
終板電位	しゅうばんでんい	end plate potential
10秒テスト	じゅうびょうてすと	grip and release test
重複障害	じゅうふくしょうがい	multiple handicap
重複歩（ストライド）	じゅうふくほ（すとらいど）	stride
重複歩長（ストライド長）	じゅうふくほちょう（すとらいどちょう）	stride length
重複歩幅（ストライド幅）	じゅうふくほはば（すとらいどはば）	stride width
終末期	しゅうまつき	terminal
終末期医療（ターミナルケア）	しゅうまつきいりょう（たーみなるけあ）	terminal care
終末呼気	しゅうまつこき	end tidal
終末振戦	しゅうまつしんせん	terminal tremor
終末伸展制限	しゅうまつしんてんせいげん	terminal extension lag
終末潜時	しゅうまつせんじ	terminal latency
終末伝導時間	しゅうまつでんどうじかん	terminal conduction time
10メートル歩行テスト	じゅうめーとるほこうてすと	10 m walk test
重粒子線治療	じゅうりゅうしせんちりょう	heavy ion radiotherapy
就労支援	しゅうろうしえん	employment assistance
ジュエット型胸腰仙椎装具	じゅえっとがたきょうようせんついそうぐ	Jewett type thoraco lumbo sacral orthosis
手関節	しゅ（て）かんせつ	wrist (wrist joint)
手関節駆動式把持装具	しゅ（て）かんせつくどうしきはじそうぐ	wrist driven prehension orthosis
手関節固定装具	しゅ（て）かんせつこていそうぐ	wrist immobilization orthosis
手関節全置換〔術〕	しゅ（て）かんせつぜんちかん〔じゅつ〕	total wrist arthroplasty (replacement)
手関節装具	しゅ（て）かんせつそうぐ	wrist hand orthosis
手関節背屈副子	しゅ（て）かんせつはいくつふくし	cock-up splint

しゅかん		しゅつり
手関節背屈保持装具	しゅ(て)かんせつはいくつほじそうぐ	cock-up wrist hand orthosis
手関節指固定装具	しゅ(て)かんせつゆびこていそうぐ	wrist hand immobilization orthosis
手関節離断〔術〕	しゅ(て)かんせつりだん〔じゅつ〕	wrist disarticulation
手関節離断用ソケット	しゅ(て)かんせつりだんようそけっと	wrist disarticulation socket
主観的運動強度	しゅかんてきうんどうきょうど	rating of perceived exertion (RPE)
主観的 QOL	しゅかんてききゅーおーえる	subjective quality of life (QOL)
縮瞳	しゅくどう	miosis
手駆動式三輪自転車(車いす[手動チェーン式])	しゅくどうしきさんりんじてんしゃ(くるまいす)	hand propelled tricycles
手工芸	しゅこうげい	arts and crafts
手根管	しゅこんかん	carpal tunnel
手根間関節	しゅこんかんかんせつ	intercarpal joint (carpal joint)
手根管症候群	しゅこんかんしょうこうぐん	carpal tunnel syndrome
手根弓	しゅこんきゅう	carpal arch
手根骨	しゅこんこつ	carpal bone
手根切断〔術〕	しゅこんせつだん〔じゅつ〕	transcarpal amputation
手根中央関節	しゅこんちゅうおうかんせつ	midcarpal joint
手根中手関節	しゅこんちゅうしゅかんせつ	carpometacarpal (CM) joint
手根中手義手	しゅこんちゅうしゅぎしゅ	partial hand prosthesis
手根中手切断	しゅこんちゅうしゅせつだん	carpometacarpal amputation
手根中手ソケット	しゅこんちゅうしゅそけっと	partial hand socket
手指義手	しゅしぎしゅ	finger prosthesis
手指失認	しゅししつにん	finger agnosia
手指切断	しゅしせつだん	finger amputation
手術侵襲	しゅじゅつしんしゅう	operative stress
手術適応	しゅじゅつてきおう	surgical indication
手術療法	しゅじゅつりょうほう	operative treatment
手掌頤反射	しゅしょうおとがいはんしゃ	palm-chin reflex
受傷機転	じゅしょうきてん	mechanism of injury
手掌把握反射	しゅしょうはあくはんしゃ	palmer grasp reflex
手段的 ADL	しゅだんてきえーでぃーえる	instrumental activities of daily living (IADL)
腫脹	しゅちょう	swelling
出血傾向	しゅっけつけいこう	bleeding tendency
出血性梗塞	しゅっけつせいこうそく	hemorrhagic infarct (hemorrhagic infarction)
術前リハビリテーション	じゅつぜんりはびりてーしょん	preoperative rehabilitation
術直後義肢装着法	じゅつちょくごぎしそうちゃくほう	immediate postoperative prosthetic fitting
出力型 BMI	しゅつりょくがたびーえむあい	output type brain machine interface

じゅどう		じょうい
受(他)動運動	じゅ(た)どううんどう	passive movement
主動筋	しゅどうきん	prime mover
手動車いす(自走用車いす)	しゅどうくるまいす(じそうようくるまいす)	manual wheelchair
授動術(モビライゼーション)	じゅどうじゅつ(もびらいぜーしょん)	mobilization
手動単軸肘ヒンジ継手	しゅどうたんじくひじひんじつぎて	manual locking single-axis elbow hinge
手動単軸肘ブロック継手	しゅどうたんじくひじぶろっくつぎて	manual locking elbow unit
手動点字タイプライター	しゅどうてんじたいぷらいたー	manual braille writer
手動弁	しゅどうべん	hand motions
手部回旋用手継手	しゅぶかいせんようてつぎて	wrist rotation (rotational wrist) unit
手〔部〕義手	しゅ〔ぶ〕ぎしゅ	wrist disarticulation prosthesis
手部コネクター	しゅぶこねくたー	wrist unit
手部切断	しゅぶせつだん	partial hand amputation
Sprengel 変形	しゅぷれんげるへんけい	Sprengel deformity
Schmorl(軟骨小)結節	しゅもーる(なんこつしょう)けっせつ	Schmorl nodule
腫瘍(腫瘤)	しゅよう(しゅりゅう)	tumor
受容	じゅよう	acceptance
受容器	じゅようき	receptor
腫瘤(腫瘍)	しゅりゅう(しゅよう)	tumor
Schwann 細胞	しゅわんさいぼう	Schwann cell
循環器疾患	じゅんかんきしっかん	circulatory disease
循環機能	じゅんかんきのう	circulatory function
循環血液量	じゅんかんけつえきりょう	circulating blood volume
循環障害(循環不全)	じゅんかんしょうがい(じゅんかんふぜん)	circulatory failure (circulatory disturbance)
循環調節システム	じゅんかんちょうせつしすてむ	circulation regulation system
循環不全(循環障害)	じゅんかんふぜん(じゅんかんしょうがい)	circulatory failure (circulatory disturbance)
順行性インパルス	じゅんこうせいいんぱるす	antegrade impulse
順行性伝導	じゅんこうせいでんどう	orthodromic conduction
瞬時記憶	しゅんじきおく	instantaneous memory
順序尺度	じゅんじょしゃくど	ordinal scale
純粋語唖	じゅんすいごあ	pure word dumbness (aphemia)
純粋語聾	じゅんすいごろう	pure word deafness
純粋失書	じゅんすいしっしょ	pure agraphia
純粋失読	じゅんすいしつどく	pure alexia
順応(適応)	じゅんのう(てきおう)	adaptation
準備運動	じゅんびうんどう	warming up
準備期[摂食嚥下の]	じゅんびき	oral preparatory stage
瞬目反射(応答)	しゅんもくはんしゃ(おうとう)	blink reflex (response)
除圧	じょあつ	decompression
上位運動ニューロン	じょういうんどうにゅーろん	upper motor neuron (UMN)

上位運動ニューロン症候群	じょういうんどうにゅーろんしょうこうぐん	upper motor neuron syndrome
上衣腫	じょういしゅ	ependymoma
上咽頭神経	じょういんとうしんけい	epipharyngeal nerve
小円筋	しょうえんきん	teres minor
消炎鎮痛薬	しょうえんちんつうやく	anti-inflammatory analgesic
障害(低下)	しょうがい(ていか)	disability
障害児	しょうがいじ	children with disabilities (handicapped (disabled) children)
障害児施設	しょうがいじしせつ	facility for children with disabilities
障害児福祉手当	しょうがいじふくしてあて	welfare allowance for disabled children
障害者	しょうがいしゃ	persons with disabilities, handicapped, disabled
障害者基本法	しょうがいしゃきほんほう	basic law for persons with disabilities
障害者雇用援助	しょうがいしゃこようえんじょ	supported employment
障害者雇用支援センター	しょうがいしゃこようしえんせんたー	employment support center for persons with disabilities
障害者雇用促進法	しょうがいしゃこようそくしんほう	law for employment promotion of persons with disabilities
障害者就業・生活支援センター	しょうがいしゃしゅうぎょうせいかつしえんせんたー	
障害者職業センター	しょうがいしゃしょくぎょうせんたー	disabled occupation center
障害者職業総合センター	しょうがいしゃしょくぎょうそうごうせんたー	national institute of vocational rehabilitation
障害者自立支援法	しょうがいしゃじりつしえんほう	services and supports for persons with disabilities act
障害者スポーツ	しょうがいしゃすぽーつ	sports of disabled persons
障害者総合支援法	しょうがいしゃそうごうしえんほう	
障害者病棟	しょうがいしゃびょうとう	ward for persons with disabilities
障害受容	しょうがいじゅよう	acceptance of disability
障害適応	しょうがいてきおう	adaptation for disability
障害等級	しょうがいとうきゅう	degree of invalidity
障害年金	しょうがいねんきん	disability pension
障害老人日常生活自立度	しょうがいろうじんにちじょうせいかつじりつど	ADL for disabled aged person
消去現象	しょうきょげんしょう	extinction〔phenomenon〕
掌屈	しょうくつ	palmar flexion
衝撃側損傷	しょうげきそくそんしょう	coup injury
条件刺激	じょうけんしげき	conditioned stimulus
条件反射	じょうけんはんしゃ	conditioned reflex
症候性てんかん	しょうこうせいてんかん	symptomatic epilepsy
上行性麻痺	じょうこうせいまひ	ascending paralysis

じょうこ		しょうで
上行〔性〕網様〔体〕賦活系	じょうこう〔せい〕もうよう〔たい〕ふかつけい	ascending reticular activating system
上後腸骨棘	じょうこうちょうこつきょく	posterior superior iliac spine
上行路	じょうこうろ	ascending tract
踵骨	しょうこつ	calcaneus
上肢	じょうし	upper extremity (limb)
上肢エルゴメータ	じょうしえるごめーた	arm crank〔ergometer〕
小指外転筋	しょうしがいてんきん	abductor digiti minimi〔muscle〕
上肢機能	じょうしきのう	upper limb (extremity) function
上肢機能再建	じょうしきのうさいけん	reconstruction of upper limb (extremity)
小指球筋	しょうしきゅうきん	hypothenar muscle
上肢訓練器具	じょうしくんれんきぐ	arm exercise appliance
小字症	しょうじしょう	micrographia
小指伸筋	しょうししんきん	extensor digiti minimi〔muscle〕
上肢切断者	じょうしせつだんしゃ	upper extremity (limb) amputee
上肢切断〔術〕	じょうしせつだん〔じゅつ〕	upper extremity (limb) amputation
上肢装具	じょうしそうぐ	upper extremity (limb) orthosis (upper limb orthotic systems (body worn))
上肢帯(肩甲帯)	じょうしたい(けんこうたい)	shoulder girdle
小指対立筋	しょうしたいりつきん	opponens digiti minimi〔muscle〕
上肢(腕)痛	じょうし(わん)つう	brachialgia
上膝蓋反射	じょうしつがいはんしゃ	suprapatellar reflex
上室性頻拍	じょうしつせいひんぱく	supraventricular tachycardia
硝子軟骨	しょうしなんこつ	hyaline cartilage
上肢麻痺	じょうしまひ	upper extremity (limb) paresis
上斜視	じょうしゃし	hypertropia
上縦束	じょうじゅうそく	superior longitudinal fasciculus
症状固定	しょうじょうこてい	stabilization of medical condition
床上動作	しょうじょうどうさ	mat activity
上小脳動脈	じょうしょうのうどうみゃく	superior cerebellar artery
小人症(低身長症)	しょうじんしょう(ていしんちょうしょう)	dwarfism
掌蹠膿疱症	しょうせきのうほうしょう	palmoplantar pustulosis
上前腸骨棘	じょうぜんちょうこつきょく	anterior superior iliac spine
掌側外転	しょうそくがいてん	palmar abduction
消息子(探針、プローブ)	しょうそくし(たんしん、ぷろーぶ)	probe
掌側内転	しょうそくないてん	palmar adduction
踵足変形	しょうそくへんけい	talipes calcaneus
踵足歩行	しょうそくほこう	calcaneal gait
情緒(情動)	じょうちょ(じょうどう)	emotion
情緒障害	じょうちょしょうがい	emotional disturbance
小殿筋	しょうでんきん	gluteus minimus muscle

しょうて		しょうび
小転子	しょうてんし	lesser trochanter
上殿神経	じょうでんしんけい	superior gluteal nerve
焦点性てんかん	しょうてんせいてんかん	focal epilepsy
焦点性発作	しょうてんせいほっさ	focal seizure
情動(情緒)	じょうどう(じょうちょ)	emotion
常同運動障害	じょうどううんどうしょうがい	stereotypic movement disorder
情動行動	じょうどうこうどう	emotional behavior
情動失禁	じょうどうしっきん	emotional (affective) incontinence
情動障害	じょうどうしょうがい	affective disorder
衝動性	しょうどうせい	impulsiveness
衝動性眼球運動	しょうどうせいがんきゅううんどう	saccadic eye movement
情動性昏迷	じょうどうせいこんめい	emotional stupor
衝動性追従〔眼球〕運動	しょうどうせいついじゅう〔がんきゅう〕うんどう	saccadic pursuit〔eye movement〕
衝突(はさみ込み、インピンジメント)	しょうとつ(はさみこみ、いんぴんじめんと)	impingement
小児片麻痺	しょうにかたまひ	infantile hemiplegia
小児虐待	しょうにぎゃくたい	child abuse
小児集中治療室	しょうにしゅうちゅうちりょうしつ	pediatric intensive care unit (PICU)
小児切断	しょうにせつだん	pediatric ablation
小児難聴	しょうになんちょう	pediatric deafness (hearing loss)
小児放置	しょうにほうち	child neglect
小児リハビリテーション	しょうにりはびりてーしょん	pediatric rehabilitation
小児緑内障(水眼症)	しょうにりょくないしょう(すいがんしょう)	hydrophthalmos
小脳	しょうのう	cerebellum
小脳萎縮〔症〕	しょうのういしゅく〔しょう〕	cerebellar atrophy
小脳核	しょうのうかく	cerebellar nuclei
小脳橋角症候群	しょうのうきょうかくしょうこうぐん	cerebellopontine angle syndrome
小脳橋角部	しょうのうきょうかくぶ	cerebellopontine angle
小脳橋角部腫瘍	しょうのうきょうかくぶしゅよう	cerebellopontine angle tumor
小脳性運動失調〔症〕	しょうのうせいうんどうしっちょう〔しょう〕	cerebellar ataxia
小脳性構音障害	しょうのうせいこうおんしょうがい	cerebellar dysarthria
小脳性振戦	しょうのうせいしんせん	cerebellar tremor
小脳性測定障害	しょうのうせいそくていしょうがい	cerebellar dysmetria
小脳虫部	しょうのうちゅうぶ	cerebellar vermis
小脳半球	しょうのうはんきゅう	cerebellar hemisphere
小脳皮質	しょうのうひしつ	cerebellar cortex
小脳変性〔症〕	しょうのうへんせい〔しょう〕	cerebellar degeneration
小脳扁桃ヘルニア	しょうのうへんとうへるにあ	tonsillar herniation
上皮化	じょうひか	epitheli〔ali〕zation
傷病手当金	しょうびょうてあてきん	sickness and injury allowance

311

じょうぶ		じょうわ
上部胸髄損傷	じょうぶきょうずいそんしょう	upper thoracic spinal cord injury
上部食道括約筋	じょうぶしょくどうかつやくきん	upper esophageal sphincter
上部食道狭窄	じょうぶしょくどうきょうさく	upper esophagostenosis
上方注視麻痺	じょうほうちゅうしまひ	upward gaze palsy
小発作	しょうほっさ	minor〔motor〕seizure
小発作重積状態	しょうほっさじゅうせきじょうたい	petit mal status
小発作てんかん	しょうほっさてんかん	petit mal epilepsy
静脈うっ滞性潰瘍	じょうみゃくうったいせいかいよう	venous stasis ulcer
静脈栄養	じょうみゃくえいよう	intravenous nutrition
静脈炎	じょうみゃくえん	phlebitis
静脈還流〔量〕	じょうみゃくかんりゅう〔りょう〕	venous return
静脈血栓〔症〕	じょうみゃくけっせん〔しょう〕	venous thrombosis
静脈コンプライアンス	じょうみゃくこんぷらいあんす	venous compliance
静脈周囲炎	じょうみゃくしゅういえん	periphlebitis
静脈性尿路造影法	じょうみゃくせいにょうろぞうえいほう	excretory urography
静脈造影〔法〕	じょうみゃくぞうえい〔ほう〕	venography (phlebography)
静脈洞	じょうみゃくどう	venous sinus
静脈洞血栓症	じょうみゃくどうけっせんしょう	sinus thrombosis
静脈麻酔〔法〕	じょうみゃくますい〔ほう〕	intravenous anesthesia
静脈瘤	じょうみゃくりゅう	varix
生薬	しょうやく	crude drug (galenical preparation)
症例研究	しょうれいけんきゅう	case study
症例検討会	しょうれいけんとうかい	clinical conference
上腕	じょうわん	upper arm
上腕カフ	じょうわんかふ	arm cuff
上腕義手	じょうわんぎしゅ	transhumeral (above elbow) prosthesis
上腕筋	じょうわんきん	brachial muscle
上腕骨	じょうわんこつ	humerus
上腕骨外側上顆炎	じょうわんこつがいそくじょうかえん	lateral humeral epicondylitis
上腕骨顆上骨折	じょうわんこつかじょうこっせつ	supracondylar fracture
上腕骨近位骨端離開（リトルリーガーズショルダー）	じょうわんこつきんいこったんりかい（りとるりーがーずしょるだー）	little leaguer's shoulder
上腕骨近位端〔部〕骨折	じょうわんこつきんいたん〔ぶ〕こっせつ	fractures of the proximal humerus
上腕三頭筋	じょうわんさんとうきん	triceps muscle of arm
上腕三頭筋反射	じょうわんさんとうきんはんしゃ	triceps reflex
上腕周囲長	じょうわんしゅういちょう	upper arm circumference
上腕切断〔術〕	じょうわんせつだん〔じゅつ〕	transhumeral (above elbow) amputation
上腕ソケット	じょうわんそけっと	transhumeral (above elbow) socket
上腕二頭筋	じょうわんにとうきん	biceps brachii muscle

上腕二頭筋反射	じょうわんにとうきんはんしゃ	biceps reflex
ショートステイ	しょーとすてい	short stay
初期屈曲角	しょきくっきょくかく	initial flexion angle
初期内転角	しょきないてんかく	initial adduction angle
初期面接	しょきめんせつ	intake
徐棘波	じょきょくは	slow spike
職業カウンセリング	しょくぎょうかうんせりんぐ	vocational counseling
職業訓練	しょくぎょうくんれん	vocational training
職業前作業療法	しょくぎょうぜんさぎょうりょうほう	pre-vocational occupational therapy
職業〔的〕リハビリテーション	しょくぎょう〔てき〕りはびりてーしょん	vocational rehabilitation
職業能力評価	しょくぎょうのうりょくひょうか	vocational evaluation
職業復帰	しょくぎょうふっき	reinstatement
食形態	しょくけいたい	food form
食行動	しょくこうどう	eating behavior
食事介助	しょくじかいじょ	feeding 〔assistance〕
食事動作	しょくじどうさ	feeding activity
食事用〔補助〕具	しょくじよう〔ほじょ〕ぐ	aid for eating and drinking
食事療法	しょくじりょうほう	dietetic treatment
触診	しょくしん	palpation
褥瘡	じょくそう	decubitus (pressure sore)
褥瘡防止クッション	じょくそうぼうしくっしょん	cushion for pressure sore prevention
褥瘡防止マットレス	じょくそうぼうしまっとれす	mattress and covering for pressure sore prevention
食道	しょくどう	esophagus
食道胃管吻合	しょくどういかんふんごう	gastroesophagostomy
食道期（相）	しょくどうき（そう）	esophageal stage (phase)
食道入口部	しょくどうにゅうこうぶ	esophageal junction
食道発声	しょくどうはっせい	esophageal speech
植皮	しょくひ	skin graft
植物状態	しょくぶつじょうたい	vegetative state
食物（フード）テスト	しょくもつ（ふーど）てすと	food test
食欲不振	しょくよくふしん	loss of appetite
書痙（吃書）	しょけい（きっしょ）	(graphospasm) writer's cramp
書字訓練	しょじくんれん	writing exercise
書字障害	しょじしょうがい	dysgraphia
書字動作	しょじどうさ	writing motion
書字表出障害	しょじひょうしゅつしょうがい	disorder of written expression
除脂肪体重	じょしぼうたいじゅう	lean body mass
除脂肪量指数	じょしぼうりょうしすう	fat-free mass index (FFMI)
除神経	じょしんけい	denervation
食塊	しょっかい	bolus
食塊形成	しょっかいけいせい	bolus formation
触覚過敏（感覚過敏）	しょっかくかびん（かんかくかびん）	hyperesthesia
触覚計	しょっかくけい	tactometer
触覚消去現象	しょっかくしょうきょげんしょう	tactile extinction

しょっか		じりつせ
触覚消(脱)失	しょっかくしょう(だつ)しつ	〔tactile〕anesthesia
触覚〔性〕失認	しょっかく〔せい〕しつにん	tactile agnosia
触(知)覚鈍麻	しょっ(ち)かくどんま	hyp〔a〕esthesia
触〔感〕覚	しょっ〔かん〕かく	sense of touch
暑熱馴化	しょねつじゅんか	heat adaptability
除脳硬直	じょのうこうちょく	decerebrate rigidity
除脳姿勢	じょのうしせい	decerebrate posture
徐波	じょは	slow wave
Chopart 関節	しょぱーるかんせつ	Chopart joint
Chopart 義足(足根義足)	しょぱーるぎそく(そっこんぎそく)	Chopart prosthesis
Chopart 離断	しょぱーるりだん	Chopart disarticulation
徐波化	じょはか	slowing
徐波睡眠	じょはすいみん	slow wave sleep
初発尿意	しょはつにょうい	first desire to void
除皮質	じょひしつ	decortication
除皮質硬直	じょひしつこうちょく	decorticate rigidity
除皮質姿勢	じょひしつしせい	decorticate posture
ジョブコーチ	じょぶこーち	job coach
処方	しょほう	prescription
徐脈性不整脈	じょみゃくせいふせいみゃく	bradyarrhythmia
徐脈頻脈症候群	じょみゃくひんみゃくしょうこうぐん	tachycardia bradycardia syndrome
処理技能	しょりぎのう	process skill
初老期認知症	しょろうきにんちしょう	presenile dementia
シリアルキャスティング	しりあるきゃすてぃんぐ	serial casting
シリコーン樹脂	しりこーんじゅし	silicone
シリコーン製ソフトライナー	しりこーんせいそふとらいなー	silicone soft liner
自立	じりつ	independence
自律訓練法	じりつくんれんほう	autogenic training
自律神経	じりつしんけい	autonomic nerve
自律神経異常症(障害)	じりつしんけいいじょうしょう(しょうがい)	dysautonomia
自律神経過反射	じりつしんけいかはんしゃ	autonomous (autonomic) hyperreflexia
自律神経機能	じりつしんけいきのう	autonomic function
自律神経機能障害	じりつしんけいきのうしょうがい	autonomic dysfunction
自律神経系	じりつしんけいけい	autonomic nervous system
自律神経失調〔症〕	じりつしんけいしっちょう〔しょう〕	autonomic imbalance
自律神経ニューロパチー	じりつしんけいにゅーろぱちー	autonomic neuropathy
自律神経反射異常	じりつしんけいはんしゃいじょう	autonomic dysreflexia
自律神経不全	じりつしんけいふぜん	autonomic failure
自律神経発作	じりつしんけいほっさ	autonomic seizure
自立生活	じりつせいかつ	independent living
自立生活運動	じりつせいかつうんどう	independent living (IL) movement

自律性収縮	じりつせいしゅうしゅく	autonomous contraction
自律性膀胱	じりつせいぼうこう	autonomous bladder
視力	しりょく	visual acuity
視力低下	しりょくていか	visual loss
Sylvius 裂(外側溝)	しるゔぃうすれつ(がいそくこう)	Sylvian fissure (lateral sulcus)
シレジアバンド	しれじあばんど	Silesian bandage
心因	しんいん	psychogenesis
心因性健忘	しんいんせいけんぼう	psychogenic amnesia
心因性失声〔症〕	しんいんせいしっせい〔しょう〕	psychogenic aphonia
心因性疼痛	しんいんせいとうつう	psychogenic pain
心因〔性〕反応	しんいん〔せい〕はんのう	psychogenic〔al〕reaction
心因性無反応	しんいんせいむはんのう	psychogenic unresponsiveness
腎炎	じんえん	nephritis
侵害受容性疼痛	しんがいじゅようせいとうつう	nociceptive pain
心外膜炎	しんがいまくえん	epicarditis
人格	じんかく	personality
人格障害	じんかくしょうがい	personality disorder
心気症(心気状態)	しんきしょう(しんきじょうたい)	hypochondria〔sis〕
心気状態(心気症)	しんきじょうたい(しんきしょう)	hypochondria〔sis〕
腎機能	じんきのう	renal function
心機能障害	しんきのうしょうがい	action disorder of heart
腎機能障害	じんきのうしょうがい	renal dysfunction
心気妄想	しんきもうそう	hypochondriac delusion
伸筋	しんきん	extensor
心筋炎	しんきんえん	myocarditis
心筋虚血	しんきんきょけつ	myocardial ischemia
心筋交感神経シンチグラフィー	しんきんこうかんしんけいしんちぐらふぃー	myocardial sympathetic nerve scintigraphy
心筋梗塞	しんきんこうそく	myocardial infarction
心筋再生治療	しんきんさいせいちりょう	myocardial regeneration therapy
心筋酸素消費量	しんきんさんそしょうひりょう	myocardial oxygen consumption
心筋酸素摂取量	しんきんさんそせっしゅりょう	myocardial oxygen uptake
伸筋支帯	しんきんしたい	extensor retinaculum
心筋症	しんきんしょう	cardiomyopathy
真菌症	しんきんしょう	mycosis
心筋シンチグラフィー	しんきんしんちぐらふぃー	myocardial scintigraphy
真菌性	しんきんせい	mycotic
真菌性髄膜炎	しんきんせいずいまくえん	fungal meningitis
心筋トロポニン	しんきんとろぽにん	cardiac troponin
伸筋反射	しんきんはんしゃ	extensor reflex
神経	しんけい	nerve
神経移行〔術〕	しんけいいこう〔じゅつ〕	nerve transfer
神経移植	しんけいいしょく	nerve graft (nerve transplantation)
神経移所(移動)〔術〕	しんけいいしょ(いどう)〔じゅつ〕	nerve transposition
神経因性疼痛	しんけいいんせいとうつう	neurogenic pain

神経因性排尿筋過活動	しんけいいんせいはいにょうきんかかつどう	neurogenic detrusor overactivity
神経因性膀胱	しんけいいんせいぼうこう	neurogenic bladder
神経インパルス	しんけいいんぱるす	nerve impulse
神経栄養因子	しんけいえいよういんし	neurotrophic factor
神経栄養血管	しんけいえいようけっかん	vasa nervorum
神経炎	しんけいえん	neuritis
神経回路	しんけいかいろ	neural circuit
神経学的高位	しんけいがくてきこうい	neurological level
神経学的所見	しんけいがくてきしょけん	neurologic finding
神経活動電位	しんけいかつどうでんい	nerve action potential
神経幹	しんけいかん	nerve trunk
神経幹活動電位	しんけいかんかつどうでんい	nerve trunk action potential
神経機能	しんけいきのう	neural function
神経筋疾患	しんけいきんしっかん	neuromuscular disease
神経筋シナプス	しんけいきんしなぷす	neuromuscular synapse
神経筋遮断	しんけいきんしゃだん	myoneural blockade
神経筋障害	しんけいきんしょうがい	neuromuscular disorder
神経筋性側弯症	しんけいきんせいそくわんしょう	neuromuscular scoliosis
神経筋接合部	しんけいきんせつごうぶ	neuromuscular (myoneural) junction
神経筋促通法	しんけいきんそくつうほう	neuromuscular facilitation technique
神経筋電気刺激	しんけいきんでんきしげき	neuromuscular electrical stimulation
神経系	しんけいけい	nervous system
神経血管柄付き筋肉移植	しんけいけっかんへいつききんにくいしょく	neurovascular pedicled muscle graft
神経原性萎縮	しんけいげんせいいしゅく	neurogenic atrophy
神経原性筋萎縮	しんけいげんせいきんいしゅく	neurogenic muscle atrophy
神経原性変化	しんけいげんせいへんか	neurogenic change
神経膠腫	しんけいこうしゅ	neuroglioma
神経絞扼	しんけいこうやく	nerve entrapment
神経絞扼症候群	しんけいこうやくしょうこうぐん	nerve entrapment syndrome
神経根	しんけいこん	nerve root
神経根圧迫	しんけいこんあっぱく	nerve root compression
神経根炎	しんけいこんえん	radiculitis
神経根症	しんけいこんしょう	radiculopathy
神経根症状	しんけいこんしょうじょう	root sign
神経根脊髄症	しんけいこんせきずいしょう	radiculomyelopathy
神経根切除〔術〕	しんけいこんせつじょ〔じゅつ〕	radiculectomy
神経根切断(切離)〔術〕	しんけいこんせつだん(せつり)〔じゅつ〕	rhizotomy (radicotomy)
神経根造影〔法〕	しんけいこんぞうえい〔ほう〕	radiculography
神経根痛	しんけいこんつう	radicular pain
神経根ニューロパチー	しんけいこんにゅーろぱちー	radicular neuropathy
神経根嚢	しんけいこんのう	〔nerve〕root sleeve
神経根引抜き損傷	しんけいこんひきぬきそんしょう	root avulsion injury

しんけい   しんけい

神経再支配	しんけいさいしはい	reinnervation
神経再支配電位	しんけいさいしはいでんい	reinnervation potential
神経再生	しんけいさいせい	neuranagenesis
神経細胞	しんけいさいぼう	nerve cell
神経枝	しんけいし	nerve branch
神経軸索	しんけいじくさく	neuraxon
神経疾患	しんけいしっかん	nervous disease
神経支配	しんけいしはい	innervation
神経支配比	しんけいしはいひ	innervation ratio
神経腫	しんけいしゅ	neuroma
神経周囲炎	しんけいしゅういえん	perineuritis
神経周膜	しんけいしゅうまく	perineurium
神経終末	しんけいしゅうまつ	nerve ending
神経症	しんけいしょう	neurosis
神経障害 (ニューロパチー)	しんけいしょうがい(にゅーろぱちー)	neuropathy
神経障害性関節症	しんけいしょうがいせいかんせつしょう	arthropathia neuropathica
神経障害性疼痛	しんけいしょうがいせいとうつう	neuropathic pain
神経症候学	しんけいしょうこうがく	neurological semiology
神経鞘腫	しんけいしょうしゅ	schwannoma
神経症状	しんけいしょうじょう	neurological sign and symptom
神経症性頭痛	しんけいしょうせいずつう	neurotic cephalalgia
神経上皮性腫瘍	しんけいじょうひせいしゅよう	neuroepithelial tumor
神経上膜	しんけいじょうまく	epineurium
神経伸張テスト	しんけいしんちょうてすと	nerve stretching test
神経心理学	しんけいしんりがく	neuropsychology
神経心理学的検査	しんけいしんりがくてきけんさ	neuropsychological test
神経心理学的評価〔法〕	しんけいしんりがくてきひょうか〔ほう〕	neuropsychological evaluation
神経性間欠跛行	しんけいせいかんけつはこう	neural intermittent claudication
神経生検	しんけいせいけん	nerve biopsy
神経性食欲不振〔症〕	しんけいせいしょくよくふしん〔しょう〕	anorexia nervosa
神経性進行性筋萎縮症	しんけいせいしんこうせいきんいしゅくしょう	neural progressive muscular atrophy
神経成長因子	しんけいせいちょういんし	nerve growth factor
神経生理学	しんけいせいりがく	neurophysiology
神経生理学的アプローチ	しんけいせいりがくてきあぷろーち	neurophysiological approach
神経生理検査	しんけいせいりけんさ	neurophysiological examination
神経節 (ガングリオン)	しんけいせつ(がんぐりおん)	ganglion
神経切除 (断)〔術〕	しんけいせつじょ(だん)〔じゅつ〕	neurectomy
神経切断 (除)〔術〕	しんけいせつだん(じょ)〔じゅつ〕	neurectomy
神経切離〔術〕	しんけいせつり〔じゅつ〕	neurotomy
神経線維	しんけいせんい	nerve fiber
神経線維腫	しんけいせんいしゅ	neurofibroma
神経〔線維〕束	しんけい〔せんい〕そく	nerve fascicle

しんけい		じんこう
神経線維束配列	しんけいせんいそくはいれつ	funicular pattern
神経線維束縫合	しんけいせんいそくほうごう	fascicular nerve suture
神経前駆細胞	しんけいぜんくさいぼう	neuronal precursor cell
神経造影〔法〕	しんけいぞうえい〔ほう〕	neurography
神経叢損傷	しんけいそうそんしょう	plexus injury
神経叢麻痺	しんけいそうまひ	plexus palsy
神経損傷	しんけいそんしょう	nerve injury
神経断裂	しんけいだんれつ	neurotmesis
神経痛	しんけいつう	neuralgia
神経電位	しんけいでんい	nerve potential
神経伝達	しんけいでんたつ	neurotransmission
神経伝達物質	しんけいでんたつぶっしつ	neurotransmitter
神経伝導	しんけいでんどう	nerve conduction
神経伝導検査	しんけいでんどうけんさ	nerve conduction studies
神経伝導速度	しんけいでんどうそくど	nerve conduction velocity (NCV)
神経内膜	しんけいないまく	endoneurium
神経難病	しんけいなんびょう	intractable neural disease
神経認知機能	しんけいにんちきのう	neurocognitive function
神経梅毒	しんけいばいどく	neurosyphilis
神経破壊剤	しんけいはかいざい	neurolytic agent
神経発達	しんけいはったつ	neurodevelopment
神経発達的アプローチ	しんけいはったつてきあぷろーち	neurodevelopmental approach
神経病性関節症	しんけいびょうせいかんせつしょう	neuropathic arthropathy (neuro-arthropathy)
神経病理学	しんけいびょうりがく	neuropathology
神経ブロック	しんけいぶろっく	nerve block
神経吻合〔術〕	しんけいふんごう〔じゅつ〕	neuroanastomosis
神経 Behçet 症候群	しんけいべーちぇっとしょうこうぐん	neuro-Behçet syndrome
神経 Behçet 病	しんけいべーちぇっとびょう	neuro-Behçet disease
神経ペプチド	しんけいぺぷちど	neuropeptide
神経変性疾患	しんけいへんせいしっかん	neurodegenerative disorder
神経縫合〔術〕	しんけいほうごう〔じゅつ〕	neurorrhaphy (nerve suture)
神経麻痺	しんけいまひ	neuroparalysis
心血管イベント	しんけっかんいべんと	cardiovascular event
腎結石	じんけっせき	renal stone
人権	じんけん	human rights
心原性ショック	しんげんせいしょっく	cardiogenic shock
心原性脳塞栓症	しんげんせいのうそくせんしょう	cardiogenic cerebral embolism
人工足関節全置換〔術〕	じんこうあし(そく)かんせつぜんちかん〔じゅつ〕	total ankle arthroplasty (replacement)
人工肩関節全置換〔術〕	じんこうかたかんせつぜんちかん〔じゅつ〕	total shoulder arthroplasty (replacement)
人工関節	じんこうかんせつ	artificial joint
人工関節形成(置換)〔術〕	じんこうかんせつけいせい(ちかん)〔じゅつ〕	joint replacement (arthroplasty)

じんこう		じんこう
人工関節再置換〔術〕	じんこうかんせつさいちかん〔じゅつ〕	revision arthroplasty
人工関節置換(形成)〔術〕	じんこうかんせつちかん(けいせい)〔じゅつ〕	arthroplasty (joint replacement)
人工喉頭	じんこうこうとう	artificial larynx
人工股関節全置換〔術〕	じんこうこかんせつぜんちかん〔じゅつ〕	total hip arthroplasty (THA) (replacement) (THR)
人工呼吸	じんこうこきゅう	artificial respiration
人工呼吸器	じんこうこきゅうき	〔mechanical〕ventilator (respirator)
人工呼吸器依存四肢麻痺	じんこうこきゅうきいぞんししまひ	respirator dependent quadri (tetra) plegia
人工呼吸器管理	じんこうこきゅうきかんり	artificial respiration management
人工呼吸器関連肺傷害	じんこうこきゅうきかんれんはいしょうがい	ventilator associated lung injury (VALI)
人工骨	じんこうこつ	artificial bone
人工骨頭置換術	じんこうこっとうちかんじゅつ	bipolar hip arthroplasty
信号雑音(S/N)比	しんごうざつおんひ	signal noise (S/N) ratio
人工膝関節全置換〔術〕	じんこうしつ(ひざ)かんせつぜんちかん〔じゅつ〕	total knee arthroplasty (TKA) (replacement) (TKR)
人工手関節全置換〔術〕	じんこうしゅ(て)かんせつぜんちかん〔じゅつ〕	total wrist arthroplasty (replacement)
人工靱帯	じんこうじんたい	artificial ligament
進行性外眼筋麻痺	しんこうせいがいがんきんまひ	progressive external ophthalmoplegia
進行性核上性麻痺	しんこうせいかくじょうせいまひ	progressive supranuclear palsy
進行性核性眼筋麻痺	しんこうせいかくせいがんきんまひ	progressive nuclear ophthalmoplegia
進行性眼筋麻痺	しんこうせいがんきんまひ	progressive ophthalmoplegia
進行性顔面片側萎縮症	しんこうせいがんめんへんそくいしゅくしょう	progressive facial hemiatrophy
進行性球麻痺	しんこうせいきゅうまひ	progressive bulbar paralysis (palsy)
進行性筋萎縮症	しんこうせいきんいしゅくしょう	progressive muscle atrophy
進行性筋ジストロフィー	しんこうせいきんじすとろふぃー	progressive muscular dystrophy
人工挿入物、義肢	じんこうそうにゅうぶつ、ぎし	prosthesis
人工足関節全置換〔術〕	じんこうそく(あし)かんせつぜんちかん〔じゅつ〕	total ankle arthroplasty (replacement)
人工大腿骨頭	じんこうだいたいこっとう	femoral head prosthesis
人工大腿骨頭置換〔術〕	じんこうだいたいこっとうちかん〔じゅつ〕	femoral head prosthetic replacement
人工知能	じんこうちのう	artificial intelligence (AI)
人工手関節全置換〔術〕	じんこうて(しゅ)かんせつぜんちかん〔じゅつ〕	total wrist arthroplasty (replacement)
人工内耳	じんこうないじ	cochlear implant

319

じんこう		しんぞう
人工膝関節全置換〔術〕	じんこうひざ(しつ)かんせつぜんちかん〔じゅつ〕	total knee arthroplasty (TKA) (replacement) (TKR)
人工肘関節全置換〔術〕	じんこうひじかんせつぜんちかん〔じゅつ〕	total elbow arthroplasty (replacement)
人工網膜	じんこうもうまく	artificial retina
深呼吸	しんこきゅう	deep breathing (bathypnea)
深昏睡	しんこんすい	deep coma
深在痛	しんざいつう	deep seated pain
深指屈筋	しんしくっきん	flexor digitorum profundus 〔muscle〕
心室細動	しんしつさいどう	ventricular fibrillation
心室性期外収縮	しんしつせいきがいしゅうしゅく	ventricular premature beat
心室肥大	しんしつひだい	ventricular hypertrophy
心室ペーシング	しんしつぺーしんぐ	ventricular pacing
浸(滲)出液	しん(しん)しゅつえき	effusion
浸潤	しんじゅん	infiltration
針状骨膜陰影	しんじょうこつまくいんえい	sunray appearance
侵蝕(食)	しんしょく(しょく)	erosion
心身医学	しんしんいがく	psychosomatic medicine
心身機能・身体構造	しんしんきのうしんたいこうぞう	body functions and structure
心身症	しんしんしょう	psychosomatic disease
心身障害	しんしんしょうがい	motor and intellectual disability
シンスプリント	しんすぷりんと	shin splint
腎性くる病	じんせいくるびょう	renal rickets
腎性骨異栄養症	じんせいこついえいようしょう	renal osteodystrophy
新生児	しんせいじ	newborn
新生児仮死	しんせいじかし	fetal asphyxia
新生児行動評価	しんせいじこうどうひょうか	neonatal behavioral assessment scale (NBAS)
新生児集中治療室	しんせいじしゅうちゅうちりょうしつ	neonatal intensive care unit (NICU)
新生児テタニー	しんせいじてたにー	neonatal tetany
新生単位	しんせいたんい	nascent unit
真性てんかん	しんせいてんかん	genuine epilepsy
振戦	しんせん	tremor
振戦麻痺	しんせんまひ	shaking (trembling) palsy
振戦様運動	しんせんよううんどう	tremulous movement
心臓再同期療法	しんぞうさいどうきりょうほう	cardiac resynchronization therapy
心臓上肢(Holt-Oram)症候群	しんぞうじょうし(ほるとおーらむ)しょうこうぐん	cardiomelic (Holt-Oram) syndrome
心臓神経症	しんぞうしんけいしょう	cardiac neurosis
心臓性失神	しんぞうせいしっしん	cardiac syncope
深層性失読	しんそうせいしつどく	deep dyslexia
心臓ペースメーカー	しんぞうぺーすめーかー	cardiac pacemaker
心臓弁膜症	しんぞうべんまくしょう	heart valve (valvular) disease
心臓リハビリテーション	しんぞうりはびりてーしょん	cardiac rehabilitation

じんそく		じんだい
迅速交換式手継手（クイックチェンジ手継手）	じんそくこうかんしきてつぎて（くいっくちぇんじてつぎて）	quick disconnect wrist unit
靱帯	じんたい	band (ligament)
身体活動〔量〕	しんたいかつどう〔りょう〕	physical activity
身体機能	しんたいきのう	physical function
身体〔機能〕障害	しんたい〔きのう〕しょうがい	physical disability
身体機能低下	しんたいきのうていか	physical weakness
身体機能変化	しんたいきのうへんか	physical functional change
身体訓練	しんたいくんれん	physical exercise (training)
身体構造	しんたいこうぞう	body structure
身体失認	しんたいしつにん	asomatognosia
身体障害者	しんたいしょうがいしゃ	physically disabled〔persons〕
身体障害者更生援護施設	しんたいしょうがいしゃこうせいえんごしせつ	rehabilitation institution for physically disabled
身体障害者更生相談所	しんたいしょうがいしゃこうせいそうだんじょ	rehabilitation counseling center for physically disabled
身体障害者授産施設	しんたいしょうがいしゃじゅさんしせつ	sheltered workshop for people with physical disabilities (physically disabled)
身体障害者診断書	しんたいしょうがいしゃしんだんしょ	physically disabled persons' medical certificate
身体障害者手帳	しんたいしょうがいしゃてちょう	physically disabled persons' certificate
身体障害者手帳等級	しんたいしょうがいしゃてちょうとうきゅう	classification of physically disabled persons' certificate
身体障害者福祉センター	しんたいしょうがいしゃふくしせんたー	welfare facility for physically disabled
身体障害者福祉法	しんたいしょうがいしゃふくしほう	law for the welfare of physically disabled persons
身体障害者福祉法第15条指定医師	しんたいしょうがいしゃふくしほうだいじゅうごじょうしていいし	designated physician by article 15 of physically disabled welfare act
身体障害者用自動車	しんたいしょうがいしゃようじどうしゃ	automobile for physically disabled persons
身体障害者療護施設	しんたいしょうがいしゃりょうごしせつ	facility for the physically handicapped
身体症状	しんたいしょうじょう	physical sign and symptom
身体所見（身体的徴候）	しんたいしょけん（しんたいてきちょうこう）	physical finding (physical sign)
身体所有感	しんたいしょゆうかん	sense of ownership
身体図式	しんたいずしき	body schema
身体・生理的変化	しんたいせいりてきへんか	physical and physiological changes
身体像	しんたいぞう	body image
身体像障害	しんたいぞうしょうがい	body image disorder
靱帯損傷	じんたいそんしょう	ligament injury
腎代替療法	じんだいたいりょうほう	renal replacement therapy

靱帯断裂	じんたいだんれつ	ligament rupture
身体調整	しんたいちょうせい	physical conditioning
身体[的]診察	しんたい[てき]しんさつ	physical examination
身体の徴候(身体所見)	しんたいてきちょうこう(しんたいしょけん)	physical sign (physical finding)
身体特性(物[理学的特]性)	しんたいとくせい(ぶつ[りがくてきとく]せい)	physical characteristics
身体認知	しんたいにんち	somatognosia
身体能力	しんたいのうりょく	physical performance
靱帯部分断裂	じんたいぶぶんだんれつ	partial ligament tear
靱帯縫合[術]	じんたいほうごう[じゅつ]	ligament suture
診断群分類	しんだんぐんぶんるい	diagnosis procedure combination (DPC)
診断書	しんだんしょ	medical certificate
シンチグラフィー(造影)	しんちぐらふぃー(ぞうえい)	scintigraphy
シンチ測定[法](シンチメトリー)	しんちそくてい[ほう](しんちめとりー)	scintimetry
シンチメトリー(シンチ測定[法])	しんちめとりー(しんちそくてい[ほう])	scintimetry
伸長	しんちょう	elongation (lengthening)
伸張(ストレッチ)	しんちょう(すとれっち)	stretching
伸張訓練	しんちょうくんれん	stretching exercise
伸張受容器	しんちょうじゅようき	stretch receptor
伸張(遠心)性収縮	しんちょう(えんしん)せいしゅうしゅく	eccentric contraction
伸張反射	しんちょうはんしゃ	stretch reflex
伸展	しんてん	extension
伸展位	しんてんい	extended position
伸展機構	しんてんきこう	extensor apparatus (extensor mechanism)
伸展拘縮	しんてんこうしゅく	extension contracture
心電図	しんでんず	electrocardiogram
伸展性足底反応	しんてんせいそくていはんのう	extensor plantar response
伸展損傷	しんてんそんしょう	extension injury
伸展止め	しんてんどめ	knee extension stop
伸展反射	しんてんはんしゃ	extension reflex
進展皮弁	しんてんひべん	advancement flap
振動	しんどう	vibration
浸透圧受容器	しんとうあつじゅようき	osmoreceptor
振動覚消失	しんどうかくしょうしつ	pallanesthesia
振動[感]覚	しんどう[かん]かく	vibratory sense (sensibility)
振動感覚消失	しんどうかんかくしょうしつ	pallanesthesia (apallesthesia)
振動眼振(振子[様]眼振)	しんどうがんしん(ふりこ[よう]がんしん)	vibratory nystagmus
振盪[症]	しんとう[しょう]	commotio
心肺運動負荷試験	しんぱいうんどうふかしけん	cardio-pulmonary exercise test (CPX)

しんぱい		しんりよ
心肺機能	しんぱいきのう	cardio-pulmonary function
心肺機能検査	しんぱいきのうけんさ	cardio-pulmonary function test
心肺機能障害	しんぱいきのうしょうがい	cardio-pulmonary disorder
心拍出量	しんはくしゅつりょう	cardiac output
心拍数	しんぱくすう	heart rate
心拍予備能	しんぱくよびのう	heart rate reserve
新版 K 式発達検査 2001	しんばんけーしきはったつけんさにせんいち	Kyoto scale of psychological development 2001
深腓骨神経	しんひこつしんけい	deep peroneal nerve
心肥大	しんひだい	cardiac hypertrophy
深部感覚	しんぶかんかく	deep sensation
深部感覚過敏	しんぶかんかくかびん	bathyhyperesthesia
深部感覚障害	しんぶかんかくしょうがい	deep sensational impairment
深部感覚消失	しんぶかんかくしょうしつ	bathyanesthesia
深部感覚鈍麻	しんぶかんかくどんま	bathyhyp [o] - esthesia
振幅	しんぷく	amplitude
振幅漸増現象	しんぷくざんぞうげんしょう	incrementing response
深部腱反射	しんぶけんはんしゃ	deep tendon reflex
深部静脈血栓〔症〕	しんぶじょうみゃくけっせん〔しょう〕	deep vein thrombosis (DVT)
深部静脈閉塞	しんぶじょうみゃくへいそく	deep vein occlusion
心不全	しんふぜん	heart failure
腎不全	じんふぜん	renal failure
深部体温	しんぶたいおん	core body temperature (CBT)
深部知覚障害性運動失調	しんぶちかくしょうがいせいうんどうしっちょう	motor ataxia due to deep sensational impairment
深部痛	しんぶつう	deep pain
深部脳刺激法	しんぶのうしげきほう	deep brain stimulation (DBS)
身辺処理	しんぺんしょり	personal 〔self〕care
心房細動	しんぼうさいどう	atrial fibrillation
心房粗動	しんぼうそどう	atrial flutter
心膜炎	しんまくえん	pericarditis
心マッサージ	しんまっさーじ	cardiac massage
信頼性	しんらいせい	reliability
心理	しんり	psychology
心理カウンセリング	しんりかうんせりんぐ	psychological counseling
心理検査	しんりけんさ	psychological test
心理効果	しんりこうか	psychological effect
心理社会的因子	しんりしゃかいてきいんし	psychosocial factor
心理社会的適応	しんりしゃかいてきてきおう	psychosocial adjustment
心理社会的問題	しんりしゃかいてきもんだい	psychosocial problem
心理社会評価	しんりしゃかいひょうか	psychosocial assessment
心理精神障害	しんりせいしんしょうがい	psychopsychiatric disorder
心理的アプローチ	しんりてきあぷろーち	psychological approach
心理的サポート	しんりてきさぽーと	psychological support
心理的要因	しんりてきよういん	psychological factors
心理評価	しんりひょうか	psychological assessment
心理要因	しんりよういん	psychological factor

323

しんりょ		すいこう
診療ガイドライン	しんりょうがいどらいん	clinical practice guideline
診療指針	しんりょうししん	medical guideline
診療所	しんりょうじょ	clinic
診療情報提供	しんりょうじょうほうていきょう	report of medical record
診療報酬	しんりょうほうしゅう	fee for health services care
心理療法（精神療法）	しんりりょうほう（せいしんりょうほう）	psychotherapy
唇裂	しんれつ	cleft lip (hare lip)

す

随意運動	ずいいうんどう	voluntary movement
随意運動介助型電気刺激装置	ずいいうんどうかいじょがたでんきしげきそうち	integrated volitional control electrical stimulator
随意筋	ずいいきん	voluntary muscle
随意収縮	ずいいしゅうしゅく	voluntary contraction
随意性眼振	ずいいせいがんしん	voluntary nystagmus
随意〔性〕脱臼	ずいい〔せい〕だっきゅう	voluntary dislocation
随意的過換気	ずいいてきかかんき	voluntary hyperventilation
随意閉じ式ハンド	ずいいとじしきはんど	voluntary closing hand
随意閉じ式フック	ずいいとじしきふっく	voluntary closing hook
随意排尿	ずいいはいにょう	voluntary micturition
随意開き式ハンド	ずいいひらきしきはんど	voluntary opening hand
随意開き式フック	ずいいひらきしきふっく	voluntary opening hook
髄液	ずいえき	cerebrospinal fluid (CSF)
髄液圧	ずいえきあつ	cerebrospinal fluid pressure
髄液検査	ずいえきけんさ	cerebrospinal fluid analysis
髄液細胞増多	ずいえきさいぼうぞうた	pleocytosis
髄液ドレナージ	ずいえきどれなーじ	cerebrospinal fluid drainage
髄液瘻	ずいえきろう	cerebrospinal fluid fistula
髄液漏	ずいえきろう	cerebrospinal fluid leakage (liquorrhea)
髄液漏出	ずいえきろうしゅつ	leakage of cerebrospinal fluid
髄核	ずいかく	nucleus pulposus
髄核脱出〔症〕（脱出髄核）	ずいかくだっしゅつ〔しょう〕（だっしゅつずいかく）	nucleus pulposus prolapse
髄核ヘルニア	ずいかくへるにあ	nucleus hernia
水眼症（小児緑内障）	すいがんしょう（しょうにりょくないしょう）	hydrophthalmos
髄腔	ずいくう	marrow cavity
髄腔内バクロフェン療法	ずいくうないばくろふぇんりょうほう	intrathecal baclofen (ITB) therapy
遂行	すいこう	execution
遂行機能（実行機能）	すいこうきのう（じっこうきのう）	executive function
遂行機能障害	すいこうきのうしょうがい	executive function disorder

すいこう		ずいはん
遂行機能障害症候群の 行動評価	すいこうきのうしょうがいしょうこ うぐんのこうどうひょうか	behavioral assessment of the dysexecutive syndrome (BADS)
水腫(浮腫)	すいしゅ(ふしゅ)	edema
髄鞘	ずいしょう	myelin sheath
髄鞘形成	ずいしょうけいせい	myelination
髄鞘再形成	ずいしょうさいけいせい	remyelination
髄鞘病変(障害)	ずいしょうびょうへん(しょうがい)	myelinopathy
髄鞘変性	ずいしょうへんせい	myelin degeneration
水腎症	すいじんしょう	hydronephrosis
スイスロック式膝継手	すいすろっくしきひざつぎて	Swiss lock knee joint (plunger lock knee joint)
髄節	ずいせつ	myelomere
髄節症状	ずいせつしょうじょう	segmental sign
髄節性感覚消失	ずいせつせいかんかくしょうしつ	segmental anesthesia
髄節性神経支配	ずいせつせいしんけいしはい	segmental innervation
髄節性反射	ずいせつせいはんしゃ	segmental reflex
髄節性麻痺	ずいせつせいまひ	segmental paralysis
錐体外路	すいたいがいろ	extrapyramidal tract
錐体外路運動系	すいたいがいろうんどうけい	extrapyramidal〔motor〕system
錐体外路系	すいたいがいろけい	extrapyramidal system
錐体外路系疾患	すいたいがいろけいしっかん	extrapyramidal disease
錐体外路性構音障害	すいたいがいろせいこうおんしょう がい	extrapyramidal dysarthria
錐体外路徴候	すいたいがいろちょうこう	extrapyramidal sign
錐体交叉	すいたいこうさ	pyramidal decussation
錐体路	すいたいろ	pyramidal tract
錐体路系	すいたいろけい	pyramidal system
錐体路徴候	すいたいろちょうこう	pyramidal〔tract〕sign
錐体路病変(障害)	すいたいろびょうへん(しょうがい)	pyramidal tract lesion
水中運動	すいちゅううんどう	underwater exercise (exercise in water)
水中歩行	すいちゅうほこう	underwater walking
垂直遺伝	すいちょくいでん	vertical inheritance
垂直距骨	すいちょくきょこつ	vertical talus
垂直性眼球運動障害	すいちょくせいがんきゅううんどう しょうがい	vertical eye movement disorder
垂直性眼振	すいちょくせいがんしん	vertical nystagmus
垂直性伝播	すいちょくせいでんぱ	vertical transmission
水治療〔法〕	すいちりょう〔ほう〕	hydrotherapy
スイッチ	すいっち	switch
水頭症	すいとうしょう	hydrocephalus
髄内	ずいない	intramedullary
錘内筋線維	すいないきんせんい	intrafusal muscle fiber
髄内腫瘍	ずいないしゅよう	intramedullary tumor
髄内釘	ずいないてい	intramedullary rod
髄内釘固定〔法(術)〕	ずいないていこてい〔ほう(じゅつ)〕	intramedullary nailing
随伴運動	ずいはんうんどう	synkinesia

す

325

すいぶん		
水分誤嚥	すいぶんごえん	water aspiration
水分摂取	すいぶんせっしゅ	water intake
水平屈曲 (内転)	すいへいくっきょく(ないてん)	horizontal flexion (adduction)
水平伸展 (外転)	すいへいしんてん(がいてん)	horizontal extension (abduction)
水平性眼振	すいへいせいがんしん	horizontal nystagmus
水平断	すいへいだん	horizontal section
水平面	すいへいめん	horizontal plane
髄膜	ずいまく	meninx
髄膜炎	ずいまくえん	meningitis
髄膜刺激症候	ずいまくしげきしょうこう	meningeal irritation
髄膜腫	ずいまくしゅ	meningioma
髄膜症	ずいまくしょう	meningopathy
髄膜神経根炎	ずいまくしんけいこんえん	meningoradiculitis
髄膜脊髄炎	ずいまくせきずいえん	meningomyelitis
髄膜徴候	ずいまくちょうこう	meningeal sign
髄膜脳炎	ずいまくのうえん	meningoencephalitis
髄膜脳症	ずいまくのうしょう	meningoencephalopathy
髄膜脳脊髄炎	ずいまくのうせきずいえん	meningoencephalomyelitis
睡眠	すいみん	sleep
睡眠開始	すいみんかいし	sleep onset
睡眠開始 (入眠) 時レム期	すいみんかいし(にゅうみん)じれむき	sleep onset REM period
睡眠構造	すいみんこうぞう	sleep architecture
睡眠効率	すいみんこうりつ	sleep efficiency
睡眠時胃食道逆流症候群	すいみんじいしょくどうぎゃくりゅうしょうこうぐん	sleep related gastroesophageal reflux syndrome
睡眠時遺尿	すいみんじいにょう	sleep related enuresis
睡眠時呼吸障害	すいみんじこきゅうしょうがい	sleep respiratory disorder
睡眠時呼吸モニター	すいみんじこきゅうもにたー	sleep respiration monitor
睡眠時頭痛	すいみんじずつう	sleep related headache
睡眠時脳波	すいみんじのうは	sleep electroencephalogram (EEG)
睡眠時ミオクローヌス	すいみんじみおくろーぬす	sleep myoclonus
睡眠時無呼吸	すいみんじむこきゅう	sleep apnea
睡眠時無呼吸症候群	すいみんじむこきゅうしょうこうぐん	sleep apnea syndrome (SAS)
睡眠周期	すいみんしゅうき	sleep cycle
睡眠障害	すいみんしょうがい	sleep disorder (disturbance)
睡眠段階	すいみんだんかい	sleep stage
睡眠不足	すいみんぶそく	sleep deprivation
睡眠ポリグラフ	すいみんぽりぐらふ	polysomnograph
睡眠ポリグラフ検査法	すいみんぽりぐらふけんさほう	polysomnography
スウェーデン式膝装具	すうぇーでんしきひざそうぐ	Swedish knee cage
頭蓋咽頭腫	ずがいいんとうしゅ	craniopharyngioma
スカベンジャー受容体	すかべんじゃーじゅようたい	scavenger receptor
スクイーズテスト	すくいーずてすと	squeeze test
すくみ足〔歩行〕	すくみあし〔ほこう〕	frozen gait
すくみ現象	すくみげんしょう	start hesitation

326

スクリーニング検査	すくりーにんぐけんさ	screening test
スクリューホーム運動	すくりゅーほーむうんどう	screw home movement
頭上方向牽引	ずじょうほうこうけんいん	overhead traction
Sturge-Weber 症候群	すたーじうぇーばーしょうこうぐん	Sturge-Weber syndrome
スタインドラー型胸腰仙椎装具	すたいんどらーがたきょうようせんついそうぐ	Steindler type thoraco lumbo sacral orthosis
Steinbrocker 分類	すたいんぶろっかーぶんるい	Steinbrocker classification
スタビー	すたびー	stubby
スタビライザー	すたびらいざー	stabilizer
スタンドアップ式車いす	すたんどあっぷしきくるまいす	stand-up wheelchair
スタンプ(踏みつけ)歩行	すたんぷ(ふみつけ)ほこう	stamping gait
Stephenson-Gibbs 基準	すちぶんそんぎぶすきじゅん	Stephenson-Gibbs reference
頭痛	ずつう	headache
Still 病	すているびょう	Still disease
ステージ別発達課題[自閉症の]	すてーじべつはったつかだい	stage-specific developmental tasks
ステージ理論[障害への適応の]	すてーじりろん	stage theory
ステープル	すてーぷる	staple
Sudeck 骨萎縮	ずでっくこついしゅく	Sudeck bone atrophy
ステップ動作	すてっぷどうさ	step motion
ステップロック式膝継手	すてっぷろっくしきひざつぎて	step lock type knee joint
ステロイド性大腿骨頭壊死[症]	すてろいどせいだいたいこっとうえし[しょう]	steroid induced femoral head necrosis
ステロイドミオパチー	すてろいどみおぱちー	steroid myopathy
ストーマ(小口)	すとーま(こぐち)	stoma
ストーマ用洗腸具	すとーまようせんちょうぐ	irrigation equipment
ストーマ用品	すとーまようひん	stomy aid
ストッキングエイド	すとっきんぐえいど	aid for applying socks and pantyhose
ストッキング(弾力(性)包帯)	すとっきんぐ(だんりょく(せい)ほうたい)	elastic bandage
ストライド(重複歩)	すとらいど(じゅうふくほ)	stride
ストライド長(重複歩長)	すとらいどちょう(じゅうふくほちょう)	stride length
ストライド幅(重複歩幅)	すとらいどはば(じゅうふくほはば)	stride width
ストラップ	すとらっぷ	strap
ストレス(応力)	すとれす(おうりょく)	stress
ストレス係数	すとれすけいすう	stress factor
ストレッチャー	すとれっちゃー	stretcher
ストレッチング(伸張)	すとれっちんぐ	stretching
スパーリングテスト	すぱーりんぐてすと	Spurling test
スパイカギプス	すぱいかぎぷす	spica
スパイカ包帯	すぱいかほうたい	spica bandade

スパイク(巨大棘波)	すぱいく(きょだいきょくは)	giant spike
スパイク(棘波)	すぱいく(きょくは)	spike
スパイク電位	すぱいくでんい	spike potential
スパイログラム(呼吸(肺容量)曲線)	すぱいろぐらむ(こきゅう(はいようりょう)きょくせん)	spirogram
スパイロメーター(肺活量計)	すぱいろめーたー(はいかつりょうけい)	spirometer
スパイロメトリー(肺活量測定〔法〕)	すぱいろめとりー(はいかつりょうそくてい〔ほう〕)	spirometry
スピクラ	すぴくら	spicula
スフィンゴリピド症	すふぃんごりぴどしょう	sphingolipidosis
スフィンゴリポジストロフィー	すふぃんごりぽじすとろふぃー	sphingolipodystrophy
スプーン状手	すぷーんじょうて	spoon hand
スプリットソケット	すぷりっとそけっと	split socket
スプリント(副子、シーネ)	すぷりんと(ふくし、しーね)	splint
スプレッダー	すぷれっだー	spreader
スペクトル	すぺくとる	spectrum
スペシャルオリンピックス	すぺしゃるおりんぴっくす	Special Olympics
すべり(グライディング)	すべり(ぐらいでぃんぐ)	gliding
すべり運動	すべりうんどう	gliding movement
スポーツ医学	すぽーついがく	sports medicine
スポーツ外傷	すぽーつがいしょう	sports injury
スポーツ障害	すぽーつしょうがい	sports injury
スポーツ復帰	すぽーつふっき	return to sports
スポーツ用義肢	すぽーつようぎし	prosthesis for sports and recreation
スポーツ用車いす	すぽーつようくるまいす	wheelchair for sports
スポーツ用装具	すぽーつようそうぐ	orthosis for sports and recreation
Smith 骨折	すみすこっせつ	Smith fracture
SMON(亜急性脊髄視神経ニューロパチー)	すもん(あきゅうせいせきずいししんけいにゅーろぱちー)	SMON (subacute myelo-optic neuropathy)
スライディングボード	すらいでぃんぐぼーど	sliding board
スラスト	すらすと	thrust
SLAP 損傷	すらっぷそんしょう	superior labrum anterior and posterior (SLAP) lesion
すりガラス陰影	すりがらすいんえい	ground glass opacity
スリット撮影法	すりっとさつえいほう	scanography
ずり(肘)這い	ずり(ひじ)ばい	creeping
スリング	すりんぐ	sling
スリング式シートバックサポート	すりんぐしきしーとばっくさぽーと	sling seat type back support
ずれ応力	ずれおうりょく	shearing stress

すわんね		せいげん
スワンネック変形（白鳥のくび〔状〕変形）	すわんねっくへんけい（はくちょうのくび〔じょう〕へんけい）	swan neck deformity

せ

背	せ	back
性格	せいかく	character
性格検査	せいかくけんさ	personality test
性格変化	せいかくへんか	personality change
生活活動状況	せいかつかつどうじょうきょう	state of daily activity
生活過程	せいかつかてい	daily life process
生活環境	せいかつかんきょう	living environment
生活期	せいかつき	community-based phase
生活期（ライフステージ）	せいかつき（らいふすてーじ）	life stage
生活記憶（エピソード記憶）	せいかつきおく（えぴそーどきおく）	episodic memory
生活機能	せいかつきのう	functioning
生活技能	せいかつぎのう	living skill
生活期リハビリテーション医学	せいかつきりはびりてーしょんいがく	community-based rehabilitation medicine
生活支援	せいかつしえん	living support
生活支援センター	せいかつしえんせんたー	daily life support facility
生活支援ロボット	せいかつしえんろぼっと	personal care robot
生活指導	せいかつしどう	guidance of daily activity
生活習慣	せいかつしゅうかん	life habit
生活習慣病	せいかつしゅうかんびょう	life style related disease
生活の質（クオリティーオブライフ、QOL）	せいかつのしつ（くおりてぃーおぶらいふ、きゅーおーえる）	quality of life (QOL)
生活保護	せいかつほご	public assistance
生活保護法	せいかつほごほう	public assistance act
生活満足度	せいかつまんぞくど	life satisfaction
生活モデル	せいかつもでる	life model
生活様式	せいかつようしき	lifestyle
性機能障害	せいきのうしょうがい	sexual dysfunction
制御レバー［能動フックの］	せいぎょればー	thumb of hook
整形靴	せいけいぐつ	orthop〔a〕edic shoe〔s〕(footwear) (corrective shoe〔s〕)
清潔間欠自己導尿	せいけつかんけつじこどうにょう	clean intermittent self-catheterization
清潔間欠導尿法	せいけつかんけつどうにょうほう	clean intermittent catheterization
生検	せいけん	biopsy
制限付き調節式継手	せいげんつきちょうせつしきつぎて	joint (unit) with adjustable motion stop

329

制限付き継手	せいげんつきつぎて	joint (unit) with motion stop
正弦波	せいげんは	sine wave
性行動	せいこうどう	sexual behavior
性行動亢進	せいこうどうこうしん	hypersexuality
性差	せいさ	sex difference
正(膝)座位	せい(ひざ)ざい	kneel sitting
静止位	せいしい	resting position
静止期	せいしき	silent period
静止時振戦	せいしじしんせん	resting tremor
静止電位	せいしでんい	resting potential
静止動作	せいしどうさ	static behavior
静止膜電位	せいしまくでんい	resting membrane potential
脆弱性	ぜいじゃくせい	fragility
脆弱性骨折	ぜいじゃくせいこっせつ	fragility fracture
成熟	せいじゅく	maturation
正常圧水頭症	せいじょうあつすいとうしょう	normal pressure hydrocephalus
正常行為	せいじょうこうい	eupraxia
星状神経節	せいじょうしんけいせつ	stellate ganglion
星状神経節切除〔術〕	せいじょうしんけいせつせつじょ〔じゅつ〕	stellectomy
星状神経節ブロック	せいじょうしんけいせつぶろっく	stellate ganglion block
正常組織	せいじょうそしき	normal tissue
正常歩行	せいじょうほこう	normal gait
精神安定薬	せいしんあんていやく	tranquilizer
精神医学	せいしんいがく	psychiatry
精神医学的介入	せいしんいがくてきかいにゅう	psychiatric intervention
精神医学的評価	せいしんいがくてきひょうか	psychiatric assessment
精神運動障害	せいしんうんどうしょうがい	psychomotor disorder
精神運動遅滞	せいしんうんどうちたい	psychomotor retardation
精神運動てんかん	せいしんうんどうてんかん	psychomotor epilepsy
精神運動発作	せいしんうんどうほっさ	psychomotor seizure
精神科ソーシャルワーカー	せいしんかそーしゃるわーかー	psychiatric social worker
精神活動	せいしんかつどう	mental activity
精神科デイケア	せいしんかでいけあ	psychiatric day care
成人吃音者	せいじんきつおんしゃ	adult dysphemia
精神機能	せいしんきのう	mentation
精神機能障害	せいしんきのうしょうがい	mental disorder
精神機能スクリーニング	せいしんきのうすくりーにんぐ	screening test of mentation
精神疾患	せいしんしっかん	psychiatric disease (mental illness, mental disease)
精神疾患の診断と統計の手引き	せいしんしっかんのしんだんととうけいのてびき	diagnostic and statistical manual of mental disorders (DSM)
精神障害	せいしんしょうがい	mental disorder (impairment)
精神障害作業療法	せいしんしょうがいさぎょうりょうほう	occupational therapy in mental health

せいしん		せいちょ
精神障害者	せいしんしょうがいしゃ	mentally disabled person
精神障害者強制入院	せいしんしょうがいしゃきょうせいにゅういん	commitment of mentally ill
精神〔障害者〕保健福祉手帳	せいしん〔しょうがいしゃ〕ほけんふくしてちょう	mental disability certificate
精神症状	せいしんしょうじょう	psychiatric symptom
成人 Still 病	せいじんすちるびょう	adult-Still disease
精神生理性不眠	せいしんせいりせいふみん	psychophysiological insomnia
精神的安寧	せいしんてきあんねい	psychological well being
精神年齢	せいしんねんれい	mental age
成人脳性麻痺	せいじんのうせいまひ	adult cerebral palsy
精神薄弱(知的障害)	せいしんはくじゃく(ちてきしょうがい)	mental deficiency (intellectual disability)
成人発症 Still 病	せいじんはっしょうすちるびょう	adult-onset Still disease
精神発達	せいしんはったつ	mental development
精神〔発達〕遅滞	せいしん〔はったつ〕ちたい	mental retardation (amentia)
精神病	せいしんびょう	psychosis (psychotic disorder)
成人病	せいじんびょう	adult disease
精神分析療法	せいしんぶんせきりょうほう	psychoanalytic therapy
精神保健福祉士	せいしんほけんふくしし	mental health welfare counselor
精神保健福祉センター	せいしんほけんふくしせんたー	mental health and welfare center
精神保健福祉法	せいしんほけんふくしほう	mental health and welfare law
精神盲	せいしんもう	mind blindness
精神療法(心理療法)	せいしんりょうほう(しんりりょうほう)	psychotherapy
精神聾	せいしんろう	sensory deafness (mental deafness)
静水圧	せいすいあつ	hydrostatic pressure
性染色体	せいせんしょくたい	sex chromosome
生存期間	せいぞんきかん	survival time
生存分析	せいぞんぶんせき	survival analysis
生存率	せいぞんりつ	survival rate
声帯	せいたい	vocal cord
生体医工学	せいたいいこうがく	biomedical engineering
生体医用材料	せいたいいようざいりょう	biomedical material
生体肝移植	せいたいかんいしょく	living liver transplantation
生体工学	せいたいこうがく	bioengineering
生体電気インピーダンス法	せいたいでんきいんぴーだんすほう	bioelectrical impedance analysis (BIA)
生体防御機構	せいたいぼうぎょきこう	biological defense mechanisms
生体力学(バイオメカニクス)	せいたいりきがく(ばいおめかにくす)	biomechanics
生体力学的要因	せいたいりきがくてきよういん	biomechanical factor
生体リズム	せいたいりずむ	biorhythm
正中神経	せいちゅうしんけい	median nerve
正中神経麻痺	せいちゅうしんけいまひ	median nerve paralysis (palsy)
成長因子	せいちょういんし	growth factor

せ

成長期	せいちょうき	growth period
成長(発育)遅延	せいちょう(はついく)ちえん	delayed growth
成長痛	せいちょうつう	growing pain
成長停止	せいちょうていし	growth arrest
成長軟骨板(帯)	せいちょうなんこつばん(たい)	growth plate
静的アライメント	せいてきあらいめんと	static alignment
静的安定性	せいてきあんていせい	static stability
静的運動	せいてきうんどう	static exercise
静的姿勢	せいてきしせい	static posture
静的姿勢時振戦	せいてきしせいじしんせん	static tremor
静的収縮	せいてきしゅうしゅく	static contraction
静的装具	せいてきそうぐ	static orthosis
静的副子	せいてきふくし	static splint
静的立位時運動失調	せいてきりついじうんどうしっちょう	static ataxia
静的立位反射	せいてきりついはんしゃ	static reflex
制動	せいどう	braking
青年期	せいねんき	adolescence
整復	せいふく	reduction (replacement, reposition)
整復位	せいふくい	reduced position
整復術	せいふくじゅつ	diaplasis (reduction)
生物医学モデル	せいぶついがくもでる	biomedical model
生物学的製剤	せいぶつがくてきせいざい	biological product
生物心理社会的モデル	せいぶつしんりしゃかいてきもでる	biological psychosocial model
喘鳴	ぜいめい	wheezing
生命維持療法	せいめいいじりょうほう	life support care
生命徴候(バイタルサイン)	せいめいちょうこう(ばいたるさいん)	vital sign
生命予後	せいめいよご	vital prognosis
生命倫理	せいめいりんり	bioethics
声門破裂音	せいもんはれつおん	glottal stop (glottal explosive)
声門部	せいもんぶ	glottic portion 〔of vocal tract〕
声門閉鎖	せいもんへいさ	glottis closure
整容動作	せいようどうさ	grooming
整理運動(クーリングダウン)	せいりうんどう(くーりんぐだうん)	cooling down
生理学	せいりがく	physiology
静力学	せいりきがく	statics
整理体操	せいりたいそう	cooling down
生理的健忘	せいりてきけんぼう	physiological amnesia
生理的死腔	せいりてきしくう	physiological dead space
生理的前弯	せいりてきぜんわん	physiological lordosis
生理的負荷	せいりてきふか	physiological load
声量増大訓練	せいりょうぞうだいくんれん	loud training
Sever病	せーぶぁーびょう	Sever disease
世界保健機関	せかいほけんきかん	World health organization (WHO)

赤外線	せきがいせん	infrared ray
赤外線治療器	せきがいせんちりょうき	aid for infrared therapy
赤外線療法	せきがいせんりょうほう	infrared therapy
赤筋	せききん	red muscle
脊髄	せきずい	spinal cord
脊髄圧迫	せきずいあっぱく	spinal cord compression
脊髄運動ニューロン	せきずいうんどうにゅーろん	spinal motor neuron
脊髄炎	せきずいえん	myelitis
脊髄円錐	せきずいえんすい	medullary cone
脊髄円錐症候群	せきずいえんすいしょうこうぐん	conus syndrome
脊髄延髄脊髄反射	せきずいえんずいせきずいはんしゃ	spino bulbo spinal reflex
脊髄円錐部損傷	せきずいえんすいぶそんしょう	medullary cone injury
脊髄空洞症	せきずいくうどうしょう	syringomyelia
脊髄空洞症型〔感覚〕解離	せきずいくうどうしょうがた〔かんかく〕かいり	syringomyelic〔sensory〕dissociation
脊髄くも膜	せきずいくもまく	spinal arachnoid
脊髄くも膜嚢胞〔腫〕	せきずいくもまくのうほう〔しゅ〕	spinal arachnoid cyst
脊髄係留	せきずいけいりゅう	tethered cord
脊髄係留解除術	せきずいけいりゅうかいじょじゅつ	untethering
脊髄係留症候群	せきずいけいりゅうしょうこうぐん	tethered cord syndrome
脊髄血管造影〔法〕	せきずいけっかんぞうえい〔ほう〕	spinal angiography
脊髄梗塞	せきずいこうそく	spinal cord infarction
脊髄硬膜外麻酔〔法〕	せきずいこうまくがいますい〔ほう〕	spinal epidural anesthesia
脊髄硬膜下血腫	せきずいこうまくかけっしゅ	spinal subdural hematoma
脊髄〔索神経路〕切断〔術〕	せきずい〔さくしんけいろ〕せつだん〔じゅつ〕	chordotomy
脊髄挫傷	せきずいざしょう	spinal cord contusion
脊髄視床路	せきずいししょうろ	spinothalamic tract
脊髄出血	せきずいしゅっけつ	hematomyelia (spinal hemorrhage)
脊髄腫瘍	せきずいしゅよう	spinal〔cord〕neoplasm〔tumor〕
脊髄除圧	せきずいじょあつ	spinal cord decompression
脊髄症(ミエロパチー)	せきずいしょう(みえろぱちー)	myelopathy
脊髄障害	せきずいしょうがい	spinal cord lesion
脊髄症状	せきずいしょうじょう	cord symptom
脊髄小脳失調症	せきずいしょうのうしっちょうしょう	spinocerebellar ataxia (SCA)
脊髄小脳変性症	せきずいしょうのうへんせいしょう	spinocerebellar degeneration
脊髄ショック	せきずいしょっく	spinal shock
脊髄神経	せきずいしんけい	spinal nerve
脊髄神経炎	せきずいしんけいえん	myeloneuritis
脊髄神経後根	せきずいしんけいこうこん	dorsal root of spinal nerve
脊髄神経後根切断〔術〕	せきずいしんけいこうこんせつだん〔じゅつ〕	posterior rhizotomy
脊髄神経根症	せきずいしんけいこんしょう	myeloradiculopathy
脊髄神経節	せきずいしんけいせつ	spinal ganglion
脊髄神経前根	せきずいしんけいぜんこん	anterior root of spinal nerve

せきずい		
脊髄振盪〔症〕	せきずいしんとう〔しょう〕	spinal〔cord〕concussion (concussion of spinal cord)
脊髄髄節	せきずいずいせつ	spinal segment
脊髄髄膜炎	せきずいずいまくえん	myelomeningitis
脊髄髄膜瘤	せきずいずいまくりゅう	myelomeningocele
脊髄性運動失調〔症〕	せきずいせいうんどうしっちょう〔しょう〕	spinal ataxia
脊髄性片麻痺	せきずいせいかたまひ	spinal hemiplegia
脊髄性筋萎縮〔症〕	せきずいせいきんいしゅく〔しょう〕	spinal muscular atrophy
脊髄性固縮	せきずいせいこしゅく	spinal rigidity
脊髄性自動運動	せきずいせいじどううんどう	spinal automatism
脊髄性小児麻痺（急性灰白髄炎）	せきずいせいしょうにまひ（きゅうせいかいはくずいえん）	spinal infantile paralysis
脊髄性進行性筋萎縮症	せきずいせいしんこうせいきんいしゅくしょう	spinal progressive muscular atrophy
脊髄〔性〕麻痺	せきずい〔せい〕まひ	spinal palsy
脊髄前角運動ニューロン	せきずいぜんかくうんどうにゅーろん	anterior horn motor neurons
脊髄造影像	せきずいぞうえいぞう	myelogram
脊髄造影〔法〕	せきずいぞうえい〔ほう〕	myelography
脊髄側索	せきずいそくさく	lateral column of spinal cord
脊髄卒中	せきずいそっちゅう	spinal apoplexy
脊髄損傷	せきずいそんしょう	spinal cord injury
脊髄損傷国際評価基準	せきずいそんしょうこくさいひょうかきじゅん	International standards for neurological classification of spinal cord injury (ISNCSCI)
脊髄損傷能力障害評価尺度	せきずいそんしょうのうりょくしょうがいひょうかしゃくど	spinal cord independence measure
脊髄体性感覚誘発電位	せきずいたいせいかんかくゆうはつでんい	spinal somatosensory evoked potential
脊髄中心症候群	せきずいちゅうしんしょうこうぐん	central spinal cord syndrome
脊髄電図（脊髄波）	せきずいでんず（せきずいは）	electromyelogram (electrospinogram)
脊髄動静脈奇形	せきずいどうじょうみゃくきけい	spinal arteriovenous malformation
脊髄動脈造影〔法〕	せきずいどうみゃくぞうえい〔ほう〕	spinal arteriography
脊髄波（脊髄電図）	せきずいは（せきずいでんず）	electrospinogram (electromyelogram)
脊髄反射	せきずいはんしゃ	spinal reflex
脊髄反射弓	せきずいはんしゃきゅう	spinal cord and reflex arc
脊髄膀胱	せきずいぼうこう	cord bladder
脊髄モニタリング〔法〕	せきずいもにたりんぐ〔ほう〕	spinal cord monitoring
脊髄誘発電位	せきずいゆうはつでんい	spinal〔cord〕evoked potential
脊髄癆	せきずいろう	tabes dorsalis (dorsal tabes)
脊髄癆型〔感覚〕解離	せきずいろうがた〔かんかく〕かいり	tabetic〔sensory〕dissociation
脊髄癆性運動失調〔症〕	せきずいろうせいうんどうしっちょう〔しょう〕	tabetic ataxia
脊髄癆〔性〕関節症	せきずいろう〔せい〕かんせつしょう	tabetic arthropathy

脊柱	せきちゅう	vertebral (spinal) column (dorsal spine)
脊柱アライメント	せきちゅうあらいめんと	spinal alignment
脊柱過前弯	せきちゅうかぜんわん	hyperlordosis
脊柱管	せきちゅうかん	spinal canal
脊柱管狭窄〔症〕	せきちゅうかんきょうさく〔しょう〕	spinal〔canal〕stenosis
脊柱管癒合不全(脊椎神経管閉鎖異常)	せきちゅうかんゆごうふぜん(せきついしんけいかんへいさいじょう)	spinal dysraphism
脊柱起立筋	せきちゅうきりつきん	erector spinae muscle
脊柱後側弯〔症〕	せきちゅうこうそくわん〔しょう〕	kyphoscoliosis
脊柱後弯〔症〕	せきちゅうこうわん〔しょう〕	kyphosis
脊柱前側弯〔症〕	せきちゅうぜんそくわん〔しょう〕	lordoscoliosis
脊柱前弯〔症〕	せきちゅうぜんわん〔しょう〕	lordosis
脊柱(脊髄)変形	せきちゅう(せきずい)へんけい	spinal deformity
脊椎	せきつい	spine
脊椎圧迫骨折	せきついあっぱくこっせつ	compression fracture of spine
脊椎インストゥルメンテーション	せきついいんすとぅるめんてーしょん	spinal instrumentation
脊椎炎	せきついえん	spondylitis
脊椎カリエス	せきついかりえす	spinal caries
脊椎関節炎	せきついかんせつえん	spondyloarthritis
脊椎後方固定〔術〕	せきついこうほうこてい〔じゅつ〕	posterior spinal fusion
脊椎骨幹端異形成症	せきついこっかんたんいけいせいしょう	spondylometaphyseal dysplasia
脊椎骨折	せきついこっせつ	vertebral fracture
脊椎骨端骨幹端異形成症	せきついこったんこっかんたんいけいせいしょう	spondyloepimetaphyseal dysplasia
脊椎骨軟骨症	せきついこつなんこつしょう	vertebral osteochondrosis
脊椎固定〔術〕	せきついこてい〔じゅつ〕	spinal fusion (spondylodesis)
脊椎手術	せきついしゅじゅつ	spinal surgery
脊椎症	せきついしょう	spondylosis
脊椎症性脊髄症	せきついしょうせいせきずいしょう	spondylotic myelopathy
脊椎神経管閉鎖異常(脊柱管癒合不全)	せきついしんけいかんへいさいじょう(せきちゅうかんゆごうふぜん)	spinal dysraphism
脊椎すべり〔症〕	せきついすべり〔しょう〕	spondylolisthesis
脊椎切除〔術〕	せきついせつじょ〔じゅつ〕	rachiotomy
脊椎穿刺	せきついせんし	spinal tap
脊椎前方固定〔術〕	せきついぜんぽうこてい〔じゅつ〕	anterior spinal fusion
脊椎脱臼骨折	せきついだっきゅうこっせつ	fracture dislocation of spine
脊椎長下肢装具	せきついちょうかしそうぐ	lumbosacral hip knee ankle foot orthosis
脊椎膝装具	せきついひざそうぐ	lumbosacral hip knee orthosis
脊椎披裂	せきついひれつ	rachischisis
脊椎分離〔症〕	せきついぶんり〔しょう〕	spondylolysis
脊椎分離すべり〔症〕	せきついぶんりすべり〔しょう〕	spondylolytic spondylolisthesis
脊椎変形	せきついへんけい	spinal deformity
脊椎変性疾患	せきついへんせいしっかん	degenerative spine disease
セクタプローブ	せくたぷろーぶ	sector probe

Segond 骨折	せごんこっせつ	Segond fracture
せつ（フルンケル）	せつ（ふるんける）	furuncle
舌圧	ぜつあつ	tongue pressure
舌音	ぜつおん	lingual sound
石灰化	せっかいか	calcification
石灰性(化)滑液包炎	せっかいせい(か)かつえきほうえん	bursitis calcarea
石灰性(化)腱炎	せっかいせい(か)けんえん	calcific tendinitis
石灰沈着症	せっかいちんちゃくしょう	calcinosis
舌下神経	ぜっかしんけい	hypoglossal nerve
赤筋線維	せっきんせんい	red muscle fiber
赤血球細胞容量	せっけっきゅうさいぼうようりょう	red blood cell volume
赤血球沈降速度	せっけっきゅうちんこうそくど	erythrocyte sedimentation rate (ESR)
舌口蓋接触補助床（舌摂食補助床、補助口蓋床）	ぜつこうがいせっしょくほじょしょう（ぜつせっしょくほじょしょう、ほじょこうがいしょう）	palatal augmentation prosthesis (PAP)
舌根後方運動	ぜっこんこうほううんどう	posterior movement of the tongue base
摂取カロリー制限	せっしゅかろりーせいげん	restricted calorie intake
接触圧	せっしょくあつ	interface pressure
摂食嚥下	せっしょくえんげ	eating and swallowing
摂食嚥下訓練	せっしょくえんげくんれん	eating and swallowing training
摂食嚥下障害	せっしょくえんげしょうがい	eating and swallowing disorder (dysphagia)
摂食機能	せっしょくきのう	feeding function
摂食訓練	せっしょくくんれん	eating training
摂食姿勢	せっしょくしせい	eating position
摂食障害	せっしょくしょうがい	eating disorder
舌唇咽頭麻痺	ぜっしんいんとうまひ	glossolabiopharyngeal paralysis
舌唇喉頭麻痺	ぜっしんこうとうまひ	glossolabiolaryngeal paralysis
節性脱髄	せつせいだつずい	segmental demyelination
節性脱髄性ニューロパチー	せつせいだつずいせいにゅーろぱちー	segmental demyelinating neuropathy
舌摂食補助床（舌口蓋接触補助床、補助口蓋床）	ぜつせっしょくほじょしょう（ぜつこうがいせっしょくほじょしょう、ほじょこうがいしょう）	palatal augmentation prosthesis (PAP)
節前線維	せつぜんせんい	preganglionic fiber
絶対筋力	ぜったいきんりょく	absolute muscle strength
絶対的禁忌	ぜったいてききんき	absolute contraindication
絶対不応期	ぜったいふおうき	absolute refractory period
切断〔患〕者	せつだん〔かん〕じゃ	amputee
切断高位	せつだんこうい	amputation level
切断〔術〕	せつだん〔じゅつ〕	amputation
切断端	せつだんたん	amputation stump
Z形成術	ぜっとけいせいじゅつ	Z plasty
Z帯	ぜっとたい	Z band
切迫性尿失禁	せっぱくせいにょうしっきん	urinary urge incontinence (urge urinary incontinence)

ぜつまひ		せんこう
舌麻痺	ぜつまひ	glossoplegia
説明と同意(インフォームドコンセント)	せつめいとどうい(いんふぉーむどこんせんと)	informed consent
舌攣縮	ぜつれんしゅく	glossospasm
Seddon の分類	せどんのぶんるい	Seddon classification
セミファウラー位	せみふぁうらーい	semi Fowler position
背もたれ(バックサポート)	せもたれ(ばっくさぽーと)	back rest (support)
セルフケア	せるふけあ	self-care
セルフマネジメント	せるふまねじめんと	self-management
セロトニン・グルタミン酸神経系	せろとにんぐるたみんさんしんけいけい	serotonergic and glutamatergic system
ゼロポジション	ぜろぽじしょん	zero position
線維化	せんいか	fibrosis
線維筋痛症	せんいきんつうしょう	fibromyalgia
線維自発収縮(細動、線維攣縮)	せんいじはつしゅうしゅく(さいどう、せんいれんしゅく)	fibrillation
線維自発電位(細動電位)	せんいじはつでんい(さいどうでんい)	fibrillation potential
線維性強直	せんいせいきょうちょく	fibrous ankylosis
線維束性攣縮	せんいそくせいれんしゅく	fasciculation
線維束攣縮電位	せんいそくれんしゅくでんい	fasciculation potential
線維軟骨	せんいなんこつ	fibrocartilage
線維攣縮(細動、線維自発収縮)	せんいれんしゅく(さいどう、せんいじはつしゅうしゅく)	fibrillation
遷延性意識障害	せんえんせいいしきしょうがい	persistent disturbance of consciousness
遷延性昏睡	せんえんせいこんすい	prolonged coma
遷延性排尿	せんえんせいはいにょう	retarded micturition (miction)
遷延癒合	せんえんゆごう	delayed union
全介助	ぜんかいじょ	total dependence
漸加応答	ぜんかおうとう	incrementing (-al) response
前角	ぜんかく	anterior horn
前額断	ぜんがくだん	frontal section
前額面	ぜんがくめん	coronal plane
全荷重	ぜんかじゅう	full weight bearing
潜函病(潜水病)	せんかんびょう(せんすいびょう)	caisson disease
閃輝暗点	せんきあんてん	scintillating scotoma
前屈	ぜんくつ	anteflexion
前脛骨筋	ぜんけいこつきん	tibialis anterior〔muscle〕
前脛骨区画症候群	ぜんけいこつくかくしょうこうぐん	anterior tibial compartment syndrome
全頚部郭清術	ぜんけいぶかくせいじゅつ	whole neck dissection
全血粘度	ぜんけつねんど	whole blood viscosity
漸減応答	ぜんげんおうとう	decrementing response
漸減〔現象〕	ぜんげん〔げんしょう〕	waning〔phenomenon〕
全健忘	ぜんけんぼう	total amnesia
先行期〔摂食嚥下の〕	せんこうき	anticipatory stage

前向性記憶	ぜんこうせいきおく	anterograde memory
前向性健忘	ぜんこうせいけんぼう	anterograde amnesia
前交通動脈	ぜんこうつうどうみゃく	anterior communicating artery
前股関節症	ぜんこかんせつしょう	pre-coxarthrosis
浅呼吸	せんこきゅう	hypopnea
前骨間神経	ぜんこっかんしんけい	anterior interosseous nerve
前骨間神経症候群	ぜんこっかんしんけいしょうこうぐん	anterior interosseous nerve syndrome
仙骨〔硬膜外〕ブロック	せんこつ〔こうまくがい〕ぶろっく	caudal block
仙骨神経叢	せんこつしんけいそう	sacral plexus
センサーコール	せんさーこーる	sensor call
センサーマット	せんさーまっと	sensor mat
潜在性二分脊椎	せんざいせいにぶんせきつい	spina bifida occulta
穿刺	せんし	tap (puncture)
潜時	せんじ	latency
線維素溶解活性	せんしそようかいかっせい	fibrinolytic activity
全失語	ぜんしつご	total (global) aphasia
前斜角筋	ぜんしゃかくきん	scalenus anterior (anterior scalene, anterior scalene muscle)
前十字靱帯	ぜんじゅうじじんたい	anterior cruciate ligament (ACL)
前縦靱帯	ぜんじゅうじんたい	anterior longitudinal ligament
線条体	せんじょうたい	striate body
線条体黒質変性症	せんじょうたいこくしつへんせいしょう	striatonigral degeneration disease
染色体異常	せんしょくたいいじょう	chromosomal aberration
全身倦怠〔感〕	ぜんしんけんたい〔かん〕	general malaise
全身状態	ぜんしんじょうたい	general condition (status)
全身性エリテマトーデス	ぜんしんせいえりてまとーです	systemic lupus erythematosus
全身性強皮症	ぜんしんせいきょうひしょう	systemic scleroderma (dermatosclerosis, systemic sclerosis)
仙髄	せんずい	sacral cord
潜水病（潜函病）	せんすいびょう（せんかんびょう）	caisson disease
潜水麻痺	せんすいまひ	diver's paralysis
仙髄〔領域〕〔障害〕回避	せんずい〔りょういき〕〔しょうがい〕かいひ	sacral sparing
前脊髄動脈症候群	ぜんせきずいどうみゃくしょうこうぐん	anterior spinal artery syndrome
前舌保持嚥下訓練	ぜんぜつほじえんげくんれん	tongue hold swallow (THS)
漸増運動負荷	ぜんぞううんどうふか	incremental exercise
漸増〔現象〕	ぜんぞう〔げんしょう〕	waxing〔phenomenon〕
漸増〔性〕抵抗運動（訓練）	ぜんぞう〔せい〕ていこううんどう（くんれん）	progressive resistive exercise
漸増発射	ぜんぞうはっしゃ	waxing discharge
漸増反応	ぜんぞうはんのう	recruiting response
尖足	せんそく	equinus foot

せんそく		せんてん
浅側頭動脈中大脳動脈吻合術	せんそくとうどうみゃくちゅうだいのうどうみゃくふんごうじゅつ	superficial temporal artery middle cerebral artery (STA-MCA) anastomosis
前足部	ぜんそくぶ	forefoot
尖足歩行	せんそくほこう	equinus gait
前側弯症[脊柱の]	ぜんそくわんしょう[せきちゅうの]	lordoscoliosis
前大脳静脈	ぜんだいのうじょうみゃく	anterior cerebral vein
前大脳動脈	ぜんだいのうどうみゃく	anterior cerebral artery
前大脳動脈症候群	ぜんだいのうどうみゃくしょうこうぐん	anterior cerebral artery syndrome
選択性注意	せんたくせいちゅうい	selective attention
選択的エストロゲン受容体モジュレーター	せんたくてきえすとろげんじゅようたいもじゅれーたー	selective estrogen receptor modulator (SERM)
選択的筋解離術	せんたくてききんかいりじゅつ	orthopaedic selective spasticity-control surgery (OSSCS)
選択的頚部郭清術	せんたくてきけいぶかくせいじゅつ	selective neck dissection
選択的後根切断術	せんたくてきこうこんせつだんじゅつ	selective dorsal rhizotomy
選択的ストレッチ	せんたくてきすとれっち	selective stretching
選択的脊髄後根切断(遮断)術	せんたくてきせきずいこうこんせつだん(しゃだん)じゅつ	selective dorsal rhizotomy (SDR)
選択的セロトニン再取り込み阻害薬	せんたくてきせろとにんさいとりこみそがいやく	selective serotonin reuptake inhibitors (SSRI)
選択的軟部組織解離術	せんたくてきなんぶそしきかいりじゅつ	selective soft tissue release
選択的ノルアドレナリン再取り込み阻害薬	せんたくてきのるあどれなりんさいとりこみそがいやく	serotonin noradrenalin reuptake inhibitor (SNRI)
選択的抑制	せんたくてきよくせい	selective inhibition
センタリングジグ	せんたりんぐじぐ	joint aligning jig
剪断力	せんだんりょく	shear force
仙腸関節炎	せんちょうかんせつえん	sacroiliitis
仙腸装具	せんちょうそうぐ	sacroiliac orthosis
仙腸ベルト	せんちょうべると	flexible sacroiliac orthosis
仙椎	せんつい	sacral vertebra
仙(疝)痛	せん(せん)つう	colic
前庭感覚	ぜんていかんかく	vestibular sensation
前庭機能検査	ぜんていきのうけんさほう	vestibular function test
前庭姿勢反射	ぜんていしせいはんしゃ	vestibular postural reflex
前庭小脳性運動失調	ぜんていしょうのうせいうんどうしっちょう	vestibulocerebellar ataxia
前庭性運動失調	ぜんていせいうんどうしっちょう	vestibular ataxia
前庭性眼振	ぜんていせいがんしん	vestibular nystagmus
前庭性めまい	ぜんていせいめまい	vestibular vertigo
前庭脊髄反射	ぜんていせきずいはんしゃ	vestibulospinal reflex
前庭反射	ぜんていはんしゃ	vestibular reflex
先天異常	せんてんいじょう	congenital anomaly
先天奇形	せんてんきけい	congenital malformation (developmental anomaly)

せ

先天股脱装具	せんてんこだつそうぐ	orthosis for congenital dislocation of the hip
先天性筋緊張低下	せんてんせいきんきんちょうていか	congenital hypotonia
先天性筋ジストロフィー	せんてんせいきんじすとろふぃー	congenital muscular dystrophy
先天性脛骨欠損症	せんてんせいけいこつけっそんしょう	congenital tibial aplasia
先天性欠損	せんてんせいけっそん	congenital defect (birth defect, congenital absence)
先天性股関節脱臼	せんてんせいこかんせつだっきゅう	congenital dislocation of the hip (luxatio coxae congenita)
先天性斜頚	せんてんせいしゃけい	congenital torticollis
先天性〔脊柱〕側弯〔症〕	せんてんせい〔せきちゅう〕そくわん〔しょう〕	congenital scoliosis
先天〔性〕脱臼	せんてん〔せい〕だっきゅう	congenital dislocation
先天性多発性関節拘縮〔症〕	せんてんせいたはつせいかんせつこうしゅく〔しょう〕	arthrogryposis multiplex congenita
先天性脳奇形	せんてんせいのうきけい	parencephalia
先天性風疹症候群	せんてんせいふうしんしょうこうぐん	congenital rubella syndrome
先天性ミオパチー	せんてんせいみおぱちー	congenital myopathy
前頭側頭葉変性症	ぜんとうそくとうようへんせいしょう	frontotemporal lobar degeneration (FTLD)
前頭野	ぜんとうや	frontal area
前頭葉	ぜんとうよう	frontal lobe
前頭葉障害	ぜんとうようしょうがい	frontal lobe dysfunction
前頭葉症状	ぜんとうようしょうじょう	frontal lobe syndrome
前頭葉性運動失調	ぜんとうようせいうんどうしっちょう	frontal ataxia
セントラルドグマ	せんとらるどぐま	central dogma
前捻	ぜんねん	anteversion (torsion)
全脳照射	ぜんのうしょうしゃ	whole brain radiotherapy (WBRT)
全肺気量（総肺気量）	ぜんはいきりょう（そうはいきりょう）	total lung capacity (TLC)
全般性注意障害	ぜんぱんせいちゅういしょうがい	generalized attention deficits
浅腓骨神経	せんひこつしんけい	superficial peroneal nerve
潜伏期	せんぷくき	latent period
線分二等分課題	せんぶんにとうぶんかだい	line bisection test
前方アプローチ	ぜんぽうあぷろーち	anterior approach
前方固定	ぜんぽうこてい	anterior fusion
前方支柱	ぜんぽうしちゅう	anterior upright
前方除圧術	ぜんぽうじょあつじゅつ	anterior decompression
前方突進〔現象〕	ぜんぽうとっしん〔げんしょう〕	antepulsion (propulsion)
前方(背屈)バンパー	ぜんぽう（はいくつ）ばんぱー	anterior bumper
前方引き出し徴候	ぜんぽうひきだしちょうこう	anterior drawer sign
前方引き出しテスト	ぜんぽうひきだしてすと	anterior drawer test

ぜんめん   そうぐ

全面荷重式下腿義足	ぜんめんかじゅうしきかたいぎそく	total surface bearing (TSB) trans tibial (below knee) prosthesis
全面接触式ソケット	ぜんめんせっしょくしきそけっと	total surface bearing (TSB)
全面接触式膝離断用ソケット	ぜんめんせっしょくしきひざりだんようそけっと	total surface bearing knee disarticulation socket
全面接触ソケット	ぜんめんせっしょくそけっと	total contact socket
せん妄	せんもう	delirium
全盲	ぜんもう	total blindness
前輪駆動式車いす	ぜんりんくどうしきくるまいす	bimanual front wheel driven wheelchair (traveller type wheelchair)
前腕	ぜんわん	forearm
前腕義手	ぜんわんぎしゅ	transradial (below elbow) prosthesis
前腕9字ハーネス	ぜんわんきゅうじはーねす	figure nine harness
前弯〔症〕	ぜんわん〔しょう〕	lordosis
前腕切断〔術〕	ぜんわんせつだん〔じゅつ〕	transradial (below elbow) amputation
前腕ソケット	ぜんわんそけっと	transradial (below elbow) socket

そ

素因	そいん	predisposition (predisposing factor, diathesis)
躁うつ病	そううつびょう	manic depressive psychosis
創外固定器	そうがいこていき	external fixator
創外固定〔法〕	そうがいこてい〔ほう〕	external (skeletal) fixation
早期産児	そうきさんじ	preterm infant
早期診断	そうきしんだん	early diagnosis
早期発作[症候性てんかんの]	そうきほっさ	early epileptic seizure
増強(補強〔法〕)	ぞうきょう(ほきょう〔ほう〕)	augmentation
増強効果[造影剤による]	ぞうきょうこうか	enhancement
双極深部電極	そうきょくしんぶでんきょく	bipolar depth electrode
双極性障害	そうきょくせいしょうがい	bipolar disorder
双極導出	そうきょくどうしゅつ	bipolar derivation
双極針電極	そうきょくはりでんきょく	bipolar needle electrode
双極誘導法	そうきょくゆうどうほう	bipolar induction method
早期離床	そうきりしょう	early ambulation (early mobilization)
早期リハビリテーション	そうきりはびりてーしょん	early rehabilitation
早期療育	そうきりょういく	early intervention
装具	そうぐ	orthosis (brace)

341

装具用股吊り	そうぐようまたつり	perineal strap
装具療法	そうぐりょうほう	orthotic treatment
総頸動脈	そうけいどうみゃく	common carotid artery
造血幹細胞移植	ぞうけつかんさいぼういしょく	hematopoietic stem cell transplantation
相互の信頼関係（ラポール）形成	そうごのしんらいかんけい（らぽーる）けいせい	mutual trust relationship (rapport formation)
総コレステロール	そうこれすてろーる	total cholesterol (TC)
挿耳形補聴器	そうじがたほちょうき	in the ear hearing aid
巣症状	そうしょうじょう	focal sign
増殖型網膜症	ぞうしょくがたもうまくしょう	proliferating retinopathy
装飾手袋	そうしょくてぶくろ	cosmetic glove
装飾用義肢	そうしょくようぎし	cosmetic prosthesis
装飾用義手	そうしょくようぎしゅ	cosmetic (nonfunctional) upper limb prosthesis
相対的禁忌	そうたいてききんき	relative contraindication
相対不応期	そうたいふおうき	relative refractory period
装着式蓄尿袋	そうちゃくしきちくにょうぶくろ	urine collection bag (body worn)
相動性	そうどうせい	phasic
相動性運動単位	そうどうせいうんどうたんい	phasic motor unit
相動性運動ニューロン	そうどうせいうんどうにゅーろん	phasic motor neuron
相動性収縮	そうどうせいしゅうしゅく	phasic contraction
相動性反射	そうどうせいはんしゃ	phasic reflex
総肺気量（全肺気量）	そうはいきりょう（ぜんはいきりょう）	total lung capacity (TLC)
相反性	そうはんせい	reciprocity
相反性 Ia 抑制	そうはんせいいちえーよくせい	Ia reciprocal inhibition
相反性神経支配	そうはんせいしんけいしはい	reciprocal innervation
相反性抑制	そうはんせいよくせい	reciprocal inhibition
総腓骨神経	そうひこつしんけい	common peroneal nerve
躁病	そうびょう	mania
増幅	ぞうふく	amplification
増幅器	ぞうふくき	amplifier
相貌失認	そうぼうしつにん	prosopagnosia
僧帽弁狭窄症	そうぼうべんきょうさくしょう	mitral valve stenosis
総末梢血管抵抗	そうまっしょうけっかんていこう	total peripheral vascular resistance
掻痒感	そうようかん	itch sensation
総リンパ球数	そうりんぱきゅうすう	total lymphocyte count
ソーミーブレース	そーみーぶれーす	sternooccipital mandibular immobilizer (SOMI) brace
阻害因子	そがいいんし	inhibitor
足圧中心（点）	そくあつちゅうしん（てん）	center of foot pressure
側臥位	そくがい	side〔lateral〕position
足関節	そく（あし）かんせつ	ankle〔joint〕
足関節炎	そく（あし）かんせつえん	podarthritis
足関節外果骨折	そく（あし）かんせつがいかこっせつ	lateral malleolus fracture
足関節くずれ	そく（あし）かんせつくずれ	giving way of the ankle

足関節固定〔術〕	そく(あし)かんせつこてい〔じゅつ〕	ankle arthrodesis
足関節上腕血圧比	そく(あし)かんせつじょうわんけつあつひ	ankle brachial index (ABI)
足関節靭帯損傷	そく(あし)かんせつじんたいそんしょう	ankle ligament injury
足関節全置換	そく(あし)かんせつぜんちかん	total ankle arthroplasty (replacement)
足関節装具	そく(あし)かんせつそうぐ	ankle prosthesis
足関節内果骨折	そく(あし)かんせつないかこっせつ	medial malleolus fracture
足関節離断〔術〕	そく(あし)かんせつりだん〔じゅつ〕	ankle disarticulation
足間代	そくかんたい	ankle clonus
側索	そくさく	lateral funiculus
即時記憶	そくじきおく	immediate memory
足趾義足	そくしぎそく	toe prosthesis
足趾(指)切断〔術〕	そくし(し)せつだん〔じゅつ〕	toe amputation
即席装具	そくせきそうぐ	quick made orthosis
塞栓子	そくせんし	embolus
塞栓〔症〕	そくせん〔しょう〕	embolism
塞栓性梗塞	そくせんせいこうそく	embolic infarction
促通	そくつう	facilitation
促通手技	そくつうしゅぎ	facilitation technique
促通反復療法	そくつうはんぷくりょうほう	repetitive facilitation exercises
測定異常(障害)	そくていいじょう(しょうがい)	dysmetria
測定過小	そくていかしょう	hypometria
測定過大	そくていかだい	hypermetria
足底筋反射	そくていきんはんしゃ	plantar muscle reflex
足底腱膜	そくていけんまく	plantar fascia (plantar aponeurosis)
足底腱膜炎	そくていけんまくえん	plantar fasciitis
足底腱膜反射	そくていけんまくはんしゃ	aponeurotic reflex
足底接地	そくていせっち	foot flat
足〔底〕装具	そく〔てい〕(あし)そうぐ	foot orthosis
足底把握反射	そくていはあくはんしゃ	plantar grasp reflex
足底板	そくていばん	insole
足底反射	そくていはんしゃ	plantar reflex
側頭葉	そくとうよう	temporal lobe
側頭葉てんかん	そくとうようてんかん	temporal lobe epilepsy
速度論(運動力学)	そくどろん(うんどうりきがく)	kinetics
速波	そくは	fast wave
足背動脈	そくはいどうみゃく	dorsalis pedis artery
速波睡眠	そくはすいみん	fast wave sleep
続発性骨粗鬆症	ぞくはつせいこつそしょうしょう	secondary osteoporosis
続発性全般てんかん	ぞくはつせいぜんぱんてんかん	secondar〔il〕y generalized epilepsy
続発性リンパ浮腫	ぞくはつせいりんぱふしゅ	secondary lymphedema
足部	そくぶ	foot ankle assembly
足部覆い	そくぶおおい	foot cover
側副血行(循環)	そくふくけっこう(じゅんかん)	collateral circulation

側副靱帯	そくふくじんたい	collateral ligament
足部切断〔術〕	そくぶせつだん〔じゅつ〕	foot amputation
足部変形	そくぶへんけい	foot deformity
側方アプローチ	そくほうあぷろーち	lateral approach
側方経路腰椎椎体間固定術	そくほうけいろようついついたいかんこていじゅつ	lateral lumbar interbody fusion (LLIF)
側方支柱	そくほうしちゅう	lateral upright
側方注視	そくほうちゅうし	lateral gaze
側方動揺(スラスト)	そくほうどうよう(すらすと)	lateral thrust
側方突進〔現象〕	そくほうとっしん〔げんしょう〕	lateropulsion
側方不安定	そくほうふあんてい	mediolateral instability
側弯症	そくわんしょう	scoliosis
鼠径部痛(グロインペイン)症候群	そけいぶつう(ぐろいんぺいん)しょうこうぐん	groin pain syndrome
阻血(虚血)	そけつ(きょけつ)	ischemia
阻血性壊死	そけつせいえし	avascular necrosis
阻(虚)血性拘縮	そ(きょ)けつせいこうしゅく	ischemic contracture
ソケット	そけっと	socket
ソケット前後径	そけっとぜんごけい	anteroposterior dimension
ソケット適合	そけっとてきごう	socket fitting
ソケット内外径	そけっとないがいけい	mediolateral dimension
溯行現象	そこうげんしょう	dyingback phenomenon
咀嚼	そしゃく	chewing (mastication)
咀嚼障害	そしゃくしょうがい	disorders of mastication (masticatory disturbance)
蘇生〔法〕	そせい〔ほう〕	resuscitation (reanimation)
粗大運動	そだいうんどう	gross motor movement
粗大運動能力	そだいうんどうのうりょく	gross motor function
粗大運動能力尺度	そだいうんどうのうりょくしゃくど	gross motor function measure (GMFM)
粗大運動能力分類システム	そだいうんどうのうりょくぶんるいしすてむ	gross motor function classification system (GMFCS)
粗大振戦	そだいしんせん	coarse tremor
疎通性	そつうせい	rapport (accessibility)
速筋	そっきん	fast muscle
速筋線維	そっきんせんい	fast muscle (twitch) fiber
側屈	そっくつ	lateral bending
足根間関節	そっこんかんかんせつ	intertarsal joint (tarsal joint)
足根管症候群	そっこんかんしょうこうぐん	tarsal tunnel syndrome
足根義足(Chopart義足)	そっこんぎそく(しょぱーるぎそく)	Chopart prosthesis
足根〔中足〕義足	そっこん〔ちゅうそく〕ぎそく	partial foot prosthesis
足根中足切断〔術〕	そっこんちゅうそくせつだん〔じゅつ〕	partial foot amputation
外がえし	そとがえし	eversion
そとわ	そとわ	toe out
そとわ歩行	そとわほこう	toe〔ing〕out gait
ソフトドレッシング法	そふとどれっしんぐほう	soft dressing method

そりっど		たいかん
ソリッド式シートバックサポート	そりっどしきしーとばっくさぽーと	solid seat type back support
蹲踞	そんきょ	squatting (crouching)
損傷	そんしょう	injury

た

ダーツモーション	だーつもーしょん	dart motion
Turner 症候群	たーなーしょうこうぐん	Turner syndrome
ターミナルインパクト〔膝継手〕	たーみなるいんぱくと	terminal impact
ターミナルケア(終末期医療)	たーみなるけあ(しゅうまつきいりょう)	terminal care
ターンテーブル(回転板)	たーんてーぶる(かいてんばん)	turn table
ターンバックル	たーんばっくる	turn buckle
ダイアゴナルソケット	だいあごなるそけっと	diagonal socket
体圧分散マットレス	たいあつぶんさんまっとれす	body pressure dispersion mattress
体位	たいい	position
体位性失神	たいいせいしっしん	postural syncope
体位性低血圧〔症〕	たいいせいていけつあつ〔しょう〕	postural hypotension
体位設定(ポジショニング)	たいいせってい(ぽじしょにんぐ)	positioning
第 1 鰓弓症候群(Goldenhar 症候群)	だいいちさいきゅうしょうこうぐん(ごるどぅなーしょうこうぐん)	oculo auriculo vertebral dysostosis (Goldenhar syndrome)
第 1・2 中足骨間角(M1M2 角)	だいいちにちゅうそくこつかんかく	first-second intermetatarsal angle (M1M2 angle)
体位ドレナージ(排痰法)	たいいどれなーじ(はいたんほう)	postural drainage
体位反射	たいいはんしゃ	attitudinal reflex
体位変換	たいいへんかん	position change
退院援助	たいいんえんじょ	discharge support
退院計画	たいいんけいかく	discharge planning
体液	たいえき	body fluid
体温調節(温度調節)	たいおんちょうせつ(おんどちょうせつ)	thermoregulation
体温調節障害	たいおんちょうせつしょうがい	disturbances of thermoregulation
体外力源義手	たいがいりきげんぎしゅ	externally powered upper extremity prosthesis
体格指数(体容積(肥満)指数)	たいかくしすう(たいようせき(ひまん)しすう)	body mass index (BMI)
体(駆)幹	たい(く)かん	trunk
体幹機能障害	たいかんきのうしょうがい	trunk impairment
体幹ギプス	たいかんぎぶす	body cast

体幹筋	たいかんきん	trunk muscle
体幹筋協働収縮不能	たいかんきんきょうどうしゅうしゅくふのう	truncal asynergy
体幹傾斜度	たいかんけいしゃど	angle of trunk inclination
体幹(運動)失調	たいかん(うんどう)しっちょう	truncal ataxia
体幹装具	たいかんそうぐ	spinal orthosis
待期〔的〕療法	たいき〔てき〕りょうほう	palliative treatment
大規模災害支援	だいきぼさいがいしえん	support for disaster
大規模災害リハビリテーション支援	だいきぼさいがいはびりてーしょんしえん	disaster rehabilitation assistance
大規模災害リハビリテーション支援関連団体協議会	だいきぼさいがいはびりてーしょんしえんかんれんだんたいきょうぎかい	Japan disaster rehabilitation assistance team (JRAT)
大胸筋	だいきょうきん	pectoralis major muscle
太極拳	たいきょくけん	Tai chi chuan
大血管障害	だいけっかんしょうがい	macroangiopathy
大結節	だいけっせつ	greater tubercle (tuberosity)
退行	たいこう	regression
退行期うつ病	たいこうきうつびょう	involutional depression
対光反射	たいこうはんしゃ	light reflex
退行変性	たいこうへんせい	degeneration
胎児仮死	たいじかし	fetal asphyxia (distress)
胎児死亡率	たいじしぼうりつ	fetal death (mortality) rate
体脂肪容量	たいしぼうようりょう	body fat capacity
体脂肪率	たいしぼうりつ	body fat percentage
代謝	たいしゃ	metabolism
代謝回転	たいしゃかいてん	turnover
代謝性アシドーシス	たいしゃせいあしどーしす	metabolic acidosis
代謝性アルカローシス	たいしゃせいあるかろーしす	metabolic alkalosis
代謝性骨疾患	たいしゃせいこつしっかん	metabolic bone diseases
代謝〔性〕疾患	たいしゃ〔せい〕しっかん	metabolic disease
代謝反応	たいしゃはんのう	metabolic response
代謝率	たいしゃりつ	metabolic equivalents (METs)
大車輪	だいしゃりん	large wheel
体重支持(体重負荷)	たいじゅうしじ(たいじゅうふか)	weight-bearing
体重負荷(体重支持)	たいじゅうふか(たいじゅうしじ)	weight-bearing
対処(コーピング)	たいしょ(こーぴんぐ)	coping behavior
代償	だいしょう	compensation
代償運動	だいしょううんどう	compensatory movement
帯状絞扼感	たいじょうこうやくかん	girdle sensation
代償手段	だいしょうしゅだん	compensation means
対称性	たいしょうせい	symmetry
対称性緊張性頚反射	たいしょうせいきんちょうせいけいはんしゃ	symmetric〔al〕tonic neck reflex (STNR)
代償性〔脊柱〕側弯〔症〕	だいしょうせい〔せきちゅう〕そくわん〔しょう〕	compensatory scoliosis
苔状線維	たいじょうせんい	mossy fiber
帯状痛	たいじょうつう	girdle pain

だいしょ		だいたい
代償的アプローチ	だいしょうてきあぷろーち	compensatory approach
帯状疱疹	たいじょうほうしん	herpes zoster
帯状疱疹後疼痛	たいじょうほうしんごとうつう	postherpetic pain
対症療法	たいしょうりょうほう	symptomatic treatment
対人関係	たいじんかんけい	interpersonal relationship
体性感覚	たいせいかんかく	somatic sensation
体性感覚機能	たいせいかんかくきのう	somatosensory function
体性感覚野	たいせいかんかくや	somatosensory area
体性感覚誘発電位	たいせいかんかくゆうはつでんい	somatosensory evoked potential
体性痛	たいせいつう	somatic pain
体操	たいそう	exercise (gymnastics)
対側衝撃損傷	たいそくしょうげきそんしょう	contrecoup injury
体組成	たいそせい	body composition
大腿（大腿骨）	だいたい（だいたいこつ）	femur
代替栄養	だいたいえいよう	alternative nutrition
大腿義足	だいたいぎそく	transfemoral (above knee) prosthesis
大腿筋膜張筋	だいたいきんまくちょうきん	tensor fascia muscle
大腿脛骨角	だいたいけいこつかく	femorotibial angle (FTA)
大腿骨近位部骨折	だいたいこつきんいぶこっせつ	hip fracture (proximal femoral fracture)
大腿骨頚部	だいたいこつけいぶ	femoral neck
大腿骨頚部骨折	だいたいこつけいぶこっせつ	femoral neck fracture
大腿骨骨切り術	だいたいこつこつきりじゅつ	femoral osteotomy
大腿骨転子部骨折（転子部骨折）	だいたいこつてんしぶこっせつ（てんしぶこっせつ）	intertrochanteric femoral fracture (trochanteric fracture)
大腿骨頭壊死〔症〕	だいたいこっとうえし〔しょう〕	avascular necrosis of the femoral head
大腿骨頭回転骨切り術	だいたいこっとうかいてんこつきりじゅつ	femoral rotational osteotomy
大腿骨頭すべり症	だいたいこっとうすべりしょう	slipped capital femoral epiphysis
大腿骨頭置換	だいたいこっとうちかん	femoral head prosthetic replacement
大腿骨内反骨切り術	だいたいこつないはんこつきりじゅつ	thighbone varus osteotomy
大腿骨離断性骨軟骨炎	だいたいこつりだんせいこつなんこつえん	thighbone osteochondritis dissecans
大腿コルセット	だいたいこるせっと	thigh corset
大腿四頭筋	だいたいしとうきん	quadriceps femoris muscle
大腿四頭筋強化〔訓練〕	だいたいしとうきんきょうか〔くんれん〕	quadriceps strengthening exercise
大腿四頭筋形成〔術〕	だいたいしとうきんけいせい〔じゅつ〕	quadricepsplasty
大腿四頭筋拘縮〔症〕	だいたいしとうきんこうしゅく〔しょう〕	quadriceps contracture

大腿四頭筋セッティング〔訓練〕	だいたいしとうきんせってぃんぐ〔くんれん〕	quadriceps setting〔exercise〕
大腿静脈	だいたいじょうみゃく	femoral vein
大腿神経	だいたいしんけい	femoral nerve
大腿神経伸展テスト	だいたいしんけいしんてんてすと	femoral nerve stretch test (FNST)
大腿神経麻痺	だいたいしんけいまひ	femoral nerve palsy
大腿切断〔術〕	だいたいせつだん〔じゅつ〕	transfemoral (above knee) amputation
大腿ソケット	だいたいそけっと	transfemoral socket
大腿痛	だいたいつう	meralgia
大腿動脈	だいたいどうみゃく	femoral artery
大腿二頭筋	だいたいにとうきん	biceps muscle of thigh
大腿二頭筋反射	だいたいにとうきんはんしゃ	biceps femoris reflex
大殿筋	だいでんきん	gluteus maximus muscle
大殿筋歩行	だいでんきんほこう	gluteus maximus gait
大転子	だいてんし	greater trochanter
耐糖能	たいとうのう	glucose tolerance
耐糖能異常	たいとうのういじょう	impaired glucose tolerance
耐糖能障害	たいとうのうしょうがい	glucose intolerance
大動脈炎症候群	だいどうみゃくえんしょうこうぐん	aortitis syndrome
大動脈解離	だいどうみゃくかいり	aortic dissection
大動脈弁狭窄〔症〕	だいどうみゃくべんきょうさく〔しょう〕	aortic valve stenosis
体内力源義肢	たいないりきげんぎし	body powered prosthesis
ダイナペニア	だいなぺにあ	dynapenia
ダイナミックスプリント（動的副子）	だいなみっくすぷりんと（どうてきふくし）	dynamic splint
第2鰓弓症候群	だいにさいきゅうしょうこうぐん	second brachial arch syndrome
大脳	だいのう	cerebrum
大脳萎縮	だいのういしゅく	cerebral atrophy
大脳基底核	だいのうきていかく	basal ganglia
大脳脚	だいのうきゃく	cerebral peduncle
大脳半球	だいのうはんきゅう	cerebral hemisphere
大脳半球間抑制	だいのうはんきゅうかんよくせい	inter hemispheric inhibition
大脳皮質	だいのうひしつ	cerebral cortex
大脳皮質基底核変性症	だいのうひしつきていかくへんせいしょう	corticobasal degeneration
大脳誘発電位	だいのうゆうはつでんい	cerebral evoked potential
ダイバーシティマネージメント	だいばーしてぃまねーじめんと	diversity management
胎盤機能不全	たいばんきのうふぜん	placental dysfunction (insufficiency)
体表	たいひょう	body surface
type1 線維	たいぷいちせんい	type1 muscle fiber
type2A 線維	たいぷにえーせんい	type2A fiber
type2B 線維	たいぷにびーせんい	type2B fiber
大便失禁	だいべんしっきん	incontinentia alvi

	だいほっ	ただんか

大発作	だいほっさ	grand mal
timed up and go テスト	たいむどあっぷあんどごーてすと	timed up and go test (TUG)
ダイヤルロック付き継手	だいやるろっくつきつぎて	dial lock joint (unit)
代用音声	だいようおんせい	substitute sound
耐〔容〕性	たい〔よう〕せい	tolerance
体容積(肥満)指数	たいようせき(ひまん)しすう	body mass index (BMI)
対立運動	たいりつうんどう	opposition
対立再建術	たいりつさいけんじゅつ	opposition reconstruction
対立装具	たいりつそうぐ	opponens orthosis
対立バー	たいりつばー	opponens bar
対立副子	たいりつふくし	opponens splint
体力	たいりょく	physical fitness
Down 症候群	だうんしょうこうぐん	Down syndrome
ダウンレギュレーション[受容体減少作用]	だうんれぎゅれーしょん	down regulation
唾液分泌	だえきぶんぴつ	salivation
楕円(顆状)関節	だえん(かじょう)かんせつ	condylar joint
多角細胞	たかくさいぼう	polygonal cells
高安病	たかやすびょう	Takayasu disease
蛇管	だかん	breathing tube
多関節筋	たかんせつきん	polyarticular muscle
多形性心室頻拍	たけいせいしんしつひんぱく	torsade de pointes
多系統萎縮症	たけいとういしゅくしょう	multiple system atrophy
多血小板血漿	たけっしょうばんけっしょう	platelet rich plasma (PRP)
竹様脊柱	たけようせきちゅう	bamboo spine
多源性心室性期外収縮	たげんせいしんしつせいきがいしゅうしゅく	multifocal ventricular extrasystole
多軸関節	たじくかんせつ	multiaxial joint
多軸式膝継手	たじくしきひざつぎて	polycentric knee joint
多軸性	たじくせい	multiaxiality
多軸足部	たじくそくぶ	multi axis foot
多軸継手	たじくつぎて	polycentric hinge (joint)
多軸膝継手	たじくひざつぎて	polycentric axis knee joint
多軸肘ヒンジ継手	たじくひじひんじつぎて	polycentric elbow hinge
多シナプス反射	たしなぷすはんしゃ	multisynaptic reflex
多職種	たしょくしゅ	multidisciplinary
多職種協働	たしょくしゅきょうどう	multidisciplinary collaboration
多職種チーム	たしょくしゅちーむ	multidisciplinary team
打診(叩打)〔法〕	だしん(こうだ)〔ほう〕	percussion
多臓器損傷	たぞうきそんしょう	multiple organ injury
多臓器不全	たぞうきふぜん	multiple organ failure
多巣性運動ニューロパチー	たそうせいうんどうにゅーろぱちー	multifocal motor neuropathy
多相〔性〕活動電位	たそう〔せい〕かつどうでんい	polyphasic action potential
多巣性単ニューロパチー	たそうせいたんにゅーろぱちー	multifocal mononeuropathy
多段階漸増負荷試験	ただんかいぜんぞうふかしけん	multistep incremental load test

349

立ち上がり訓練	たちあがりくんれん	stand-up training
立ち上がり補助便座	たちあがりほじょべんざ	self-lifting toilet seat
立直り反射	たちなおりはんしゃ	[body]righting reflex
多椎間固定	たついかんこてい	multi joint arthrodesis
脱臼	だっきゅう	dislocation
脱臼危険肢位	だっきゅうきけんしい	position of dislocation
脱臼骨折	だっきゅうこっせつ	dislocation fracture
脱臼不安感テスト（アプリヘンションテスト）	だっきゅうふあんかんてすと（あぷりへんしょんてすと）	apprehension test
脱出髄核	だっしゅつずいかく	nucleus pulposus prolapse
ダッシュボード損傷	だっしゅぼーどそんしょう	dashboard injury
脱（除）神経	だつ（じょ）しんけい	denervation
脱神経	だつしんけい	denervation
脱神経性過敏	だつしんけいせいかびん	denervation supersensitivity
脱神経電位	だつしんけいでんい	denervation potential
脱髄	だつずい	demyelination
脱水〔症〕	だっすい〔しょう〕	dehydration
脱髄〔性〕疾患	だつずい〔せい〕しっかん	demyelinating disease
脱転	だってん	de-rolling
DAT イメージング	だっといめーじんぐ	dopamine transporter imaging (DAT imaging)
脱分極	だつぶんきょく	depolarization
脱毛〔症〕	だつもう〔しょう〕	alopecia
脱抑制	だつよくせい	disinhibition
脱力	だつりょく	weakness
脱力発作	だつりょくほっさ	atonic seizure
縦アーチ	たてあーち	longitudinal arch
縦緩和時間(T1)	たてかんわじかん（てぃーわん）	spin lattice relaxation time (T1)
多点(脚)杖	たてん（きゃく）づえ	stick with three or more legs
他動運動(訓練)	たどううんどう（くんれん）	passive exercise (passive movement)
他（受）動運動	た（じゅ）どううんどう	passive movement
多動〔症〕(活動亢進)	たどう〔しょう〕（かつどうこうしん）	hyperactivity
妥当性	だとうせい	validity
多動性障害	たどうせいしょうがい	hyperkinetic disorder
田中ビネー知能検査	たなかびねーちのうけんさ	Tanaka Binet scale of intelligence
棚障害	たなしょうがい	shelf syndrome
多尿	たにょう	polyuria
他人の手症候群	たにんのてしょうこうぐん	alien hand syndrome
他人の手徴候	たにんのてちょうこう	alien hand sign
多発外傷	たはつがいしょう	polytrauma
多発筋痛〔症〕	たはつきんつう〔しょう〕	polymyalgia
多発血管炎性肉芽腫症（Wegener 肉芽腫症）	たはつけっかんえんせいにくげしゅしょう（うぇげなーにくげしゅしょう）	granulomatosis with polyangiitis (GPA) (Wegener granulomatosis)
多発梗塞性認知症	たはつこうそくせいにんちしょう	multi infarct dementia
多発骨折	たはつこっせつ	multiple fracture

多発根神経炎	たはつこんしんけいえん	polyradiculoneuritis
多発神経筋炎	たはつしんけいきんえん	polyneuromyositis
多発神経根炎	たはつしんけいこんえん	polyradiculitis
多発神経痛	たはつしんけいつう	polyneuralgia
多発性関節炎	たはつせいかんせつえん	polyarthritis
多発〔性〕関節痛	たはつ〔せい〕かんせつつう	polyarthralgia
多発性筋炎	たはつせいきんえん	polymyositis
多発性硬化症	たはつせいこうかしょう	multiple sclerosis
多発性骨髄腫	たはつせいこつずいしゅ	multiple myeloma
多発〔性〕神経炎	たはつ〔せい〕しんけいえん	polyneuritis
多発〔性〕神経障害	たはつ〔せい〕しんけいしょうがい	polyneuropathy
多発性単神経炎	たはつせいたんしんけいえん	mononeuritis multiplex
多発性脳梗塞	たはつせいのうこうそく	multiple cerebral infarction
多発嚢胞腎	たはつのうほうじん	multiple cystic kidney
ダブルニーアクション	だぶるにーあくしょん	double knee action
多様性	たようせい	diversity
Darrach 法	だらっくほう	Darrach procedure
たわみ式継手	たわみしきつぎて	bending joint (unit)
痰	たん	sputum
単一筋線維	たんいつきんせんい	single muscle fiber
段階的摂食嚥下療法	だんかいてきせっしょくえんげりょうほう	gradual swallowing therapy
段階的薬物療法	だんかいてきやくぶつりょうほう	staged drug therapy
短下肢装具	たんかしそうぐ	ankle foot orthosis (AFO) (short leg brace (SLB))
担がん	たんがん	cancer bearing
単関節	たんかんせつ	simple joint
短期記憶	たんききおく	short 〔term〕memory
単脚支持期	たんきゃくしじき	single support period
単極〔性〕	たんきょく〔せい〕	monopolar
単極電極	たんきょくでんきょく	unipolar electrode
単極針電極	たんきょくはりでんきょく	monopolar needle electrode
単極誘導法	たんきょくゆうどうほう	monopolar induced method
短靴	たんぐつ(たんか)	half shoe〔s〕
単形性心室頻拍	たんけいせいしんしつひんぱく	monomorphic ventricular tachycardia
単光子放出コンピュータ断層撮影法	たんこうしほうしゅつこんぴゅーただんそうさつえいほう	single photon emission computed tomography (SPECT)
端座位	たんざい	
段差解消機	だんさかいしょうき	lifting platform
単式コントロールケーブルシステム	たんしきこんとろーるけーぶるしすてむ	single control cable system
単軸(一軸)〔性〕関節	たんじく(いちじく)〔せい〕かんせつ	uniaxial joint
単軸足部	たんじくそくぶ	single axis foot
単軸継手	たんじくつぎて	single axis joint (unit)
単軸膝継手(単軸ブロック膝継手)	たんじくひざつぎて(たんじくぶろっくひざつぎて)	single axis knee joint
単軸肘ヒンジ継手	たんじくひじひんじつぎて	single pivot axis elbow hinge

単軸肘ブロック継手	たんじくひじぶろっくつぎて	single axis elbow joint
単軸ヒンジ継手	たんじくひんじつぎて	hinge joint (unit)
単軸ブロック膝継手(単軸膝継手)	たんじくぶろっくひざつぎて(たんじくひざつぎて)	single axis knee joint
単シナプス反射	たんしなぷすはんしゃ	monosynaptic reflex
単収縮	たんしゅうしゅく	twitch
単純X線像	たんじゅんえっくすせんぞう	X-ray
単純ヘルペス	たんじゅんへるぺす	herpes simplex
探針(消息子、プローブ)	たんしん(しょうそくし、ぷろーぶ)	probe
単神経支配	たんしんけいしはい	mononeuronal innervation
弾性ギプス包帯	だんせいぎぷすほうたい	elastic plaster bandage
弾性(ばね様)固定	だんせい(ばねよう)こてい	elastic fixation
弾性ストッキング	だんせいすとっきんぐ	elastic stocking
弾性軟骨	だんせいなんこつ	elastic cartilage
男性不妊	だんせいふにん	male infertility
短潜時皮質内促通	たんせんじひしつないそくつう	short interval intracortical facilitation (SICF)
短潜時皮質内抑制	たんせんじひしつないよくせい	short interval intracortical inhibition (SICI)
断層撮影〔法〕(トモグラフィー)	だんそうさつえい〔ほう〕(ともぐらふぃー)	tomography
単相性	たんそうせい	monophasic
短対立装具	たんたいりつそうぐ	short opponens hand orthosis
断端	だんたん	stump
断端管理〔法〕	だんたんかんり〔ほう〕	stump care
断端形成〔術〕	だんたんけいせい〔じゅつ〕	amputation stump plasty
断端支持	だんたんしじ	distal support
断端神経腫	だんたんしんけいしゅ	amputation neuroma
断端神経痛	だんたんしんけいつう	stump neuralgia
短断端	たんだんたん	short stump
断端長計測器	だんたんちょうけいそくき	stump length gauge
断端痛	だんたんつう	stump pain
断端の周径	だんたんのしゅうけい	stump circumference
断(末)端負荷ソケット	だん(まっ)たんふかそけっと	end bearing socket
断端袋	だんたんぶくろ	stump sock
端々縫合	たんたんほうごう	end-to-end suture
断綴性発語	だんてつせいはつご	scanning speech
単ニューロパチー	たんにゅーろぱちー	mononeuropathy
蛋白同化ホルモン	たんぱくどうかほるもん	anabolic steroid
蛋白尿	たんぱくにょう	proteinuria
弾発(ばね)肩	だんぱつ(ばね)かた	snapping shoulder
弾発(ばね)股	だんぱつこ(ばねまた)	snapping hip
弾発(ばね)膝	だんぱつ(ばね)ひざ	snapping knee
弾発指	だんぱつゆび	snapping finger
弾発(ばね)指	だんぱつ(ばね)ゆび	trigger finger (snapping finger)
タンポン法	たんぽんほう	tamponade
単麻痺	たんまひ	monoplegia

たんらく		ちっそく

短絡術(シャント手術)	たんらくじゅつ(しゃんとしゅじゅつ)	shunt operation
弾力〔性〕	だんりょく〔せい〕	elasticity
弾力〔性〕包帯(ストッキング)	だんりょく〔せい〕ほうたい(すとっきんぐ)	elastic bandage

ち

チアノーゼ	ちあのーぜ	cyanosis
地域医療	ちいきいりょう	community medicine
地域活動	ちいきかつどう	community involvement
地域社会	ちいきしゃかい	community
地域障害者職業センター	ちいきしょうがいしゃしょくぎょうせんたー	regional vocational centers for persons with disabilities
地域包括ケアシステム	ちいきほうかつけあしすてむ	community-based integrated care system
地域包括支援センター	ちいきほうかつしえんせんたー	community general support center
地域マネジメント	ちいきまねじめんと	regional management
地域リハビリテーション	ちいきりはびりてーしょん	community rehabilitation
地域連携パス	ちいきれんけいぱす	liaison clinical pathway
チームアプローチ	ちーむあぷろーち	team approach
チーム医療	ちーむいりょう	team treatment
チェアーテスト	ちぇあーてすと	chair test
チェアバック型腰仙椎装具	ちぇあばっくがたようせんついそうぐ	chair back type lumbosacral orthosis
チェーン・ストークス呼吸	ちぇーんすとーくすこきゅう	Cheyne-Stokes respiration
チェックソケット	ちぇっくそけっと	diagnostic socket
遅延	ちえん	delayed
知覚	ちかく	sensation (perception)
知覚検査法	ちかくけんさほう	sensory test
知(感)覚固有域	ち(かん)かくこゆういき	area propria
知覚障害	ちかくしょうがい	sensory impairment (disorder)
知覚神経	ちかくしんけい	sensory nerve
遅筋〔線維〕	ちきん〔せんい〕	slow muscle〔fiber〕
蓄尿障害	ちくにょうしょうがい	urinary storage dysfunction
蓄尿袋固定具	ちくにょうぶくろこていぐ	fastening device for urine collector
致死性不整脈	ちしせいふせいみゃく	lethal arrhythmia
地誌的見当識障害	ちしてきけんとうしきしょうがい	topographical disorientation
地誌〔的〕失認	ちし〔てき〕しつにん	topographical agnosia
チック(チック障害)	ちっく(ちっくしょうがい)	tic (disorder)
窒息	ちっそく	suffocation (asphyxia)

知的機能	ちてききのう	intellectual function (intelligence)
知的障害（精神薄弱）	ちてきしょうがい（せいしんはくじゃく）	intellectual disability (mental retardation)
知的発達	ちてきはったつ	intellectual development
知能	ちのう	intelligence
知能検査〔法〕（知能評価法）	ちのうけんさ〔ほう〕（ちのうひょうかほう）	intelligence test
知能指数	ちのうしすう	intelligence quotient
知能評価法（知能検査〔法〕）	ちのうひょうかほう（ちのうけんさ〔ほう〕）	intelligence test
遅発性	ちはつせい	tardy
遅発性尺骨神経麻痺	ちはつせいしゃっこつしんけいまひ	tardy ulnar palsy
遅発発作［症候性てんかんの］	ちはつほっさ	late seizure
Churg Strauss 症候群（好酸球性多発血管炎性肉芽腫症、アレルギー性肉芽腫性血管炎）	ちゃーぐすとらうすしょうこうぐん（こうさんきゅうせいたはつけっかんえんせいにくげしゅしょう、あれるぎーせいにくげしゅせいけっかんえん）	Churg Strauss syndrome (eosinophilic granulomatosis with polyangiitis (EGPA))
着衣失行	ちゃくいしっこう	dressing apraxia
着衣動作	ちゃくいどうさ	dressing (dressing activity)
チャッカ靴	ちゃっかぐつ	chukka
Chaddock 徴候	ちゃどっくちょうこう	Chaddock sign
Chaddock 反射	ちゃどっくはんしゃ	Chaddock reflex
注意	ちゅうい	attention
注意機能	ちゅういきのう	attentional function
注意欠陥多動障害	ちゅういけっかんたどうしょうがい	attention deficit hyperactivity disorder (ADHD)
注意散漫	ちゅういさんまん	dispersion
注意障害	ちゅういしょうがい	inattention
注意力検査	ちゅういりょくけんさ	attention test
中間位	ちゅうかんい	neutral position
中間介護施設	ちゅうかんかいごしせつ	intermediate care facility
中間施設	ちゅうかんしせつ	halfway house
注視	ちゅうし	gaze
中指伸展テスト	ちゅうししんてんてすと	middle finger extension test
中手骨	ちゅうしゅこつ	metacarpal bone
中手指節関節	ちゅうしゅしせつかんせつ	metacarpophalangeal (MP) joints
中心核	ちゅうしんかく	central nuclei
中心型腰部脊柱管狭窄症	ちゅうしんがたようぶせきちゅうかんきょうさくしょう	lumbar central spinal canal stenosis
中心溝	ちゅうしんこう	central sulcus
中心静脈	ちゅうしんじょうみゃく	central vein
中心静脈栄養	ちゅうしんじょうみゃくえいよう	intravenous hypernutrition (IVH)
中心性頚髄損傷	ちゅうしんせいけいずいそんしょう	central cord syndrome

虫垂炎	ちゅうすいえん	appendicitis
中枢神経	ちゅうすうしんけい	central nerve
中枢神経異常	ちゅうすうしんけいいじょう	central nervous system abnormality
中枢神経系	ちゅうすうしんけいけい	central nervous system
中枢神経刺激薬	ちゅうすうしんけいしげきやく	central nervous system stimulant
中枢性鎮痛作用	ちゅうすうせいちんつうさよう	central analgesic action (central analgesic effect)
中枢性疼痛	ちゅうすうせいとうつう	central pain
中枢性難聴	ちゅうすうせいなんちょう	central deafness
中枢性めまい	ちゅうすうせいめまい	central vertigo
中枢伝達路	ちゅうすうでんたつろ	central neural pathway
中枢パターン発生器	ちゅうすうぱたーんはっせいき	central pattern generator (CPG)
中節骨	ちゅうせつこつ	middle phalanx
中足アーチ	ちゅうそくあーち	metatarsal arch
中足骨	ちゅうそくこつ	metatarsus
中足骨切断	ちゅうそくこつせつだん	transmetatarsal amputation
中足骨パッド	ちゅうそくこつぱっど	metatarsal pad
中足趾節関節	ちゅうそくしせつかんせつ	metatarsophalangeal (MTP) joint
中足バー（メタタルザルバー）	ちゅうそくばー（めたたるざるばー）	metatarsal bar
中大脳動脈	ちゅうだいのうどうみゃく	middle cerebral artery
中殿筋	ちゅうでんきん	gluteus medius〔muscle〕
中殿筋歩行	ちゅうでんきんほこう	gluteus medius gait
肘頭	ちゅうとう	olecranon
中毒症	ちゅうどくしょう	intoxication
中毒性疾患	ちゅうどくせいしっかん	poison disease
中毒性振戦	ちゅうどくせいしんせん	toxic tremor
肘内障	ちゅうないしょう	pulled elbow
中脳	ちゅうのう	midbrain
チューブ嚥下訓練	ちゅーぶえんげくんれん	
肘部管症候群	ちゅうぶかんしょうこうぐん	cubital tunnel syndrome
虫様筋バー	ちゅうようきんばー	lumbrical bar
チューリッヒ跛行質問票	ちゅーりっひはこうしつもんひょう	Zurich claudication questionnaire
超音波検査	ちょうおんぱけんさ	ultrasonography
超音波骨密度測定〔法〕	ちょうおんぱこつみつどそくてい〔ほう〕	ultrasound densitometry
超音波ドップラー法	ちょうおんぱどっぷらーほう	Doppler ultrasonography
超音波療法（治療）	ちょうおんぱりょうほう（ちりょう）	ultrasound therapy
長靴	ちょうか	boot〔s〕
聴覚	ちょうかく	audition
聴覚閾値	ちょうかくいきち	audible threshold
聴覚過敏	ちょうかくかびん	hyperacusia (-sis)
聴覚刺激	ちょうかくしげき	auditory stimulation
聴覚失認	ちょうかくしつにん	auditory agnosia

聴覚(聴力)障害(難聴)	ちょうかく(ちょうりょく)しょうがい(なんちょう)	hearing disorder (impairment)
聴覚中枢	ちょうかくちゅうすう	auditory center
聴覚野	ちょうかくや	auditory area
聴覚誘発電位	ちょうかくゆうはつでんい	auditory evoked potential
聴覚理解	ちょうかくりかい	auditory comprehension
聴覚リハビリテーション	ちょうかくりはびりてーしょん	auditory rehabilitation
長下肢装具	ちょうかしそうぐ	knee-ankle-foot orthosis (KAFO) (long leg brace (LLB))
腸管機能不全	ちょうかんきのうふぜん	bowel dysfunction
長期臥床	ちょうきがしょう	long-term lying
長期記憶	ちょうききおく	long [term]memory
長期ケア(介護)	ちょうきけあ(かいご)	long-term care
腸脛靱帯	ちょうけいじんたい	iliotibial tract
腸脛靱帯炎	ちょうけいじんたいえん	iliotibial band syndrome
超高齢社会	ちょうこうれいしゃかい	super-aged society
腸骨	ちょうこつ	iliac bone
長座位	ちょうざい	long sitting
長索路症状	ちょうさくろしょうじょう	long-tract sign
聴神経	ちょうしんけい	auditory nerve
聴神経腫瘍	ちょうしんけいしゅよう	acoustic nerve tumor
調整式	ちょうせいしき	user adjustable
聴性脳幹反応	ちょうせいのうかんはんのう	auditory brainstem response
調節	ちょうせつ	accommodation
調節式 MP 伸展制限装置	ちょうせつしきえむぴーしんてんせいげんそうち	variable MP extension stop
長対立装具	ちょうたいりつそうぐ	long opponens wrist hand orthosis
超短波療法	ちょうたんぱりょうほう	ultra short wave diathermy
頂椎	ちょうつい	apical vertebra
蝶番	ちょうつがい	hinge
蝶番関節	ちょうつがいかんせつ	hinge joint
超低出生体重児	ちょうていしゅっせいたいじゅうじ	extremely low birth weight infant
聴導犬	ちょうどうけん	hearing dog
聴能訓練	ちょうのうくんれん	auditory training
超皮質性運動性失語	ちょうひしつせいうんどうせいしつご	transcortical motor aphasia
超皮質性感覚性失語	ちょうひしつせいかんかくせいしつご	transcortical sensory aphasia
超皮質性失語	ちょうひしつせいしつご	transcortical aphasia
重複肢[症]	ちょうふくし[しょう]	dimelia
腸閉塞	ちょうへいそく	ileus
聴放線	ちょうほうせん	acoustic radiation
跳躍伝導	ちょうやくでんどう	saltatory conduction
腸腰筋	ちょうようきん	iliopsoas muscle
聴力	ちょうりょく	auditory (hearing) acuity

張力（緊張）	ちょうりょく（きんちょう）	tension
聴力計	ちょうりょくけい	audiometer
聴力検査〔法〕	ちょうりょくけんさ〔ほう〕	audiometry
張力長さ図曲線	ちょうりょくながさずきょくせん	tension length curve
長ループ反射	ちょうるーぷはんしゃ	long-loop reflex
直接訓練[摂食嚥下の]	ちょくせつくんれん	direct swallowing training
直接作用型経口抗凝固薬	ちょくせつさようがたけいこうこうぎょうこやく	direct oral anticoagulant (DOAC)
直達骨折	ちょくたつこっせつ	direct fracture
直腸反射	ちょくちょうはんしゃ	rectal reflex
直流電位	ちょくりゅうでんい	direct current potential
治療学	ちりょうがく	therapeutics
治療訓練用具	ちりょうくんれんようぐ	aid for training in skills
治療効果	ちりょうこうか	treatment effect
治療効果判定	ちりょうこうかはんてい	estimating a treatment effect
治療材料	ちりょうざいりょう	treatment material
治療体操（運動療法）	ちりょうたいそう（うんどうりょうほう）	therapeutic exercise
治療的電気刺激	ちりょうてきでんきしげき	therapeutic electrical stimulation (TES)
治療プール	ちりょうぷーる	treatment pool
治療方針	ちりょうほうしん	treatment plan
治療用装具	ちりょうようそうぐ	orthosis for medical treatment
陳述記憶	ちんじゅつきおく	declarative memory
鎮静作用	ちんせいさよう	sedative action
鎮痛効果	ちんつうこうか	analgesic effect
鎮痛作用	ちんつうさよう	analgetic action
鎮痛（痛覚（脱）消失〔症〕）	ちんつう（つうかく（だっ）しょうしつ〔しょう〕）	analgesia
鎮痛〔性〕歩行	ちんつう〔せい〕ほこう	antalgic gait

椎管拡大術（椎弓形成〔術〕）	ついかんかくだいじゅつ（ついきゅうけいせい〔じゅつ〕）	laminoplasty
椎間可動性	ついかんかどうせい	intervertebral mobility
椎間関節	ついかんかんせつ	zygapophyseal joint
椎間関節部（関節突起間部）	ついかんかんせつぶ（かんせつとっきかんぶ）	pars interarticularis (zygapophyseal joint, facet joint)
椎間関節ブロック	ついかんかんせつぶろっく	facet block
椎間関節由来腰痛	ついかんかんせつゆらいようつう	lumber facet joint pain
椎間孔	ついかんこう	intervertebral foramen
椎間孔拡大術	ついかんこうかくだいじゅつ	foraminotomy
椎間板	ついかんばん	intervertebral disc
椎間板炎	ついかんばんえん	discitis
椎間板腔	ついかんばんくう	intervertebral disc space

ついかん		つちじょ
椎間板症	ついかんばんしょう	discopathy
椎間板切除〔術〕	ついかんばんせつじょ〔じゅつ〕	discectomy
椎間板造影〔法〕	ついかんばんぞうえい〔ほう〕	discography
椎間板脱出	ついかんばんだっしゅつ	disc prolapse
椎間板内圧	ついかんばんないあつ	intradiscal pressure
椎間板ヘルニア	ついかんばんへるにあ	disc herniation
椎間板変性〔症〕	ついかんばんへんせい〔しょう〕	degenerative intervertebral disc
椎間板由来腰痛	ついかんばんゆらいようつう	discogenic low back pain
椎弓	ついきゅう	vertebral arch
椎弓形成〔術〕(椎管拡大術)	ついきゅうけいせい〔じゅつ〕(ついかんかくだいじゅつ)	laminoplasty
椎弓切除〔術〕	ついきゅうせつじょ〔じゅつ〕	laminectomy
椎骨	ついこつ	vertebra
椎骨動脈	ついこつどうみゃく	vertebral artery
椎骨脳底動脈循環不全〔症〕	ついこつのうていどうみゃくじゅんかんふぜん〔しょう〕	vertebrobasilar insufficiency
対麻痺	ついまひ	paraplegia
対麻痺性歩行	ついまひせいほこう	paraparetic gait
痛覚	つうかく	pain sensation (sense) (algesia)
痛覚閾値(疼痛閾値)	つうかくいきち(とうつういきち)	pain threshold
痛覚過敏	つうかくかびん	hyperpathia (hyperalgesia)
痛覚計	つうかくけい	algometer
痛覚経路	つうかくけいろ	pain pathways
痛覚(脱)消失〔症〕(鎮痛)	つうかく(だっ)しょうしつ〔しょう〕(ちんつう)	analgesia
痛覚鈍麻	つうかくどんま	hypalgesia
通顆骨折	つうかこっせつ	transcondylar fracture
通過症候群	つうかしょうこうぐん	transitional syndrome
通所介護(デイケア)	つうしょかいご(でいけあ)	day care
通所ケア	つうしょけあ	ambulatory care
通所リハビリテーション	つうしょりはびりてーしょん	ambulatory rehabilitation
痛点	つうてん	pain spot
痛風	つうふう	gout
痛風性関節炎	つうふうせいかんせつえん	gouty arthritis
杖	つえ	cane (walking stick)
使いすぎ(過用)症候群	つかいすぎ(かよう)しょうこうぐん	overuse syndrome
つかまり棒(移動用バー)	つかまりぼう(いどうようばー)	grab bar
つかみ(握り)、握り動作	つかみ(にぎり)、にぎりどうさ	grasp
継ぎ足歩行	つぎあしほこう	tandem gait
月形しん	つきがたしん	counter
継手	つぎて	unit (joint)
つたい歩き	つたいあるき	walk with support
槌状足ゆび(趾)	つちじょうあしゆび(そくし)	mallet toe (hammer toe)
槌状母趾	つちじょうぼし	hallux malleus

358

槌指	つちゆび	mallet finger
筒状握り	つつじょうにぎり	cylindrical grip
爪先立ち	つまさきだち	standing on tiptoe
爪先離れ(離地)	つまさきばなれ(りち)	toe off
爪先歩行(歩き)	つまさきほこう(あるき)	toe gait
つまみ(ピンチ)	つまみ(ぴんち)	pinch
つまみ動作	つまみどうさ	pinch (action)
つめ車式把持装具	つめぐるましきはじそうぐ	ratchet type prehension orthosis
強さ時間曲線(I-D 曲線)	つよさじかんきょくせん(あいでぃーきょくせん)	intensity (strength)-duration curve
吊り下げギプス包帯(ハンギングキャスト)	つりさげぎぷすほうたい(はんぎんぐきゃすと)	hanging [arm] cast

て

手	て	hand
DN-CAS 認知評価システム	でぃーえぬかすにんちひょうかしすてむ	Das-Naglieri cognitive assessment system (DN-CAS)
TFCC 損傷	てぃーえふしーしーそんしょう	triangular fibrocartilage complex injury (TFCC injury)
T字杖	てぃーじづえ	T cane (stick)
Tストラップ	てぃーすとらっぷ	T strap
TEACCH プログラム	てぃーちぷろぐらむ	treatment and education of autistic and related communication handicapped children (TEACCH)
T2 強調画像	てぃーつーきょうちょうがぞう	T2 weighted image
T1 強調画像	てぃーわんきょうちょうがぞう	T1 weighted image
低栄養	ていえいよう	malnutrition (undernutrition)
低エネルギー外傷	ていえねるぎーがいしょう	low energy trauma
低温(凍結)療法	ていおん(とうけつ)りょうほう	cryotherapy
低活動	ていかつどう	low activity
低カリウム血性周期性四肢麻痺	ていかりうむけっせいしゅうきせいししまひ	hypokalemic periodic paralysis
低換気	ていかんき	hypoventilation
底屈	ていくつ	plantar flexion
デイケア(通所介護)	でいけあ(つうしょかいご)	day care
デイケアセンター	でいけあせんたー	day care center
定型抗精神病薬	ていけいこうせいしんびょうやく	typical antipsychotic drug
低血圧	ていけつあつ	hypotension
低血糖〔症〕	ていけっとう〔しょう〕	hypoglycemia
低血糖性昏睡	ていけっとうせいこんすい	hypoglycemic coma
低血糖発作	ていけっとうほっさ	hypoglycemic attack
抵抗運動	ていこううんどう	resistive exercise (movement)
デイサービス	でいさーびす	day service

デイサービスセンター	でいさーびすせんたー	day home
低酸素血症	ていさんそけっしょう	hypoxemia
低酸素症	ていさんそしょう	hypoxia
低酸素性脳症	ていさんそせいのうしょう	hypoxic encephalopathy
停止[筋の]	ていし	insertion
低周波刺激	ていしゅうはしげき	low frequency current
低周波[電気刺激]療法	ていしゅうは[でんきしげき]りょうほう	low frequency electric stimulation therapy
低出生体重児	ていしゅっせいたいじゅうじ	low birth weight infant
低出力超音波パルス	ていしゅつりょくちょうおんぱるす	low intensity pulsed ultrasound
低出力レーザー	ていしゅつりょくれーざー	low power laser
定常歩行	ていじょうほこう	steady walking
低身長症(小人症)	ていしんちょうしょう(しょうじんしょう)	dwarfism
低振幅電位	ていしんぷくでんい	low amplitude potential
低髄圧症候群	ていずいあつしょうこうぐん	cerebrospinal fluid hypovolemia
低髄液圧	ていずいえきあつ	intracranial hypotension
低体温[症]	ていたいおん[しょう]	hypothermia
低体温[療]法	ていたいおん[りょう]ほう	[induced]hypothermia
Tinel 徴候	てぃねるちょうこう	Tinel sign
底背屈訓練	ていはいくつくんれん	plantar and dorsiflexion exercise
定摩擦継手	ていまさつつぎて	constant friction joint (unit)
定摩擦膝継手	ていまさつひざつぎて	constant friction knee joint
定量的コンピュータ断層撮影法	ていりょうてきこんぴゅーただんそうさつえいほう	quantitated computed tomography (QCT)
定量評価	ていりょうひょうか	quantitative evaluation
ティルティングテーブル式股義足	てぃるてぃんぐてーぶるしきこぎそく	tilting-table type hip disarticulation prosthesis
テーピング	てーぴんぐ	taping
テーラー型胸腰仙椎装具	てーらーがたきょうようせんついそうぐ	Taylor type thoraco-lumbo-sacral orthosis
テーラー型装具	てーらーがたそうぐ	Taylor orthosis
デオキシヘモグロビン	でおきしへもぐろびん	deoxyhemoglobin
手押しハンドル	ておしはんどる	hand grip
手関節	て(しゅ)かんせつ	wrist (wrist joint)
手関節駆動式把持装具	て(しゅ)かんせつくどうしきはじそうぐ	wrist driven prehension orthosis
手関節固定装具	て(しゅ)かんせつこていそうぐ	wrist immobilization orthosis
手関節スプリント	て(しゅ)かんせつすぷりんと	wrist joint splint
手関節全置換[術]	て(しゅ)かんせつぜんちかん[じゅつ]	total wrist arthroplasty (replacement)
手関節装具	て(しゅ)かんせつそうぐ	wrist hand orthosis
手関節背屈副子	て(しゅ)かんせつはいくつふくし	cock-up splint
手関節背屈保持装具	て(しゅ)かんせつはいくつほじそうぐ	cock-up wrist hand orthosis

手関節指固定装具	て(しゅ)かんせつゆびこていそうぐ	wrist hand immobilization orthosis
手関節離断〔術〕	て(しゅ)かんせつりだん〔じゅつ〕	wrist disarticulation
手関節離断用ソケット	て(しゅ)かんせつりだんようそけっと	wrist disarticulation socket
適応(順応)	てきおう(じゅんのう)	adaptation
適応行動	てきおうこうどう	adaptive behavior
適応障害	てきおうしょうがい	adaptation disorder
適合(仮合わせ)	てきごう(かりあわせ)	fitting
適合刺激	てきごうしげき	adequate stimulus
適合〔性〕	てきごう〔せい〕	compatibility
適合調整	てきごうちょうせい	adaptive adjustment
適合判定	てきごうはんてい	check out (fitting evaluation)
適合不良	てきごうふりょう	incongruity
出来事(エピソード)記憶	できごと(えぴそーど)きおく	episode (episodic) memory
適性評価	てきせいひょうか	aptitude evaluation
デグロービング損傷(手袋状剥皮損傷)	でぐろーびんぐそんしょう(てぶくろじょうはくひそんしょう)	degloving injury
梃子の腕(レバーアーム)	てこのうで(ればーあーむ)	lever arm
デコンディショニング	でこんでぃしょにんぐ	deconditioning
手先具	てさきぐ	terminal device
デジタル減算血管造影〔法〕	でじたるげんさんけっかんぞうえい〔ほう〕	digital subtraction angiography (DSA)
テストバッテリー	てすとばってりー	test battery
手すり	てすり	hand rails
Desault 包帯固定	でぞーほうたいこてい	Desault bandage
テタニー	てたにー	tetany
手継手	てつぎて	wrist unit (joint)
手続き記憶	てつづききおく	procedural memory
テニス肘	てにすひじ	tennis elbow
Denis-Browne 型装具(副子)	でにすぶらうんがたそうぐ(ふくし)	Denis-Browne splint
テノデーシス作用	てのでーしすさよう	tenodesis effect
Devic 病(視神経脊髄炎)	でびっくしょう(ししんけいせきずいえん)	Devic disease (neuromyelitis optica)
デフォルトモードネットワーク	でふぉるともーどねっとわーく	default mode network
手〔部〕義手	て〔ぶ〕ぎしゅ	wrist disarticulation prosthesis
手袋靴下状(型)感(知)覚消(脱)失	てぶくろくつしたじょう(がた)かん(ち)かくしょう(だつ)しつ	glove and stocking anesthesia
手袋状感(知)覚消(脱)失	てぶくろじょうかん(ち)かくしょう(だつ)しつ	glove anesthesia
手袋状剥皮損傷(デグロービング損傷)	てぶくろじょうはくひそんしょう(でぐろーびんぐそんしょう)	degloving injury
デブリドマン	でぶりどまん	débridement

Duchenne〔型〕筋ジストロフィー(偽〔性〕肥大性筋ジストロフィー)	でゅしぇんぬ〔がた〕きんじすとろふぃー(ぎ〔せい〕ひだいせいきんじすとろふぃー)	Duchenne muscular dystrophy
Dupuytren 拘縮	でゅぴゅいとらんこうしゅく	Dupuytren contracture
Dupuytren 骨折	でゅぴゅいとらんこっせつ	Dupuytren fracture
Duverney 骨折	でゅぶぇるねこっせつ	Duverney fracture
Dubowitz の神経学的評価法	でゅぼういっつのしんけいがくてきひょうかほう	Dubowitz neurological assessment
デルタ(δ)波	でるたは	delta (δ) wave
デルマトーム(皮膚分節)	でるまとーむ(ひふぶんせつ)	dermatome
テレメータ(遠隔測定装置)	てれめーた(えんかくそくていそうち)	telemeter
転位	てんい	displacement
電位	でんい	potential
電位差計	でんいさけい	potentiometer
転移性骨腫瘍	てんいせいこつしゅよう	metastatic bone tumor
伝音性聴力低下	でんおんせいちょうりょくていか	conductive hearing loss
伝音性難聴	でんおんせいなんちょう	conductive deafness
てんかん	てんかん	epilepsy
てんかん型波形	てんかんがたはけい	epileptiform pattern
てんかん原性焦点	てんかんげんせいしょうてん	epileptogenic focus
てんかん後一過性麻痺(Todd 麻痺)	てんかんごいっかせいまひ(とっどまひ)	transitory postepileptic paralysis (Todd paralysis)
てんかん後せん妄	てんかんごせんもう	post epileptic delirium
てんかん後麻痺	てんかんごまひ	post epileptic paralysis
てんかん重積状態	てんかんじゅうせきじょうたい	status epilepticus
てんかん焦点	てんかんしょうてん	epileptic focus
てんかん性格	てんかんせいかく	epileptic character
てんかん性眼振	てんかんせいがんしん	epileptic nystagmus
てんかん性叫声	てんかんせいきょうせい	epileptic cry
てんかん性昏睡	てんかんせいこんすい	epileptic coma
てんかん性昏迷	てんかんせいこんめい	epileptic stupor
てんかん性失神	てんかんせいしっしん	epileptic lapse
てんかん性精神病	てんかんせいせいしんびょう	epileptic psychosis
てんかん性せん妄	てんかんせいせんもう	epileptic delirium
転換性注意	てんかんせいちゅうい	alternative attention
てんかん性転倒発作	てんかんせいてんとうほっさ	epileptic drop attack
てんかん性放電	てんかんせいほうでん	epileptic discharge
てんかん前兆	てんかんぜんちょう	epileptic aura
転換ヒステリー	てんかんひすてりー	conversion hysteria
てんかん病質	てんかんびょうしつ	epileptoid
てんかん発作	てんかんほっさ	epileptic seizure
転帰	てんき	outcome
電気関節角度計	でんきかんせつかくどけい	electrogoniometer
電気式人工喉頭	でんきしきじんこうこうとう	electrolarynx
電気刺激	でんきしげき	electrical stimulation
電気生理学	でんきせいりがく	electrophysiology

電気生理学的検査	でんきせいりがくてきけんさ	electrophysiological study
電気治療	でんきちりょう	electrotherapy
電気的ジアテルミー	でんきてきじあてるみー	electric diathermy
電極	でんきょく	electrode
電撃痛	でんげきつう	fulgurant pain
点字	てんじ	braille
転子下骨折	てんしかこっせつ	subtrochanteric fracture
転子間骨折	てんしかんこっせつ	intertrochanteric fracture
電子式コミュニケーションボード	でんししきこみゅにけーしょんぼーど	portable dialogue units
転子部骨折（大腿骨転子部骨折）	てんしぶこっせつ（だいたいこつてんしぶこっせつ）	intertrochanteric femoral fracture (trochanteric fracture)
点字ブロック	てんじぶろっく	tactile materials for the floor
点字用具	てんじようぐ	braille writing equipment
天井走行型リフト	てんじょうそうこうがたりふと	hoist
テンシロン試験	てんしろんしけん	Tensilon test
伝声管	でんせいかん	ear trumpet
伝達	でんたつ	transmission
伝達麻酔	でんたつますい	nerve blocking
テント	てんと	tentorium
転倒	てんとう	fall〔down〕
電動アシスト付きエルゴメーター	でんどうあしすとつきえるごめーたー	electrical assisted ergometer
電動義手	でんどうぎしゅ	electric upper limb prosthesis
電動車いす	でんどうくるまいす	electric wheelchair
伝導検査	でんどうけんさ	conduction study
転倒後症候群	てんとうごしょうこうぐん	post fall syndrome
伝導時間	でんどうじかん	conduction time
伝導〔性〕失語	でんどう〔せい〕しつご	conduction aphasia
伝導速度	でんどうそくど	conduction velocity
電動調節ベッド	でんどうちょうせつべっど	bed and detachable bed board with powered adjustment
点頭てんかん	てんとうてんかん	infantile spasm
電動点字タイプライター	でんどうてんじたいぷらいたー	electric braille writer
電動歯ブラシ	でんどうはぶらし	electric toothbrush
電動フック	でんどうふっく	electric hook
伝導ブロック	でんどうぶろっく	conduction block
点頭発作	てんとうほっさ	nodding spasm
テント切痕	てんとせっこん	tentorial notch
テント切痕ヘルニア	てんとせっこんへるにあ	transtentorial (incisural) herniation
テントヘルニア	てんとへるにあ	tentorial herniation
Denver Ⅱ デンバー発達判定法	でんばーつーでんばーはったつはんていほう	Denver developmental screening test second edition (Denver Ⅱ)
殿部	でんぶ	buttock

テンプレート	てんぷれーと	template

ドアストッパー	どあすとっぱー	door stopper
トイレ動作	といれどうさ	toileting
頭	とう	caput
洞	どう	cavern
頭囲	とうい	circumference of head
同意書	どういしょ	consent form
頭位性眼振	とういせいがんしん	positional nystagmus
頭位性めまい	とういせいめまい	positional vertigo
頭位変換性眼振	とういへんかんせいがんしん	positioning nystagmus
頭位変換性めまい	とういへんかんせいめまい	positioning vertigo
等運動性運動（訓練）	とううんどうせいうんどう（くんれん）	isokinetic exercise
等運動（速）性筋収縮	とううんどう（そく）せいきんしゅうしゅく	isokinetic muscle contraction
等運動（速）性収縮	とううんどう（そく）せいしゅうしゅく	isokinetic contraction
島回	とうかい	insular gyri
頭蓋	とう（ず）がい	cranium
頭蓋陥没骨折	とう（ず）がいかんぽつこっせつ	depressed skull fracture
頭蓋形成術	とう（ず）がいけいせいじゅつ	cranioplasty
頭蓋牽引〔法〕	とう（ず）がいけんいん〔ほう〕	skull traction
頭蓋骨折	とう（ず）がいこっせつ	skull fracture
頭蓋疾患	とう（ず）がいしっかん	craniopathy
頭蓋穿刺	とう（ず）がいせんし	cranial puncture
頭蓋底陥入〔症〕	とう（ず）がいていかんにゅう〔しょう〕	basilar impression
頭蓋底骨折	とう（ず）がいていこっせつ	basal skull fracture
頭蓋底軸	とう（ず）がいていじく	basicranial axis
頭蓋内圧	とう（ず）がいないあつ	intracranial pressure
頭蓋内圧亢進〔症〕	とう（ず）がいないあつこうしん〔しょう〕	intracranial hypertension
頭蓋内血腫	とう（ず）がいないけっしゅ	intracranial hematoma
頭蓋内出血	とう（ず）がいないしゅっけつ	intracranial hemorrhage
頭蓋内腫瘍	とう（ず）がいないしゅよう	intracranial neoplasm
頭蓋内石灰化	とう（ず）がいないせっかいか	intracranial calcification
頭蓋内動脈瘤	とう（ず）がいないどうみゃくりゅう	intracranial aneurysm
同化期	どうかき	anabolic period
同化〔作用〕	どうか〔さよう〕	anabolism
動眼神経麻痺	どうがんしんけいまひ	oculomotor paralysis
同期	どうき	synchrony
同期化	どうきか	synchronization
同期性	どうきせい	synchronized (synchronism)

どうきせ		どうてい
同期性反射	どうきせいはんしゃ	synchronous reflex
動機づけ	どうきづけ	motivation
等吸収域化	とうきゅうしゅういいきか	fogging effect
動筋	どうきん	agnosia
橈屈	とうくつ	radial deviation (flexion)
凍結肩(五十肩)	とうけつかた(ごじゅうかた)	frozen shoulder
凍結(低温)療法	とうけつ(ていおん)りょうほう	cryotherapy
de Quervain 病	どうけるぶぁんびょう	de Quervain disease
頭後屈反射	とうこうくつはんしゃ	head retraction reflex
瞳孔散大	どうこうさんだい	pupillary dilatation
統合失調症	とうごうしっちょうしょう	schizophrenia
瞳孔反射	どうこうはんしゃ	pupillary reflex
瞳孔不同	どうこうふどう	anisocoria
橈骨	とうこつ	radius
橈骨神経	とうこつしんけい	radial nerve
橈骨神経麻痺	とうこつしんけいまひ	radial nerve palsy
同語反復	どうごはんぷく	palilalia
動作時振戦	どうさじしんせん	action tremor
動作時ミオクローヌス	どうさじみおくろーぬす	action myoclonus
動作分析	どうさぶんせき	movement (motion) analysis
同時収縮	どうじしゅうしゅく	cocontraction
等尺性運動(訓練)	とうしゃくせいうんどう(くんれん)	isometric exercise
等尺性収縮	とうしゃくせいしゅうしゅく	isometric contraction
等尺性収縮力	とうしゃくせいしゅうしゅくりょく	isometric strength
凍傷	とうしょう	frostbite (congelation)
動静脈奇形	どうじょうみゃくきけい	arteriovenous malformation
動静脈シャント(短絡)	どうじょうみゃくしゃんと(たんらく)	arteriovenous shunt
動静脈吻合	どうじょうみゃくふんごう	arteriovenous anastomosis
動静脈瘤	どうじょうみゃくりゅう	arteriovenous aneurysm
動静脈瘻	どうじょうみゃくろう	arteriovenous fistula
トウスプリング	とうすぷりんぐ	toe spring
透析〔療法〕	とうせき〔りょうほう〕	dialysis
凍瘡	とうそう	chilblain
橈側外転	とうそくがいてん	radial abduction
同側性片麻痺	どうそくせいかたまひ	homolateral hemiplegia
橈側偏位	とうそくへんい	radial deviation
等張性運動(訓練)	とうちょうせいうんどう(くんれん)	isotonic exercise
等張性筋収縮	とうちょうせいきんしゅうしゅく	isotonic muscle contraction
等張性収縮	とうちょうせいしゅうしゅく	isotonic contraction
等張性トレーニング	とうちょうせいとれーにんぐ	isotonic training
頭頂葉	とうちょうよう	parietal lobe
疼痛	とうつう	pain
疼痛閾値(痛覚閾値)	とうつういいきち(つうかくいきち)	pain threshold
疼痛管理	とうつうかんり	pain management
疼痛制御	とうつうせいぎょ	pain control
疼痛誘発試験	とうつうゆうはつしけん	pain provocation test
洞停止	どうていし	sinus arrest

365

動的アライメント	どうてきあらいめんと	dynamic alignment
動的安定性	どうてきあんていせい	dynamic stability
動的因子	どうてきいんし	dynamic factor
動的運動（訓練）	どうてきうんどう（くんれん）	dynamic exercise
動的再建術	どうてきさいけんじゅつ	dynamic reconstruction
動的収縮	どうてきしゅうしゅく	kinetic contraction
動的副子（ダイナミックスプリント）	どうてきふくし（だいなみっくすぷりんと）	dynamic splint
糖尿病	とうにょうびょう	diabetes mellitus
糖尿病自律神経障害	とうにょうびょうじりつしんけいしょうがい	diabetic autonomic neuropathy
糖尿病性壊疽	とうにょうびょうせいえそ	diabetic gangrene
糖尿病性潰瘍	とうにょうびょうせいかいよう	diabetic ulcer
糖尿病性昏睡	とうにょうびょうせいこんすい	diabetic coma
糖尿病性神経因性膀胱	とうにょうびょうせいしんけいいんせいぼうこう	diabetic neurogenic bladder
糖尿病性ニューロパチー	とうにょうびょうせいにゅーろぱちー	diabetic neuropathy
糖尿病性白内障	とうにょうびょうせいはくないしょう	diabetic cataract
糖尿病性網膜症	とうにょうびょうせいもうまくしょう	diabetic retinopathy
導尿用カテーテル	どうにょうようかてーてる	drainage catheters
登攀性起立（Gowers 徴候）	とうはんせいきりつ（がわーずちょうこう）	climbing up own trunk (climb own body) (Gowers sign)
逃避現象	とうひげんしょう	escape phenomenon
逃避反射	とうひはんしゃ	flight reflex
頭部外傷	とうぶがいしょう	traumatic brain injury (TBI)
頭部挙上訓練	とうぶきょじょうくんれん	head lift exercise
洞不全症候群	どうふぜんしょうこうぐん	sick sinus syndrome (SSS)
頭部保護具	とうぶほごぐ	aid for head protection
洞房ブロック	どうぼうぶろっく	sinoatrial block
動脈圧	どうみゃくあつ	arterial blood pressure
動脈炎	どうみゃくえん	arteritis
動脈解離	どうみゃくかいり	artery dissection
動脈血酸素分圧	どうみゃくけっさんそぶんあつ	arterial oxygen pressure (PaO_2)
動脈血酸素飽和度	どうみゃくけっさんそほうわど	arterial blood oxygen saturation (SaO_2)
動脈血炭酸ガス分圧	どうみゃくけつたんさんがすぶんあつ	arterial carbon dioxide pressure ($PaCO_2$)
動脈血二酸化炭素分圧	どうみゃくけつにさんかたんそぶんあつ	〔arterial〕 carbon dioxide 〔partial〕 pressure ($PaCO_2$)
動脈硬化	どうみゃくこうか	arteriosclerosis
動脈硬化惹起性リポ蛋白	どうみゃくこうかじゃっきせいりぽたんぱく	atherogenic lipoprotein
動脈造影像	どうみゃくぞうえいぞう	arteriogram
動脈造影〔法〕	どうみゃくぞうえい〔ほう〕	arteriography
動脈瘤	どうみゃくりゅう	aneurysm

同名性四分盲	どうめいせいしぶんもう	homonymous quadrantanopsia
同名性半盲	どうめいせいはんもう	homonymous hemianopsia
糖輸送体	とうゆそうたい	glucose transporter (GLUT)
動揺	どうよう	oscillation
動揺胸郭	どうようきょうかく	flail chest
動揺〔性〕肩関節	どうよう〔せい〕かたかんせつ	loose shoulder
動力学	どうりきがく	dynamics
動力義手	どうりょくぎしゅ	externally powered upper limb prosthesis
動力装具	どうりょくそうぐ	externally powered orthosis
トーヌス（緊張度）	とーぬす（きんちょうど）	tonus
ドーピング	どーぴんぐ	doping
Thomas 位	とーますい	Thomas position
Thomas 型懸垂装具	とーますがたけんすいそうぐ	Thomas suspension splint
Thomas テスト	とーますてすと	Thomas test
Thomas ヒール	とーますひーる	Thomas heel
Thomas 副子	とーますふくし	Thomas splint
兎眼	とがん	lagophthalmos
トキソプラズマ症	ときそぷらずましょう	toxoplasmosis
トキソプラズマ脳炎	ときそぷらずまのうえん	toxoplasmic encephalitis
読字	どくじ	reading words
読字障害	どくじしょうがい	reading disorder (dyslexia)
特殊感覚	とくしゅかんかく	special sensation
特発骨折	とくはつこっせつ	spontaneous fracture
特発性	とくはつせい	idiopathic
特発性間質性肺炎	とくはつせいかんしつせいはいえん	idiopathic interstitial pneumonitis (IIPs)
特発性正常圧水頭症	とくはつせいせいじょうあつすいとうしょう	idiopathic normal pressure hydrocephalus (iNPH)
特発性〔脊柱〕側弯〔症〕	とくはつせい〔せきちゅう〕そくわん〔しょう〕	idiopathic scoliosis
特発性てんかん	とくはつせいてんかん	idiopathic epilepsy
特発性肺線維症	とくはつせいはいせんいしょう	idiopathic pulmonary fibrosis (IPF)
特別支援学級	とくべつしえんがっきゅう	special class for handicapped children
特別支援学校	とくべつしえんがっこう	special support school
特別養護老人ホーム	とくべつようごろうじんほーむ	special nursing home for the elderly
トグルブレーキ	とぐるぶれーき	toggle brake
特例補装具	とくれいほそうぐ	special payment for prosthetic device
読話	どくわ	speech reading
閉じ込め症候群	とじこめしょうこうぐん	locked-in syndrome
徒手（用手）矯正	としゅ（ようしゅ）きょうせい	manual correction
徒手筋力計	としゅきんりょくけい	manual myometer
徒手筋力テスト	としゅきんりょくてすと	manual muscle test (MMT)
徒手整復〔術〕	としゅせいふく〔じゅつ〕	closed reduction

怒責	どせき	straining
突進現象	とっしんげんしょう	pulsion
Todd 麻痺（てんかん後一過性麻痺）	とっどまひ（てんかんごいっかせいまひ）	Todd paralysis (transitory postepileptic paralysis)
突(亀)背	とつ(き)はい	gibbus
突発性難聴	とっぱつせいなんちょう	sudden deafness
ドパミン	どぱみん	dopamine
ドパミン作動薬	どぱみんさどうやく	dopamine agonist
ドパミン調節異常症候群	どぱみんちょうせついじょうしょうこうぐん	dopamine dysregulation syndrome
ドパミントランスポーター	どぱみんとらんすぽーたー	dopamine transporter
ドパミンニューロン	どぱみんにゅーろん	dopamine neuron
跳び直り反応	とびなおりはんのう	hopping reaction
Thomsen テスト	とむせんてすと	Thomsen test
トモグラフィー（断層撮影〔法〕）	ともぐらふぃー（だんそうさつえい〔ほう〕）	tomography
土曜の夜麻痺	どようのよるまひ	saturday night palsy
トリガーポイント（誘発点）	とりがーぽいんと（ゆうはつてん）	trigger point
トリガーポイントブロック	とりがーぽいんとぶろっく	trigger point block
トリックモーション	とりっくもーしょん	trick motion (movement)
鳥肌	とりはだ	horripilation
トリムライン	とりむらいん	trim line
努力呼吸	どりょくこきゅう	labored breathing
努力性呼吸	どりょくせいこきゅう	labored respiration
努力肺活量	どりょくはいかつりょう	forced vital capacity (FVC)
ドリル	どりる	drill
トルク（回転力）	とるく（かいてんりょく）	torque
トルクヒール	とるくひーる	torque heel
Trousseau 徴候	とるそーちょうこう	Trousseau sign
Drehmann 徴候	どれーまんちょうこう	Drehmann sign
ドレーン	どれーん	drain
トレッドミル	とれっどみる	treadmill
トレッドミル負荷試験	とれっどみるふかしけん	treadmill testing
Trömner 反射	とれむなーはんしゃ	Trömner reflex
Trendelenburg 徴候	とれんでれんぶるぐちょうこう	Trendelenburg sign
とろみ	とろみ	thickened liquid
貪食細胞	どんしょくさいぼう	macrophage
鈍痛	どんつう	dull pain

な

内因性エネルギー	ないいんせいえねるぎー	endogenous energy
内因性オピオイド	ないいんせいおぴおいど	endogenous opioid

内果	ないか	medial malleolus
内外反制動効果	ないがいはんせいどうこうか	varus valgus braking effect
内頚静脈	ないけいじょうみゃく	internal jugular vein
内頚動脈	ないけいどうみゃく	internal carotid artery
内呼吸	ないこきゅう	internal respiration
内固定	ないこてい	internal fixation
内在筋	ないざいきん	intrinsic muscle
内在筋拘縮	ないざいきんこうしゅく	intrinsic contracture
内在筋優〔勢〕位の手	ないざいきんゆう〔せい〕いのて	intrinsic plus hand
内在筋劣〔勢〕位の手	ないざいきんれつ〔せい〕いのて	intrinsic minus hand
内視鏡下手術	ないしきょうかしゅじゅつ	endoscopic operation (surgery)
内視鏡下椎間板摘出術	ないしきょうかついかんばんてきしゅつじゅつ	endoscopic disc hysterectomy
内斜視	ないしゃし	strabismus convergens
内周計測器	ないしゅうけいそくき	inside perimeter
内旋	ないせん	internal rotation
内旋歩行	ないせんほこう	internal rotation gait (toe-in gait)
内臓運動神経	ないぞううんどうしんけい	visceromotor nerve
内臓感覚神経	ないぞうかんかくしんけい	viscerosensory nerve
内臓脂肪	ないぞうしぼう	visceral fat
内臓脂肪型肥満	ないぞうしぼうがたひまん	visceral obesity
内臓神経	ないぞうしんけい	visceral nerve
内臓痛	ないぞうつう	visceral pain
内側ウエッジ	ないそくうえっじ	medial wedge
内側縦束	ないそくじゅうそく	medial longitudinal fasciculus
内側大腿脛骨関節	ないそくだいたいけいこつかんせつ	internal tibiofemoral joint
内側単股継手〔システム〕	ないそくたんこつぎて〔しすてむ〕	medial single hip joint〔system〕
内側ホイップ	ないそくほいっぷ	medial whip
内転	ないてん	adduction
内転筋	ないてんきん	adductor muscle
内転筋結節	ないてんきんけっせつ	adductor tubercle
ナイト型装具	ないとがたそうぐ	Knight orthosis
ナイト型腰仙椎装具	ないとがたようせんついそうぐ	Knight type lumbosacral orthosis
ナイトテーラー型胸腰仙椎装具	ないとてーらーがたきょうようせんついそうぐ	Knight-Taylor type thoraco lumbo sacral orthosis
内軟骨腫症（Ollier 病）	ないなんこつしゅしょう（おりえーるびょう）	enchondromatosis (Ollier disease)
内反	ないはん	varus
内反位	ないはんい	varus position
内反膝	ないはんしつ	genu varum (varus knee)
内反上腕	ないはんじょうわん	humerus varus
内反ストレステスト	ないはんすとれすてすと	inversion stress test
内反尖足	ないはんせんそく	equinovarus foot
内反尖足変形	ないはんせんそくへんけい	equinovarus deformity
内反足	ないはんそく	clubfoot

内反肘	ないはんちゅう	cubitus varus (varus elbow)
内反変形	ないはんへんけい	varus deformation
内反母趾	ないはんぼし	hallux varus
内反母指	ないはんぼし	pollex varus
内部障害	ないぶしょうがい	internal failure
内分泌異常	ないぶんぴいじょう	endocrine dysfunction
内包	ないほう	internal capsule
中敷	なかじき	long sock
中底（足底板）	なかぞこ（そくていばん）	insole
泣き入りひきつけ	なきいりひきつけ	breath holding spell
なぞり読み	なぞりよみ	schreibendes Lesen
ナックルパッド	なっくるぱっど	knuckle pad
ナックルベンダー（MP屈曲補助装具）	なっくるべんだー（えむぴーくっきょくほじょそうぐ）	knuckle bender
鉛神経炎	なまりしんけいえん	lead neuritis
鉛振戦	なまりしんせん	saturnine tremor
鉛中毒	なまりちゅうどく	lead poisoning (plumbism)
鉛脳症	なまりのうしょう	lead encephalopathy
鉛麻痺	なまりまひ	lead palsy
ナルコレプシー	なるこれぷしー	narcolepsy
慣れ	なれ	habituation
軟化〔症〕	なんか〔しょう〕	malacia
軟口蓋挙上装置	なんこうがいきょじょうそうち	palatal lift
軟口蓋反射	なんこうがいはんしゃ	palatal (palatine) reflex
軟骨形成不全〔症〕	なんこつけいせいふぜん〔しょう〕	chondrodysplasia
軟骨再生	なんこつさいせい	cartilage regeneration
軟骨小（シュモール）結節	なんこつしょう（しゅもーる）けっせつ	Schmorl nodule
軟骨肉腫	なんこつにくしゅ	chondrosarcoma
軟骨破壊	なんこつはかい	cartilage destruction
軟骨無形成〔症〕	なんこつむけいせい〔しょう〕	achondrodysplasia
軟性胸腰仙椎装具	なんせいきょうようせんついそうぐ	thoraco lumbo sacral corset
軟性装具	なんせいそうぐ	soft orthosis
軟性膝装具	なんせいひざそうぐ	elastic knee orthosis
軟性腰仙椎装具（腰仙椎コルセット）	なんせいようせんついそうぐ（ようせんついこるせっと）	lumbosacral corset
難治〔性〕疼痛	なんち〔せい〕とうつう	intractable pain
軟部組織解離術	なんぶそしきかいりじゅつ	soft tissue release

に

ニーアウトトーイン	にーあうととーいん	knee out-toe in
Neer 分類	にーあぶんるい	Neer classification
ニーイントーアウト	にーいんとーあうと	knee in-toe out
におい	におい	smell
2型糖尿病	にがたとうにょうびょう	type2 diabetes

二期的手術	にきてきしゅじゅつ	two stage operation
握り（つかみ）	にぎり（つかみ）	grasp
握り動作	にぎりどうさ	grasp
握り母指〔症〕	にぎりぼし〔しょう〕	clasped thumb (thumb in palm)
肉芽	にくげ	granulation
肉芽腫性肺炎	にくげしゅせいはいえん	granulomatosis pneumonia
肉芽組織	にくげそしき	granulation tissue
肉腫	にくしゅ	sarcoma
肉ばなれ	にくばなれ	muscle strain
Ⅱ群線維	にぐんせんい	group Ⅱ fiber
ニコチン依存	にこちんいぞん	nicotine addiction
二語文	にごぶん	two word sentences
二酸化炭素分圧	にさんかたんそぶんあつ	carbon dioxide partial pressure
二次記憶	にじきおく	secondary memory
二軸関節	にじくかんせつ	biaxial joint
二次元脳電図	にじげんのうでんず	EEG topography
二次障害	にじしょうがい	secondary disability
二次性股関節症	にじせいこかんせつしょう	secondary hip osteoarthritis
二次性肥満	にじせいひまん	secondary obesity
二重エネルギーX線吸収測定法	にじゅうえねるぎーえっくすせんきゅうしゅうそくていほう	dual energy X-ray absorptiometry (D〔E〕XA)
二重神経支配	にじゅうしんけいしはい	double innervation
二重積	にじゅうせき	double product (pressure rate product)
二重ソケット	にじゅうそけっと	double wall socket
二次予防	にじよぼう	secondary prevention
ニセルゴリン	にせるごりん	nicergoline
二相性陽圧換気	にそうせいようあつかんき	bi-level positive airway pressure (BiPAP)
二足歩行	にそくほこう	bipedal walking
日常生活活動（ADL）	にちじょうせいかつかつどう	activities of daily living (ADL)
日常生活動作（ADL）	にちじょうせいかつどうさ	activities of daily living (ADL)
日常生活用具	にちじょうせいかつようぐ	
日常生活用具給付事業	にちじょうせいかつようぐきゅうふじぎょう	
日内変動	にちないへんどう	diurnal variation
日周期リズム睡眠障害	にっしゅうきりずむすいみんしょうがい	circadian rhythm sleep disorder
ニッティングエイド	にってぃんぐえいど	knitting aid
二点識別閾値	にてんしきべついきち	double point threshold
二点識別〔感〕覚	にてんしきべつ〔かん〕かく	two point discrimination
二点識別テスト	にてんしきべつてすと	compass test
二点歩行	にてんほこう	two point gait
Ⅱ度熱傷	にどねっしょう	second-degree burns
二分脊椎	にぶんせきつい	spina bifida
日本医師会災害医療チーム	にほんいしかいさいがいいりょうちーむ	Japan medical association team (JMAT)

日本骨代謝学会骨粗鬆症患者 QOL 評価質問表	にほんこつたいしゃがっかいこつそしょうしょうかんじゃきゅーおーえるひょうかしつもんひょう	Japanese osteoporosis quality of life questionnaire (JOQOL)
日本語版上肢障害評価表	にほんごばんじょうししょうがいひょうかひょう	disability of the arm, shoulder and hand (DASH)
日本式昏睡尺度	にほんしきこんすいしゃくど	Japan coma scale (JCS)
日本整形外科学会頚髄症治療成績判定基準	にほんせいけいげかがっかいけいずいしょうちりょうせいせきはんていきじゅん	scoring system of the Japanese orthopaedic association for cervical myelopathy (JOAC-MEQ)
日本整形外科学会腰痛疾患問診票	にほんせいけいげかがっかいようつうしっかんもんしんひょう	Japan orthopaedic association back pain evaluation questionnaire (JOABPEQ)
日本版デンバー式発達スクリーニング検査	にほんばんでんばーしきはったつすくりーにんぐけんさ	Japanese version of the Denver developmental screening test
日本版日常記憶チェックリスト	にほんばんにちじょうきおくちぇっくりすと	Japanese version of the everyday memory checklist
日本版変形性膝関節症患者機能評価尺度	にほんばんへんけいせいひざかんせつしょうかんじゃきのうひょうかしゃくど	Japanese knee osteoarthritis measure (JKOM)
日本版ミラー幼児発達スクリーニング検査	にほんばんみらーようじはったつすくりーにんぐけんさ	Japanese version of Miller assessment for preschoolers
日本版リバーミード行動記憶検査	にほんばんりばーみーどこうどうきおくけんさ	Japanese version of Rivermead behavioral memory test
日本リハビリテーション医学会	にほんりはびりてーしょんいがっかい	The Japanese association of rehabilitation medicine
入院期間 (在院日数)	にゅういんきかん (ざいいんにっすう)	length of stay
乳児	にゅうじ	infant
乳児死亡率	にゅうじしぼうりつ	infant mortality rate
乳児進行性脳灰白質ジストロフィー	にゅうじしんこうせいのうかいはくしつじすとろふぃー	poliodystrophia cerebri progressiva infantilis
乳児保育	にゅうじほいく	infant care
乳児保健医療	にゅうじほけんいりょう	infant health service
乳児両麻痺	にゅうじりょうまひ	infantile diplegia
乳頭浮腫	にゅうとうふしゅ	papilledema
乳房	にゅうぼう	breast (mamma)
乳房温存術	にゅうぼうおんぞんじゅつ	breast conserving surgery (breast sparing surgery)
乳房外 Paget 病	にゅうぼうがいぱじぇっとびょう	extramammary Paget disease
乳房切除術	にゅうぼうせつじょじゅつ	mastectomy
入眠障害	にゅうみんしょうがい	difficulty in falling asleep
入眠 (睡眠開始) 時レム期	にゅうみん (すいみんかいし) じれむき	sleep onset REM period
乳幼児〔性〕〔脊柱〕側弯〔症〕	にゅうようじ〔せい〕〔せきちゅう〕そくわん〔しょう〕	infantile scoliosis
入浴動作	にゅうよくどうさ	bathing activity
入浴用いす	にゅうよくよういす	bath/shower chair

にゅうよ		にんちは
入浴用滑り止め	にゅうよくようすべりどめ	non-slip bath mat (shower mat and apes)
入力型 BMI	にゅうりょくがたびーえむあい	sensory brain-machine interface (sensory BMI)
ニューロパチー(神経障害)	にゅーろぱちー(しんけいしょうがい)	neuropathy
ニューロフィードバック	にゅーろふぃーどばっく	neurofeedback
ニューロモデュレーション	にゅーろもでゅれーしょん	neuromodulation
ニューロン(感覚神経)	にゅーろん(かんかくしんけい)	(neuron) sensory nerve
ニューロン症	にゅーろんしょう	neuronopathy
尿意	にょうい	micturition desire
尿検査	にょうけんさ	urine examination (analysis) (urinalysis)
尿失禁	にょうしっきん	urinary incontinence
尿道括約筋	にょうどうかつやくきん	urethral sphincter
尿道造影法	にょうどうぞうえいほう	urethrography (UG)
尿道内圧曲線	にょうどうないあつきょくせん	urethral pressure profile
尿道留置カテーテル	にょうどうりゅうちかてーてる	urinary catheter (urethral catheter)
尿閉	にょうへい	urinary retention
尿流曲線	にょうりゅうきょくせん	uroflowmetrogram
尿流動態検査	にょうりゅうどうたいけんさ	urodynamic[s]study
尿路感染症	にょうろかんせんしょう	urinary tract infection (UTI)
尿路管理	にょうろかんり	urinary (tract) management
尿路結石	にょうろけっせき	urinary stones
人形の目現象	にんぎょうのめげんしょう	doll's eye phenomenon
人形の目試験	にんぎょうのめしけん	doll's eye test
人形の目徴候	にんぎょうのめちょうこう	doll's eye sign
人間工学	にんげんこうがく	ergonomics
認識(再認)	にんしき(さいにん)	recognition
妊娠糖尿病	にんしんとうにょうびょう	gestational diabetes mellitus
認知	にんち	cognition
認知期	にんちき	cognitive stage
認知機能	にんちきのう	cognitive function
認知機能低下	にんちきのうていか	cognitive decline
認知行動療法	にんちこうどうりょうほう	cognitive behavior therapy
認知症	にんちしょう	dementia
認知障害	にんちしょうがい	cognitive impairment (dysfunction)
認知症精神行動症状	にんちしょうせいしんこうどうしょうじょう	behavioral and psychological symptoms of dementia (BPSD)
認知症短期集中リハビリテーション	にんちしょうたんきしゅうちゅうりはびりてーしょん	short term intensive rehabilitation for dementia
認知発達治療プログラム	にんちはったつちりょうぷろぐらむ	cognitive development therapy

にんちり		のうえん
認知リハビリテーション	にんちりはびりてーしょん	cognitive rehabilitation
認知療法(訓練)	にんちりょうほう(くんれん)	cognitive remediation
認定看護師	にんていかんごし	certified expert nurse

ね

寝返り	ねがえり	rolling over
寝返り動作	ねがえりどうさ	change of position
寝たきり患者	ねたきりかんじゃ	bedridden patient
寝たきり状態	ねたきりじょうたい	bedridden
熱可塑性プラスチック	ねつかそせいぷらすちっく	thermoplastic resin
熱感	ねっかん	heat sensation
ネックリング	ねっくりんぐ	neck ring
熱硬化性プラスチック	ねつこうかせいぷらすちっく	thermosetting plastic
熱刺激感受性	ねつしげきかんじゅせい	sensitivity to thermal stimulation
熱射病	ねっしゃびょう	heat stroke
熱傷(火傷)	ねっしょう(かしょう)	burn
熱傷指数	ねっしょうしすう	burn index
熱傷瘢痕	ねっしょうはんこん	burn scar
熱傷面積	ねっしょうめんせき	burn surface area
熱放散	ねつほうさん	heat radiation
熱量(カロリー)	ねつりょう(かろりー)	calorie
ネマリン小体	ねまりんしょうたい	nemaline body
ネマリンミオパチー	ねまりんみおぱちー	nemaline myopathy
ネラトンカテーテル	ねらとんかてーてる	nelaton catheter
粘液水腫	ねんえきすいしゅ	myxedema
捻挫	ねんざ	sprain
捻転	ねんてん	torsion
捻髪音(コツコツ音)	ねんぱつおん(こつこつおん)	crepitation
粘膜障害	ねんまくしょうがい	mucous membrane disorder (mucosal injury)
年齢補正最高心拍数	ねんれいほせいさいこうしんぱくすう	age predicted maximal heart rate (maximal age related heart rate)

の

脳アミロイド血管症	のうあみろいどけっかんしょう	cerebral amyloid angiopathy
脳萎縮	のういしゅく	brain atrophy
脳炎	のうえん	encephalitis
脳炎後パーキンソン症候群	のうえんごぱーきんそんしょうこうぐん	post encephalitic parkinsonism

のうがい　　　　　　　　　　　　　　　　　　　　　　　　　　　　　　のうせい

脳外傷	のうがいしょう	traumatic brain injury (TBI)
脳外傷（脳損傷）	のうがいしょう（のうそんしょう）	brain injury
脳幹	のうかん	brain stem
脳幹出血	のうかんしゅっけつ	brainstem hemorrhage
脳幹聴覚誘発電位	のうかんちょうかくゆうはつでんい	brainstem auditory evoked potential
脳幹聴覚誘発反応	のうかんちょうかくゆうはんのう	brainstem auditory evoked response
脳幹網様体	のうかんもうようたい	reticular formation of brainstem
脳灌流圧	のうかんりゅうあつ	cerebral perfusion pressure
脳虚血	のうきょけつ	cerebral ischemia
脳血管障害	のうけっかんしょうがい	cerebrovascular disorder
脳血管性認知症	のうけっかんせいにんちしょう	cerebrovascular dementia
脳血管性パーキンソン症候群	のうけっかんせいぱーきんそんしょうこうぐん	vascular parkinsonism
脳血管内治療	のうけっかんないちりょう	endovascular treatment
脳血管攣縮	のうけっかんれんしゅく	cerebral vascular spasm
脳血栓〔症〕	のうけっせん〔しょう〕	cerebral thrombosis
脳孔〔症〕	のうこう〔しょう〕	spelencephaly
脳梗塞	のうこうそく	cerebral infarction
脳挫傷	のうざしょう	cerebral contusion
脳酸素消費量	のうさんそしょうひりょう	cerebral metabolic rate of oxygen
脳死	のうし	brain death
脳磁図	のうじず	magnetoencephalogram
脳室拡大	のうしつかくだい	ventricular dilatation
脳室周囲低吸収域	のうしつしゅういていきゅうしゅういき	periventricular lucency
脳室周囲白質軟化〔症〕	のうしつしゅういはくしつなんか〔しょう〕	periventricular leukomalacia
脳室穿刺	のうしつせんし	ventricular puncture
脳室造影〔法〕	のうしつぞうえい〔ほう〕	ventriculography
脳室内出血	のうしつないしゅっけつ	intraventricular hemorrhage
脳室腹腔（V-P）シャント	のうしつふくくうしゃんと	V-P (ventriclo-peritoneal) shunt
脳腫脹	のうしゅちょう	brain swelling
脳出血	のうしゅっけつ	cerebral hemorrhage
脳腫瘍	のうしゅよう	brain tumor
脳循環	のうじゅんかん	cerebral circulation
脳循環の自動調節能	のうじゅんかんのじどうちょうせつのう	autoregulation of cerebral blood flow
脳循環予備能	のうじゅんかんよびのう	cerebral perfusion reserve
脳症	のうしょう	encephalopathy
脳振盪	のうしんとう	brain concussion
脳振盪後症候群	のうしんとうごしょうこうぐん	post concussion syndrome
脳深部刺激療法	のうしんぶしげきりょうほう	deep brain stimulation (DBS)
脳髄膜炎	のうずいまくえん	encephalomeningitis
脳性運動障害児	のうせいうんどうしょうがいじ	children with cerebral motor disorders

の

脳性片麻痺	のうせいかたまひ	cerebral hemiplegia
脳性ナトリウム利尿ペプチド	のうせいなとりうむりにょうぺぷちど	brain natriuretic peptide (BNP)
脳性麻痺	のうせいまひ	cerebral palsy (CP)
脳性麻痺簡易運動検査	のうせいまひかんいうんどうけんさ	simple motor test for cerebral palsy (SMTCP)
脳性両麻痺	のうせいりょうまひ	cerebral diplegia
脳脊髄液	のうせきずいえき	cerebrospinal fluid (CSF)
脳脊髄〔液〕圧	のうせきずい〔えき〕あつ	cerebrospinal pressure
脳脊髄液減少症	のうせきずいえきげんしょうしょう	intracranial hypotension (low intracranial pressure syndrome)
脳脊髄液細胞増多	のうせきずいえきさいぼうぞうた	pleocytosis
脳脊髄液漏	のうせきずいえきろう	liquorrhea
脳脊髄炎	のうせきずいえん	encephalomyelitis
脳脊髄灰白質炎	のうせきずいかいはくしつえん	polioencephalomyelitis
脳脊髄膜炎	のうせきずいまくえん	cerebrospinal meningitis
脳槽造影〔法〕	のうそうぞうえい〔ほう〕	cisternography
脳塞栓	のうそくせん	cerebral embolism
脳組織障害	のうそしきしょうがい	brain disorder
脳卒中	のうそっちゅう	brain attack (cerebral apoplexy, stroke)
脳卒中片麻痺患者の機能評価法	のうそっちゅうかたまひかんじゃのきのうひょうかほう	stroke impairment assessment set (SIAS)
脳卒中ケアユニット	のうそっちゅうけあゆにっと	stroke care unit (SCU)
脳卒中進行期	のうそっちゅうしんこうき	stroke in evolution
脳卒中ユニット	のうそっちゅうゆにっと	stroke〔care〕unit
脳損傷(脳外傷)	のうそんしょう(のうがいしょう)	brain injury
脳低酸素〔症〕	のうていさんそ〔しょう〕	cerebral hypoxia
脳底部	のうていぶ	cerebral base
能動義手	のうどうぎしゅ	body powered upper limb prosthesis
脳動静脈奇形	のうどうじょうみゃくきけい	cerebral arteriovenous malformation
能動単軸肘ヒンジ継手	のうどうたんじくひじひんじつぎて	active single-axis elbow hinge joint
能動単軸肘ブロック継手	のうどうたんじくひじぶろっくつぎて	active single-axis elbow block joint
能動ハンド	のうどうはんど	utility hand
能動フック	のうどうふっく	utility (split) hook
脳動脈硬化〔症〕	のうどうみゃくこうか〔しょう〕	cerebral arteriosclerosis
脳動脈造影〔法〕	のうどうみゃくぞうえい〔ほう〕	cerebral arteriography
脳動脈瘤	のうどうみゃくりゅう	cerebral aneurysm
脳ドック	のうどっく	brain dock (brain checkup)
脳内血腫	のうないけっしゅ	intracerebral hematoma
脳内出血	のうないしゅっけつ	intracerebral hemorrhage
脳軟膜炎	のうなんまくえん	cerebral leptomeningitis
脳膿瘍	のうのうよう	brain abscess

のうのか		ばーせる
脳の可塑性	のうのかそせい	cerebral plasticity
脳波	のうは	electroencephalography
脳波検査	のうはけんさ	electroencephalogram (EEG)
脳浮腫	のうふしゅ	brain edema
脳ヘルニア	のうへるにあ	cerebral hernia
嚢胞	のうほう	cyst
膿疱症性関節骨炎	のうほうしょうせいかんせつえん	pustulotic arthroosteitis
嚢胞性二分脊椎	のうほうせいにぶんせきつい	spina bifida cystica
脳無酸素〔症〕	のうむさんそ〔しょう〕	cerebral anoxia
膿瘍	のうよう	abscess
脳梁	のうりょう	callosum
脳梁損傷	のうりょうそんしょう	corpus callosum injury
脳梁膨大部	のうりょうぼうだいぶ	splenium of corpus callosum
脳梁離断	のうりょうりだん	callosal disconnection
能力	のうりょく	ability (capability, capacity)
能力障害(低下)	のうりょくしょうがい(ていか)	disability
ノースウエスタン型（式）ソケット	のーすうえすたんがた(しき)そけっと	North Western socket
ノースウエスタンリングハーネス	のーすうえすたんりんぐはーねす	North Western ring harness
ノーマライゼーション	のーまらいぜーしょん	normalization
ノーマンズランド	のーまんずらんど	no man's land
のこぎり(鋸歯)波	のこぎり(きょし)は	saw tooth wave
のどパッド	のどぱっど	throat mold
伸び上がり歩行	のびあがりほこう	vaulting
伸び反応	のびはんのう	lengthening reaction
ノルアドレナリン	のるあどれなりん	noradrenalin
ノルエピネフリン	のるえぴねふりん	norepinephrine
ノンレム睡眠	のんれむすいみん	non-REM sleep

は

パーキンソニズム	ぱーきんそにずむ	parkinsonism
パーキンソン顔貌	ぱーきんそんがんぼう	parkinsonian face
パーキンソン〔筋〕強剛	ぱーきんそん〔きん〕きょうごう	parkinsonian〔muscular〕rigidity
パーキンソン症候群	ぱーきんそんしょうこうぐん	parkinsonian syndrome
パーキンソン認知症複合	ぱーきんそんにんちしょうふくごう	parkinsonism dementia complex
Parkinson 病	ぱーきんそんびょう	Parkinson disease
パーキンソン歩行	ぱーきんそんほこう	parkinsonian gait
把握	はあく	grasp (grip)
把握反射	はあくはんしゃ	grasp〔ing〕reflex
Buerger 病(閉塞性血栓性血管炎)	ばーじゃーびょう(へいそくせいけっせんせいけっかんえん)	Buerger disease (thromboangi〔i〕tis obliterans)
Barthel 指数改訂版	ばーせるしすうかいていばん	modified Barthel index

377

ぱーせん		はいけつ
%1秒量	ぱーせんといちびょうりょう	calculated forced expiratory volume in 1 second (%FEV1)
パーソナルケア関連用具	ぱーそなるけあかんれんようぐ	aid for personal care and protection
ハートビル法	はーとびるほう	act on buildings accessible and usable for the elderly and physically disabled
Barton骨折	ばーとんこっせつ	Barton fracture
Burner症候群	ばーなーしょうこうぐん	Burner syndrome
ハーネス	はーねす	harness
Barlowテスト	ばーろーてすと	Barlow test
肺炎	はいえん	pneumonia
バイオセラミックス	ばいおせらみっくす	bioceramics
バイオフィードバック	ばいおふぃーどばっく	biofeedback
バイオフィードバック療法	ばいおふぃーどばっくりょうほう	biofeedback therapy
バイオメカニクス(生体力学)	ばいおめかにくす(せいたいりきがく)	biomechanics
徘徊	はいかい	wandering behavior
背(仰)臥位	はい(ぎょう)がい	supine〔position〕
徘徊監視システム	はいかいかんししすてむ	monitoring systems for senile dementia
徘徊癖	はいかいへき	poriomania
肺拡散能	はいかくさんのう	carbon monoxide diffusing capacity of lung (DLCO)
肺活量	はいかつりょう	vital capacity (VC)
肺活量計(スパイロメータ)	はいかつりょうけい(すぱいろめーた)	spirometer
肺活量測定〔法〕(スパイロメトリー)	はいかつりょうそくてい〔ほう〕(すぱいろめとりー)	spirometry
肺気腫	はいきしゅ	pulmonary emphysema
肺機能	はいきのう	pulmonary function
肺機能検査	はいきのうけんさ	pulmonary function test
肺気量	はいきりょう	lung volume
肺気量分画	はいきりょうぶんかく	spectrum of lung volume
背筋力	はいきんりょく	back muscle strength
背屈	はいくつ	dorsal flexion
背屈(前方)バンパー	はいくつ(ぜんぽう)ばんぱー	anterior bumper
背景因子	はいけいいんし	contextual factors
肺結核後遺症	はいけっかくこういしょう	pulmonary tuberculosis sequelae
肺血管造影	はいけっかんぞうえい	pulmonary angiography
敗血症	はいけつしょう	sepsis
肺血栓塞栓症	はいけっせんそくせんしょう	pulmonary thromboembolism (PTE)
肺血流シンチグラフィー	はいけつりゅうしんちぐらふぃー	pulmonary perfusion scintigraphy
肺血流シンチグラム	はいけつりゅうしんちぐらむ	pulmonary perfusion scintigram

378

はいこう		ぱいぷめ
肺高血圧症	はいこうけつあつしょう	pulmonary hypertension
肺梗塞	はいこうそく	pulmonary infarction
肺コンプライアンス	はいこんぷらいあんす	lung compliance
排出障害	はいしゅつしょうがい	micturition disturbance
バイスグリップ	ばいすぐりっぷ	vise grip plier
肺性心	はいせいしん	pulmonary heart disease (cor pulmonale)
肺性脳症	はいせいのうしょう	pulmonary encephalopathy
排泄	はいせつ	excretion (evacuation)
排泄管理	はいせつかんり	excretory management
排泄障害	はいせつしょうがい	elimination disorder
肺線維症	はいせんいしょう	pulmonary fibrosis
肺塞栓〔症〕	はいそくせん〔しょう〕	pulmonary embolism
バイタルサイン(生命徴候)	ばいたるさいん(せいめいちょうこう)	vital sign
排痰	はいたん	sputum drainage
排痰訓練	はいたんくんれん	expectoration training
排痰法(体位ドレナージ)	はいたんほう(たいいどれなーじ)	postural drainage
配置転換	はいちてんかん	relocation
倍動式ヒンジ	ばいどうしきひんじ	step up hinge
倍動肘ヒンジ継手	ばいどうひじひんじつぎて	step up elbow hinge
ハイドロキシアパタイト結晶	はいどろきしあぱたいとけっしょう	hydroxyapatite crystal
ハイドロコレーター	はいどろこれーたー	hydrocollator
排尿	はいにょう	urination (voiding, micturition)
排尿開始困難	はいにょうかいしこんなん	urinary hesitancy
排尿管理	はいにょうかんり	urinary management (care)
排尿機能検査	はいにょうきのうけんさ	voiding test
排尿筋	はいにょうきん	detrusor
排尿筋括約筋協調不全	はいにょうきんかつやくきんきょうちょうふぜん	detrusor sphincter dyssynergia
排尿筋過反射(排尿筋反射亢進)	はいにょうきんかはんしゃ(はいにょうきんはんしゃこうしん)	detrusor hyperreflexia
排尿筋反射亢進(排尿筋過反射)	はいにょうきんはんしゃこうしん(はいにょうきんかはんしゃ)	detrusor hyperreflexia
排尿訓練	はいにょうくんれん	bladder training
排尿困難	はいにょうこんなん	dysuria (voiding difficulty)
排尿時間延長	はいにょうじかんえんちょう	prolonged micturition (miction)
排尿障害	はいにょうしょうがい	dysuria (urinary disorder, urinary disturbance, urination disorder)
排尿痛	はいにょうつう	dysuria
排尿反射	はいにょうはんしゃ	micturition reflex
バイパス術	ばいぱすじゅつ	bypass surgery
パイプカッター	ぱいぷかったー	pipe cutter
背〔部〕痛	はい〔ぶ〕つう	back pain
パイプ面とり	ぱいぷめんとり	pipe chamfering

は

はいぶり　　　　　　　　　　　　　　　　　　　　　　　　　　　　　　　ばくはつ

ハイブリッド〔型〕義手	はいぶりっど〔がた〕ぎしゅ	hybrid upper limb prosthesis
ハイブリッド型機能的電気刺激法	はいぶりっどがたきのうてきでんきしげきほう	hybrid functional electrical stimulation
ハイブリッド装具	はいぶりっどそうぐ	hybrid orthosis
配分性注意	はいぶんせいちゅうい	divided attention
排便	はいべん	defecation
排便管理	はいべんかんり	bowel management
排便訓練	はいべんくんれん	bowel training
排便困難	はいべんこんなん	dyschezia
排便障害	はいべんしょうがい	defecation disorder
肺胞	はいほう	alveolus
肺胞換気	はいほうかんき	alveolar ventilation
肺胞換気不全	はいほうかんきふぜん	alveolar ventilatory insufficiency
肺胞気-動脈血酸素分圧較差	はいほうきどうみゃくけつさんそぶんあつかくさ	alveolar-arterial oxygen difference (A-aDO$_2$)
肺胞低換気	はいほうていかんき	alveolar hypoventilation
肺胞内ガス	はいほうないがす	alveolar gas
バイポーラー体内プロステーシス	ばいぽーらーたいないぷろすてーしす	bipolar endoprosthesis
肺容量(呼吸)曲線(スパイログラム)	はいようりょう(こきゅう)きょくせん(すぱいろぐらむ)	spirogram
肺容量減少術	はいようりょうげんしょうじゅつ	lung volume reduction surgery
肺理学療法	はいりがくりょうほう	lung physical therapy
ハイリスク児	はいりすくじ	high risk infant
ハイリスク新生児	はいりすくしんせいじ	neonatal high risk infant
パイロン	ぱいろん	pylon
バウンシング	ばうんしんぐ	bouncing
破壊性関節炎	はかいせいかんせつえん	arthritis mutilans
破壊性脊椎症	はかいせいせきついしょう	destructive spondyloarthropathy
バギー(折りたたみ式乳母車)	ばぎー(おりたたみしきうばぐるま)	stroller
白筋	はくきん	white muscle
白質	はくしつ	white matter (substantia alba)
白質希薄化(白質病変)	はくしつきはくか(はくしつびょうへん)	leukoaraiosis
白質ジストロフィー	はくしつじすとろふぃー	leukodystrophy (-phia)
白質脳症	はくしつのうしょう	leukoencephalopathy
白質病変(白質希薄化)	はくしつびょうへん(はくしつきはくか)	leukoaraiosis
拍出	はくしゅつ	ejection
白杖	はくじょう	white walking stick
薄束核	はくそくかく	gracile nucleus
白鳥のくび〔状〕変形(スワンネック変形)	はくちょうのくび〔じょう〕へんけい(すわんねっくへんけい)	swan neck deformity
拍動性疼痛	はくどうせいとうつう	pulsating pain
爆発性発語	ばくはつせいはつご	explosive speech

剥離	はくり	ablation (avulsion)
剥離（裂離）骨折	はくり（れつり）こっせつ	avulsion fracture
歯車機構	はぐるまきこう	gear mechanics
歯車現象	はぐるまげんしょう	cogwheel phenomenon
歯車式［倍動肘ヒンジ継手］	はぐるましき	gear type
歯車様強剛（歯車様固縮）	はぐるまようきょうごう（はぐるまようこしゅく）	cogwheel rigidity
歯車様固縮（歯車様強剛）	はぐるまようこしゅく（はぐるまようきょうごう）	cogwheel rigidity
バクロフェン	ばくろふぇん	baclofen
バケツ柄断裂	ばけつえだんれつ	bucket handle tear
派遣マネジメント	はけんまねじめんと	dispatch management system
跛行	はこう	claudication
箱型継手	はこがたつぎて	box joint (unit)
箱形補聴器	はこがたほちょうき	body worn hearing aid
破骨細胞	はこつさいぼう	osteoclast
はさみ脚歩行	はさみあしほこう	scissors gait
はさみ込み（衝突、インピンジメント）	はさみこみ（しょうとつ、いんぴんじめんと）	impingement
はさみ肢位	はさみしい	scissor leg
把持	はじ	prehension
Paget 病	ぱじぇっとびょう	Paget disease
把持機能	はじきのう	grasp function
把持装具	はじそうぐ	prehension orthosis
把持動作	はじどうさ	prehension activities
橋本病	はしもとびょう	Hashimoto disease
把持用具	はじようぐ	aids for grasping
破傷風	はしょうふう	tetanus
バスボード	ばすぼーど	bath tub shelf
長谷川式認知症スケール	はせがわしきにんちしょうすけーる	Hasegawa dementia rating scale-revised (HDS-R)
パソコン用入力装置	ぱそこんようにゅうりょくそうち	personal computer input device
8字ハーネス	はちじはーねす	figure eight harness
8字〔包〕帯	はちじ〔ほう〕たい	figure of eight bandage
ばち指	ばちゆび	clubbed finger
発育異常	はついくせいいじょう	growth abnormality
発育性股関節形成不全	はついくせいこかんせつけいせいふぜん	developmental dysplasia of the hip
発育（成長）遅延	はついく（せいちょう）ちえん	delayed growth
発音障害	はつおんしょうがい	dyslalia
発汗	はっかん	sweat (perspiration)
発汗閾値	はっかんいきち	sweating threshold
発汗異常〔症〕	はっかんいじょう〔しょう〕	paridrosis
発汗過多	はっかんかた	hyperhidrosis
発汗検査	はっかんけんさ	sweating test
発汗減少〔症〕	はっかんげんしょう〔しょう〕	oligohidrosis
発汗中枢	はっかんちゅうすう	sweat center

はっかん		はとめ
発汗反応	はっかんはんのう	sweating response
白筋線維	はっきんせんい	white muscle fiber
バックサポート(背もたれ)	ばっくさぽーと(せもたれ)	back support (rest)
バックレスト	ばっくれすと	backrest
発現上昇(アップレギュレーション、上向き調節)	はつげんじょうしょう(あっぷれぎゅれーしょん、うわむきちょうせつ)	up regulation
発語緩慢	はつごかんまん	bradylalia
発語失行	はつごしっこう	apraxia of speech (verbal apraxia)
発語前期	はつごぜんき	preverbal period
発射頻度	はっしゃひんど	firing rate (firing frequency)
発声	はっせい	phonation
発生異常	はっせいいじょう	dysgenesis
発声訓練	はっせいくんれん	voice training
発声障害	はっせいしょうがい	dysphonia
パッセンジャーユニット	ぱっせんじゃーゆにっと	passenger unit
発達	はったつ	development
発達異常	はったついじょう	development disorder (disability)
発達検査	はったつけんさ	development test
発達指数	はったつしすう	developmental quotient
発達障害	はったつしょうがい	developmental disability
発達障害者支援	はったつしょうがいしゃしえん	support for persons with developmental disabilities
発達障害者支援法	はったつしょうがいしゃしえんほう	act on support for persons with developmental disabilities
発達性協調運動障害	はったつせいきょうちょううんどうしょうがい	developmental coordination disorder
発達遅滞	はったつちたい	developmental retardation
発達的アプローチ	はったつてきあぷろーち	developmental approach
発達評価法	はったつひょうかほう	developmental evaluation
Hutchinson 顔貌	はっちんそんがんぼう	Hutchinson facies
Hutchinson 瞳孔	はっちんそんどうこう	Hutchinson pupil
Hutchinson の三徴	はっちんそんのさんちょう	Hutchinson triad
Hutchinson の歯	はっちんそんのは	Hutchinson teeth
発痛物質	はっつうぶっしつ	algesic (algogenic) substance
パッド	ぱっど	pad
発動性	はつどうせい	spontaneity
発動性障害	はつどうせいしょうがい	decreased initiative
発熱	はつねつ	fever
ハッフィング	はっふぃんぐ	huffing
発話	はつわ	speech
発話明瞭度	はつわめいりょうど	speech intelligibility
発話量	はつわりょう	speech amount
はとめ	はとめ	eyelet

はなます		はりきん
鼻マスク式間欠的陽圧換気	はなますくしきかんけつてきようあつかんき	nasal intermittent positive pressure ventilation
バニオン	ばにおん	bunion
パニック	ぱにっく	panic
パニック障害	ぱにっくしょうがい	panic disorder
跳ね返り（反跳）	はねかえり（はんちょう）	rebound
跳ね返り効果	はねかえりこうか	rebound effect
ばね（弾発）肩	ばね（だんぱつ）かた	snapping shoulder
ばね靱帯	ばねじんたい	spring ligament
ばね（弾発）膝	ばね（だんぱつ）ひざ	snapping knee
ばね（弾発）股	ばねまた（だんぱつこ）	snapping hip
ばね（弾発）指	ばね（だんぱつ）ゆび	trigger finger (snapping finger)
ばね様（弾性）固定	ばねよう（だんせい）こてい	elastic fixation
Bunnell 縫合	ばねるほうごう	Bunnell suture
ハバードタンク	はばーどたんく	Hubbard tank
羽ばたき運動	はばたきうんどう	wing beating
羽ばたき振戦	はばたきしんせん	flapping tremor
馬尾	ばび	cauda equina
馬尾挫傷	ばびざしょう	cauda equina contusion
馬尾障害	ばびしょうがい	cauda equina disability
馬尾症候群	ばびしょうこうぐん	cauda equina syndrome
馬尾性間欠跛行	ばびせいかんけつはこう	cauda equina intermittent claudication
馬尾損傷	ばびそんしょう	cauda equina injury
Babinski 徴候	ばびんすきーちょうこう	Babinski sign
Babinski 反射	ばびんすきーはんしゃ	Babinski reflex
Papez 回路	ぱぺっつかいろ	Papez circuit
Hamilton うつスケール	はみるとんうつすけーる	Hamilton depression rating scale
ハムストリング拘縮膝	はむすとりんぐこうしゅくひざ	hamstring knee
ハムストリング〔ス〕（膝屈筋群）	はむすとりんぐ〔す〕（ひざくっきんぐん）	hamstrings (hamstring〔muscles〕)
払いのけ反射	はらいのけはんしゃ	wiping reflex
パラシュート反射	ぱらしゅーとはんしゃ	parachute reflex
原田病	はらだびょう	Harada disease
パラテノン	ぱらてのん	paratenon
パラフィン浴	ぱらふぃんよく	paraffin bath
パラミオトニー	ぱらみおとにー	paramyotonia
パラリンピック	ぱらりんぴっく	Paralympic
バランス訓練	ばらんすくんれん	balance exercise
バランス能力	ばらんすのうりょく	balance ability
バランスボード	ばらんすぼーど	balance board
バリアフリー	ばりあふりー	barrier-free
バリアフリー社会	ばりあふりーしゃかい	barrier-free society
バリアフリーモデルハウス	ばりあふりーもでるはうす	barrier-free model house
バリアンス	ばりあんす	variance
針筋電図	はりきんでんず	needle electromyography

	はりすへ	はんこん
Harris 片頭痛	はりすへんずつう	Harris migraine
バリズム	ばりずむ	ballismus
針生検〔術〕	はりせいけん〔じゅつ〕	needle biopsy
張り調整式シートバックサポート	はりちょうせいしきしーとばっくさぽーと	adjustable back support
鍼〔治療〕	はり〔ちりょう〕	acupuncture〔treatment〕
針電極	はりでんきょく	needle electrode
Parinaud 眼筋麻痺	ぱりのーがんきんまひ	Parinaud ophthalmoplegia
Bálint 症候群	ばりんとしょうこうぐん	Bálint syndrome
バルーン拡張法〔術〕	ばるーんかくちょうほう〔じゅつ〕	balloon dilation
バルーンカテーテル	ばるーんかてーてる	balloon catheter
パルスオキシメーター	ぱるすおきしめーたー	pulse oximeter
パルス照射	ぱるすしょうしゃ	pulse irradiation
パルス電磁場刺激	ぱるすでんじばしげき	pulsing electromagnetic field stimulation
パルス療法	ぱるすりょうほう	pulse therapy
バルト海型ミオクローヌス	ばるとかいがたみおくろーぬす	Baltic myoclonus
Barré 徴候	ばれーちょうこう	Barré sign
Valleix 疼痛点	ばれーとうつうてん	Valleix points
Barré-Liéou 症候群	ばれーりえうしょうこうぐん	Barré-Liéou syndrome
ハローワーク(公共職業安定所)	はろーわーく(こうきょうしょくぎょうあんていじょ)	public employment security office
パワーアシスト	ぱわーあしすと	power assist
パワーアシスト型車いす	ぱわーあしすとがたくるまいす	power assist wheelchair
パワーアシスト歩行支援機	ぱわーあしすとほこうしえんき	power assisted walking device
Bankart 損傷	ばんかーとそんしょう	Bankart lesion
反回神経麻痺	はんかいしんけいまひ	recurrent nerve paralysis
汎下垂体機能低下症	はんかすいたいきのうていかしょう	panhypopituitarism
半球間抑制	はんきゅうかんよくせい	interhemispheric inhibition
反響言語	はんきょうげんご	echolalia
反響動作	はんきょうどうさ	echopraxia
ハンギングキャスト(吊り下げギプス包帯)	はんぎんぐきゃすと(つりさげぎぷすほうたい)	hanging〔arm〕cast
ハングマン骨折	はんぐまんこっせつ	hangman fracture
半月(カフ)	はんげつ(かふ)	cuff
半月板(メニスクス)	はんげつばん(めにすくす)	meniscus
半月板〔症〕	はんげつばん〔しょう〕	meniscopathy
半月板切除〔術〕	はんげつばんせつじょ〔じゅつ〕	meniscectomy
半月板損傷	はんげつばんそんしょう	meniscal injury
半月板断裂	はんげつばんだんれつ	meniscal tear
半腱様筋	はんけんようきん	semitendinosus muscle
Pancoast 腫瘍	ぱんこーすとしゅよう	Pancoast tumor
Pancoast 症候群	ぱんこーすとしょうこうぐん	Pancoast syndrome
半固形栄養剤	はんこけいえいようざい	semi-solid nutrient
瘢痕	はんこん	scar

384

瘢痕形成	はんこんけいせい	scar formation
瘢痕拘縮	はんこんこうしゅく	scar contracture
半昏睡	はんこんすい	semicoma
反射	はんしゃ	reflex
反射運動	はんしゃうんどう	reflex movement
反射弓	はんしゃきゅう	reflex arc
反射経路	はんしゃけいろ	reflex pathway
反射減弱	はんしゃげんじゃく	hyporeflexia
反射亢進	はんしゃこうしん	hyperreflexia
反射時間	はんしゃじかん	reflex time
反射消失	はんしゃしょうしつ	areflexia
反射性交感神経性ジストロフィー	はんしゃせいこうかんしんけいせいじすとろふぃー	reflex sympathetic dystrophy (RSD)
反射性骨萎縮	はんしゃせいこついしゅく	reflex bone atrophy
反射性尿失禁	はんしゃせいにょうしっきん	reflex incontinence
反射性膀胱	はんしゃせいぼうこう	reflex bladder
反射性ミオクローヌス	はんしゃせいみおくろーぬす	reflex myoclonus
反射性無呼吸	はんしゃせいむこきゅう	reflex apnea
反射性攣縮	はんしゃせいれんしゅく	reflex spasm
反射促通	はんしゃそくつう	reflex facilitation
反射中枢	はんしゃちゅうすう	reflex center
反射痛	はんしゃつう	reflex pain
反射抑制	はんしゃよくせい	reflex inhibition
反衝損傷	はんしょうそんしょう	contrecoup
Hounsfield 単位	はんすふぃーるどたんい	Hounsfield Unit
伴性遺伝	はんせいいでん	sex linked inheritance
Hansen 病	はんせんびょう	Hansen disease
半側空間失認	はんそくくうかんしつにん	unilateral spatial agnosia (hemispatial agnosia)
半側空間無視	はんそくくうかんむし	hemispatial neglect (unilateral spatial neglect)
半(片)側発汗	はん(へん)そくはっかん	hemihidrosis
パンチ生検	ぱんちせいけん	punch biopsy
反跳(跳ね返り)	はんちょう(はねかえり)	rebound
反張	はんちょう	recurvatum
半長靴(編上靴)	はんちょうか(あみあげぐつ)	high quarter shoe〔s〕
反跳現象	はんちょうげんしょう	rebound phenomenon
反張膝	はんちょうしつ	genu recurvatum
Huntington〔舞踏〕病	はんちんとん〔ぶとう〕びょう	Huntington chorea (disease)
Panza 装具	ぱんつぁそうぐ	Panza orthosis
反転筋弁	はんてんきんべん	turnover muscle flap
ハンドエルゴメーター	はんどえるごめーたー	hand forearm ergometer
反時計方向回転	はんとけいほうこうかいてん	counterclockwise rotation
Hand-Schüller-Christian 病	はんどしゅらーくりすちゃんびょう	Hand-Schüller-Christian disease
ハンドセラピー	はんどせらぴー	hand therapy
ハンドリム	はんどりむ	hand rim

はんどる　　　　　　　　　　　　　　　　　　　　　　　　　　　　　　　　　　ぴーてぃ

ハンドル型電動車いす	はんどるがたでんどうくるまいす	electric wheelchair with driving handle (mobility scooter)
Panner 病	ぱんなーびょう	Panner disease
パンヌス	ぱんぬす	pannus
反応	はんのう	response (reaction)
反応運動	はんのううんどう	reaction movement
反応時間	はんのうじかん	reaction time (response time)
反応性	はんのうせい	reactivity
反応性関節炎	はんのうせいかんせつえん	reactive arthritis (ReA)
万能保持具	ばんのうほじぐ	grip adapter and attachment
反復拮抗運動	はんぷくきっこううんどう	diadochokinesis (-sia)
反復拮抗運動不能〔症〕	はんぷくきっこううんどうふのう〔しょう〕	dysdiadochokinesis (adiadocho-cinesis (-sia))
反復経頭蓋磁気刺激	はんぷくけいずがいじきしげき	repetitive transcranial magnetic stimulation (rTMS)
反復刺激（繰り返し刺激）	はんぷくしげき（くりかえししげき）	repetitive stimulation
反復刺激後〔電位〕増強	はんぷくしげきご〔でんい〕ぞうきょう	post-tetanic potentiation
反復性脱臼	はんぷくせいだっきゅう	recurrent dislocation
反復唾液嚥下テスト	はんぷくだえきえんげてすと	repetitive saliva swallowing test (RSST)
反復放電	はんぷくほうでん	repetitive discharge
反復練習	はんぷくれんしゅう	repetitive exercise
半膜様筋	はんまくようきん	semimembranosus muscle
半膜様筋半腱様筋反射	はんまくようきんはんけんようきんはんしゃ	semimembranosus and semiten-dinosus reflex
半盲	はんもう	hemianopsia (-pia)

ひ

ピアカウンセリング	ぴあかうんせりんぐ	peer counseling
ピアサポート	ぴあさぽーと	peer support
非アルコール性脂肪性肝炎	ひあるこーるせいしぼうせいかんえん	nonalcoholic steato-hepatitis (NASH)
非アルコール性脂肪性肝疾患	ひあるこーるせいしぼうせいかんしっかん	nonalcoholic fatty liver disease (NAFLD)
ヒアルロン酸	ひあるろんさん	hyaluronic acid
PQRST 法	ぴーきゅーあーるえすてぃーほう	PQRST method [preview question read state test]
PT〔E〕S 式下腿義足	ぴーてぃー〔いー〕えすしきかたいぎそく	prothèse tibiale 〔a emoitage〕 supracondylien
PT〔E〕S ソケット	ぴーてぃー〔いー〕えすそけっと	prothèse tibiale 〔a emoitage〕 supracondylien socket

PTB 式下腿義足	ぴーてぃーびーしきかたいぎそく	patellar tendon bearing (PTB) trans-tibial (below knee) prosthesis
PTB ソケット	ぴーてぃーびーそけっと	patellar tendon bearing (PTB) socket
PTB 短下肢装具	ぴーてぃーびーたんかしそうぐ	patellar tendon bearing (PTB) ankle-foot orthosis
ヒートガン	ひーとがん	heat gun
Beevor 徴候	びーばぁーちょうこう	Beevor sign
ヒール型足底装具	ひーるがたそくていそうぐ	heel wedge foot orthosis
ヒールシート	ひーるしーと	heel seat
鼻咽腔閉鎖〔機能〕不全	びいんくうへいさ〔きのう〕ふぜん	dysfunction of nasopharyngeal closure (velopharyngeal incompetence)
Biot 呼吸	びおーこきゅう	Biot breathing
非外傷性肩関節不安定症	ひがいしょうせいかたかんせつふあんていしょう	non-traumatic shoulder instability
被害妄想	ひがいもうそう	delusion of persecution
被殻	ひかく	putamen
被殻出血	ひかくしゅっけつ	putaminal hemorrhage
非荷重（免荷）	ひかじゅう（めんか）	non-weight-bearing
皮下出血	ひかしゅっけつ	bruise
皮下組織剥離	ひかそしきはくり	undermining
非活動〔性〕萎縮	ひかつどう〔せい〕いしゅく	disuse atrophy
光過敏〔性〕	ひかりかびん〔しょう〕	photosensitive
光過敏性発作	ひかりかびんせいほっさ	photosensitive seizure
光刺激	ひかりしげき	photic stimulation
光誘発性ミオクローヌス	ひかりゆうはつせいみおくろーぬす	photomyoclonus
引き下げ（下制、うつ病、陥没、抑うつ）	ひきさげ（かせい、うつびょう、かんぽつ、よくうつ）	depression
ひきずり〔足〕歩行	ひきずり〔あし〕ほこう	shuffling gait
引き出し徴候	ひきだしちょうこう	drawer sign
引き抜き	ひきぬき	avulsion
引き抜き損傷	ひきぬきそんしょう	avulsion injury
被虐待児症候群	ひぎゃくたいじしょうこうぐん	battered child syndrome
非言語的コミュニケーション	ひげんごてきこみゅにけーしょん	non-verbal communication
肥厚性間質性ニューロパチー	ひこうせいかんしつせいにゅーろぱちー	hypertrophic interstitial neuropathy
肥厚性瘢痕	ひこうせいはんこん	hypertrophic scar
非拘束式人工関節	ひこうそくしきじんこうかんせつ	unconstrained prosthesis
非拘束式人工膝関節	ひこうそくしきじんこうひざ（しつ）かんせつ	unconstrained knee prosthesis
非交通性水頭症	ひこうつうせいすいとうしょう	non-communicating hydrocephalus
腓骨筋腱脱臼	ひこつきんけんだっきゅう	peroneal tendon dislocation
腓骨神経麻痺	ひこつしんけいまひ	peroneal nerve palsy

膝当て	ひざあて	knee pad (cap)
膝歩き	ひざあるき	kneel walk〔ing〕
膝折れ(くずれ)	ひざおれ(くずれ)	giving way
膝カフ	ひざかふ	knee cuff
膝関節	ひざ(しつ)かんせつ	knee joint
膝関節症	ひざ(しつ)かんせつしょう	gonarthrosis
膝関節全置換	ひざ(しつ)かんせつぜんちかん	total knee arthroplasty (TKA) (replacement (TKR))
膝関節痛	ひざ(しつ)かんせつつう	gonalgia (knee pain)
膝義足	ひざぎそく	knee disarticulation prosthesis
膝屈曲義足	ひざくっきょくぎそく	bent knee prosthesis
膝屈筋群(ハムストリングス)	ひざくっきんぐん(はむすとりんぐす)	hamstring〔muscles〕(hamstrings)
膝後十字靭帯損傷	ひざこうじゅうじじんたいそんしょう	posterior cruciate ligament injury
膝軸アライメント設定ジグ	ひざじくあらいめんとせっていじぐ	universal alignment fixture for knee
膝前十字靭帯損傷	ひざぜんじゅうじじんたいそんしょう	anterior cruciate ligament injury
膝装具	ひざそうぐ	knee orthosis
膝立ち位	ひざたちい	kneeling
膝継手	ひざつぎて	knee joint
膝継手の不安定	ひざつぎてのふあんてい	instability of prosthetic knee
膝の随意制御	ひざのずいいせいぎょ	voluntary control of knee
膝の不随意制御	ひざのふずいいせいぎょ	involuntary control of knee
膝〔用〕伸展補助〔装置〕	ひざ〔よう〕しんてんほじょ〔そうち〕	knee extension assist
膝離断〔術〕	ひざりだん〔じゅつ〕	knee disarticulation
膝離断用ソケット	ひざりだんようそけっと	knee disarticulation socket
肘置き(アームレスト、アームサポート)	ひじおき(あーむれすと、あーむさぽーと)	arm rest (arm support)
肘掛け	ひじかけ	supporting armrest
肘〔関節〕	ひじ〔かんせつ〕	elbow〔joint〕
肘関節全置換	ひじかんせつぜんちかん	total elbow arthroplasty (replacement)
肘関節離断用ソケット	ひじかんせつりだんようそけっと	elbow disarticulation socket
肘義手	ひじぎしゅ	elbow disarticulation prosthesis
肘屈曲補助装具	ひじくっきょくほじょそうぐ	elbow flexion assist orthosis
肘伸展補助装具	ひじしんてんほじょそうぐ	elbow extension assist orthosis
肘装具	ひじそうぐ	elbow orthosis
肘台付き杖	ひじだいつきつえ	platform crutch
肘杖(Lofstrand 杖)	ひじつえ(ろふすとらんどつえ)	elbow crutch (Lofstrand crutch)
皮質延髄路	ひしつえんずいろ	corticobulbar tract
皮質下出血	ひしつかしゅっけつ	subcortical hemorrhage
皮質下性運動性失語〔症〕	ひしつかせいうんどうせいしつご〔しょう〕	subcortical motor aphasia
皮質下性感覚性失語〔症〕	ひしつかせいかんかくせいしつご〔しょう〕	subcortical sensory aphasia
皮質下認知症	ひしつかにんちしょう	subcortical dementia

肘継手	ひじつぎて	elbow joint
皮質身体部位対応	ひしつしんたいぶいたいおう	cortical somatotopic representation
皮質性ミオクローヌス	ひしつせいみおくろーぬす	cortical myoclonus
皮質脊髄路	ひしつせきずいろ	corticospinal tract
皮質瘢痕組織	ひしつはんこんそしき	cortex scar tissues
皮質盲	ひしつもう	cortical blindness
皮質野	ひしつや	cortical area
皮質聾	ひしつろう	cortical deafness
肘(ずり)這い	ひじ(ずり)ばい	creeping
肘膝位	ひじひざい	knee elbow position
肘プーリー継手	ひじぷーりーつぎて	pulley elbow unit
肘ブロック継手	ひじぶろっくつぎて	functional elbow unit
比重	ひじゅう	specific gravity
非周期〔性〕	ひしゅうき〔せい〕	aperiodic
微小終板電位	びしょうしゅうばんでんい	miniature endplate potential
微小循環障害	びしょうじゅんかんしょうがい	microcirculatory disorders
微小神経電図検査法	びしょうしんけいでんずけんさほう	microneurography
非上皮性細胞	ひじょうひせいさいぼう	nonepithelial cell
肘離断	ひじりだん	elbow disarticulation
肘ロック	ひじろっく	elbow lock
非心原性脳梗塞	ひしんげんせいのうこうそく	noncardioembolic ischemic stroke
非侵襲性陽圧換気	ひしんしゅうせいようあつかんき	non-invasive positive pressure ventilation
非侵襲的脳神経刺激	ひしんしゅうてきのうしんけいしげき	non-invasive brain stimulation
非侵襲的陽圧換気療法	ひしんしゅうてきようあつかんきりょうほう	non-invasive intermittent positive pressure ventilation
ヒステリー	ひすてりー	hysteria
ヒステリー傾向	ひすてりーけいこう	hystericism
ヒステリー性運動失調	ひすてりーせいうんどうしっちょう	hysterical ataxia
ヒステリー性格	ひすてりーせいかく	hysteric character
ヒステリー性感覚消失	ひすてりーせいかんかくしょうしつ	hysterical anesthesia
ヒステリー性眼振	ひすてりーせいがんしん	hysterical nystagmus
ヒステリー性関節〔症〕	ひすてりーせいかんせつ〔しょう〕	hysteric〔al〕joint
ヒステリー性関節痛	ひすてりーせいかんせつつう	hysterical arthralgia
ヒステリー性痙攣	ひすてりーせいけいれん	hysterical seizure
ヒステリー性失声	ひすてりーせいしっせい	hysterical aphonia
ヒステリー性斜頚	ひすてりーせいしゃけい	hysteric〔al〕torticollis
ヒステリー性振戦	ひすてりーせいしんせん	hysterical tremor
ヒステリー性てんかん	ひすてりーせいてんかん	hysteroepilepsy
ヒステリー性舞踏運動	ひすてりーせいぶとううんどう	hysterical chorea
ヒステリー性歩行	ひすてりーせいほこう	hysterical gait
ヒステリー性麻痺	ひすてりーせいまひ	hysterical paralysis
ヒステリー性弓なり反張	ひすてりーせいゆみなりはんちょう	hysterical opisthotonus

非ステロイド性消炎鎮痛薬	ひすてろいどせいしょうえんちんつうやく	non-steroidal anti-inflammatory drugs (NSAIDs)
ピストン運動	ぴすとんうんどう	piston action
ビスフォスフォネート製剤	びすふぉすふぉねーとせいざい	bisphosphonate drug
鼻声	びせい	rhinolalia
肥大	ひだい	hypertrophy
肥大型心筋症	ひだいがたしんきんしょう	hypertrophic cardiomyopathy
非対称	ひたいしょう	asymmetry
非対称性緊張性頚反射	ひたいしょうせいきんちょうせいけいはんしゃ	asymmetric〔al〕tonic neck reflex (ATNR)
ひだ状舌	ひだじょうぜつ	fissured tongue
ビタミン過剰〔症〕	びたみんかじょう〔しょう〕	hypervitaminosis
ビタミン欠乏〔症〕	びたみんけつぼう〔しょう〕	vitamin deficiency (hypovitaminosis)
ビタミンD偽欠乏性くる病	びたみんでぃーぎけつぼうせいくるびょう	vitamin D pseudodeficiency rickets
ビタミンD欠乏性くる病	びたみんでぃーけつぼうせいくるびょう	vitamin D deficiency rickets
ビタミンD抵抗性くる病	びたみんでぃーていこうせいくるびょう	vitamin D resistant rickets
左足利きの	ひだりあしききの	sinistropedal
左利き	ひだりきき	sinistrality
左利きの	ひだりききの	left handed
左利きの人	ひだりききのひと	sinistral
左手利き	ひだりてきき	left handedness
左手利きの	ひだりてききの	sinistromanual
非陳述記憶	ひちんじゅつきおく	nondeclarative memory
ひっかき反射	ひっかきはんしゃ	scratch reflex
Pickwickian症候群（肥満低換気症候群）	ぴっくうぃっくしょうこうぐん（ひまんていかんきしょうこうぐん）	Pickwickian syndrome (obesity hypoventilation syndrome)
Pick病	ぴっくびょう	Pick disease
びっくり病	びっくりびょう	hyperekplexia
必須アミノ酸	ひっすあみのさん	essential amino acids
引っぱり強度	ひっぱりきょうど	tensile strength
ヒッププロテクター	ひっぷぷろてくたー	hip protector
非定型抗精神病薬	ひていけいこうせいしんびょうやく	atypical antipsychotic
非定型大腿骨骨折	ひていけいだいたいこつこっせつ	atypical femoral fracture
否定的感情	ひていてきかんじょう	negative emotion
非特異的腰痛	ひとくいてきようつう	non-specific low back pain
人見知り	ひとみしり	stranger anxiety
ヒト免疫不全症ウイルス脳症	ひとめんえきふぜんしょうういるすのうしょう	human immunodeficiency virus (HIV) encephalopathy
ひとり歩き	ひとりあるき	walk without help
否認	ひにん	repudiation
比熱	ひねつ	specific heat
被曝	ひばく	exposure

390

皮膚温図検査〔法〕（サーモグラフィー）	ひふおんずけんさ〔ほう〕（さーもぐらふぃー）	thermography
皮膚筋炎	ひふきんえん	dermatomyositis
腓腹（ふくらはぎ）	ひふく（ふくらはぎ）	calf (sura)
腓腹筋	ひふくきん	gastrocnemius〔muscle〕
腓腹筋群	ひふくきんぐん	calf muscles
腓腹筋痙攣（こむら返り）	ひふくきんけいれん（こむらがえり）	calf cramps
腓腹筋腱延長	ひふくきんけんえんちょう	gastrocnemius muscle tendon lengthening
腓腹神経	ひふくしんけい	sural nerve
皮膚疾患	ひふしっかん	skin disease
皮膚性拘縮	ひふせいこうしゅく	dermatogenic contracture
皮膚分節（デルマトーム）	ひふぶんせつ（でるまとーむ）	dermatome
皮弁	ひべん	skin flap
皮弁形成術	ひべんけいせいじゅつ	flap surgery
非弁膜症性心房細動	ひべんまくしょうせいしんぼうさいどう	nonvalvular atrial fibrillation
Hippocrates 法	ひぽくらてすほう	Hippocrates method
ピボットシフトテスト	ぴぼっとしふとてすと	pivot-shift test
肥満（体容積）指数	ひまん（たいようせき）しすう	body mass index (BMI)
肥満〔症〕	ひまん〔しょう〕	obesity
びまん性軸索損傷（障害）	びまんせいじくさくそんしょう（しょうがい）	diffuse axonal injury (DAI)
びまん性脳損傷	びまんせいのうそんしょう	diffuse brain injury
びまん性汎細気管支炎	びまんせいはんさいきかんしえん	diffuse bronchiolitis
びまん性網状影	びまんせいもうじょうえい	diffuse reticulated shadow
肥満低換気症候群（Pickwickian 症候群）	ひまんていかんきしょうこうぐん（ぴっくうぃっくしょうこうぐん）	obesity hypoventilation syndrome (Pickwickian syndrome)
眉毛下垂	びもうかすい	brow sagging
Hugh-Jones 分類	ひゅーじょーんずぶんるい	Hugh-Jones classification
病院（院内）感染	びょういん（いんない）かんせん	hospital acquired infection (nosocomial infection)
評価	ひょうか	assessment (evaluation)
評価会議	ひょうかかいぎ	evaluation conference (evaluation meeting, assessment meeting)
評価尺度	ひょうかしゃくど	rating scale
病期	びょうき	stage
表在感（知）覚	ひょうざいかん（ち）かく	superficial sensation
表在性腹壁反射	ひょうざいせいふくへきはんしゃ	superficial abdominal reflex
表在痛	ひょうざいつう	superficial pain
表在反射	ひょうざいはんしゃ	superficial reflex
病識	びょうしき	insight
病識欠如	びょうしきけつじょ	anosodiaphoria
表出言語	ひょうしゅつげんご	expression language

	ひょうし		ひろうせ

表出性失語	ひょうしゅつせいしつご	expressive aphasia
標準意欲評価法	ひょうじゅんいよくひょうかほう	clinical assessment for spontaneity (CAS)
標準看護計画	ひょうじゅんかんごけいかく	standard nursing plan
標準靴型	ひょうじゅんくつがた	standard shoe last
標準言語性対連合学習 検査	ひょうじゅんげんごせいついれんごうがくしゅうけんさ	standard verbal paired-associate learning test (S-PA)
標準高次視知覚検査	ひょうじゅんこうじしちかくけんさ	visual perception test for agnosia (VPTA)
標準高次動作性検査	ひょうじゅんこうじどうさせいけんさ	standard performance test for apraxia (SPTA)
標準失語症検査	ひょうじゅんしつごしょうけんさ	standard language test of aphasia (SLTA)
標準注意検査法	ひょうじゅんちゅういけんさほう	clinical assessment for attention (CAT)
標準注意検査法・標準 意欲評価法	ひょうじゅんちゅういけんさほう ひょうじゅんいよくひょうかほう	clinical assessment for attention and spontaneity (CATS)
表情	ひょうじょう	facial expression
ひょう疽	ひょうそ	felon
費用対効果	ひようたいこうか	cost effectiveness
病態失認	びょうたいしつにん	anosognosia
病態(疾病)無関心	びょうたい(しっぺい)むかんしん	anosodiaphoria
標的器官(臓器)	ひょうてきかん(ぞうき)	target organ
病的共同運動	びょうてききょうどううんどう	synkinesis
病的骨折	びょうてきこっせつ	pathologic [al] fracture
病的反射	びょうてきはんしゃ	pathologic reflex
病的笑い	びょうてきわらい	pathologic laughter (laughing)
病棟	びょうとう	ward
表面筋電図	ひょうめんきんでんず	surface electromyography (EMG)
表面電極	ひょうめんでんきょく	surface electrode
ヒラメ筋	ひらめきん	soleus muscle
平山病(若年性一側上肢 筋萎縮症)	ひらやまびょう(じゃくねんせいいっそくじょうしきんいしゅくしょう)	Hirayama disease (juvenile muscular atrophy of unilateral upper extremity)
びらん	びらん	erosion
ぴりぴり感	ぴりぴりかん	tingling〔sensation〕
非流暢性	ひりゅうちょうせい	non-fluency
非流暢性失語	ひりゅうちょうせいしつご	non-fluent aphasia
ビリルビン脳症	びりるびんのうしょう	bilirubin encephalopathy
Hilgenreiner 線	ひるげんらいなーせん	Hilgenreiner line
Hill-Sachs 損傷	ひるさっくすそんしょう	Hill-Sachs lesion
ビルドアップ	びるどあっぷ	build up
ピルビン酸脱水素酵素 欠損症	ぴるびんさんだっすいそこうそけっそんしょう	pyruvate dehydrogenase deficiency
疲労	ひろう	fatigue
疲労骨折	ひろうこっせつ	stress fracture
疲労性	ひろうせい	fatigability

392

Pirogoff 切断〔術〕	ぴろごふせつだん〔じゅつ〕	Pirogoff amputation
貧血	ひんけつ	anemia
頻呼吸	ひんこきゅう	tachypnea
敏捷性	びんしょうせい	agility
敏捷性訓練	びんしょうせいくんれん	agility training
Binswanger 脳症	びんすわんがーのうしょう	Binswanger encephalopathy
Binswanger 皮質下白質脳症	びんすわんがーひしつかはくしつのうしょう	Binswanger subcortical leukoencephalopathy
Binswanger 病	びんすわんがーびょう	Binswanger disease
ピンセット	ぴんせっと	forceps (tweezers)
ピンチ(つまみ)	ぴんち(つまみ)	pinch
頻尿	ひんにょう	pollaki〔s〕uria
ピンポンチ	ぴんぽんち	pin punch
頻脈性不整脈	ひんみゃくせいふせいみゃく	tachyarrhythmia

Vater-Pacini 小体	ふぁーたーぱちにしょうたい	Vater-Pacini corpuscle
Phalen テスト	ふぁーれんてすと	Phalen test
ファウラー位	ふぁうらーい	Fowler position
Fabry 病	ふぁぶりーびょう	Fabry disease
Valsalva 試験	ぶぁるさるぶぁしけん	Valsalva test
Valsalva 手技	ぶぁるさるぶぁしゅぎ	Valsalva maneuver
Valsalva 洞	ぶぁるさるぶぁどう	Valsalva sinus
不安	ふぁん	anxiety
ファンクショナルリーチテスト	ふぁんくしょなるりーちてすと	functional reach test (FRT)
Fanconi 症候群	ふぁんこーにしょうこうぐん	Fanconi syndrome
不安神経症	ふあんしんけいしょう	anxiety disorder
不安精神病	ふあんせいしんびょう	anxiety psychosis
不安定狭心症	ふあんていきょうしんしょう	unstable angina
不安定膝蓋骨	ふあんていしつがいこつ	unstable patella
不安定〔性〕	ふあんてい〔せい〕	instability
不安定歩行	ふあんていほこう	unsteady gait
フィードバック機能	ふぃーどばっくきのう	feedback function
フィードバック制御	ふぃーどばっくせいぎょ	feedback control
フィードバック抑制	ふぃーどばっくよくせい	feedback inhibition
フィードフォワード	ふぃーどふぉわーど	feedforward
フィードフォワード制御	ふぃーどふぉわーどせいぎょ	feedforward control
部位感覚	ぶいかんかく	topoesthesia
部位感覚消失	ぶいかんかくしょうしつ	topoanesthesia
部位失認	ぶいしつにん	atopognosia (-sis)
部位診断	ぶいしんだん	segmental diagnosis (regional diagnosis, niveau diagnosis)
Fick の式	ふぃっくのしき	Fick laws of diffusion

ふぃっし		ふかつせ
Fisher 症候群	ふぃっしゃーしょうこうぐん	Fisher syndrome
フィットネス	ふぃっとねす	fitness
フィットネストレーニング	ふぃっとねすとれーにんぐ	fitness training
部位認知	ぶいにんち	topognosia (-sis)
V-P (脳室腹腔) シャント	ぶいぴー (のうしつふくくう) しゃんと	V-P (ventriclo-peritoneal) shunt
フィブリン様変性	ふぃぶりんようへんせい	fibrinoid degeneration
Finkelstein テスト	ふぃんけるしゅたいんてすと	Finkelstein test
ブースティング	ぶーすてぃんぐ	boosting
フード (食物) テスト	ふーど (しょくもつ) てすと	food test
封入体筋炎	ふうにゅうたいきんえん	inclusion body myositis
プーリー (滑車)	ぷーりー (かっしゃ)	pulley
フーリエ解析	ふーりえかいせき	Fourier analysis
フェノール	ふぇのーる	phenol
フェノールブロック	ふぇのーるぶろっく	phenol block
Verga 脳室	ぶぇるがのうしつ	Verga ventricle
Felty 症候群	ふぇるてぃしょうこうぐん	Felty syndrome
不応期	ふおうき	refractory period
フォークオーター切断〔術〕(肩甲胸郭間切断〔術〕)	ふぉーくおーたーせつだん〔じゅつ〕(けんこうきょうかくかんせつだん〔じゅつ〕)	forequarter (interscapulothoracic) amputation
フォーク状 (様) 変形	ふぉーくじょう (よう) へんけい	dinner fork deformity
Vogt・小柳・原田症候群	ふぉーくとこやなぎはらだしょうこうぐん	Vogt-Koyanagi-Harada disease
フォースプレート (床反力計)	ふぉーすぷれーと (ゆかはんりょくけい)	force plate
フォーミュラ食	ふぉーみゅらしょく	formula diet
フォームカバー (外装)	ふぉーむかばー (がいそう)	foam cover
Volkmann 虚血性麻痺	ふぉるくまんきょけつせいまひ	Volkmann ischemic paralysis
Volkmann 拘縮	ふぉるくまんこうしゅく	Volkmann contracture
不穏	ふおん	disquiet
不穏状態	ふおんじょうたい	restlessness
Fontaine 分類	ふぉんてぃんぶんるい	Fontaine classification
von Hippel-Lindau 病	ふぉんひっぺるりんだうびょう	von Hippel-Lindau disease
von Recklinghausen 病	ふぉんれっくりんぐはうぜんびょう	von Recklinghausen disease
von Rosen 線	ふぉんろーぜんせん	von Rosen line
von Rosen 副子 (装具)	ふぉんろーぜんふくし (そうぐ)	von Rosen splint
負荷	ふか	load
負荷心筋シンチグラフィー	ふかしんきんしんちぐらふぃー	stress myocardial scintigraphy
負荷心電図	ふかしんでんず	stress electrocardiogram
賦活	ふかつ	activation
賦活後増強	ふかつごぞうきょう	post activation potentiation
賦活後促通	ふかつごそくつう	post activation facilitation
賦活後疲労	ふかつごひろう	post activation exhaustion
賦活後抑圧	ふかつごよくせい	post activation depression
賦活性睡眠	ふかつせいすいみん	activated sleep

394

ふかつど		ふくしこ
不活動	ふかつどう	inactivity
不感蒸泄	ふかんじょうせつ	insensible perspiration
不関(基準)電極	ふかん(きじゅん)でんきょく	indifferent electrode
腹圧	ふくあつ	abdominal muscle pressure
腹圧性尿失禁	ふくあつせいにょうしっきん	urinary stress incontinence
腹臥位	ふくがい	prone
腹臥位管理	ふくがいかんり	prone position management
腹臥位療法	ふくがいりょうほう	prone therapy
復学	ふくがく	return to school
複合感覚	ふくごうかんかく	combined sensation
副交感神経	ふくこうかんしんけい	parasympathetic nerve
副交感神経緊張〔症〕	ふくこうかんしんけいきんちょう〔しょう〕	parasympathicotonia
副交感神経系	ふくこうかんしんけいけい	parasympathetic nervous system
副交感神経作動薬	ふくこうかんしんけいさどうやく	parasympathomimetic agent (parasympathomimetic drug)
副交感神経節	ふくこうかんしんけいせつ	parasympathetic ganglion
複合筋活動電位	ふくごうきんかつどうでんい	compound muscle action potential (CMAP)
副甲状腺	ふくこうじょうせん	parathyroid gland
副甲状腺機能低下症	ふくこうじょうせんきのうていかしょう	hypoparathyroidism
副甲状腺ホルモン	ふくこうじょうせんほるもん	parathyroid hormone (PTH)
複合靱帯損傷	ふくごうじんたいそんしょう	compound ligament injury
複合性局所疼痛症候群	ふくごうせいきょくしょとうつうしょうこうぐん	complex regional pain syndrome (CRPS)
複合性局所疼痛症候群タイプ1	ふくごうせいきょくしょとうつうしょうこうぐんたいぷいち	complex regional pain syndrome (CRPS) type 1
複合性局所疼痛症候群タイプ2	ふくごうせいきょくしょとうつうしょうこうぐんたいぷに	complex regional pain syndrome (CRPS) type 2
複合的理学療法	ふくごうてきりがくりょうほう	combined physical decongestive therapy
伏在静脈	ふくざいじょうみゃく	saphenous vein
伏在神経	ふくざいしんけい	saphenous nerve
複雑骨折	ふくざつこっせつ	compound fracture
副作用	ふくさよう	side effect
複視	ふくし	diplopia
福祉	ふくし	welfare
副子(シーネ、スプリント)	ふくし(しーね、すぷりんと)	splint
福祉機器(用具)	ふくしきき(ようぐ)	technical aid for the disabled (welfare device, welfare equipment)
腹式呼吸	ふくしきこきゅう	abdominal respiration
複式コントロールケーブルシステム	ふくしきこんとろーるけーぶるしすてむ	fair lead control cable system
副子固定	ふくしこてい	splintage

ふ

395

ふくしじ		ふっき
福祉事務所	ふくしじむしょ	welfare office
福祉制度	ふくしせいど	welfare system
輻射	ふくしゃ	radiation
復唱	ふくしょう	repetition
福祉用具サービス	ふくしようぐさーびす	assistive technology service
復職	ふくしょく	return to work
復職支援	ふくしょくしえん	reinstatement support
副神経	ふくしんけい	accessory nerve
副腎脊髄ニューロパチー	ふくじんせきずいにゅーろぱちー	adrenomyeloneuropathy
副腎白質ジストロフィー	ふくじんはくしつじすとろふぃー	adrenoleukodystrophy
副腎皮質ステロイド	ふくじんひしつすてろいど	adrenocortical steroid
腹水	ふくすい	ascites
輻湊反射	ふくそうはんしゃ	convergence reflex
腹帯	ふくたい	abdominal bandage (belt)
副伝導路	ふくでんどうろ	accessory pathway
腹皮反射	ふくひはんしゃ	abdominal skin reflex
腹壁反射	ふくへきはんしゃ	abdominal reflex
腹膜透析	ふくまくとうせき	peritoneal dialysis
腹膜播種	ふくまくはしゅ	peritoneal dissemination
服薬指導	ふくやくしどう	medication instruction
ふくらはぎ(腓腹)	ふくらはぎ(ひふく)	sura (calf)
不顕性誤嚥(無症候性誤嚥)	ふけんせいごえん(むしょうこうせいごえん)	silent aspiration
不顕性骨折	ふけんせいこっせつ	occult fracture
符号化	ふごうか	coding
ふざけ症	ふざけしょう	moria (Witzelsucht)
Bouchard 結節	ぶしゃーるけっせつ	Bouchard node
浮腫(水腫)	ふしゅ(すいしゅ)	edema
不随意運動	ふずいいうんどう	involuntary movement
不随意筋	ふずいいきん	involuntary muscle
不随意収縮	ふずいいしゅうしゅく	involuntary contraction
不全片麻痺	ふぜんかたまひ	hemiparesis
不全胸髄損傷	ふぜんきょうずいそんしょう	incomplete thoracic spinal cord injury
不全強直	ふぜんきょうちょく	partial ankylosis
不全頚髄損傷	ふぜんけいずいそんしょう	incomplete cervical cord injury
不全四肢麻痺	ふぜんししまひ	quadriparesis
不全損傷	ふぜんそんしょう	incomplete injury
不全対麻痺	ふぜんついまひ	paraparesis
不全麻痺	ふぜんまひ	palsy (paresis)
不全腰髄損傷	ふぜんようずいそんしょう	incomplete lumbar spinal cord injury
縁どり空胞	ふちどりくうほう	rimmed vacuole
不調	ふちょう	disorder
普通型車いす	ふつうがたくるまいす	standard wheelchair
復帰	ふっき	restoration

396

腹筋	ふっきん	abdominal muscle
フックプレート	ふっくぷれーと	hook plate
プッシュアップ	ぷっしゅあっぷ	push up
プッシュオフ（踏み切り）	ぷっしゅおふ（ふみきり）	push off
物体〔外観〕健忘	ぶったい〔がいかん〕けんぼう	pragmatamnesia
物体失認	ぶったいしつにん	pragmatagnosia
物体認知	ぶったいにんち	object identification
フットケア	ふっとけあ	foot care
フットスラップ	ふっとすらっぷ	foot slap
フットポンプ	ふっとぽんぷ	foot pump
フットレスト	ふっとれすと	foot rest
物〔理学的特〕性（身体特性）	ぶつ〔りがくてきとく〕せい（しんたいとくせい）	physical characteristics
物理刺激	ぶつりしげき	physical stimulus
物理療法〔医学〕	ぶつりりょうほう〔いがく〕	physical medicine
不適応行動	ふてきおうこうどう	maladaptive behavior
不動	ふどう	immobilization
舞踏アテトーゼ〔運動〕	ぶとうあてとーぜ〔うんどう〕	choreoathetosis
不動〔性〕	ふどう〔せい〕	immobility
浮動性めまい	ふどうせいめまい	dizziness
不動による合併症	ふどうによるがっぺいしょう	disuse syndrome
舞踏病（運動）	ぶとうびょう（うんどう）	chorea
ぶどう膜炎	ぶどうまくえん	uveitis
ぶどう膜炎関連脊椎関節炎	ぶどうまくえんかんれんせきついかんせつえん	uveitis associated spondyloarthritis
ぶどう膜脳炎	ぶどうまくのうえん	uveoencephalitis
舞踏様運動	ぶとうよううんどう	choreoid movement
舟底足	ふなぞこあし	rocker bottom foot
不妊	ふにん	infertility
部分荷重	ぶぶんかじゅう	partial weight bearing
部分健忘	ぶぶんけんぼう	partial amnesia
部分的切断	ぶぶんてきせつだん	partial amputation
部分発作	ぶぶんほっさ	partial seizure
部分浴	ぶぶんよく	local bath
踏まず（アーチ）支え	ふまず（あーち）ささえ	arch support
ふまずしん	ふまずしん	shank
ふみかえし	ふみかえし	toe break
踏み切り（プッシュオフ）	ふみきり（ぷっしゅおふ）	push off
踏み出し（定位）反射（反応）	ふみだし（ていい）はんしゃ（はんのう）	placing reaction
踏みつけ（スタンプ）歩行	ふみつけ（すたんぷ）ほこう	stamping gait
不眠〔症〕	ふみん〔しょう〕	insomnia
不明瞭発語	ふめいりょうはつご	slurred speech
Bryant 牽引	ぶらいあんとけんいん	Bryant traction
Freiberg 病	ふらいばーぐびょう	Freiberg disease

プライマリーケア	ぷらいまりーけあ	primary care
Braun〔下肢〕架台	ぶらうん〔かし〕かだい	Braun frame
Brown-Séquard 症候群	ぶらうんせかーるしょうこうぐん	Brown-Séquard syndrome
Bragard テスト	ぶらがーどてすと	Bragard test
フラクタル〔次元〕解析	ふらくたる〔じげん〕かいせき	fractal dimension analysis
プラスチック製靴インサート付き短下肢装具	ぷらすちっくせいくついんさーとつきたんかしそうぐ	ankle foot orthosis with plastic shoe insert
プラスチック装具	ぷらすちっくそうぐ	plastic orthosis
プラスチック短下肢装具	ぷらすちっくたんかしそうぐ	plastic ankle foot orthosis
プラスチック長下肢装具	ぷらすちっくちょうかしそうぐ	plastic knee ankle foot orthosis
プラスチック膝装具	ぷらすちっくひざそうぐ	plastic knee orthosis
FRAX（骨折リスク評価ツール）	ふらっくす（こっせつりすくひょうかつーる）	FRAX (fracture risk assessment tool)
フラッシュバック	ふらっしゅばっく	flash back
ブラッシング	ぶらっしんぐ	brushing
フラットヒール	ふらっとひーる	flat heel
フラップ	ふらっぷ	flap
フラップ状断裂	ふらっぷじょうだんれつ	flap tears
プラトー	ぷらとー	plateau
Frenkel 体操	ふらんけるたいそう	Frenkel exercise
Frankel 分類	ふらんけるぶんるい	Frankel classification
Frenchay 拡大 ADL 尺度	ふらんちゃいかくだいえーでぃーえるしゃくど	Frenchay activities index (FAI)
Blount 病	ぶらんとびょう	Blount disease
Friedreich 運動失調症	ふりーどらいひうんどうしっちょうしょう	Friedreich ataxia
Friedreich 病	ふりーどらいひびょう	Friedreich disease
プリオン病	ぷりおんびょう	prion disease
振り子運動	ふりこうんどう	pendulum exercise
振り子試験	ふりこしけん	pendulum test
プリズム順応課題	ぷりずむじゅんのうかだい	prism adaptation task
プリズム眼鏡	ぷりずむめがね	prism glasses
不良肢位	ふりょうしい	malposition
不良姿勢	ふりょうしせい	malposture
不良肉芽	ふりょうにくげ	defective granulation
浮力	ふりょく	buoyancy
pull-out 縫合	ぷるあうとほうごう	pull-out suture
プリズム適応訓練	ぷりずむてきおうくんれん	prism adaptation training
フルンケル（せつ）	ふるんける（せつ）	furuncle
Brunnstrom ステージ	ぶるんすとろーむすてーじ	Brunnstrom stage
Brunnstrom 法	ぶるんすとろーむほう	Brunnstrom technique
FLAIR 画像	ふれあがぞう	fluid attenuated inversion recovery (FLAIR) image
フレアヒール	ふれあひーる	flare heel
フレイル	ふれいる	frailty

398

ブレインコンピュータインターフェイス	ぶれいんこんぴゅーたいんたーふぇいす	brain computer interface (BCI)
ブレインマシーンインターフェイス	ぶれいんましーんいんたーふぇいす	Brain machine interface (BMI)
Prader-Willi 症候群	ぷれーだーうぃりーしょうこうぐん	Prader-Willi syndrome
プレートフードガード	ぷれーとふーどがーど	pusher edge and plate buffer
フレームコルセット	ふれーむこるせっと	frame corset
プレガバリン	ぷれがばりん	pregabalin
フレキシブルソケット	ふれきしぶるそけっと	flexible socket
ブローイング訓練	ぶろーいんぐくんれん	blowing exercise
Broca 失語〔症〕	ぶろーかしつご〔しょう〕	Broca aphasia
Broca 中枢	ぶろーかちゅうすう	Broca center
Broca 野	ぶろーかや	Broca area
Brodie 膿瘍	ぶろーでぃのうよう	Brodie abscess
フローティングヒール	ふろーてぃんぐひーる	floating heel
Brodmann の脳地図	ぶろーどまんののうちず	Brodmann brain map
Brodmann 野	ぶろーどまんや	Brodmann areas
ブローブ(探針、消息子)	ぶろーぶ(たんしん、しょうそくし)	probe
プログラム	ぷろぐらむ	program
Frostig 視知覚発達検査	ふろすてぃぐしちかくはったつけんさ	Frostig developmental test of visual perception
プロセスモデル[摂食嚥下の]	ぷろせすもでる	process model
プロソディ(韻律)	ぷろそでぃ(いんりつ)	prosody
ブロック療法	ぶろっくりょうほう	block therapy
フロッピーインファント(筋緊張低下児)	ふろっぴーいんふぁんと(きんきんちょうていかじ)	floppy infant
プロトン密度強調画像	ぷろとんみつどきょうちょうがぞう	proton density weighted image
Froment 徴候	ふろまんちょうこう	Froment sign
プロラクチン分泌腫瘍	ぷろらくちんぶんぴつしゅよう	prolactinoma
分化	ぶんか	differentiation
分岐鎖アミノ酸	ぶんきさあみのさん	branched-chain amino acids (BCAA)
吻合部狭窄	ふんごうぶきょうさく	anastomotic stenosis
粉砕骨折	ふんさいこっせつ	grinding fracture
分散分析	ぶんさんぶんせき	dispersion analysis
分枝粥腫病	ぶんしじゅくしゅびょう	branch atheromatous disease (BAD)
分子標的薬	ぶんしひょうてきやく	molecular target drug
分水嶺(界)梗塞	ぶんすいれい(かい)こうそく	watershed infarction
分析	ぶんせき	analysis
分析心理学	ぶんせきしんりがく	analytical psychology
分節性脊髄誘発電位	ぶんせつせいせきずいゆうはつでんい	segmental spinal evoked potential
分娩損傷	ぶんべんそんしょう	birth injury
分娩麻痺	ぶんべんまひ	obstetric paralysis (birth paralysis, birth palsy)
分回し歩行	ぶんまわしほこう	circumduction gait

ぶんりう   へいろー

| 分離運動 | ぶんりうんどう | separation movement |
| 粉瘤（アテローム） | ふんりゅう（あてろーむ） | atheroma |

へ

ペアレントトレーニング	ぺあれんととれーにんぐ	parent training
平滑筋	へいかつきん	smooth muscle
平滑筋弛緩薬	へいかつきんしかんやく	smooth muscle relaxant
平均血圧	へいきんけつあつ	mean arterial pressure (MAP)
平均パワー周波数	へいきんぱわーしゅうはすう	mean power frequency
閉経	へいけい	menopause
閉経後骨粗鬆症	へいけいごこつそしょうしょう	post menopausal osteoporosis
平衡〔感〕覚	へいこう〔かん〕かく	equilibratory sense (static sense)
平衡機能	へいこうきのう	equilibrium
平衡〔機能〕検査	へいこう〔きのう〕けんさ	equilibrium test
平衡訓練	へいこうくんれん	vestibular rehabilitation
平衡障害	へいこうしょうがい	dysequilibrium (balance disorder)
平行法	へいこうほう	in-plane technique
平行棒	へいこうぼう	parallel bar
米国国立保健統計センター	べいこくこくりつほけんとうけいせんたー	National center for health statistics (NIH)
閉鎖神経	へいさしんけい	obturator nerve
閉鎖神経ブロック	へいさしんけいぶろっく	obturator nerve block
閉鎖性褥瘡	へいさせいじょくそう	closed decubitus ulcer
閉鎖的（性）運動連鎖	へいさてき（せい）うんどうれんさ	closed kinetic chain (CKC)
閉鎖包帯	へいさほうたい	occlusive dressing
閉塞性換気障害	へいそくせいかんきしょうがい	obstructive ventilatory impairment
閉塞性血栓〔性〕血管炎（Buerger 病）	へいそくせいけっせん〔せい〕けっかんえん（ばーじゃーびょう）	thromboangi〔i〕tis obliterans (Buerger disease)
閉塞性障害	へいそくせいしょうがい	obstructive impairment
閉塞性睡眠時無呼吸症候群	へいそくせいすいみんじむこきゅうしょうこうぐん	obstructive sleep apnea syndrome
閉塞性動脈硬化症	へいそくせいどうみゃくこうかしょう	arteriosclerosis obliterans (ASO)
閉塞性動脈疾患	へいそくせいどうみゃくしっかん	obstructive arterial disease
閉塞性肥大型心筋症	へいそくせいひだいがたしんきんしょう	obstructive hypertrophic cardiomyopathy
併存症（疾患）	へいぞんしょう（しっかん）	comorbidity
平面（滑動）関節	へいめん（かつどう）かんせつ	plane (arthrodial, gliding) joint
ヘイロー牽引〔法〕	へいろーけんいん〔ほう〕	halo traction
ヘイロー式頚胸椎装具	へいろーしきけいきょうついそうぐ	halo type cervico-thoracic orthosis

400

ヘイロー装具	へいろーそうぐ	halo orthosis
ヘイローベスト	へいろーべすと	halo vest orthosis
ペインフルアーク（有痛弧）徴候	ぺいんふるあーく（ゆうつうこ）ちょうこう	painful arc sign
Baker 嚢胞(腫)	べーかーのうほう（しゅ）	Baker cyst
ページめくり機	ぺーじめくりき	page turner
ベータ（β）アドレナリン作動性受容体	べーたあどれなりんさどうせいじゅようたい	beta (β) adrenergic receptor
ベータ（β）エンドルフィン	べーたえんどるふぃん	beta (β) endorphin
ベータ（β）昏睡	べーたこんすい	beta (β) coma
ベータ（β）刺激薬	べーたしげきやく	beta (β) stimulant
ベータ（β）遮断薬	べーたしゃだんやく	beta (β) blocker
ベータ（β）受容体	べーたじゅようたい	beta (β) receptor
ベータ（β）2受容体作動薬	べーたつーじゅようたいさどうやく	beta (β) 2 receptor agonist
Behçet 症候群	べーちぇっとしょうこうぐん	Behçet syndrome
Behçet 病	べーちぇっとびょう	Behçet disease
Hering-Breuer 反射	へーりんぐぶろいえるはんしゃ	Hering-Breuer reflex
Becker 型進行性筋ジストロフィー	べっかーがたしんこうせいきんじすとろふぃー	Becker type progressive muscular dystrophy
Becker 型晩発性筋ジストロフィー	べっかーがたばんぱつせいきんじすとろふぃー	Becker type tardive muscular dystrophy
Beck 抑うつ指標（質問表）	べっくよくうつしひょう（しつもんひょう）	Beck depression inventory (BDI)
Betz 細胞	べっつさいぼう	Betz cell
ヘッドサポート	へっどさぽーと	head support
ベッド取付け式蓄尿袋	べっどとりつけしきちくにょうぶくろ	urine collection bag (non body worn)
ベッドリフト	べっどりふと	bed lift
ヘッドレスト	へっどれすと	headrest
PEP-3	ぺっぷすりー	psychoeducational profile-3rd edition (PEP-3)
ペナンブラ	ぺなんぶら	penumbra
Bennett 骨折	べねっとこっせつ	Bennett fracture
Benedikt 症候群	べねでぃくとしょうこうぐん	Benedikt syndrome
Heberden 結節（関節症）	へばーでんけっせつ（かんせつしょう）	Heberden nodes (arthrosis)
ヘマトキシリンエオジン染色（HE 染色）	へまときしりんえおじんせんしょく（えいちいーせんしょく）	hematoxylin and eosin stain
ヘマトクリット	へまとくりっと	hematocrit
ヘミバリスム	へみばりすむ	hemiballism
ヘミヒョレア	へみひょれあ	hemichorea
へら	へら	spatula
ヘリカル CT	へりかるしーてぃー	helical CT scan
Bell 現象	べるげんしょう	Bell phenomenon
Perthes 病	べるてすびょう	Perthes disease
Bernard-Horner 症候群	べるなーるほるねるしょうこうぐん	Bernard-Horner syndrome

へるにあ		へんそく
ヘルニア形成	へるにあけいせい	herniation
ヘルニア摘除〔術〕	へるにあてきじょ〔じゅつ〕	herniotomy
ヘルペス	へるぺす	herpes
ヘルペス後慢性神経痛	へるぺすごまんせいしんけいつう	chronic post herpetic neuralgia
ヘルペス髄膜脳炎	へるぺすずいまくのうえん	herpetic meningoencephalitis
ヘルペス脳炎	へるぺすのうえん	herpetic cephalitis
Bell 麻痺	べるまひ	Bell palsy
Bell 攣縮	べるれんしゅく	Bell spasm
ペロメリア	ぺろめりあ	peromelia
偏位(移)	へんい(い)	deviation
変(偏)位	へん(へん)い	displacement
辺縁系	へんえんけい	limbic system
辺縁系脳炎	へんえんけいのうえん	limbic encephalitis
ペン型注射器	ぺんがたちゅうしゃき	pen type injector
便器	べんき	toilet (lavatory)
片脚エルゴメーター負荷テスト	へんきゃくえるごめーたーふかてすと	one-leg cycling test
片脚起立	へんきゃくきりつ	one-leg standing
片脚起立運動	へんきゃくきりつうんどう	one-leg stand exercise
片膝立ち	へんきゃくだち	half kneeling
片脚立位(片足立ち)	へんきゃくりつい(かたあしだち)	standing on one leg
変形	へんけい	deformity
変形性足関節症	へんけいせいあし(そく)かんせつしょう	ankle osteoarthritis
変形性関節症	へんけいせいかんせつしょう	osteoarthritis
変形性胸椎症	へんけいせいきょうついしょう	thoracic spondylosis
変形性頚椎症	へんけいせいけいついしょう	cervical spondylosis (cervical spondylosis deformans)
変形性股関節症	へんけいせいこかんせつしょう	hip osteoarthritis
変形性膝関節症	へんけいせいしつ(ひざ)かんせつしょう	knee osteoarthritis
変形性脊椎症	へんけいせいせきついしょう	spondylosis deformans (osteoarthritis of spine)
変形性足関節症	へんけいせいそく(あし)かんせつしょう	ankle osteoarthritis
変形性膝関節症	へんけいせいひざ(しつ)かんせつしょう	knee osteoarthritis
変形性腰仙椎症	へんけいせいようせんついしょう	lumbarsacral spondylosis
変形性腰椎症	へんけいせいようついしょう	lumber spondylosis
変形癒合	へんけいゆごう	malunion
便座	べんざ	toilet seat
偏在〔性〕(片側性)	へんざい〔せい〕(へんそくせい)	laterality
便失禁	べんしっきん	fecal incontinence
片頭痛	へんずつう	migraine
変性	へんせい	degeneration
変性脊椎すべり〔症〕	へんせいせきついすべり〔しょう〕	degenerative spondylolisthesis
変性の	へんせいの	degenerative
片側運動失調	へんそくうんどうしっちょう	hemiataxia

へんそく		ほいんし
片側温度覚脱失	へんそくおんどかくだっしつ	hemithermanaesthesia
片側感覚過敏	へんそくかんかくかびん	hemihyperesthesia
片側感覚脱失	へんそくかんかくだっしつ	hemianesthesia
片側感覚鈍麻	へんそくかんかくどんま	hemihyp〔o〕esthesia
片側協働収縮(運動)不能	へんそくきょうどうしゅうしゅく(うんどう)ふのう	hemiasynergia
片側骨盤切除〔術〕	へんそくこつばんせつじょ〔じゅつ〕	internal hemipelvectomy
片側骨盤切断用義足	へんそくこつばんせつだんようぎそく	hemipelvectomy prosthesis
片側骨盤切断用ソケット	へんそくこつばんせつだんようそけっと	hemipelvectomy socket
片側骨盤離(切)断〔術〕	へんそくこつばんり(せつ)だん〔じゅつ〕	hemipelvectomy
片側支柱	へんそくしちゅう	single upright bar
片側支柱付き短下肢装具	へんそくしちゅうつきたんかしそうぐ	single upright ankle foot orthosis
片側支柱付き長下肢装具	へんそくしちゅうつきちょうかしそうぐ	single upright knee ankle foot orthosis
片側失行	へんそくしっこう	hemiapraxia
片側失認	へんそくしつにん	hemiagnosia
片側身体失認	へんそくしんたいしつにん	hemiasomatognosia
片側性(偏在〔性〕)	へんそくせい(へんざい〔せい〕)	laterality
片側切断	へんそくせつだん	hemisection
片側前腕切断	へんそくぜんわんせつだん	hemitransradial amputation
片側痛覚脱失	へんそくつうかくだっしつ	hemianalgesia
片側痛覚鈍麻	へんそくつうかくどんま	hemihypalgesia
片側疼痛	へんそくとうつう	hemialgia
片(半)側発汗	へん(はん)そくはっかん	hemihidrosis
ベンゾジアゼピン系薬剤	べんぞじあぜぴんけいやくざい	benzodiazepine drug
Bender-Gestalt 検査	べんだーげしゅたるとけんさ	Bender-Gestalt test
Henderson-Hasselbalch の式	へんだーそんはっせるばるひのしき	Henderson-Hasselbalch equation
胼胝	べんち	callosity
ベンチアライメント	べんちあらいめんと	bench alignment
Benton 視覚記銘力検査	べんとんしかくきめいりょくけんさ	Benton visual retention test
便秘	べんぴ	constipation
扁平上皮癌	へんぺいじょうひがん	squamous cell carcinoma
扁平足	へんぺいそく	flat foot

ほ

Vojta 法	ぽいたほう	Vojta method
ボイド切断〔術〕	ぽいどせつだん〔じゅつ〕	Boyd amputation
母音	ぽいん	vowel
保因者	ほいんしゃ	carrier

蜂窩織炎	ほうかしきえん	phlegmon (cellulitis)
包括医療	ほうかついりょう	comprehensive medical care
包括的アプローチ	ほうかつてきあぷろーち	comprehensive approach
包括的援助	ほうかつてきえんじょ	comprehensive help
包括的 QOL 評価	ほうかつてききゅーおーえるひょうか	comprehensive QOL evaluation
包括的呼吸リハビリテーション	ほうかつてきこきゅうりはびりてーしょん	comprehensive respiratory rehabilitation
包括的サービス	ほうかつてきさーびす	comprehensive service
包括的チームアプローチ	ほうかつてきちーむあぷろーち	comprehensive team approach
包括的リハビリテーション	ほうかつてきりはびりてーしょん	comprehensive rehabilitative intervention
包括的リハビリテーションアプローチ	ほうかつてきりはびりてーしょんあぷろーち	comprehensive rehabilitative intervention approach
縫合	ほうごう	sutura
膀胱機能障害	ほうこうきのうしょうがい	bladder dysfunction
膀胱計検査〔法〕	ほうこうけいけんさ〔ほう〕	cystometry
膀胱結石	ほうこうけっせき	bladder stone
方向見当識障害	ほうこうけんとうしきしょうがい	directional disorientation
膀胱造影法	ほうこうぞうえいほう	cystography
膀胱直腸障害	ほうこうちょくちょうしょうがい	bladder bowel disturbance
膀胱内圧測定〔法〕	ほうこうないあつそくてい〔ほう〕	cystometrography
膀胱尿管逆流現象	ほうこうにようかんぎゃくりゅうげんしょう	vesicoureteral reflex
膀胱瘻	ほうこうろう	vesical fistula
放散痛	ほうさんつう	radiating pain
房室ブロック	ほうしつぶろっく	atrioventricular block
放射線技師	ほうしゃせんぎし	radiological technologist
放射線宿酔	ほうしゃせんしゅくすい	radiation sickness
放射線障害	ほうしゃせんしょうがい	radioactive damage
放射線神経炎	ほうしゃせんしんけいえん	radioneuritis
放射線脊髄症	ほうしゃせんせきずいしょう	radiation myelopathy
放射線治療 (療法)	ほうしゃせんちりょう (りょうほう)	radiotherapy (radiation therapy)
放射線ニューロパチー	ほうしゃせんにゅーろぱちー	radiation neuropathy
放射線療法	ほうしゃせんりょうほう	radiation therapy
傍腫瘍症候群 (悪性腫瘍随伴症候群)	ほうしゅようしょうこうぐん (あくせいしゅようずいはんしょうこうぐん)	paraneoplastic syndrome
傍脊柱筋	ほうせきちゅうきん	paraspinal muscle
傍脊柱筋筋電図検査〔法〕	ほうせきちゅうきんきんでんずけんさ〔ほう〕	paraspinal electromyography
傍脊椎腰神経ブロック	ほうせきついようしんけいぶろっく	paraspinal lumbar nerve block
包帯	ほうたい	dressing
縫着	ほうちゃく	suture
訪問	ほうもん	home visit
訪問看護	ほうもんかんご	home visit nursing care
訪問看護ステーション	ほうもんかんごすてーしょん	home visit nursing station

訪問指導	ほうもんしどう	home visit education
訪問診療	ほうもんしんりょう	visited medical care
訪問リハビリテーション	ほうもんりはびりてーしょん	home visit rehabilitation
膨隆	ぼうりゅう	protrusion
膨隆型椎間板ヘルニア	ぼうりゅうがたついかんばんへるにあ	bulging disc herniation
飽和度	ほうわど	saturation
Bowen 病	ぼーえんびょう	Bowen disease
Hawkins 徴候（試験）	ほーきんすちょうこう	Hawkins sign (test)
ポータブル浴槽	ぽーたぶるよくそう	folding bath tub
Homans 徴候	ほーまんずちょうこう	Homans sign
ホームプログラム	ほーむぷろぐらむ	home program
ホームヘルパー	ほーむへるぱー	home helper
ホームヘルプサービス	ほーむへるぷさーびす	home help service
whole organ magnetic resonance imaging score 法	ほーるおるがんまぐねてぃっくれぞなんすいめーじんぐすこあほう	whole organ magnetic resonance imaging score (WORMS)
ボールジョイント	ぽーるじょいんと	ball joint
BOLD 効果	ぽーるどこうか	blood oxygenation level dependent (BOLD) contrast
ボール盤	ぽーるばん	drill press
Hoehn-Yahr 重症度分類	ほーんやーるじゅうしょうどぶんるい	Hoehn-Yahr grading stage
歩隔	ほかく	step width
補強〔法〕（増強）	ほきょう〔ほう〕（ぞうきょう）	augmentation
保険	ほけん	insurance
保健師	ほけんし	public health nurse
保健所	ほけんじょ	public health center
保険制度	ほけんせいど	insurance institution
保健と福祉計画	ほけんとふくしけいかく	health and welfare planning
歩行	ほこう	gait
補高	ほこう	lift (shoe lift)
歩行あぶみ	ほこうあぶみ	patten bottom
歩行器（車）	ほこうき（しゃ）	walker
歩行機能	ほこうきのう	gait function
歩行ギプス包帯	ほこうぎぷすほうたい	walking cast
補高靴	ほこうぐつ	extension shoe
歩行訓練	ほこうくんれん	gait training
歩行計測	ほこうけいそく	gait measurement
歩行効率	ほこうこうりつ	gait efficiency
歩行困難	ほこうこんなん	gait disturbance
歩行時間距離因子	ほこうじかんきょりいんし	gait temporal distance factor
歩行姿勢	ほこうしせい	gait posture
歩行失行	ほこうしっこう	gait apraxia
歩行周期	ほこうしゅうき	walking cycle (gait cycle)
歩行障害	ほこうしょうがい	gait disorder
歩行速度	ほこうそくど	gait velocity (walking speed)

ほこうど		ほせい
歩行動作	ほこうどうさ	ambulation activity
歩行能力	ほこうのうりょく	walking ability
歩行パターン	ほこうぱたーん	gait pattern
歩行不全	ほこうふぜん	dysbasia
歩行分析(解析)	ほこうぶんせき(かいせき)	gait analysis
補高便座	ほこうべんざ	raised toilet seat
歩行補助具	ほこうほじょぐ	walking aid
歩行〔用〕フレーム	ほこう〔よう〕ふれーむ	walking frame
歩行率(歩調)	ほこうりつ(ほちょう)	(walking rate) cadence
歩行練習	ほこうれんしゅう	ambulatory exercise
保持	ほじ	retention
母趾	ほし	great toe
母指	ほし	thumb
母指 IP 伸展補助装置	ほしあいぴーしんてんほじょそうぐ	thumb IP extension assist
母指外転補助装置	ほしがいてんほじょそうち	spring swivel thumb
母指球	ほしきゅう	thenar eminence
母指球筋	ほしきゅうきん	thenar muscle
母指さがし試験	ほしさがししけん	thumb localizing test
母指支え	ほしささえ	thumb post
ポジショニング(体位設定)	ほじしょにんぐ(たいいせってい)	positioning
星印抹消試験[BIT 行動性無視検査の]	ほしじるしまっしょうしけん	star cancellation test
ポジトロン断層・コンピュータ断層複合撮影(PET/CT)	ぽじとろんだんそうこんぴゅーただんそうふくごうさつえい	positron emission tomography with computed tomography (PET/CT)
ポジトロン断層撮影(陽電子放出コンピュータ断層撮影〔法〕)(PET)	ぽじとろんだんそうさつえい(ようでんしほうしゅつこんぴゅーただんそうさつえい〔ほう〕)	positron emission tomography (PET)
母子入院(入所)	ほしにゅういん(にゅうしょ)	admitting of a child with its mother for training
補償行動	ほしょうこうどう	compensation action
補助栄養	ほじょえいよう	supplemental nutrition
捕食	ほしょく	predation
ほ食用器具	ほしょくようきぐ	feeding probe
補助口蓋床(舌口蓋接触補助床、舌摂食補助床)	ほじょこうがいしょう(ぜつこうがいせっしょくほじょしょう、ぜつせっしょくほじょしょう)	palatal augmentation prosthesis (PAP)
補助者	ほじょしゃ	assistant
補助付き調節式継手	ほじょつきちょうせつしきつぎて	joint (unit) with adjustable motion assist
補助付き継手	ほじょつきつぎて	joint (unit) with motion assist
補助動筋	ほじょどうきん	assistant mover
補助療法	ほじょりょうほう	adjuvant therapy
歩数計	ほすうけい	pedometer
ホスピス	ほすぴす	hospice
保清	ほせい	preserving

補装具	ほそうぐ	
歩速	ほそく	step speed
保続（固執）	ほぞく（こしゅう（こしつ））	perseveration
補足運動野	ほそくうんどうや	supplementary motor area
保存療法	ほぞんりょうほう	conservative therapy
ボタン穴変形	ぼたんあなへんけい	buttonhole deformity
歩調（歩行率）	ほちょう（ほこうりつ）	cadence (walking rate)
補聴器	ほちょうき	hearing aid
勃起	ぼっき	erection
勃起障害	ぼっきしょうがい	erectile dysfunction (ED)
発作	ほっさ	attack
発作後自動症	ほっさごじどうしょう	postictal automatism
発作後麻痺	ほっさごまひ	postictal palsy
発作性	ほっさせい	paroxysmal
発赤	ほっせき	flare (rubor)
ボッチャ	ぼっちゃ	boccia
Pott 骨折	ぽっとこっせつ	Pott fracture
ホットパック	ほっとぱっく	hot pack
Pott 麻痺	ぽっとまひ	Pott paralysis
ボツリヌス中毒	ぼつりぬすちゅうどく	botulism
ボツリヌス毒素	ぼつりぬすどくそ	botulinum toxin
ボツリヌス療法	ぼつりぬすりょうほう	botulinum toxin therapy
補綴的アプローチ	ほてつてきあぷろーち	prosthetic approach
哺乳反射	ほにゅうはんしゃ	feeding reflex
Bobath 法	ぼばーすほう	Bobath method
歩幅	ほはば	step length
歩幅不同	ほはばふどう	uneven length of step
Hoffer 分類	ほふぁーぶんるい	Hoffer classification
Hoffmann 反射	ほふまんはんしゃ	Hoffmann reflex
ボランティア	ぼらんてぃあ	volunteer
ボランティアコーディネーター	ぼらんてぃあこーでぃねーたー	volunteer coordinator
ポリオ（急性脊髄前角炎）（急性灰白質炎）	ぽりお（きゅうせいせきずいぜんかくえん）（きゅうせいかいはくしつえん）	polio (acute anterior poliomyelitis) (poliomyelitis)
ポリオ後筋萎縮〔症〕	ぽりおごきんいしゅく〔しょう〕	post-polio muscular atrophy
ポリオ後症候群	ぽりおごこういしょう	post-polio syndrome
ポリグラフィー	ぽりぐらふぃー	polygraphy
ポリグラム	ぽりぐらむ	polygram
Borg 指数	ぼるぐしすう	Borg index
ホルター心電図	ほるたーしんでんず	Holter electrocardiogram
Horner 症候群	ほるねるしょうこうぐん	Horner syndrome
ポルフィリン神経炎	ぽるふぃりんしんけいえん	porphyrin neuritis
Bornholm 病	ぼるんほるむびょう	epidemic myalgia
ホワイトアウト	ほわいとあうと	whiteout
本義肢	ほんぎし	permanent prosthesis
本義手	ほんぎしゅ	permanent upper limb prosthesis

ほんぎそ		まっしょ
本義足	ほんぎそく	permanent lower limb prosthesis
本ソケット	ほんそけっと	permanent socket
本態性振戦	ほんたいせいしんせん	essential tremor
Pompe 病	ぽんぺびょう	Pompe disease

ま

Martin-Gruber 吻合	まーてぃんーぐるばーふんごう	Martin-Gruber anastomosis
マイクロサージャリー	まいくろさーじゃりー	microsurgery
マイクロジオディク病	まいくろじおでぃくびょう	microgeodic disease
マイクロデンシトメトリー法	まいくろでんしとめとりーほう	microdensitometry (MD)
マイクロラジオグラフィー	まいくろらじおぐらふぃー	microradiography
マイコン制御式膝継手大腿義足（インテリジェント義足）	まいこんせいぎょしきひざつぎてだいたいぎそく（いんてりじぇんとぎそく）	microprocessor controlled knee joints (transfemoral (above knee) prosthesis)
Meissner 神経節	まいすなーしんけいせつ	Meissner ganglion
Meissner 神経叢	まいすなーしんけいそう	Meissner plexus
マイナートランキライザー	まいなーとらんきらいざー	minor tranquilizer
巻き爪	まきづめ	incurvated nail
McMurray テスト	まくまれーてすと	McMurray test
マクロ筋電図	まくろきんでんず	macroelectromyography
摩擦式手継手	まさつしきてつぎて	friction type wrist unit
Machado-Joseph 病	ましゃどじょせふびょう	Machado-Joseph disease
マスキング	ますきんぐ	masking
まだら健忘	まだらけんぼう	lacunar amnesia
街並失認	まちなみしつにん	landmark agnosia (scene agnosia)
McCune-Albright 症候群	まっきゅーんおーるぶらいとしょうこうぐん	McCune-Albright syndrome
睫毛徴候	まつげちょうこう	ciliary sign
マッケンジー法	まっけんじーほう	Mackenzie method
マッサージ	まっさーじ	massage
末梢	まっしょう	periphery
抹消課題	まっしょうかだい	cancellation test
末梢循環障害	まっしょうじゅんかんしょうがい	peripheral circulatory disturbance
末梢神経	まっしょうしんけい	peripheral nerve
末梢神経炎	まっしょうしんけいえん	peripheral neuritis
末梢神経系	まっしょうしんけいけい	peripheral nervous system
末梢神経縮小術	まっしょうしんけいしゅくしょうじゅつ	peripheral neurotomy
末梢神経障害	まっしょうしんけいしょうがい	peripheral neuropathy

末梢性	まっしょうせい	peripheral
末梢性感覚障害	まっしょうせいかんかくしょうがい	periphery sensory disturbance
末梢性顔面神経麻痺	まっしょうせいがんめんしんけいまひ	peripheral facial paralysis
末節骨	まっせつこつ	distal phalanx
マット運動(訓練)	まっとうんどう(くんれん)	mat exercise
松葉杖	まつばづえ	axillary crutch
松葉杖(クラッチ)歩行	まつばづえ(くらっち)ほこう	crutch gait
松葉杖麻痺	まつばづえまひ	crutch palsy
マトリックスメタロプロテイナーゼ-3	まとりっくすめたろぷろていなーぜすりー	matrix metalloproteinase-3 (MMP-3)
マネージドケア	まねーじどけあ	managed care
マネージメント	まねーじめんと	management
麻痺	まひ	paralysis
麻痺肢	まひし	paralytic limb
麻痺性イレウス	まひせいいれうす	paralytic ileus
麻痺性下垂足	まひせいかすいそく	paralytic drop foot
麻痺性構音障害	まひせいこうおんしょうがい	paralytic dysarthria
麻痺性股関節脱臼	まひせいこかんせつだっきゅう	paralytic hip joint dislocation
麻痺性失声〔症〕	まひせいしっせい〔しょう〕	paralytic aphonia
麻痺性〔脊柱〕側弯〔症〕	まひせい〔せきちゅう〕そくわん〔しょう〕	paralytic scoliosis
麻痺性歩行	まひせいほこう	paralytic gait
麻痺性歩行不能	まひせいほこうふのう	paralytic abasia
麻痺手	まひて	paralytic hand
Marie 遺伝性小脳性運動失調症	まりーいでんせいしょうのうせいうんどうしっちょうしょう	Marie hereditary cerebellar ataxia
Marinesco-Sjögren 症候群	まりねすこしぇーぐれんしょうこうぐん	Marinesco-Sjögren syndrome
Marinesco 腫脹手	まりねすこしゅちょうしゅ	Marinesco succulent hand
マルチスライスヘリカル CT	まるちすらいすへりかるしーてぃー	multi slice helical CT
マルティプルディセンディングボレー	まるてぃぷるでぃせんでぃんぐぼれー	multiple descending volley
Marfan 症候群	まるふぁんしょうこうぐん	Marfan syndrome
マンガン中毒	まんがんちゅうどく	manganese intoxication
マンシェット	まんしぇっと	manchette
マン試験	まんしけん	Mann test
慢性	まんせい	chronic
慢性炎症性脱髄性多発根ニューロパチー	まんせいえんしょうせいだつずいせいたはつこんにゅーろぱちー	chronic inflammatory demyelinating polyradiculoneuropathy
慢性期脳卒中	まんせいきのうそっちゅう	stroke at chronic stage
慢性期リハビリテーション	まんせいきりはびりてーしょん	rehabilitation at chronic stage
慢性群発頭痛	まんせいぐんぱつずつう	chronic cluster headache
慢性硬膜下血腫	まんせいこうまくかけっしゅ	chronic subdural hematoma
慢性呼吸不全	まんせいこきゅうふぜん	chronic respiratory insufficiency

まんせい		みじゅく

慢性再発性炎症性多発根ニューロパチー	まんせいさいはつせいえんしょうせいたはつこんにゅーろぱちー	chronic relapsing inflammatory polyradiculoneuropathy
慢性疾患関連低栄養	まんせいしっかんかんれんていえいよう	chronic disease related malnutrition
慢性腎臓病	まんせいじんぞうびょう	chronic kidney disease (CKD)
慢性心不全	まんせいしんふぜん	chronic heart failure
慢性腎不全	まんせいじんふぜん	chronic renal failure
慢性疼痛	まんせいとうつう	chronic〔sharp〕pain
慢性特発性再発性多発ニューロパチー	まんせいとくはつせいさいはつせいたはつにゅーろぱちー	chronic idiopathic relapsing polyneuropathy
慢性疲労症候群	まんせいひろうしょうこうぐん	chronic fatigue syndrome
慢性閉塞性肺疾患	まんせいへいそくせいはいしっかん	chronic obstructive pulmonary disease (COPD)
慢性腰痛	まんせいようつう	chronic low back pain
Mann Test	まんてすと	Mann test

み

ミエロパチー (脊髄症)	みえろぱちー (せきずいしょう)	myelopathy
ミオキミー	みおきみー	myokymia
ミオキミー放電 (発射)	みおきみーほうでん (はっしゃ)	myokymic discharge
ミオクローヌス (筋クローヌス)	みおくろーぬす (きんくろーぬす)	myoclonus
ミオクローヌス性構音障害	みおくろーぬすせいこうおんしょうがい	myoclonic dysarthria
ミオクローヌス性攣縮	みおくろーぬすせいれんしゅく	myoclonic spasm
ミオクローヌス単収縮	みおくろーぬすたんしゅうしゅく	myoclonus twitching
ミオクローヌスてんかん	みおくろーぬすてんかん	myoclonus epilepsy
ミオグロビン	みおぐろびん	myoglobin
ミオシン	みおしん	myosin
ミオシン細線維	みおしんさいせんい	myosin filament
ミオチュブラーミオパチー	みおちゅぶらーみおぱちー	myotubuler myopathy
ミオトニー応答	みおとにーおうとう	myotonic response
ミオトニー電位	みおとにーでんい	myotonic potential
ミオトニー放電	みおとにーほうでん	myotonic discharge
ミオパチー (筋障害)	みおぱちー (きんしょうがい)	myopathy
ミオパチー漸増	みおぱちーぜんぞう	myopathic recruitment
味覚	みかく	taste
味覚異常	みかくいじょう	dysgeusia
味覚鈍麻	みかくどんま	hypogeusia (gustatory hypesthesia)
右手利き	みぎてきき	right handedness
右半球損傷	みぎはんきゅうそんしょう	right hemisphere brain damage
未熟児	みじゅくじ	premature infant

410

みずのみ　　　　　　　　　　　　　　　　　　　　　　　　　　　　　　　　　むにょう

水飲みテスト〔改訂版〕	みずのみてすと〔かいていばん〕	water swallowing test〔modified〕(MWST)
ミトコンドリアミオパチー	みとこんどりあみおぱちー	mitochondrial myopathy
ミネソタ式多面的人格検査	みねそたしきためんてきじんかくけんさ	Minnesota multiphasic personality inventory (MMPI)
身のまわり動作	みのまわりどうさ	self-care activity
未破裂脳動脈瘤	みはれつのうどうみゃくりゅう	unruptured cerebral aneurysm
身振り（ジェスチャー）	みぶり（じぇすちゃー）	gesture
耳鳴	みみなり	tinnitus
脈〔拍〕欠損	みゃく〔はく〕けっそん	pulse deficit (defect)
三宅式記銘力検査	みやけしききめいりょくけんさ	Miyake paired verbal association learning test
ミュンスター式ソケット	みゅんすたーしきそけっと	Münsterr socket
ミラー療法	みらーりょうほう	mirror therapy
ミルウォーキー型側弯症装具	みるうぉーきーがたそくわんしょうそうぐ	Milwaukee brace

む

無汗症	むかんしょう	anhidrosis
無関心	むかんしん	indifference
無気肺	むきはい	atelectasis
無緊張性膀胱	むきんちょうせいぼうこう	atonic bladder
無菌的間欠導尿〔法〕	むきんてきかんけつどうにょう〔ほう〕	aseptic intermittent catheterization
無呼吸（呼吸停止）	むこきゅう（こきゅうていし）	apnea
無言〔症〕	むごん〔しょう〕	mutism
無作為化比較試験（ランダム化比較試験、RCT）	むさくいかひかくしけん（らんだむかひかくしけん、あーるしーてぃー）	randomized controlled trial (RCT)
無作為の	むさくいの	randomized
無酸素性運動	むさんそせいうんどう	anaerobic exercise
無酸素〔性作業〕閾値	むさんそ〔せいさぎょう〕いきち	anaerobic threshold (AT)
無酸素代謝	むさんそたいしゃ	anoxic metabolism
無症候性誤嚥（不顕性誤嚥）	むしょうこうせいごえん（ふけんせいごえん）	silent aspiration
無症候性脳梗塞	むしょうこうせいのうこうそく	silent cerebral infarction
無髄〔神経〕線維	むずい〔しんけい〕せんい	amyelinated〔nerve〕fiber
むせ	むせ	choke
むち打ち損傷	むちうちそんしょう	whiplash injury
ムチランス変形	むちらんすへんけい	mutilans deformity
無動〔症〕	むどう〔しょう〕	akinesia
無動性無言	むどうせいむごん	akinetic mutism
無尿	むにょう	anuria

411

むふせい		めんまさ
無腐性骨端壊死	むふせいこったんえし	aseptic epiphyseal necrosis
無抑制膀胱	むよくせいぼうこう	uninhibited bladder

め

名義尺度	めいぎしゃくど	nominal scale
迷走神経	めいそうしんけい	vagus nerve
迷走神経緊張状態	めいそうしんけいきんちょうじょうたい	vagotonia
迷走神経反射	めいそうしんけいはんしゃ	vagal reflex
酩酊歩行	めいていほこう	drunken gait
命令嚥下	めいれいえんげ	command swallow
メカニカルストレス	めかにかるすとれす	mechanical stress
メタアナリシス	めたあなりしす	meta analysis
メタ可塑性	めたかそせい	metaplasticity
メタタルザルバー(中足バー)	めたたるざるばー(ちゅうそくばー)	metatarsal bar
メタボリックシンドローム	めたぼりっくしんどろーむ	metabolic syndrome
メッツ	めっつ	metabolic equivalents (METs)
メディカルチェック	めでぃかるちぇっく	medical check
メディケア	めでぃけあ	medicare
メディシンボール	めでぃしんぼーる	medicine ball
メトトレキサート	めととれきさーと	methotrexate (MTX)
Ménière病	めにえーるびょう	Ménière disease
メニスクス(半月板)	めにすくす(はんげつばん)	meniscus
めまい	めまい	vertigo
メモリーノート	めもりーのーと	memory note
メラトニン受容体作動薬	めらとにんじゅようたいさどうやく	melatonin receptor agonists
免疫	めんえき	immunity
免疫グロブリン療法	めんえきぐろぶりんりょうほう	immunoglobulin treatment
免疫能	めんえきのう	immune function
免疫抑制剤	めんえきよくせいざい	immunosuppressant
免疫療法	めんえきりょうほう	immunotherapy
免疫力低下	めんえきりょくていか	immune deficiency
免荷(非荷重)	めんか(ひかじゅう)	non-weight bearing
免荷式トレッドミル歩行トレーニング	めんかしきとれっどみるほこうとれーにんぐ	body weight supported treadmill training (BWSTT)
免荷式歩行トレーニング	めんかしきほこうとれーにんぐ	non-weight-bearing gait training
免荷装具	めんかそうぐ	non-weight-bearing orthosis
免荷歩行	めんかほこう	non-weight-bearing gait
Mendelsohn手技	めんでるそーんしゅぎ	Mendelsohn maneuver
Mendelson症候群	めんでるそんしょうぐん	Mendelson syndrome
面摩擦式手継手	めんまさつしきてつぎて	surface friction type

も

妄想	もうそう	delusion
盲導犬	もうどうけん	guide dog
網様体賦活系	もうようたいふかつけい	reticular activating system
motor FIM 利得	もーたーふぃむりとく	motor FIM gain
モーターポイント(筋肉内神経)ブロック	もーたーぽいんと(きんにくないしんけい)ぶろっく	intramuscular nerve (motor point) block
Morton 神経痛	もーとんしんけいつう	Morton neuralgia
Morton 病	もーとんびょう	Morton disease
Mobitz Ⅱ型	もーびっつにがた	Mobitz type Ⅱ
モーラ指折り法	もーらゆびおりほう	mora by mora finger counting method
モールド式胸腰仙椎装具	もーるどしききょうようせんついそうぐ	molded type thoraco lumbo sacral orthosis
モールド式頚椎装具	もーるどしきけいついそうぐ	molded type cervical orthosis
モールド式座位保持装置	もーるどしきざいほじそうち	molded type seating system
モールド装具	もーるどそうぐ	molded orthosis
目的活動	もくてきかつどう	purposeful activities
目標(ゴール)	もくひょう(ごーる)	goal
目標指向的アプローチ	もくひょうしこうてきあぷろーち	goal oriented approach
目標設定	もくひょうせってい	goal setting
目標達成に向けた治療	もくひょうたっせいにむけたちりょう	Treat to Target (T2T)
文字盤	もじばん	communication board
模写課題	もしゃかだい	copying task
モジュラー義肢	もじゅらーぎし	modular prosthesis
モジュラー車いす	もじゅらーくるまいす	modular wheelchair
モジュラー式	もじゅらーしき	modular
モジュラー式座位保持装置	もじゅらーしきざいほじそうち	modular seating system
モジュラー装具	もじゅらーそうぐ	modular orthosis
持ち上げ動作	もちあげどうさ	lifting motion
モビライゼーション(授動術)	もびらいぜーしょん(じゅどうじゅつ)	mobilization
模倣	もほう	imitation
もやもや病	もやもやびょう	moyamoya disease
モラールスケール	もらーるすけーる	Morale scale
Morquio 病	もるきおびょう	Morquio disease
モルヒネ	もるひね	morphine
Moro 反射	もろーはんしゃ	Moro reflex
問診	もんしん	interview
モンタージュ	もんたーじゅ	montage
問題解決訓練	もんだいかいけつくんれん	problem solving training

| 問題行動 | もんだいこうどう | problem behavior |
| 問題リスト | もんだいりすと | problem list |

Yergason テスト	やーがそんてすと	Yergason test
夜間せん妄	やかんせんもう	night (nocturnal) delirium
夜間装具	やかんそうぐ	night orthosis
夜間多尿	やかんたにょう	nocturia
夜間痛	やかんつう	night pain
夜間〔用〕副子	やかん〔よう〕ふくし	night splint
野球肘	やきゅうひじ	baseball elbow
薬剤性肺炎	やくざいせいはいえん	drug induced pneumonitis
薬物療法	やくぶつりょうほう	drug therapy
役割	やくわり	role
やけど(熱傷)	やけど(ねっしょう)	combustion (burn)
Jacoby 線	やこびせん	Jacoby line
Yakovlev の回路	やこぶれふのかいろ	Yakovlev circuit
やすり	やすり	rasp
夜尿〔症〕	やにょう〔しょう〕	nocturnal enuresis
夜盲〔症〕	やもう〔しょう〕	night blindness
やる気スコア(アパシースコア)	やるきすこあ(あぱしーすこあ)	apathy score

油(空)圧制御膝継手	ゆ(くう)あつせいぎょひざつぎて	pneumatically (hydraulically) controlled knee
油圧ダンパー	ゆあつだんぱー	hydraulic damper
油圧継手	ゆあつつぎて	hydraulic joint (unit)
油圧遊脚相制御膝継手	ゆあつゆうきゃくそうせいぎょひざつぎて	knee joint with hydraulic swing phase control
油圧立脚相制御膝継手	ゆあつりっきゃくそうせいぎょひざつぎて	knee joint with hydraulic stance phase control
優位半球	ゆういはんきゅう	dominant hemisphere
有害事象	ゆうがいじしょう	adverse event
遊脚期(相)	ゆうきゃくき(そう)	swing phase
遊脚相制御[膝継手の機能]	ゆうきゃくそうせいぎょ	swing phase control
遊脚中期	ゆうきゃくちゅうき	mid swing
有茎皮弁	ゆうけいひべん	pedicle〔skin〕flap
有酸素性運動	ゆうさんそせいうんどう	aerobics exercise
有酸素代謝	ゆうさんそたいしゃ	aerobic metabolism
U 字パッド	ゆーじぱっど	U-shaped pad

ゆうじょ		ゆびしん
有褥ギプス包帯	ゆうじょくぎぶすほうたい	padded cast
有髄神経線維	ゆうずいしんけいせんい	myelinated nerve fiber
優性遺伝	ゆうせいいでん	dominant inheritance
U 線維	ゆーせんい	U fiber
遊走性静脈炎	ゆうそうせいじょうみゃくえん	phlebitis migrans
有痛弧(ペインフルアーク)徴候	ゆうつうこ(ぺいんふるあーく)ちょうこう	painful arc sign
有痛性筋萎縮症	ゆうつうせいきんいしゅくしょう	neuralgic amyotrophy
有痛性〔筋〕攣縮	ゆうつうせい〔きん〕れんしゅく	〔muscle〕cramp
有痛性骨萎縮症	ゆうつうせいこついしゅくしょう	algodystrophy
遊動式	ゆうどうしき	free type
遊動式継手	ゆうどうしきつぎて	free motion joint (unit)
誘発筋電図	ゆうはつきんでんず	evoked electromyogram
誘発点(トリガーポイント)	ゆうはつてん(とりがーぽいんと)	trigger point
誘発電位	ゆうはつでんい	evoked potential
誘発電位検査	ゆうはつでんいけんさ	evoked potential test
遊離型椎間板ヘルニア	ゆうりがたついかんばんへるにあ	sequestered lumbar disc hernia
遊離皮弁	ゆうりひべん	free flap
有料老人ホーム	ゆうりょうろうじんほーむ	paid nursing home for the elderly
床走行式リフト	ゆかそうこうしきりふと	mobile hoist
床反力	ゆかはんりょく	ground (floor) reaction force
床反力計(フォースプレート)	ゆかはんりょくけい(ふぉーすぷれーと)	force plate
床反力作用点	ゆかはんりょくさようてん	center of pressure (COP)
ゆがみ	ゆがみ	buckling
癒合不全	ゆごうふぜん	incomplete fusion
輸送	ゆそう	transportation
癒着	ゆちゃく	adhesion
癒着性関節包炎	ゆちゃくせいかんせつほうえん	adhesive capsulitis
ユニットケア	ゆにっとけあ	unit care
ユニバーサル肩継手	ゆにばーさるかたつぎて	universal shoulder joint
ユニバーサルジョイント	ゆにばーさるじょいんと	universal joint
ユニバーサルデザイン	ゆにばーさるでざいん	universal design
ユニバーサル手継手	ゆにばーさるてつぎて	universal wrist unit
指	ゆび	digital (finger)
指屈筋腱置換〔術〕	ゆびくっきんけんちかん〔じゅつ〕	flexor tendon replacement
指駆動式把持装具	ゆびくどうしきはじそうぐ	finger driven prehension orthosis
指駆動補助式把持装具	ゆびくどうほじょしきはじそうぐ	finger driven prehension orthosis with flexion or extension assist
指(趾)欠損〔症〕	ゆび(し)けっそん〔しょう〕	ectrodactyly
指差し	ゆびさし	finger pointing
指伸筋腱アライメント再建	ゆびしんきんけんあらいめんとさいけん	extensor tendon realignment

ゆびたた		ようせい

指叩き試験	ゆびたたきしけん	finger tapping test
指つまみ	ゆびつまみ	digital grip
指〔の〕機能障害	ゆび〔の〕きのうしょうがい	digital dysfunction
指鼻試験	ゆびはなしけん	finger 〔to〕nose test
指離れ徴候	ゆびはなれちょうこう	finger escape sign (FES)
指耳試験	ゆびみみしけん	finger to ear test
指指試験	ゆびゆびしけん	finger finger test
指輪っかテスト	ゆびわっかてすと	yubi-wakka (finger-ring) test
弓なり反張	ゆみなりはんちょう	opisthotonus

よ

よう（カルブンケル、癰）	よう（かるぶんける、よう）	carbuncle
要介護	ようかいご	care need
要介護者	ようかいごしゃ	persons requiring long-term care
要介護状態	ようかいごじょうたい	required long-term care status
要介護度	ようかいごど	care need level
要介護認定	ようかいごにんてい	care need certification
要介護老人	ようかいごろうじん	dependent elderly
養護教諭	ようごきょうゆ	nursing teacher
溶骨像	ようこつぞう	osteolytic image
養護老人ホーム	ようごろうじんほーむ	nursing home for the aged (nursing home for the elderly)
腰三角（Petit 三角）	ようさんかく（ぺてぃさんかく）	lumbar triangle (Petit triangle)
葉酸欠乏	ようさんけつぼう	folic acid deficiency
葉酸摂取	ようさんせっしゅ	folate intake
要支援	ようしえん	support need
要支援者	ようしえんしゃ	persons requiring long-term support
陽子線治療	ようししせんちりょう	proton beam therapy
幼児版行動障害調査表	ようじばんこうどうしょうがいちょうさひょう	assessment of behavior disorder for childhood
用手（徒手）矯正	ようしゅ（としゅ）きょうせい	manual correction
用手操作	ようしゅそうさ	manipulation
用手的リンパドレナージ	ようしゅてきりんぱどれなーじ	manual lymphatic drainage
腰神経叢	ようしんけいそう	lumbar plexus
腰髄	ようずい	lumbar cord
腰髄損傷	ようずいそんしょう	lumbar spinal cord injury
腰髄腹腔（L-P）シャント	ようずいふくこう（えるぴー）しゃんと	L-P (lumbo-peritoneal) shunt
陽性	ようせい	positive
陽性鋭波	ようせいえいは	positive sharp wave
陽性棘波	ようせいきょくは	positive spike

416

ようせい		よくじょ
陽性波	ようせいは	positive wave
陽性モデル	ようせいもでる	positive mold
容積伝導	ようせきでんどう	volume conduction
容積脈波〔法〕	ようせきみゃくは〔ほう〕	plethysmography
腰仙角	ようせんかく	lumbosacral angle
腰仙椎コルセット(軟性腰仙椎装具)	ようせんついこるせっと(なんせいようせんついそうぐ)	lumbosacral corset
腰仙椎装具	ようせんついそうぐ	lumbosacral orthosis
腰仙部神経根障害	ようせんぶしんけいこんしょうがい	lumbosacral radiculopathy
腰仙部神経叢麻痺	ようせんぶしんけいそうまひ	lumbosacral plexus palsy
腰帯	ようたい	pelvic girdle
腰椎	ようつい	lumbar spine (lumbar vertebra)
腰椎牽引	ようついけんいん	lumbar traction
腰椎後弯症	ようついこうわんしょう	lumbar kyphosis
腰椎コルセット	ようついこるせっと	lumbar corset
腰椎症	ようついしょう	lumbar spondylosis
腰椎すべり症	ようついすべりしょう	lumbar spondylolisthesis
腰椎穿刺	ようついせんし	lumbar puncture
腰椎前弯	ようついぜんわん	lumbar lordosis
腰椎装具	ようついそうぐ	lumbar orthosis
腰椎椎間板ヘルニア	ようついついかんばんへるにあ	lumbar disk herniation
腰椎パッド	ようついぱっど	lumbar pad
腰椎分離症	ようついぶんりしょう	lumbar spondylolysis
腰椎変性すべり症	ようついへんせいすべりしょう	lumbar degenerative spondylolisthesis
腰痛症	ようつうしょう	low back pain (lumbago)
腰痛診療ガイドライン	ようつうしんりょうがいどらいん	clinical practice guideline for the management of low back pain
腰痛体操	ようつうたいそう	exercise for back pain
陽電子放出コンピュータ断層撮影〔法〕(ポジトロン断層撮影)	ようでんしほうしゅつこんぴゅーただんそうさつえい〔ほう〕(ぽじとろんだんそうさつえい)	positron emission tomography (PET)
腰部	ようぶ	lumbar part
腰部交感神経節ブロック	ようぶこうかんしんけいせつぶろっく	lumbar sympathetic ganglion block
腰部脊柱管狭窄症	ようぶせきちゅうかんきょうさくしょう	lumbar spinal canal stenosis
用便動作	ようべんどうさ	toilet activity
腰方形筋	ようほうけいきん	lumbar quadrate muscle
余暇活動	よかかつどう	leisure activity
抑うつ(下制、引き下げ、うつ病、陥没)	よくうつ(かせい、ひきさげ、うつびょう、かんぼつ)	depression
抑うつ気分	よくうつきぶん	depressive mood
抑うつ状態	よくうつじょうたい	depressive state
浴室	よくしつ	bathroom
翼状肩甲	よくじょうけんこう	alar scapula

よ

よくせい		らいふす

抑制性シナプス後電位	よくせいせいしなぷすこうでんい	inhibitory postsynaptic potential
浴槽	よくそう	bathtub
予後	よご	prognosis
横アーチ	よこあーち	transverse arch
横緩和時間 (T2)	よこかんわじかん	spin spin relaxation time (T2)
横座り	よこずわり	side sitting
横つまみ	よこつまみ	lateral (side) pinch
予後評価	よごひょうか	prognosis assessment
予後予測	よごよそく	prognosis prediction
予測	よそく	prediction
予測最大心拍数	よそくさいだいしんぱくすう	estimated maximum heart rate
よちよち歩き	よちよちあるき	toddler
四つ這い	よつばい	crawling
予備吸気量	よびきゅうきりょう	inspiratory reserve volume
予備呼気量 (呼気予備量)	よびこきりょう (こきよびりょう)	expiratory reserve volume (ERV)
予備心拍数	よびしんぱくすう	heart rate reserve (HRR)
呼出音表示装置	よびだしおんひょうじそうち	dialing engaged ring tone indicator
呼び出し装置	よびだしそうち	calling device
予備的	よびてき	preliminary
予防	よぼう	prevention (prophylaxis)
予防医学	よぼういがく	preventive medicine
予防接種	よぼうせっしゅ	prophylactic inoculation
余命	よめい	life expectancy
よろめき歩行	よろめきほこう	staggering gait
4 期モデル [摂食嚥下の]	よんきもでる	four stage model
40 点法 [柳原法]	よんじゅってんほう	40 points grading system
四相活動電位	よんそうかつどうでんい	tetraphasic action potential
四相 [性]	よんそう [せい]	tetraphasic
四足歩行	よんそくほこう	quadripedal gait
四点 (脚) 杖	よんてん (きゃく) づえ	quad [ripod] cane stick with four legs
四点歩行	よんてんほこう	four point gait

ら

Larsen 分類	らーせんぶんるい	Larsen grade
Reye 症候群	らいしょうこうぐん	Reye syndrome
ライソゾーム病	らいそぞーむびょう	lysosomal disease
Reiter 症候群	らいたーしょうこうぐん	Reiter syndrome
Leyden 神経炎	らいでんしんけいえん	Leyden neuritis
Wright テスト	らいとてすと	Wright test
ライナー	らいなー	liner
ライフスタイル	らいふすたいる	life style

ライフステージ(生活期)	らいふすてーじ(せいかつき)	life stage
Lyme 病	らいむびょう	Lyme disease
Riley-Day 症候群	らいりーでいしょうこうぐん	Riley-Day syndrome
Lauenstein〔像〕肢位	らうえんしゅたいん〔ぞう〕しい	Lauenstein position
Lauge-Hansen 分類	らうげはんせんぶんるい	Lauge-Hansen〔fracture〕classification
らくだ歩行	らくだほこう	dromedary gait
ラクナ梗塞	らくなこうそく	lacunar infarction
落陽現象	らくようげんしょう	sunset phenomenon
ラジオアイソトープ	らじおあいそとーぷ	radioisotope (RI)
Lasègue 徴候	らぜーぐちょうこう	Lasègue sign
螺旋関節	らせんかんせつ	cochlear joint
らせん状支柱付き短下肢装具	らせんじょうしちゅうつきたんかしそうぐ	spiral ankle foot orthosis
落下傘反応	らっかさんはんのう	parachute response
Lachman テスト	らっくまんてすと	Lachman test
Russel 牽引	らっせるけんいん	Russel traction
ラポール(相互の信頼関係)形成	らぽーる(そうごのしんらいかんけい)けいせい	rapport formation (mutual trust relationship)
Ramsay-Hunt 症候群	らむぜーはんとしょうこうぐん	Ramsay-Hunt syndrome
ラムダ様波	らむだようは	lambdoid wave
Lansbury 活動指数	らんすばりーかつどうしすう	Lansbury activity index
ランダム化比較試験(無作為化比較試験、RCT)	らんだむかひかくしけん(むさくいかひかくしけん、あーるしーてぃー)	randomized controlled trial (RCT)
Landau 反射	らんどーはんしゃ	Landau reflex
Landry 麻痺	らんどりーまひ	Landry paralysis
ランナー膝	らんなーひざ	runner's knee
ランニング	らんにんぐ	running
ランニング速度	らんにんぐそくど	running speed
Lambert-Eaton 症候群	らんばーといーとんしょうこうぐん	Lambert-Eaton syndrome
Ranvier 絞輪	らんぶいえこうりん	node of Ranvier
Lambrinudi 三関節固定術	らんぶりぬーでいさんかんせつこていじゅつ	Lambrinudi triple arthrodesis
乱用	らんよう	abuse

り

Leigh 症候群	りーしょうこうぐん	Leigh syndrome
リーチ動作〔訓練〕	りーちどうさ〔くんれん〕	reaching motion (training)
リーチャー	りーちゃー	extender without gripping function
リウマチ性神経炎	りうまちせいしんけいえん	rheumatic neuritis
リウマチ性多発筋痛〔症〕	りうまちせいたはつきんつう〔しょう〕	polymyalgia rheumatica

リウマチ性舞踏病	りうまちせいぶとうびょう	rheumatic chorea
リウマチ熱	りうまちねつ	rheumatic fever
リウマトイド因子	りうまといどいんし	rheumatoid factor
リウマトイド結節	りうまといどけっせつ	rheumatoid nodule
リエゾン	りえぞん	liaison
リエゾン・カンファレンス	りえぞんかんふぁれんす	liaison conference
リエゾン精神医学	りえぞんせいしんいがく	liaison psychiatry
リエゾン精神科医	りえぞんせいしんかい	liaison psychiatrist
理学療法	りがくりょうほう	physical therapy (PT) (physiotherapy)
理学療法士	りがくりょうほうし	physical therapist (PT)
罹患	りかん	sickening
リクライニング式車いす	りくらいにんぐしきくるまいす	wheelchair with a reclining backrest
リクライニング式電動車いす	りくらいにんぐしきでんどうくるまいす	electric wheelchair with a powered reclining backrest
離床	りしょう	getting out of bed
梨状窩 (梨状陥凹)	りじょうか (りじょうかんおう)	piriform〔e〕sinus (fossa)
梨状窩残留	りじょうかざんりゅう	piriform〔e〕sinus residue
梨状陥凹 (梨状窩)	りじょうかんおう (りじょうか)	piriform〔e〕sinus (fossa)
梨状筋症候群	りじょうきんしょうこうぐん	piriformis〔e〕syndrome
リスクアセスメント	りすくあせすめんと	risk assessment
リスク管理	りすくかんり	risk control
リスクマネージメント	りすくまねーじめんと	risk management
Lister 結節	りすたーけっせつ	Lister tubercle
Wrisberg 靱帯	りすばーぐじんたい	Wrisberg ligament
Lisfranc 関節	りすふらんかんせつ	Lisfranc joint
Lisfranc 切断	りすふらんせつだん	Lisfranc amputation
リズム (律動)	りずむ (りつどう)	rhythm
リズム運動不能〔症〕	りずむうんどうふのう〔しょう〕	arrhythmokinesis
リズム音刺激	りずむおとしげき	rhythmic auditory stimulation
離脱	りだつ	withdrawal
離脱症状	りだつしょうじょう	withdrawal symptom
離断〔術〕	りだん〔じゅつ〕	disarticulation
離断症候群	りだんしょうこうぐん	disconnection syndrome
離断性骨軟骨炎	りだんせいこつなんこつえん	osteochondritis dissecans
立案	りつあん	planning
立位	りつい	standing position
立位 (起立) 訓練	りつい (きりつ) くんれん	standing exercise
立位訓練	りついくんれん	standing training
立位支持装具	りついしじそうぐ	standing brace
立位保持装置	りついほじそうち	support for standing (stabilizer)
立脚期 (相)	りっきゃくき (そう)	stance phase
立脚相制御〔膝継手の機能〕	りっきゃくそうせいぎょ	stance phase control
立脚中期	りっきゃくちゅうき	mid stance
Lissauer 麻痺	りっさうえるまひ	Lissauer paralysis

立体認知	りったいにんち	stereognosis
立体認知不能	りったいにんちふのう	stereoagnosis
律動（リズム）	りつどう（りずむ）	rhythm
律動性	りつどうせい	rhythmic
リテナー	りてなー	retainer
利得	りとく	gain
リトルリーガーズショルダー（上腕骨近位骨端離開）	りとるりーがーずしょるだー（じょうわんこつきんいこったんりかい）	little leaguer's shoulder
リトルリーグ肩	りとるりーぐかた	little league shoulder
リトルリーグ肘	りとるりーぐひじ	little league elbow
離乳期	りにゅうき	weaning period
利尿薬	りにょうやく	diuretic drug
リバーミード行動記憶検査	りばーみーどこうどうきおくけんさ	Rivermead behavioral memory test (RBMT)
リハビリテーション医学	りはびりてーしょんいがく	physical and rehabilitation medicine
リハビリテーション医学教育	りはびりてーしょんいがくきょういく	education in rehabilitation medicine
リハビリテーション医療チーム	りはびりてーしょんいりょうちーむ	rehabilitation medical team
リハビリテーション科医	りはびりてーしょんかい	physiatrist (rehabilitation doctor)
リハビリテーション科専門医	りはびりてーしょんかせんもんい	board certificated physiatrist (board certificated rehabilitation doctor)
リハビリテーション看護	りはびりてーしょんかんご	rehabilitation nursing
リハビリテーション看護師	りはびりてーしょんかんごし	rehabilitation nurse
リハビリテーション工学	りはびりてーしょんこうがく	rehabilitation engineering
リハビリテーション診断	りはびりてーしょんしんだん	rehabilitation diagnosis
リハビリテーションチーム	りはびりてーしょんちーむ	rehabilitation team
リハビリテーション治療	りはびりてーしょんちりょう	rehabilitation treatment
リハビリテーションマネジメント	りはびりてーしょんまねじめんと	rehabilitation management
リピドーシス（脂質症）	りぴどーしす（ししつしょう）	lipidosis
リビングウィル	りびんぐうぃる	living will
リフター（リフト）	りふたー（りふと）	lifting aid (lift)
リフト（リフター）	りふと（りふたー）	lift (lifting aid)
リムーバブルリジッドドレッシング	りむーばぶるりじっどどれっしんぐ	removable rigid dressing
リモデリング	りもでりんぐ	remodel[l]ing
流行性耳下腺炎	りゅうこうせいじかせんえん	epidemic parotitis

流涎	りゅうぜん	drooling (sialorrhea)
留置カテーテル	りゅうちかてーてる	indwelling catheter
流暢性	りゅうちょうせい	fluency
流暢性失語	りゅうちょうせいしつご	fluent aphasia
流涙	りゅうるい	epiphora
流体制御膝継手	りゅたいせいぎょひざつぎて	knee joint with fluid control unit
療育	りょういく	habilitation
療育手帳	りょういくてちょう	mental retardation certificate
両眼隔離症	りょうがんかくりしょう	ocular hypertelorism
両脚支持	りょうきゃくしじ	double support
両脚支持期	りょうきゃくしじき	double stance phase
療護	りょうご	custodial care
両股ギプス	りょうこぎぶす	double hip spica
良肢位(機能肢位)	りょうしい(きのうしい)	functional position
良肢位保持	りょうしいほじ	holding functional position
両耳側半盲	りょうじそくはんもう	bitemporal hemianop〔s〕ia
良性発作性頭位めまい	りょうせいほっさせいとういめまい	benign paroxysmal positional vertigo
両側片麻痺	りょうそくかたまひ	double hemiplegia
両側支柱付き短下肢装具	りょうそくしちゅうつきたんかしそうぐ	double upright ankle foot orthosis
両側支柱付き長下肢装具	りょうそくしちゅうつきちょうかしそうぐ	double upright knee ankle foot orthosis
両側ばね支柱付き短下肢装具	りょうそくばねしちゅうつきたんかしそうぐ	double flexible rod ankle foot orthosis
両手利き	りょうてきき	ambidexterity
両鼻側半盲	りょうびそくはんもう	binasal hemianop〔s〕ia
療法士	りょうほうし	therapist
両麻痺	りょうまひ	diplegia
療養型病床	りょうようがたびょうしょう	bed for long term care
療養型病床群	りょうようがたびょうしょうぐん	nursing home type unit
緑内障	りょくないしょう	glaucoma
リラクゼーション(弛緩)	りらくぜーしょん(しかん)	relaxation
リラクゼーション療法	りらくぜーしょんりょうほう	relaxation therapy
リンク機構	りんくきこう	link mechanics
リンク式[倍動肘ヒンジ継手]	りんくしき	link type (step up elbow hinge)
輪状咽頭筋機能不全	りんじょういんとうきんきのうふぜん	cricopharyngeal muscle dysfunction
輪状咽頭筋切除術	りんじょういんとうきんせつじょじゅつ	cricopharyngeal myotomy
臨床所見	りんしょうしょけん	clinical findings
臨床神経生理学	りんしょうしんけいせいりがく	clinical neurophysiology
臨床〔的〕診断	りんしょう〔てき〕しんだん	clinical diagnosis
臨床評価	りんしょうひょうか	clinical assessment
Rinne 試験	りんねしけん	Rinne test

リンパ液	りんぱえき	lymph
リンパ管炎	りんぱかんえん	lymphangitis
リンパ管造影〔法〕	りんぱかんぞうえい〔ほう〕	lymphangiography
リンパ球浸潤	りんぱきゅうしんじゅん	lymphorrhage
リンパ球性髄膜炎	りんぱきゅうせいずいまくえん	lymphocytic meningitis
リンパ節郭清術	りんぱせつかくせいじゅつ	lymph node dissection
リンパ浮腫	りんぱふしゅ	lymphedema
倫理委員会	りんりいいんかい	ethics committee

る

るいそう	るいそう	wasting (emaciation)
Roos テスト	るーすてすと	Roos test
Luschka 関節	るしゅかかんせつ	Luschka joint

れ

Raynaud 現象	れいのーげんしょう	Raynaud phenomenon
Raynaud 病	れいのーびょう	Raynaud disease
Rey の複雑図形再生課題	れいのふくざつずけいさいせいかだい	Rey complex figure test
Lewy 小体	れうぃしょうたい	Lewy body
Lewy 小体型認知症	れうぃしょうたいがたにんちしょう	dementia with Lewy bodies
Lewy 小体病	れうぃしょうたいびょう	Lewy bodies disease
レーザー治療	れーざーちりょう	laser therapy
レクリエーション	れくりえーしょん	recreation
レジスタンストレーニング	れじすたんすとれーにんぐ	resistance training
レスト（レッグサポート）	れすと（れっぐさぽーと）	leg support (rest)
レスパイトケア	れすぱいとけあ	respite care
劣位半球	れついはんきゅう	non-dominant hemisphere
レッグサポート（レスト）	れっぐさぽーと（れすと）	leg support (rest)
Lesch-Nyhan 症候群	れっしゅないはんしょうこうぐん	Lesch-Nyhan syndrome
Rett 症候群	れっとしょうこうぐん	Rett syndrome
裂離（剥離）骨折	れつり（はくり）こっせつ	avulsion fracture
Lennox 症候群	れのっくすしょうこうぐん	Lennox syndrome
レバーアーム〔梃子の腕〕	ればーあーむ（てこのうで）	lever arm
レム睡眠	れむすいみん	rapid eye movement (REM) sleep
Lhermitte 幻覚症	れるみっとげんかくしょう	hallucinosis of Lhermitte
Lhermitte 徴候	れるみっとちょうこう	Lhermitte sign

423

れんごう		ろうねん
連合運動	れんごううんどう	associated movement (synkinesia)
連合線維	れんごうせんい	association fiber
連合反応	れんごうはんのう	associated reaction
連合皮質	れんごうひしつ	association cortex
連合野	れんごうや	association area
攣縮	れんしゅく	spasm (twitch[ing])
攣縮性発声障害	れんしゅくせいはっせいしょうがい	spasmodic dysphonia
レンズ核変性〔症〕	れんずかくへんせい〔しょう〕	lenticular degeneration
連続的他動運動	れんぞくてきたどううんどう	continuous passive movement
連発刺激	れんぱつしげき	train of stimuli

ろ

聾(ろう)	ろう(ろう)	deafness
聾唖(ろうあ)	ろうあ(ろうあ)	deaf mutism
老化	ろうか	senility (aging)
老研式活動能力指標	ろうけんしきかつどうのうりょくしひょう	Tokyo metropolitan institute of gerontology index of competence
労作時呼吸困難	ろうさじこきゅうこんなん	exertional dyspnea (dyspnea on exertion)
労作性狭心症	ろうさせいきょうしんしょう	exercise angina
老人性骨粗鬆症	ろうじんせいこつそしょうしょう	senile osteoporosis
老人福祉法	ろうじんふくしほう	welfare law for the aged
老人ホーム	ろうじんほーむ	homes for the aged
老人保健施設	ろうじんほけんしせつ	facility of health care services for the elderly (health services facility for aged)
老人保健法	ろうじんほけんほう	health and medical service law for the aged
労働基準法	ろうどうきじゅんほう	labor standards law
労働災害	ろうどうさいがい	labor accident
労働者災害補償制度	ろうどうしゃさいがいほしょうせいど	worker's accident compensation system
労働者災害補償保険法	ろうどうしゃさいがいほしょうほけんほう	worker's accident compensation insurance law
労働福祉事業	ろうどうふくしじぎょう	labor welfare project
労働補償	ろうどうほしょう	labor compensation
老年医学	ろうねんいがく	geriatric medicine
老年者	ろうねんしゃ	elderly (aged person)
老年症候群	ろうねんしょうこうぐん	geriatric syndrome
老年性振戦	ろうねんせいしんせん	senile tremor
老年〔性〕〔脊柱〕後弯〔症〕	ろうねん〔せい〕〔せきちゅう〕こうわん〔しょう〕	senile kyphosis
老年性難聴	ろうねんせいなんちょう	presbycusis

424

老年認知症	ろうねんにんちしょう	senile dementia
老齢人口	ろうれいじんこう	aged population
Rosenthal 脳底静脈	ろーぜんたーるのうていじょうみゃく	basal vein of Rosenthal
ローリングベッド	ろーりんぐべっど	rolling bed
Rorschach 検査	ろーるしゃっはけんさ	Rorschach test
Lown 分類	ろーんぶんるい	Lown classification
ロカライザーキャスト	ろからいざーきゃすと	localizer cast
肋木	ろくぼく	stall bars
6 輪車いす	ろくりんくるまいす	six wheeled wheelchair
ロコモーターユニット	ろこもーたーゆにっと	locomotor unit
ロコモティブシンドローム(運動器症候群)	ろこもてぃぶしんどろーむ(うんどうきしょうこうぐん)	locomotive syndrome
ロコモ 25	ろこもにじゅうご	25-question geriatric locomotive function scale (GLFS-25)
ロッカー	ろっかー	rocker
ロッカーバー	ろっかーばー	metatarsal rocker bar
肋間神経移行術	ろっかんしんけいいこうじゅつ	intercostal nerve transfer
肋間神経痛	ろっかんしんけいつう	intercostal neuralgia
ロッキング	ろっきんぐ	locking
ロッキングプレート	ろっきんぐぷれーと	locking plate
ロック付き継手	ろっくつきつぎて	joint (unit) with lock
肋骨骨折	ろっこつこっせつ	rib fracture
Rossolimo 反射	ろっそりーもはんしゃ	Rossolimo reflex
6 分間歩行テスト	ろっぷんかんほこうてすと	6 minute walk test
Lofstrand 杖(肘杖)	ろふすとらんどつえ(ひじつえ)	Lofstrand crutch (elbow crutch)
ロボット技術	ろぼっとぎじゅつ	robot technique
ロボット工学(ロボティクス)	ろぼっとこうがく(ろぼてぃくす)	robotics
ロボットハンド	ろぼっとはんど	robot hand
ロボティクス(ロボット工学)	ろぼてぃくす(ろぼっとこうがく)	robotics
Romberg 試験	ろんべるくしけん	Romberg test
Romberg 徴候	ろんべるくちょうこう	Romberg sign

わ

ワーキングメモリー(作業記憶)	わーきんぐめもりー(さぎょうきおく)	working memory
Waller 変性	わーらーへんせい	Wallerian degeneration
Wallenberg 症候群	わーれんべるぐしょうこうぐん	Wallenberg syndrome
YG 性格検査	わいじーせいかくけんさ	Yatabe-Guilford〔personality〕test
Y ストラップ	わいすとらっぷ	Y strap
Y 軟骨	わいなんこつ	Y cartilage

Weil 病	わいるびょう	Weil disease
若木骨折	わかぎこっせつ	greenstick fracture
waxing 現象	わきしんぐげんしょう	waxing phenomenon
わきのした（腋窩）	わきのした（えきか）	axilla (axillary cavity)
ワクチン接種後脊髄炎	わくちんせっしゅごせきずいえん	post vaccinal myelitis
ワクチン接種後脳炎	わくちんせっしゅごのうえん	post vaccinal encephalitis
和式生活	わしきせいかつ	Japanese-style living
鷲手	わして	clawhand
輪止め	わどめ	ring lock
輪止め固定膝継手	わどめこていひざつぎて	fixed knee joint with ring lock
ワニの涙症候群	わにのなみだしょうこうぐん	crocodile tears syndrome
WAB 失語症総合検査	わぶしつごしょうそうごうけんさ	Western aphasia battery (WAB)
割り座	わりざ	split sitting (W-sitting)
Wartenberg 徴候	わるてんべるくちょうこう	Wartenberg sign
Wartenberg 反射	わるてんべるくはんしゃ	Wartenberg reflex
ワルファリン	わるふぁりん	warfarin
one-and-a-half 症候群	わんあんどあはーふしょうこうぐん	one-and-a-half syndrome
弯曲度	わんきょくど	degree of curvature
腕神経叢	わんしんけいそう	plexus brachialis
腕神経叢障害	わんしんけいそうしょうがい	brachial plexopathy
腕神経叢損傷	わんしんけいそうそんしょう	brachial plexus injury
腕神経叢麻痺	わんしんけいそうまひ	brachial plexus palsy

略語編

AADL	applied activities of daily living
ABI	ankle brachial index
ACE	angiotensin-converting enzyme
AChR, AchR	acetylcholine receptor
ACL	anterior cruciate ligament
ADH	antidiuretic hormone
ADHD	attention deficit hyperactivity disorder
ADI	atlantodental distance interval
ADL	activities of daily living
AFO	ankle foot orthosis
AI	artificial intelligence
AIDS	acquired immunodeficiency syndrome
AK	above knee
AR	augmented reality
ARAT	action research arm test
ARB	angiotensin II receptor antagonist
ASIA	american spinal injury association
ASO	arteriosclerosis obliterans
ATNR	asymmetric[al] tonic neck reflex
ATP	adenosine triphosphate
ATR	Achilles tendon reflex
BADL	basic activities of daily living
BADS	behavioral assessment of the dysexecutive syndrome
BBS	Berg balance scale
BCI	brain computer interface
BDI	Beck depression inventory
BEE	basal energy expenditure
BFO	balanced forearm orthosis
BI	Barthel index
BIA	bioelectrical impedance analysis
BiPAP	bi-level positive airway pressure
BIT	behavioral inattention test
BK	below knee
BLS	basic life support
BMI	body mass index
BMI	brain machine interface
BMR	basal metabolic rate
BoNT-A	botulinum toxin type A
BWSTT	body weight supported treadmill training
CAARS	Conners' adult ADHD rating scale
CARS	childhood autism rating scale
CAS	clinical assessment for spontaneity
CAT	clinical assessment for attention
CATS	clinical assessment for attention and spontaneity
CES-D	center for epidemiologic studies depression scale
CHART	Craig handicap assessment and reporting technique

CHS	compression hip screw
CIM	critical illness myopathy
CIP	critical illness polyneuropathy
CIQ	community integration questionnaire
CKC	closed kinetic chain
CMAP	compound muscle action potential
CMSA	Chedoke-McMaster stroke impairment assessment
COP	center of pressure
CP	cerebral palsy
CPAP	continuous positive airway pressure
CPG	central pattern generator
CPM	continuous passive motion
CPX	cardio-pulmonary exercise test
CRPS	complex regional pain syndrome
CSF	cerebrospinal fluid
CT	comput[eriz]ed tomography
cTBS	continuous theta burst stimulation
DAI	diffuse axonal injury
DART	disaster acute rehabilitation team
DASH	disability of the arm, shoulder and hand
DEXA (DXA)	dual energy X-ray absorptiometry
DIP	distal interphalangeal
DOAC	direct oral anticoagulant
DPC	diagnosis procedure combination
DRS	disability rating scale
DSA	digital subtraction angiography
DVT	deep vein thrombosis
EADL	extended activities of daily living
EAT-10	eating assessment tool 10
EBM	evidence-based medicine
EDSS	expanded disability status scale
EEG	electroencephalogram
EGPA	eosinophilic granulomatosis with polyangiitis
EMG	electromyogram
ERP	event related potential
FAI	Frenchay activities index
FAM	functional assessment measure
FES	finger escape sign
FES	functional electrical stimulation
FEV1.0	forced expiratory volume in 1 second
FEV1.0%	rate of forced expiratory volume (1 second) to forced vital capacity
FFMI	fat-free mass index
FG	fast-twitch glycolytic
FIM	functional independence measure
FMA	Fugl-Meyer assessment

fMRI	functional magnetic resonance imaging
FOG	fast-twitch oxidative glycolytic
FOIS	functional oral intake scale
FRC	functional residual capacity
FRT	functional reach test
FTA	femorotibial angle
FTLD	frontotemporal lobar degeneration
FVC	forced vital capacity
GABA	gamma(γ)-amino butyric acid
GCS	Glasgow coma scale
GMFCS	gross motor function classification system
GMFM	gross motor function measure
GNRI	geriatric nutritional risk index
GOS	Glasgow outcome scale
GPA	granulomatosis with polyangiitis
HAM	HTLV-I associated myelopathy
HDS-R	Hasegawa dementia rating scale-revised
HIV	human immunodeficiency virus
HRQOL	health related quality of life
HTO	high tibial osteotomy
IADL	instrumental activities of daily living
ICD	implantable cardioverter defibrillator
ICD-10	International classification of diseases
ICF	International classification of functioning, disability and health
ICIDH	International classification of impairments, disabilities and handicaps
ICU-AW	intensive care unit acquired weakness
INR	International normalized ratio
ISNCSCI	International standards for neurological classification of spinal cord injury
ISO	International organization for standardization
ITB	intrathecal baclofen
iTBS	intermittent theta burst stimulation
IVH	intravenous hyperalimentation (hypernutrition)
JCS	Japan coma scale
JKOM	Japanese knee osteoarthritis measure
JMAT	Japan medical association team
JOABPEQ	Japan orthopaedic association back pain evaluation questionnaire
JOACMEQ	scoring system of the Japanese orthopaedic association for cervical myelopathy
JRAT	Japan disaster rehabilitation assistance team
KAFO	knee ankle foot orthosis
KBM	Kondylen Bettung Münster
KIDS	kinder infant development scale

L–P shunt	lumbo–peritoneal shunt
LCI	locomotor capabilities index
LDI–R	learning disabilities inventory–revised
LLB	long leg brace
LLIF	lateral lumbar interbody fusion
LMN	lower motor neuron
M–CHAT	modified checklist for autism in toddlers
M1M2 angle	first–second intermetatarsal angle
MAP	mean arterial pressure
MD	microdensitometry
MDS–UPDRS	movement disorder society–unified Parkinson disease rating scale
MEP	motor evoked potential
METs	metabolic equivalents
MI	motricity index
MMPI	Minnesota multiphasic personality inventory
MMSE	mini mental state examination
MMT	manual muscle test
MNCV, MCV	motor nerve conduction velocity
MP	metacarpophalangeal
MRA	magnetic resonance angiography
MRC	medical research council
MRI	magnetic resonance image
MRS	magnetic resonance spectroscopy
mRS	modified Rankin scale
MSC	mesenchymal stem cell
MSW	medical social worker
MTP	metatarsophalangeal
MTX	methotrexate
MUAP, MUP	motor unit〔action〕potential
MWST	modified water swallowing test
NCV	nerve conduction velocity
NRS	numerical rating scale
NSAIDs	non–steroidal anti–inflammatory drugs
NST	nutritious support team
NYHA	New York heart association
OAR	Ottawa ankle rules
OD	orthostatic dysregulation
OKC	open kinetic chain
OPCA	olivopontocerebellar atrophy
OPLL	ossification of posterior longitudinal ligament
OT	occupational therapist (therapy)
$PaCO_2$	arterial carbon dioxide pressure
PaO_2	arterial oxygen pressure
PCL	posterior cruciate ligament

PEDI	pediatric evaluation of disability inventory
PEG	percutaneous endoscopic gastrostomy
PEP-3	psychoeducational profile-3rd edition
PET	positron emission tomography
PET/CT	positron emission tomography with computed tomography
PF	patellofemoral
PIP	proximal interphalangeal
PLIF	posterior lumbar interbody fusion
PNF	proprioceptive neuromuscular facilitation
PO	prosthetist and orthotist
PRO	patient-reported outcome
PsA	psoriatic arthritis
PT	physical therapist (therapy)
PTB	patellar tendon bearing
PTEG	percutaneous trans-esophageal gastrostomy
PTR	patellar tendon reflex
PTSD	posttraumatic stress disorder
QOL	quality of life
RA	rheumatoid arthritis
RCT	randomized controlled trial
ReA	reactive arthritis
REM	rapid eye movement
RGO	reciprocating gait orthosis
RICE	rest, icing, compression, elevation
RIND	reversible ischemic neurological deficit[s]
RMDQ	Roland and Morris disability questionnaire
RMI	Rivermead mobility index
ROM	range of motion
RQ	respiratory quotient
RSD	reflex sympathetic dystrophy
RSST	repetitive saliva swallowing test
rTMS	repetitive transcranial magnetic stimulation
S-PA	standard verbal paired-associate learning test
SACH	solid ankle cushion heel
SaO$_2$	saturation of hemoglobin with oxygen
SCU	stroke care unit
SDR	selective dorsal rhizotomy
SERM	selective estrogen receptor modulator
SF-36	medical outcomes study short form-36 health survey
SIAS	stroke impairment assessment set
SIP	sickness impact profile
SLB	short leg brace
SLR	straight leg raising
SLTA	standard language test of aphasia
SMON	subacute myelo-optic neuropathy

SMTCP	simple motor test for cerebral palsy
SNAP	sensory nerve action potential
SNCV	sensory nerve conduction velocity
SNRI	serotonin noradrenalin reuptake inhibitor
SOMI	sternooccipital mandibular immobilizer
SPECT	single photon emission computed tomography
SPTA	standard performance test for apraxia
SSRI	selective serotonin reuptake inhibitors
SSS	sick sinus syndrome
ST	speech language hearing therapist (therapy)
STEF	simple test for evaluating hand function
STNR	symmetric[al] tonic neck reflex
SWLS	satisfaction with life scale
T1	spin lattice relaxation time
T2	spin spin relaxation time
tACS	transcranial alternating current stimulation
TBI	traumatic brain injury
TBS	theta burst stimulation
TC	total cholesterol
tDCS	transcranial direct current stimulation
TENS	transcutaneous electrical nerve stimulation
TES	therapeutic electrical stimulation
TFCC	triangular fibrocartilage complex
THA (THR)	total hip arthroplasty (replacement)
TIA	transient ischemic attack
TKA (TKR)	total knee arthroplasty (replacement)
TLC	total lung capacity
TMS	transcranial magnetic stimulation
TMT	trail making test
TOS	thoracic outlet syndrome
TPN	total parenteral nutrition
TPPV	tracheostomy positive pressure ventilation
TRH	thyrotropin releasing hormone
TRP	thermosensitive transient receptor potential
TSB	total surface bearing
TUG	timed up and go test
UG	urethrography
UMN	upper motor neuron
V-P shunt	ventriclo-peritoneal shunt
VALI	ventilator associated lung injury
VAS	visual analogue scale
VC	vital capacity
VE	videoendoscopy, videoendoscopic evaluation of swallowing
VEP	visual evoked potential
VER	visual evoked response

VF	videofluoroscopic examination of swallowing
VO_2max	maximum oxygen intake (uptake)
VPTA	visual perception test for agnosia
VR	virtual reality
VT	tidal volume
WAB	Western aphasia battery
WAIS[-R]	Wechsler adult intelligence scale [revised]
WAIS-IV	Wechsler adult intelligence scale-fourth edition
WCST	Wisconsin card sorting test
WeeFIM	functional independence measure for children
WHO	world health organization
WISC-IV	Wechsler intelligence scale for children-fourth edition
WMS[-R]	Wechsler memory scale [revised]
WPPSI-III	Wechsler preschool and primary scale of intelligence-third edition

検印省略

リハビリテーション医学・医療用語集
定価（本体 2,700円＋税）

2007年6月5日　第7版　第1刷発行
2019年6月30日　第8版　第1刷発行
2023年7月6日　　同　　第2刷発行

編　者　公益社団法人日本リハビリテーション医学会
発行者　浅井　麻紀
発行所　株式会社 文 光 堂
　　　　〒113-0033　東京都文京区本郷7-2-7
　　　　TEL（03）3813-5478（営業）
　　　　　　（03）3813-5411（編集）

© 公益社団法人日本リハビリテーション医学会，2019　　印刷・製本：広研印刷

ISBN978-4-8306-2740-8　　　　　　Printed in Japan

・本書の複製権，翻訳権・翻案権，上映権，譲渡権，公衆送信権（送信可能化権
　を含む），二次的著作物の利用に関する原著作者の権利は，株式会社文光堂が
　保有します．
・本書を無断で複製する行為（コピー，スキャン，デジタルデータ化など）は，
　私的使用のための複製など著作権法上の限られた例外を除き禁じられています．
　大学，病院，企業などにおいて，業務上使用する目的で上記の行為を行うことは，
　使用範囲が内部に限られるものであっても私的使用には該当せず，違法です．
　また私的使用に該当する場合であっても，代行業者等の第三者に依頼して上記
　の行為を行うことは違法となります．
・ JCOPY 〈出版者著作権管理機構 委託出版物〉
　本書を複製される場合は，そのつど事前に出版者著作権管理機構（電話 03-
　5244-5088，FAX 03-5244-5089，e-mail：info@jcopy.or.jp）の許諾を得てください．